口腔种植骨移植精要
第2版

BONE Biology, Harvesting, and Grafting for Dental Implants

QUINTESSENCE PUBLISHING

Berlin | Chicago | Tokyo
Barcelona | London | Milan | Paris | Prague | Seoul | Warsaw
Beijing | Istanbul | Sao Paulo | Sydney | Zagreb

BONE

Biology, Harvesting, and Grafting for Dental Implants

口腔种植骨移植精要

第2版

编著 ［美］阿伦·加尔格（Arun K. Garg）

主译 路萌萌 张思慧 曾 浩 任 斌

北方联合出版传媒（集团）股份有限公司
辽宁科学技术出版社

图文编辑

张 浩 刘玉卿 肖 艳 刘 菲 康 鹤 王静雅 纪凤薇 杨 洋 戴 军 张军林

图书在版编目（CIP）数据

口腔种植骨移植精要：第2版 / (美) 阿伦 · 加尔格 (Arun K. Garg) 编著；路萌萌等主译. -- 沈阳：辽宁科学技术出版社，2025. 6. -- ISBN 978-7-5591-4192-7

Ⅰ. R782.12

中国国家版本馆CIP数据核字第2025V0L238号

出版发行：辽宁科学技术出版社
（地址：沈阳市和平区十一纬路25号 邮编：110003）
印 刷 者：深圳市福圣印刷有限公司
经 销 者：各地新华书店
幅面尺寸：210mm × 285mm
印　　张：18.75
插　　页：4
字　　数：380 千字
出版时间：2025 年 6 月第 1 版
印刷时间：2025 年 6 月第 1 次印刷
出 品 人：陈 刚
责任编辑：金 烁 殷 欣
封面设计：袁 舒
版式设计：袁 舒
责任校对：李 硕

书　　号：ISBN 978-7-5591-4192-7
定　　价：398.00 元

投稿热线：024-23280336
邮购热线：024-23280336
E-mail: irisin0120@163.com / cyclonechen@126.com
http://www.lnkj.com.cn

关注辽科口腔好书

咨询客服

前言

PREFACE

在《口腔种植骨移植精要》第1版和第2版之间相隔了20年。在此期间，本书在专业领域获得了广泛的赞誉，多次售罄的印刷版就是其固有的学术和实践价值的证明。

第1版刚出版时，该领域的资源非常匮乏。我们的先驱者努力填补了关键的知识空白，并在多年来的实践中证明了其永恒的价值。第2版保持了这些与许多人产生共鸣的核心原则，同时整合了过去20年的发展成果。某些章节几乎没有变化，突出了初始术式的正确性。设备上的修改和技术上的细微变化都得到了精心记录。除了原始照片外，还整合了新的病例和图片，以说明技术和工具的当代变化，尽管这些变化很小。

我们还首次推出了全新的章节，重点介绍自第1版图书出版以来所开发的技术和程序。这些新增内容，辅以最新的图片和表格，为读者提供了对口腔种植中骨采集和骨移植的当代实践演进的真实一瞥。

我们始终坚定对清晰性和实用性的承诺，阐述了各种术式的生物学、适应证和禁忌证。详细的分步说明增强了本书作为手术手册的实用性，引导读者掌握术式。

第2版之所以内容丰富，是因为背后有强大的团队支持。那些提供外科手术协助、参与关键术式讨论并以无数方式为第1版做出贡献的人再次齐聚一堂。他们曾是我在美国迈阿密大学医学院口腔颌面外科的住院医师和同事，现今已成为世界范围内公认的临床医生和受人尊敬的大学教授。我们继续在我们拥有30个椅位的大型种植诊所和培训中心合作。20多年来，我很荣幸能与这支团队合作。我们的共同旅程围绕着“通过不断学习和完善手术技术来提高患者护理”这一共同目标展开，并凝炼为第2版。激发第1版的创新、指导和共同成长的精神继续激励着第2版。

在担任美国迈阿密大学口腔颌面外科全职医生和教授的20多年里，我有幸进行了无数次创新手术，与该行业最聪明的人士合作，并在教学、出版和知识共享方面获得了宝贵的经验。

在揭晓第2版之际，我们的目标仍然是双重的：纪念过去，照亮未来。我们相信，第2版将成为全球口腔专业人士的重要工具，延续其前作的巨大成功，并进一步丰富口腔种植手术领域。

Arun K. Garg, DMD
Professor of Surgery
Division of Oral and Maxillofacial Surgery
Department of Surgery
University of Miami School of Medicine
Miami, Florida

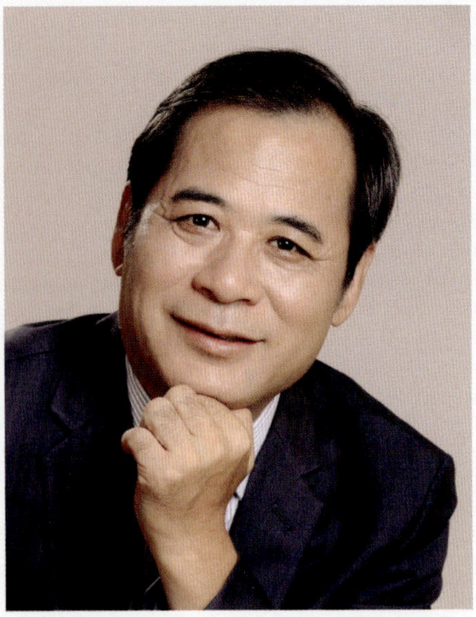

中文版序一
FOREWORD

宿玉成

口腔医学博士，教授，主任医师。中国医学科学院北京协和医院教授，北京瑞城口腔医院首席专家，中国科技部重大专项首席科学家，1993年起享受国务院政府特殊津贴。现任中华口腔医学会理事，中华口腔医学会第六届口腔种植专业委员会主任委员；白求恩精神研究会副会长；北京口腔种植培训中心（BITC）首席教官，BITC种植大平台总策划；国际牙医师学院院士（ICD Fellow）；国际口腔种植医师学会荣誉院士（ICOI Honorary Fellow）。担任《中国口腔种植学杂志》总编辑。主编《现代口腔种植学》《口腔种植学（第2版）》《口腔种植外科手术经典》《口腔种植学词典》《上颌窦底提升》《钛网支撑的引导骨再生》等著作。

在口腔种植蓬勃发展的当下，骨增量技术作为解决种植骨量不足问题的关键手段，其重要性不言而喻。《口腔种植骨移植精要（第2版）》的问世，恰逢其时，为广大口腔种植专业人士呈上了一部极具价值的学术与实践佳作。

本书作者凭借其深厚的专业造诣和丰富的临床经验，对口腔种植骨移植的知识体系进行了全面且深入的梳理。以骨生物学和生理学等相关基础知识开篇，详细阐述了骨细胞和骨代谢，骨的宏观结构、微观结构和分子结构等内容，为后续理解骨移植材料和技术的论述奠定了坚实的理论基础。这种从基础到临床应用的递进式编排，逻辑严谨，使读者能够系统地掌握相关知识，无论是初涉口腔种植领域的新手，还是经验丰富的临床医生，都能从中汲取到新的知识和受到启发。

在骨移植材料方面，书中涵盖了自体骨、同种异体骨、异种骨以及各种异质骨等，对每一种材料的特性、来源、优缺点及临床应用都进行了细致入微的讲解，并配以大量临床病例和精美的插图，直观地展示了不同材料在实际应用中的效果和操作要点。这有助于临床医生根据患者的具体情况，精准地选择最合适的骨移植材料，提高治疗效果和成功率。

手术操作部分无疑是本书的核心亮点。本书详细介绍了下颌升支取骨、下颌联合取骨、胫骨取骨等口内及口外取骨技术，以及上颌窦底提升、牙槽嵴骨增量、鼻底提升等各类骨增量手术，不仅详细描述了手术步骤、操作技巧，还对可能出现的并发症及预防措施进行了深入分析。这种全方位的呈现方式，使临床医生在面对复杂的手术情况时能够做到心中有数，有条不紊地应对各种挑战。

此外，本书紧跟学术前沿，介绍了骨形态发生蛋白等生物制剂在骨再生中的应用，以及数字化技术在种植手术中的辅助作用等内容，为口腔种植骨移植技术的未来发展指明了方向。这些前沿知识的融入，使本书不仅仅是一本临床操作指南，更是一本推动学科发展的学术著作。

本书的译者，具有扎实的理论功底和丰富的临床经验，都是目前口腔种植领域里的中坚力量，以《口腔种植学词典》为蓝本，书中翻译用词严谨，在准确表达原书作者理念的同时，兼顾了可读性。在此，笔者将中文版《口腔种植骨移植精要（第2版）》推荐给口腔种植领域的医生，相信大家能从中受益，更好地惠泽于患者。

2025年5月

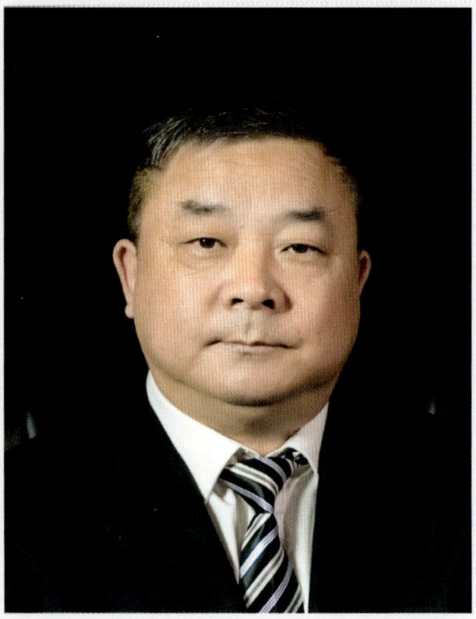

中文版序二
FOREWORD

周延民

二级教授，一级主任医师，博士研究生导师。国务院政府特殊津贴专家，“五一劳动奖章”获得者，被授予“长白山学者”“中国白求恩式好医生”“白求恩名医”“白求恩名师”“全国医药卫生系统创先争优活动先进个人”等荣誉称号，吉林大学“唐敖庆学者”卓越教授B岗，瑞典卡罗林斯卡学院高级访问学者。现任中华口腔医学会副会长，中华口腔医学会口腔种植专业委员会副主任委员，中华口腔医学会第七届口腔修复学专业委员会副主任委员；中国医师协会口腔医师分会副会长；中国医院协会口腔医院分会副主任委员；吉林省口腔医学会会长，吉林省口腔医学会口腔种植专业委员会主任委员；国际牙医师学院院士（ICD Fellow）；世界牙科会议组织（FDI）委员会委员；国际口腔种植学会中国分会专家组委员（ITI Fellow）；泛太平洋口腔种植协会（PPIS）委员；国际口腔修复学会（ICP）委员；国际口腔重建基金会（FOR）中国专家委员会委员。

很荣幸能够为《BONE Biology，Harvesting，and Grafting for Dental Implants》第2版的中文译本作序。本书由美国著名的Arun K. Garg教授所著，是口腔种植领域的经典著作，为从业者提供了重要的理论和实践指导。怀着激动与崇敬的心情，我向各位读者介绍这部佳作，并分享一些个人的见解与期望。

回顾口腔种植领域的发展历程，近10余年是其快速发展与创新迭代的黄金时期。随着口腔种植适应证的拓展以及患者需求水平的提高，骨移植作为种植修复的重要环节，早已成为核心议题之一。从自体骨移植到异体骨、人工骨以及各种骨增量技术的发展，骨移植领域不断取得突破，为患者带来了更多的治疗选择。在此背景下，Arun K. Garg教授经典著作的中文译本在国内出版，这为进一步提升国内骨移植领域的学术水平提供了重要契机。Arun K. Garg教授作为全球口腔种植及骨移植领域的顶尖专家，在本书中系统论述了骨移植的基础生物学原理、技术手段以及临床实践应用，为业界人士提供了全面且深入的理论指引。在当前国内口腔种植技术迅猛发展的大背景下，本书的中文译本有助于广大从业者更深入地理解骨移植的生物学基础，同时精准把握国际先进技术方法。

本书的翻译团队由国内口腔种植领域的青年骨干力量组成，我深知他们在翻译过程中付出的艰辛努力。本中文译本的出版，既体现了几名青年学者对口腔种植学的热爱，又彰显了他们对国际前沿技术的向往与探索决心。希望他们能够始终保持这份热忱，为推动中国口腔种植事业的蓬勃发展贡献更多力量。

展望未来，口腔种植骨移植领域仍面临诸多挑战与机遇。随着数字化技术、人工智能以及生物材料科学的飞速发展，骨移植技术必将迎来更为深刻的变革。殷切期望更多同仁投身于骨移植领域的临床科研工作中，特别是在骨移植材料的创新研发与技术突破方面。只有不断探索，才能推动国内口腔种植技术持续处于领先地位，为中国患者提供更优质的医疗服务。

在此，衷心祝愿本中文译本能广泛传播，成为广大从业者学习和借鉴的重要著作资料。

2025年5月

中文版序三

FOREWORD

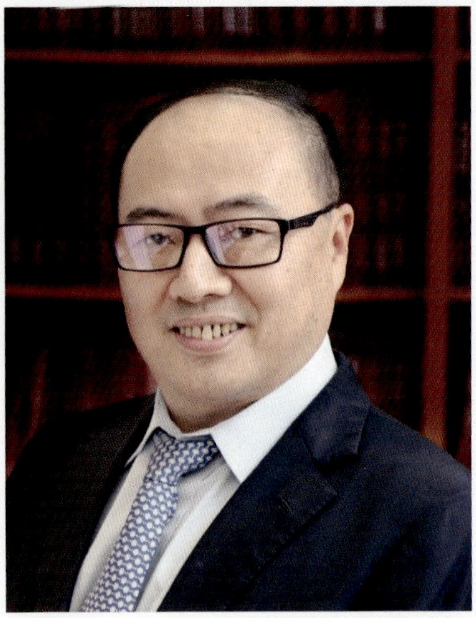

陈　江

口腔医学博士，教授，主任医师，博士研究生导师。国务院政府特殊津贴专家，国家自然科学基金项目评审专家，被授予“全国优秀科技工作者”“中国白求恩式好医生”荣誉称号。现任中华口腔医学会常务理事，中华口腔医学会口腔美学专业委员会主任委员，中华口腔医学会口腔种植专业委员会候任主任委员；福建医科大学附属口腔医院学术委员会主任；国际牙医师学院院士（ICD Fellow）。担任《Journal of Oral & Maxillofacial Implants》中文版主编，《Clinical Oral Implants Research》审稿专家，《中华口腔医学杂志》编委，《口腔医学研究》杂志副主编，全国住院医师规范化培训统编教材《口腔修复学》副主编，全国口腔专业本科统编教材《口腔种植学》编委。

过去20年间，口腔种植骨移植领域经历了系统性革新。从自体骨移植的局限，到同种异体骨、生物材料及数字化技术的科学整合，骨移植技术逐步迈向精准化与微创化。引导骨再生（GBR）机制解析、上颌窦术式改良与三维影像导航的应用，显著降低了创伤风险并提升了修复可预测性。这些成果不仅突破了骨量不足的技术瓶颈，还推动口腔种植从经验医学向循证与精准医学转型。

Arun K. Garg教授深耕颌面外科数十载，《口腔种植骨移植精要（第2版）》凝聚了其团队30余年的科研积淀与临床智慧，在初版系统性框架基础上，深度融合循证医学与前沿技术。本书中既保留了经典术式的生物学原理与操作精髓，又以跨学科视角详述技术迭代的科学基础——从20年前传统术式的主导，到微创理念与数字化技术贯穿“取骨、移植、修复”全流程的现状。新增章节聚焦骨代谢分子机制、生物材料成骨效能及数字化临床转化，通过循证数据解析生物活性因子应用边界、材料复合移植的黄金比例等核心问题，并将并发症分析与风险预判模块化，推动临床决策从“经验判断”升华为“数据驱动”。他与团队秉承以“精准、微创、可重复”为核心理念，将复杂技术转化为可复制的临床路径，既彰显技术革新之力，也折射出“以技术为手段，以生命的重建与人文关怀为医者之本”的医学本质。

主译路萌萌、张思慧、曾浩、任斌医生组织的翻译团队，对书中关键术语进行本土化校准，使本书成为连接国际前沿与中国临床的桥梁。其翻译工作不仅是对学术的致敬，更是为国内口腔种植技术的规范化与创新注入了新动能。

未来，口腔种植骨移植将迈向智能化与生物调控的新阶段。基因编辑技术对成骨信号的精准调控、生物材料的仿生设计突破及人工智能的深度应用，正重塑骨再生范式，而本书也为这一变革提供了承前启后的理论框架与技术路标。

本书付梓之际，愿读者从中汲取智慧，以科学精神探索未知，以匠人之心践行医道，共同推动口腔种植学向更高之境迈进。

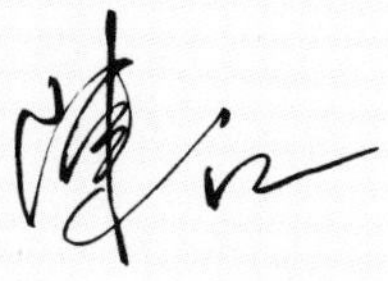

2025年5月

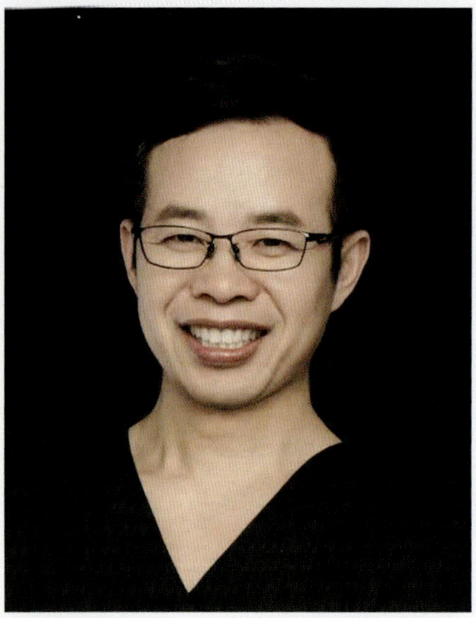

黄建生

主任医师，广州医科大学口腔医院特聘教授，中国科学院大学杭州口腔医院特聘教授，南方医科大学口腔医院特聘专家，德国法兰克福大学种植研究生导师。广东省干部保健专家，原广东省口腔医院特诊中心主任。中华口腔医学会民营口腔医疗分会常务委员，中华口腔医学会口腔种植专业委员会委员，中华口腔医学会口腔医疗服务分会委员；广东省口腔医学会口腔种植专业委员会常务委员；广东省精准医学会口腔修复种植分会副主任委员；粤港澳大湾区口腔健康联盟常务委员；国际牙医师学院院士（ICD Fellow）；世界口腔英才学院院士（WSI Fellow）；北京大学校友会第六届、第七届理事，北京大学校友会口腔医学院分会常务理事。担任《Clinical Oral Implants Research》中文版编委，《实用医学杂志》编委。以第一作者和通讯作者身份发表论文60余篇。主编专著1部，副主编专著2部，参编专著4部。获“北京大学医学部优秀校友”“北京大学口腔医（学）院优秀校友”荣誉称号。

中文版序四
FOREWORD

很荣幸可以作为译者和编辑以外的人员，最先拜读Arun K. Garg教授《BONE Biology, Harvesting, and Grafting for Dental Implants》第2版中译文本。

Arun K. Garg教授的团队成员是他在美国迈阿密大学医学院口腔颌面外科的住院医师和同事，现今已成为世界范围内公认的临床医生和受人尊敬的大学教授。过去20多年来该团队通过不断学习和完善手术技术来提高患者治疗及护理水平，并通过无数次创新手术，与业内很多优秀的同仁合作，在教学、出版和知识共享方面获得了宝贵的经验，并将其编辑成专著出版。

本书围绕口腔种植骨移植展开，系统阐述了相关知识与技术。首先介绍口腔种植学中的骨生物学和生理学基础，包括骨细胞、骨代谢、骨结构等，为后续理解骨移植原理做铺垫。接着详细讲解多种骨移植材料（例如自体骨、同种异体骨、异种骨及各类异质骨），分析其特性、适用场景和获取方法。同时，介绍用于骨再生的屏障膜，涵盖不可吸收和可吸收膜的不同类型及应用。书中还重点阐述了下颌升支、下颌联合、胫骨等部位的取骨技术，以及上颌窦底提升、牙槽嵴骨增量、鼻底提升等各类骨移植手术操作步骤、技巧和并发症防治。此外，对骨形态发生蛋白在骨再生中的应用、拔牙后的牙槽嵴保存术等内容也有涉及，为口腔种植骨移植临床实践提供了全面且实用的指导。

非常感谢新生代种植医生路萌萌、张思慧、曾浩、任斌的辛勤劳动。有幸在多种场合一起参加学术交流，并倾听过他们的学术报告，几名青年种植医生都非常优秀。近几十年国内口腔种植技术发展很快，得益于学习先进国家的前沿技术与先进理念。近年来，大量海外优秀的种植学专著被翻译成中文出版，对国内口腔种植学的发展和技术水平的提高起到了积极作用，这也是快速提升和规范国内口腔种植技术水平及理念的一条捷径。“模仿、学习、进步、创新”是专业技术人员的必经之路。

正如Arun K. Garg教授所讲：“第2版将成为全球口腔专业人士的重要工具，延续其前作的巨大成功，并进一步丰富口腔种植手术领域。”相信本书的出版一定能为国内口腔种植骨移植技术的发展、进步、规范乃至创新，起到积极的推动作用。

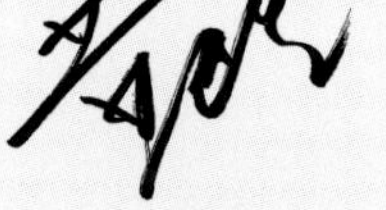

2025年5月

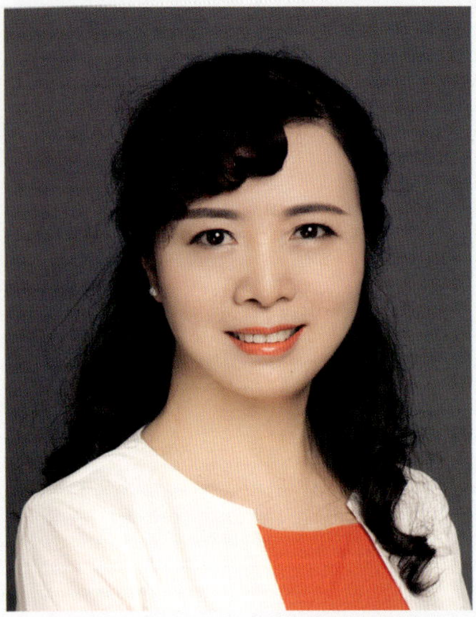

中文版序五
FOREWORD

汤春波

口腔医学博士，教授，主任医师，博士研究生导师，南京医科大学附属口腔医院口腔种植科主任。江苏省“六大人才高峰”高层次人才，美国UCLA牙学院访问学者。中华口腔医学会口腔种植专业委员会常务委员；江苏省口腔医学会口腔美学专业委员会现任主任委员，江苏省口腔医学会第三届口腔种植专业委员会主任委员；中国整形美容协会口腔整形美容分会常务理事；中国医师协会口腔医师分会口腔种植医师工作委员会委员；国际牙医师学院院士（ICD Fellow）；国际口腔种植医师学会（ICOI）中国总会副会长。担任《口腔医学》《口腔生物医学》《中国口腔种植学杂志》等杂志编委。承担或完成国家科技部中德合作课题子项目1项，国家自然科学基金项目2项，省级和校级科学基金项目5项。共发表学术论文70余篇，其中SCI收录20余篇。参编专著3部。获国家发明专利2项，实用新型专利2项。获江苏医学科技奖三等奖1项，江苏省医学新技术引进奖4项。

很荣幸受邀为《BONE Biology，Harvesting，and Grafting for Dental Implants》第2版中文译本作序。本书系统梳理了骨移植领域的核心理论与关键技术，既为从业者提供了完整的知识框架，也为学科规范化与创新性实践注入了新动能。

随着骨增量技术从“经验”转向“循证革新”，口腔种植已从“单纯修复”迈向“以生物学调控与功能重建为核心”的新阶段。骨移植技术早已突破自体移植局限，通过生物材料与数智化技术的协同应用，实现了从“量的补充”到“质的优化”转变。本书以骨生物学为根基，贯通基础理论与临床实践，既深入解析了骨代谢的分子调控机制，为材料选择提供科学依据，又以模块化思维拆解手术流程，将复杂术式转化为可复制的标准化路径，并通过循证数据明确生物材料复合应用的黄金阈值，推动临床决策从经验模糊转向精准量化。这种“以问题为导向，以证据为支撑”的编写逻辑，恰与当下精准医学的发展脉络深度契合。

中文版翻译团队由路萌萌、张思慧、曾浩、任斌等口腔种植青年中坚力量组成，他们以学术严谨性为基础，精准复现了原著“精准、微创、可重复”的核心理念。通过术语溯源与临床逻辑解构，将骨生物学原理及手术架构转化为临床语言，方便业界同仁参考学习。

期待业界同仁以本书为支点，在“跟跑”中积淀实力，于“并跑”中寻求突破，最终在口腔种植生物活性材料研发与个性化治疗领域实现“领跑”。唯有如此，方能推动口腔种植从“技术追随”迈向“原创引领”，为患者提供更优质、更普惠的医疗服务。

愿本书如一盏明灯，照亮学术求索的幽深小径；若一粒火种，点燃技术破局的燎原之势。愿诸君执此卷为楫，共渡口腔医学瀚海。

2025年5月

主译简介

CHIEF TRANSLATORS

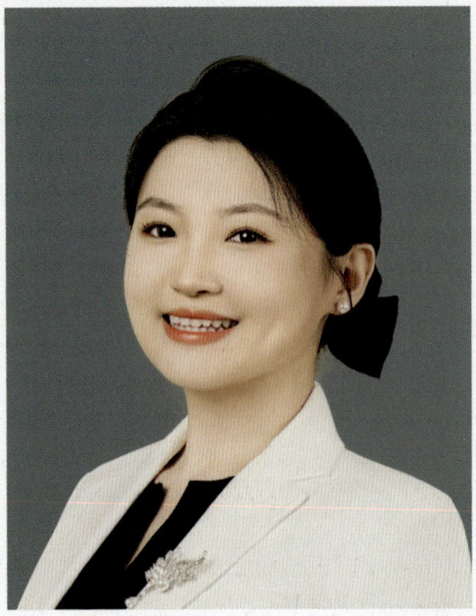

路萌萌，口腔医学博士，南京医科大学附属口腔医院口腔种植科，副主任医师，副教授，硕士研究生导师，江苏省科学技术协会“青年科技人才托举工程”入选者。2017年毕业于吉林大学获博士学位，师从国家二级教授、一级主任医师周延民教授。2015—2017年公派赴美国哥伦比亚大学医学工程学院联合培养。现任中华口腔医学会口腔材料专业委员会青年委员，中华口腔医学会口腔美学专业委员会青年讲师；中国整形美容协会口腔整形美容分会委员；江苏省口腔医学会口腔种植专业委员会青年委员、学术秘书，江苏省口腔医学会口腔美学专业委员会委员、学术秘书；白求恩精神研究会口腔医学分会常务理事；国际口腔重建基金会（FOR）中国专家委员会委员。主持国家自然科学基金项目及省级、市级课题项目4项。先后以第一作者和通讯作者身份于《National Science Review》《Small》《Acta Biomaterialia》等国际著名期刊上发表SCI论文10余篇。参编、参译多部口腔专业著作。获江苏医学科技奖三等奖1项，江苏省医学新技术引进奖一等奖1项、二等奖1项，2024年全国口腔院（系）青年教师授课技能展示二等奖，2024年全国“紫金杯”口腔种植修复思辨会“最佳辩手”，2022年江苏高校外国留学生教学观摩比赛特等奖。临床主要从事各类牙列缺损、牙列缺失的种植修复，多次在包括欧洲骨结合学会（EAO）年会、美国骨结合协会（AO）年会、中华口腔医学会“扬帆讲堂”等国内外会议上做大会报告及病例展示。

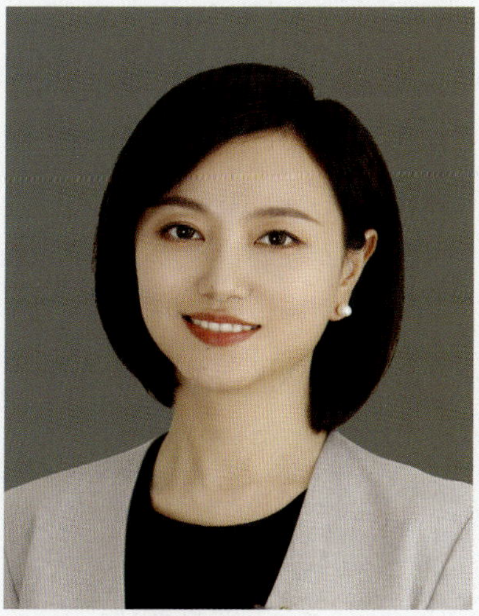

张思慧，口腔医学博士，福建医科大学附属口腔医院种植科，副主任医师。2007年毕业于中南大学湘雅医学院获学士学位，2010年毕业于中南大学湘雅医学院获口腔医学专业硕士学位，2020年毕业于福建医科大学获博士学位。2014年赴美国纽约大学进修，完成维也纳多学科综合课程的基础班和高级班以及马尔堡殆学高级课程的学习，担任维也纳多学科咬合重建技师班翻译。现任中华口腔医学会颞下颌关节病学及殆学专业委员会委员，中华口腔医学会口腔美学专业委员会青年讲师。主持国家自然科学基金项目1项，数字化相关省级自然科学基金项目2项。以第一作者身份在《Clinical Oral Implants Research》《The Journal of Prosthetic Dentistry》《中国口腔种植学杂志》等期刊发表多篇学术论文。主译《修复与正颌正畸的垂直空间》《颞下颌关节紊乱病与咬合的诊治（第8版）》。获2022年全国口腔院（系）青年教师授课技能展示二等奖，2020年BITC口腔种植大奖赛总决赛一等奖，福建省教学成果一等奖。临床主要从事数字化咬合重建治疗和全口种植后的修复治疗。

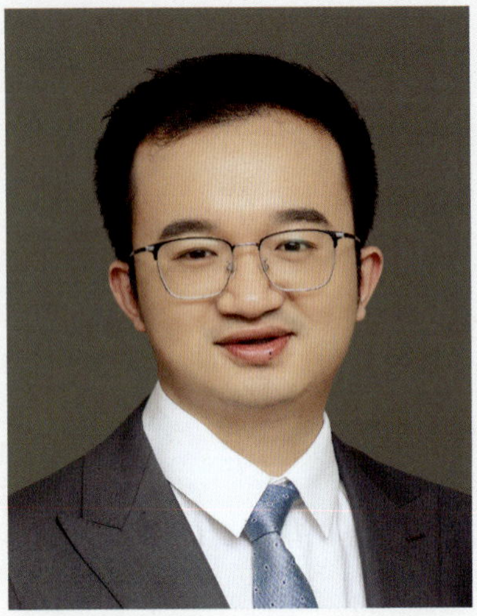

曾浩，口腔医学博士，武汉大学口腔医院口腔种植科，副主任医师。现任中华口腔医学会口腔种植专业委员会青年委员；湖北省口腔医学会口腔种植专业委员会委员；欧洲骨结合学会（EAO）会员；国际口腔种植学会（ITI）会员；国家规范化培训基地指导教师；国家继续教育项目指导教师；湖北省口腔执业医师考试考官。主持国家自然科学基金项目1项。以第一作者和通讯作者身份发表多篇SCI论文及中文核心期刊论文。参编《血浆基质与口腔种植组织再生》《钛网支撑的引导骨再生》《中国口腔种植临床精萃（2017年卷）》。获武汉大学口腔医学院青年教师讲课比赛第一名，全国口腔院（系）青年教师授课技能展示“潜力强劲教师”荣誉称号，第十一届港澳台种植高峰论坛病例大赛三等奖等。完成的病例曾入选中国科学技术协会评选的“全国百佳临床病例”，多次受邀在国内外重要学术会议上发表专题演讲。

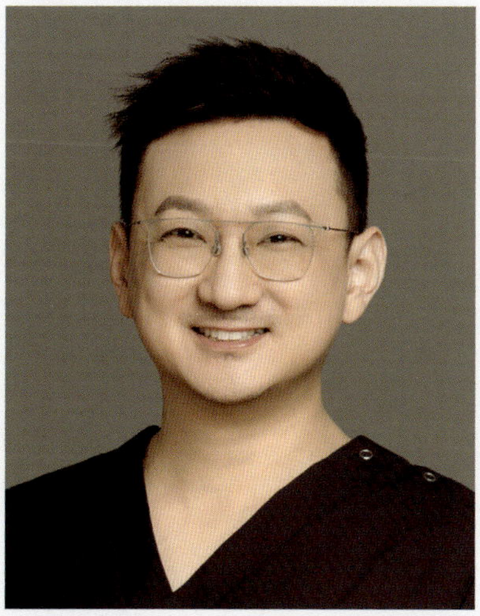

任斌，口腔医学硕士，莲之花口腔运营院长，莲之花口腔培训中心负责人。中国医科大学口腔颌面外科获硕士学位，颌面外科师从国家三级教授刘维贤教授，种植师从国内外著名专家宿玉成教授。现任中华口腔医学会口腔美学专业委员会青年讲师；白求恩精神研究会口腔医学分会常务理事，白求恩精神研究会口腔医学分会口腔解剖专业委员会委员；曾任辽宁省口腔医学会第三届颞下颌关节病学及殆学专业委员会委员，深圳市口腔医学会第一届牙及牙槽外科专业委员会委员；北京口腔种植培训中心（BITC）大师班第6期受邀专家。曾于中国医科大学附属盛京医院口腔颌面外科工作数年；任高等学校口腔临床医学专业教师，北京口腔种植培训中心（BITC）教官；中国卡尔斯种植系统、德国Camlog种植系统、瑞士Straumann种植系统等国内外特约讲师。主译《ADA规范化临床种植指南》，参译《种植体周软组织整合与处理》《单颗或多颗牙的即刻种植与负荷》《引导骨再生的30年进展》，参编《上颌窦底提升》、《钛网支撑的引导骨再生》（兼学术秘书）和《美学区即刻种植9个关键三角》，参订专家共识3部。多次在国家级会议中进行主题演讲，多次参与国家继续教育培训项目，完成专题培训课程百余次。

译者名单
TRANSLATORS

主　译

路萌萌　南京医科大学附属口腔医院

张思慧　福建医科大学附属口腔医院

曾　浩　武汉大学口腔医院

任　斌　莲之花口腔

副主译

吴为良　福建医科大学附属口腔医院

王妙贞　北京大学口腔医院

杨静文　北京大学口腔医院

龚　寅　苏州大学附属第一医院

译　者（按姓名首字拼音排序）

顾洋乾　南京医科大学附属口腔医院

李保胜　吉林大学口腔医院

林宇轩　福建医科大学附属口腔医院

欧艳晶　福建医科大学附属口腔医院

皮雪敏　北京瑞城口腔医院

吴　玲　福建医科大学附属口腔医院

余　凡　武汉大学口腔医院

张施璇　南京医科大学附属口腔医院

赵胤涵　武汉大学口腔医院

目录
CONTENTS

扫一扫即可浏览
参考文献

口腔种植学中的骨生物学和生理学

Bone Biology and Physiology for Dental Implantology

01

口腔种植临床医生在进行骨移植和种植体植入时，必须全面了解骨骼结构和代谢以及骨结合。这些操作的愈合和结果受到许多因素的影响。例如，新陈代谢和老龄化直接影响牙槽骨（主要在下颌骨中）的膜内成骨[1]。软骨内成骨是一种在胚胎期开始的骨发育类型，在骨折的愈合过程中也会发生。因此，年龄可能是影响骨愈合速度的一个因素，特别是因为骨折愈合不仅涉及组织的血管再生，还涉及细胞分化和增殖。

本章的第一部分重点讨论颅骨和颌骨的临床特征，具体参考牙科和颌面临床实践：骨细胞和骨代谢，骨的宏观结构、微观结构和分子结构，骨塑形和骨改建。本章的第二部分介绍了与口腔种植学相关的具体信息：骨移植材料的骨形成与骨塑形、种植体的骨结合、自体血浓缩物。

这些关于人体骨骼特征的概述提供了必要的背景和上下文，为后续章节奠定基础，使口腔颌面外科医生更好地理解骨在种植成功中所起的作用。

人体骨骼概述

成人的骨骼处于动态状态，通过破骨细胞和成骨细胞的协调作用不断退化与再生。骨是一种活组织，具有两个主要功能：结构支持和钙代谢。骨基质由极其复杂的胶原蛋白纤维网络组成，其间充满矿物盐，主要包括磷酸钙、少量碳酸钙，以及极少量的氟化钙和氟化镁。骨中的矿物质主要以羟基磷灰石的形式存在。骨中还含有少量嵌入其矿物基质中的非胶原蛋白，包括非常重要的骨

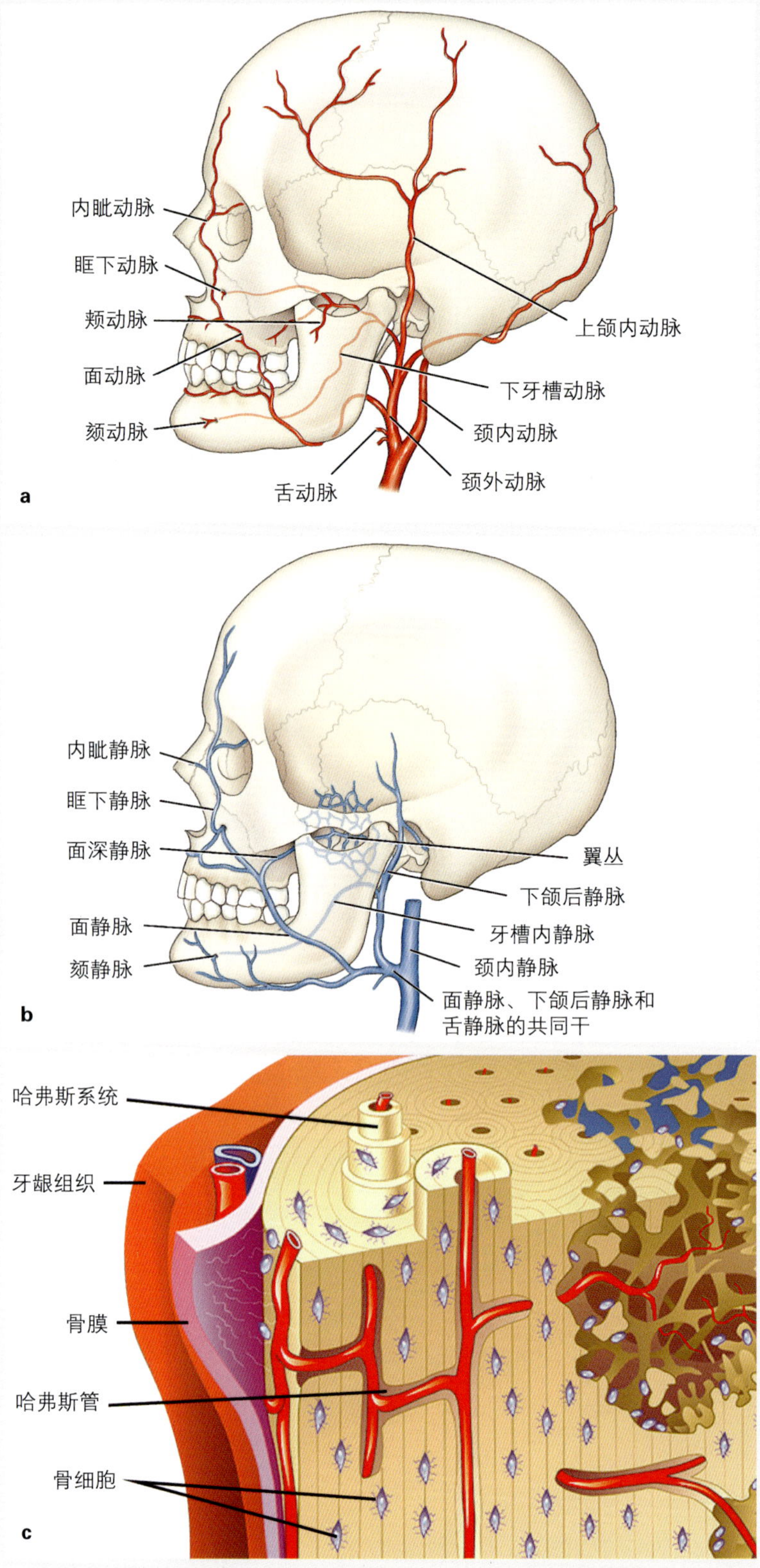

图1-1　（a和b）骨细胞由丰富的动脉和静脉供应而保持活性，其中细小的血管分支可抵达嵌入骨基质中的细胞。（c）板层骨内的血管系统从髓腔中发出；互联互通设计使整个结构富含血供。

形态发生蛋白（BMP）家族。骨内有丰富的血管网络，为活细胞和神经网络提供灌注（图1-1）。正常骨结构必须有足够量的蛋白质和矿物质（图1-2）。

由于其独特的结构，骨在质量效率上具有优势，即以最小的量实现最大的强度（图1-3）。在人类中，骨量在线性生长结束后约10年达到最大水平。这个水平通常保持相对恒定，因为在整个骨骼中，骨不断沉积和吸收，直到约40岁，骨量开始逐渐下降。尽管原因尚不明确，但这一下降是骨改建过程中持续净损失的结果。到80岁时，男性和女性通常只有其最大骨量值的1/2。人类在30多岁时达到骨密度峰值，其中女性的骨密度低于男性，白种人的骨密度低于黑种人。随着年龄的增长，女性预计会丧失35%的皮质骨和50%的松质骨，而男性仅丧失这些量的2/3[2]。身体认为不必要的骨（例如截瘫患者）也会在骨改建吸收与沉积平衡的变化中丧失。此外，骨转换可能是对代谢反应的一种应答。

骨细胞

间充质干细胞分化为3种主要类型的细胞——成骨细胞、骨细胞和破骨细胞（图1-12），这些细胞参与骨代谢和生理功能。成骨细胞又被称为骨内膜成骨细胞或骨膜成骨细胞，主要位于这两个区域，起到沉积骨基质的作用（图1-4）。骨膜成骨细胞存在于骨膜下的骨外表面，而骨内膜成骨细胞排列在骨内的血管腔内（图1-5）。成熟的成骨细胞负责生成骨基质蛋白质。实际上，成骨细胞的细胞质呈强嗜碱性，表明存在与这些蛋白质成分合成相关的核糖核蛋白。骨沉积在活跃的生长区域持续数月，成骨细胞在其工作的腔内表面上连续沉积新的骨层，形成同心圆。这一活动持续到新的骨填满管腔，直到新生骨开始侵占贯穿其中的血管。除了使新形成的骨基质矿化外，成骨细胞还生成其他基质成分（例如磷脂和蛋白聚糖），这些成分在矿化过程中也可能很重要。在成骨过程中（图1-6），成骨细胞分泌生长因子，包括转化生长因子［例如转化生长因子-β（TGF-β）］、骨形态发生蛋白（BMP）、血小板衍生生长因子（PDGF）和胰岛素样生长因子（IGF），这些生长因子储存在骨基质中。有研究表明，成骨细胞在正常骨吸收过程中可能作为破骨细胞的辅助细胞，为破骨细胞的侵蚀准备骨面[3-4]。然而，这需要进一步研究以明确这一可能的作用。

当成骨细胞成功形成骨基质并被其包埋后，转化为骨细胞（图1-7）。骨细胞是骨组织中数量最多的细胞类型，它们通过骨小管内包裹的树突状突起与邻近骨细胞及骨面的细胞进行相互通讯。骨细胞具有略微嗜碱性的细胞质，其延长部分通过从骨陷窝中伸出的细小小管网络延伸。在成骨过程中，这些延伸部分超出其正常范围，是

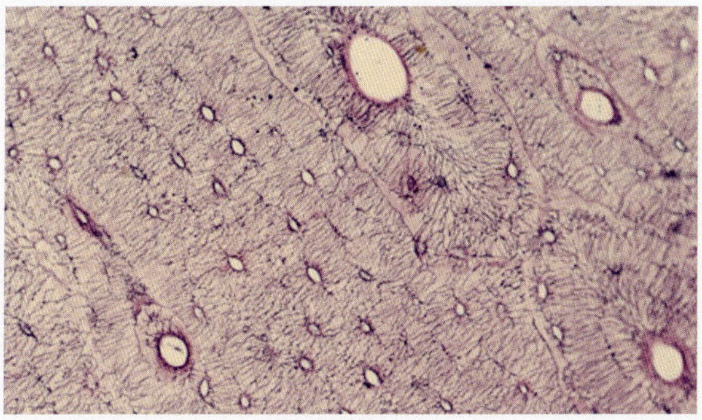

图1-2　正常骨组织的显微照片。

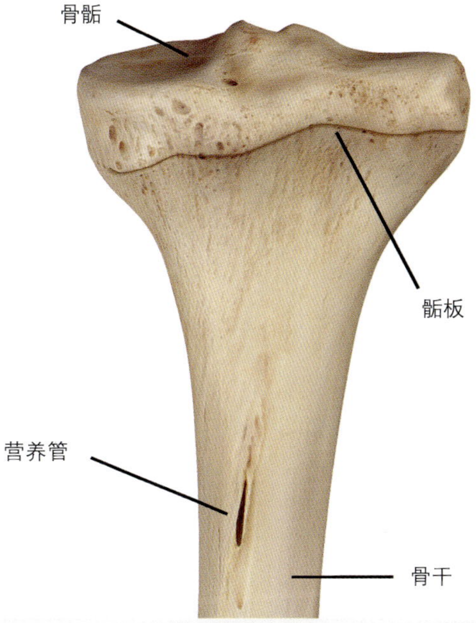

图1-3　骨是一种高效的组织，具有在功能负荷下提供具有弹性的骨小梁结构。

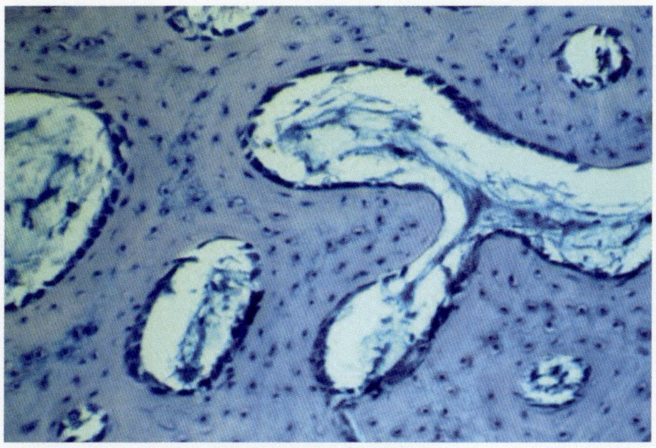

图1-4　成骨细胞来源于间充质干细胞。在结构上呈单核和立方形，形成类骨质并转化为骨细胞。

与相邻骨陷窝及组织间隙的直接连续（图1-8）。这些间隙中的液体与小管中的液体混合，这种混合允许血液和骨细胞之间进行代谢与生化信息的交换。在成熟的骨中，这些延伸部分几乎没有扩展，但小管继续作为信息交换的途径。这一机制允许骨细胞在被钙化的细胞间质包围下保持活性。然而，如果该导管系统距离毛细血管超过0.5mm，则其功能会受到限制，这可能解释了通过哈弗斯系统和福尔克曼管的毛细血管在骨骼中提供丰富的血供（图1-9）。研究表明，骨细胞表达TGF-β和其他可能的生长因子。承重负荷对埋入在骨内的骨细胞产生作用，骨细胞随后释放TGF-β到小管系统中，影响位于骨面的骨改建细胞的行为。此外，骨细胞可能在骨运输钙的过程中起作用。

破骨细胞是负责骨吸收的细胞，其活动受甲状旁腺激素控制。破骨细胞是融合的单核细胞，在组织学上表现为大而多核的巨细胞（包含多达50个细胞核）。它们位于矿化骨面沿线的浅凹陷（Howship陷窝）中。其细胞膜的一个特定区域邻接于要被吸收的骨面。这一区域被称为皱褶边缘，由破骨细胞向骨面伸出的绒毛状突起形成。它由皱褶和内陷组成，使细胞膜与骨面紧密接触（图1-10）。骨吸收发生在皱褶边缘，绒毛分泌蛋白水解酶消化或溶解有机骨基质，同时形成酸溶解骨细胞。通过吞噬作用，破骨细胞还吸收微小的骨基质和晶体颗粒，最终溶解并将其产物释放到血液中。在成人中，破骨细胞通常仅活跃于不到1%的骨面[5]。它们常以小而集中的群体形式存在。一旦形成了一个群体，它们会在3周的时间内溶解骨质，形成一个直径0.2～1mm、长度几毫米的管道。局部骨吸收完成后，破骨细胞消失，可能通过退化消失。随后，管道被成骨细胞侵入，成骨阶段的连续改建循环再次开始。

骨细胞除了3种主要类型外，还有第四种类型：骨衬细胞（图1-11）。这些细胞类似于骨细胞，因为它们是“退休”的成骨细胞——换句话说，成骨细胞不会嵌入新形成的骨中，而是当成骨停止时附着在骨外表面。骨衬细胞变为静止状态，并平坦地贴在骨面，但它们不形成无缝隙的连续屏障。它们通过缝隙连接的过程与骨细胞以及彼此保持沟通，并且保留了甲状旁腺激素和雌激素等激素的受体。与骨细胞类似，骨衬细胞在骨内外传递矿物质和感知机械应力方面发挥作用。它们也可能因响应各种化学或机械刺激而启动骨改建。

骨代谢

骨是人体主要的钙储库。其卓越的骨转换能力使其能够响应身体的代谢需求并维持稳定的血清钙水平。钙具有重要的生命支持功能。它与肺和肾协同作用，通过产生额外的磷酸盐和碳酸盐来帮助维持人体的pH平衡。钙还协助神经和肌肉电荷的传导，包括心脏的电荷传导。

全身的骨结构和质量，包括颅骨和颌骨的结构及质量，直接受到身体代谢状态的影响。当未满足的钙需求或面对某些疾病时，骨骼的结构完整性可能会改变甚至受损。以绝经后女性的骨结构为例，由于体内雌激素减少，骨量开始减少，骨小梁之间的连接丧失。因为正常的连接对骨在生物力学上保持刚性至关重要，骨量减少会导致骨脆性增加。这在口腔种植学和相关的骨移植中具有重要作用，因为它似乎表明，雌激素水平下降会增加种植失败的风险[6]。然而，研究表明，骨质疏松症[7]或绝经状态[8]本身并不是种植体植入的禁忌证。

骨改建平衡失调的影响可以通过Albers-Schönberg病（“大理石骨”病）来说明，该病涉及破骨细胞的功能缺陷。由于这些破骨细胞不能吸收现有的骨基质并释放BMP，新骨无法形成，导致形成无血管和无细胞的骨（本质上是旧骨），这种骨易碎且易感染。其他与骨改建异常相关的疾病包括癌症、原发性甲状旁腺功能亢进症和佩吉特病。尽管这些疾病很常见，但在大多

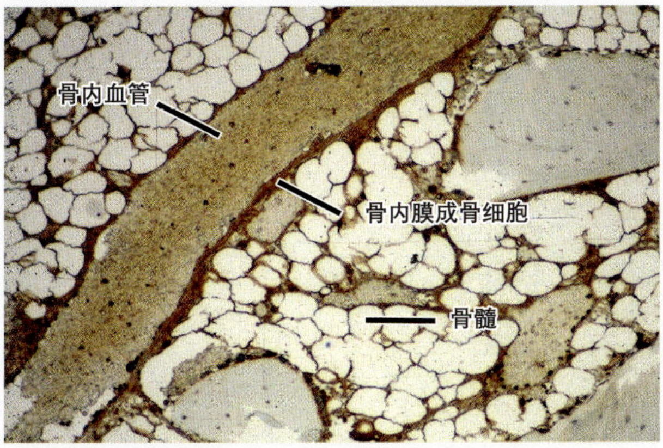

图1-5 成骨细胞排列在骨内的血管腔内。

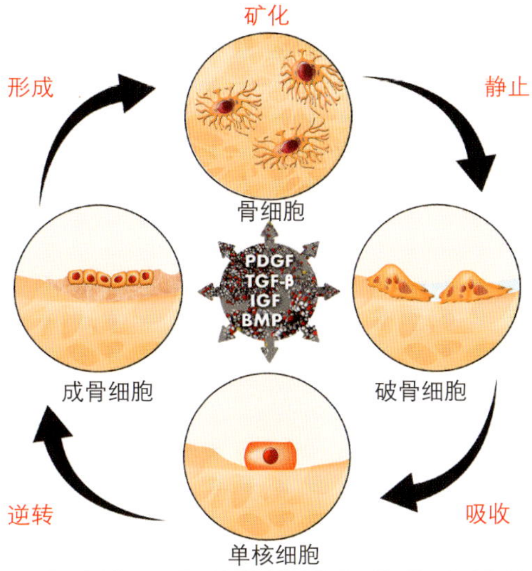

图1-6 骨改建包括3个连续的阶段：①吸收，即破骨细胞消化旧骨的过程；②逆转，即骨面出现单核细胞；③形成，即骨细胞形成新骨，直到完全替代被吸收的骨。成骨细胞分泌胰岛素样生长因子（IGF）、前列腺素、转化生长因子-β（TGF-β）、骨形态发生蛋白（BMP）和细胞因子等生长因子。PDGF，血小板衍生生长因子。

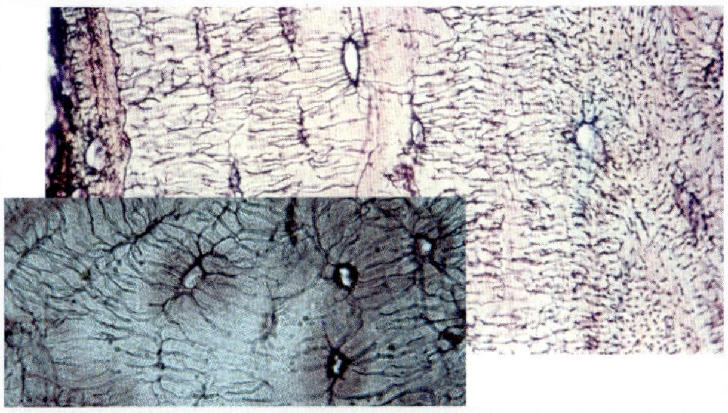

图1-7 骨细胞是骨的“建筑师”。

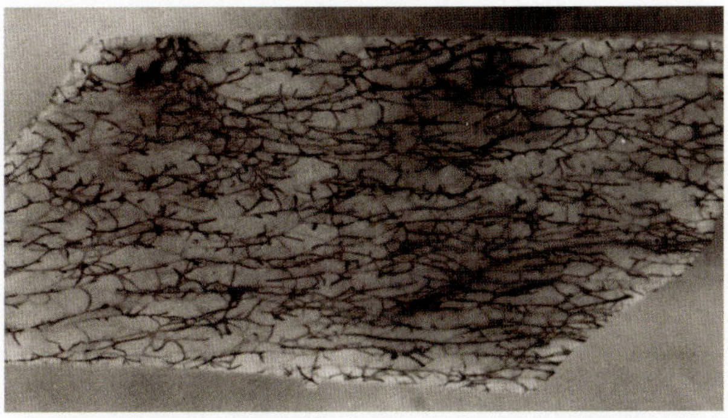

图1-8 骨微管结构的纵切面。

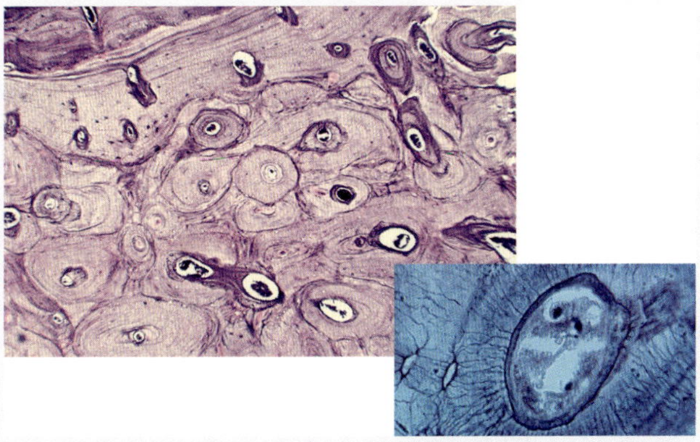

图1-9 在距离血管300μm以上的基质中没有细胞埋入，以确保营养。

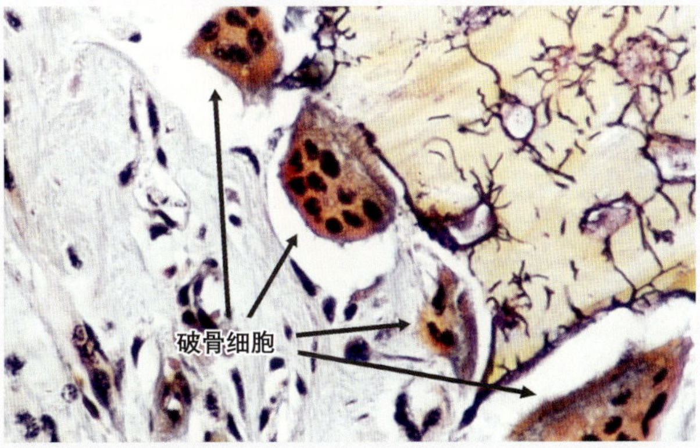

图1-10 破骨细胞是一种专门从事骨基质吸收的多核细胞。

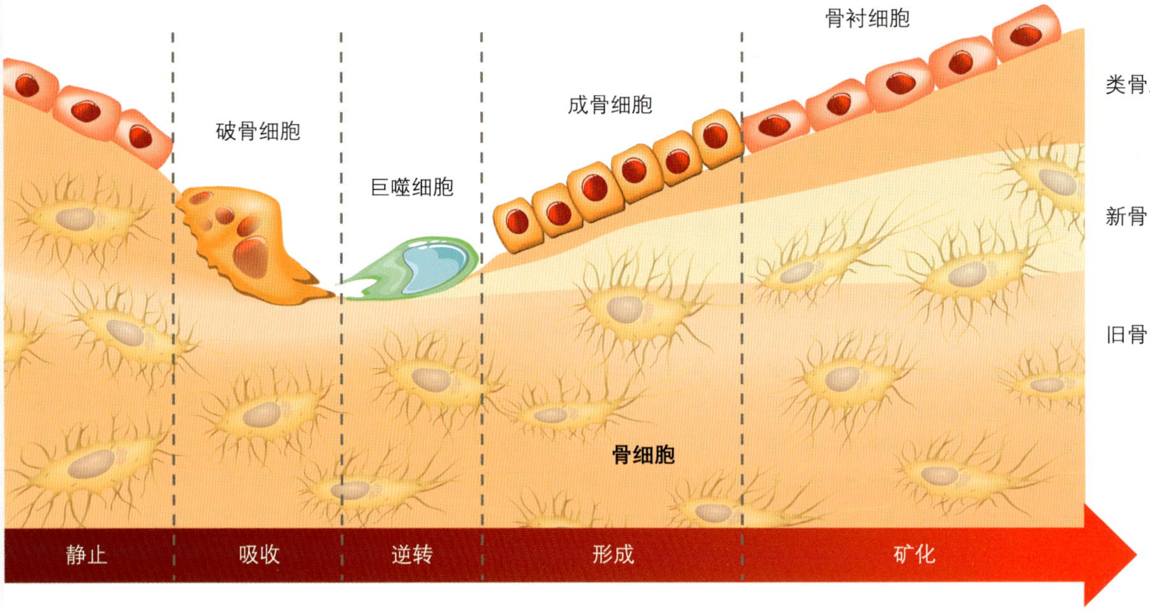

图1-11 骨衬细胞被认为在骨内外传递矿物质和感知机械应力方面发挥作用。它们也可以响应各种化学物质或机械刺激而启动骨改建。

数情况下，人们对控制正常骨改建的机制或其如何协调和平衡知之甚少。

代谢-激素相互作用在维持骨结构中起着至关重要的作用。最重要的是，它们通过BMP帮助维持骨吸收和骨增生的耦合循环。如前所述，当成骨细胞形成骨时，它们还将BMP分泌到矿物基质中。这些不溶于酸的蛋白质驻留在基质中，之后在破骨细胞吸收过程中释放。这种酸不溶性是一个进化机制，使这些蛋白质能够抵御破骨细胞，为溶解骨矿物而产生的pH为1的环境。一旦释放，BMP会与未分化的间充质干细胞表面结合，产生高能磷酸键来激活膜信号蛋白。这反过来影响细胞核中的基因序列，引起成骨细胞分化并刺激新骨生成（图1-12）。这一过程的中断可能是骨质疏松症的根源。目前的研究热点在于将BMP直接应用于愈合部位以诱导成骨的治疗潜力。有些研究人员建议，在未来，这种生物材料可能会取代或辅助骨移植以进行修复治疗[9]。

通常，人类每天有约0.7%的骨骼被吸收并由健康的新骨骼替代。因此，整个骨骼的正常更替大约每142天发生1次（图1-13）。随着年龄的增长和代谢性疾病状态的出现，骨转换过程可能会减弱，从而导致功能性骨（现存骨）的平均存留期延长。这增加了旧骨疲劳损伤、骨愈合受损、种植体整合失败和种植体骨结合丧失的风险。因此，对于口腔颌面外科医生来说，重要的是在治疗规划前考虑到受损状态，因为其影响可能在植入种植体或种植体已植入一段时间后才显现。

骨的宏观结构

人体骨骼根据孔隙率可分为两种不同类型的骨：致密的皮质骨组织和海绵状的松质骨组织（图1-14）。原则上，骨的孔隙率可以从0～100%连续变化；然而，大多数部位的孔隙率要么非常低，要么非常高。在多数情况下，每个骨部位都存在皮质骨和松质骨组织，但它们的数量和分布各异。

骨内的非矿化空间包含骨髓，这是一种由血管、神经和各种类型细胞组成的组织。骨髓的主要功能是生成血液中的主要细胞；此外，骨髓是一种高度成骨材料，如果将其置于胞外成骨区（例如口腔医学中的骨移植），可以刺激骨形成。

皮质骨或致密骨占体内总骨量的绝大部分，位于长骨干中，并在椎体和其他松质骨周围形成外壳。这种组织在围绕中央血管的骨圆柱中分布，被称为哈弗斯系统。哈弗斯管含有毛细血管和神经，通过短的横向福尔克曼管相互连接，并与骨的外表面相连（图1-15）。

骨小梁（松质骨）约占体内总骨量的15%，存在于立方骨、平骨以及长骨的末端。其孔隙相互连通并充满骨髓。骨基质呈板状（被称为骨小梁）排列，排列方式多样；有时它们似乎排列成正交阵列，但通常是随机排列的（图1-16）。髓腔内充满骨髓（图1-17），当有活跃的血细胞生成或间充质干细胞储备时，骨髓为红色；随着年龄的增长，髓腔转变为脂肪储存部位时，骨髓为黄色。

除关节面外，骨的外表面覆盖有骨膜，骨膜在硬组织及其软组织覆盖物之

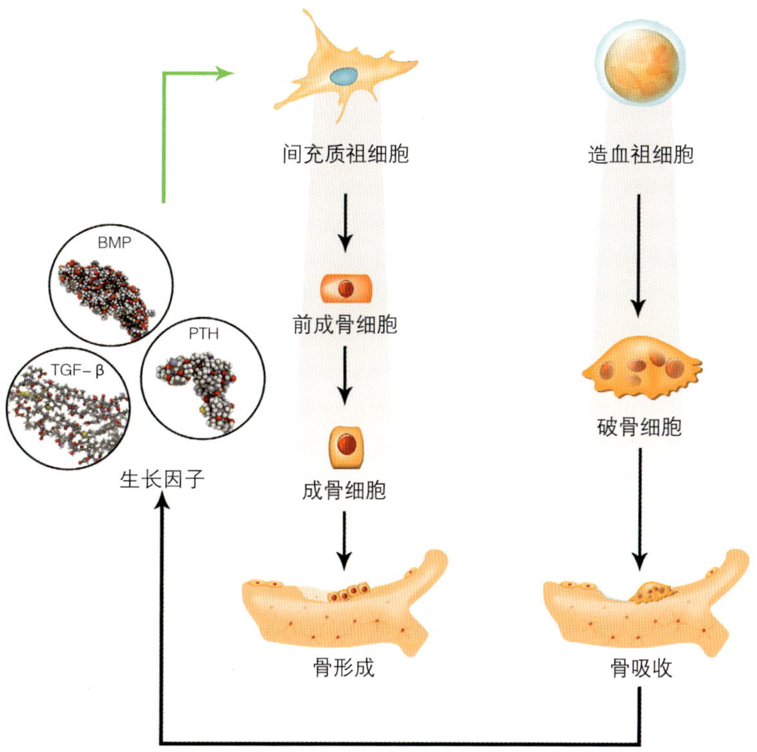

图1-12　在血小板和成骨细胞分泌的TGF的作用下，未分化的干细胞可以转化为前成骨细胞，进而转化为成骨细胞，最终转化为骨细胞，从而成为机体必需的组织。

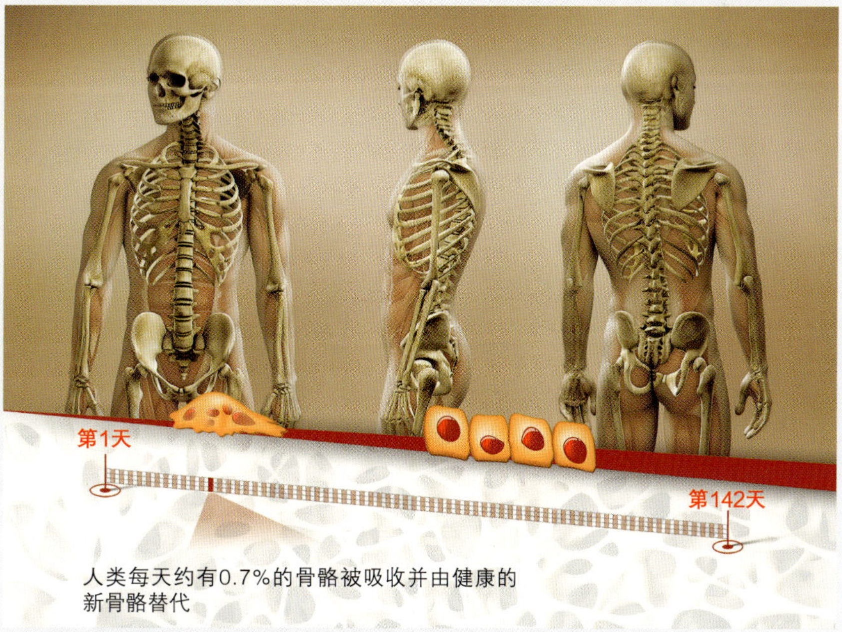

图1-13　整个骨骼的正常更替大约每142天发生1次。随着年龄的增长和各种代谢性疾病状态的出现，骨转换过程可能会减弱，从而导致功能性骨（现存骨）的平均存留期延长。

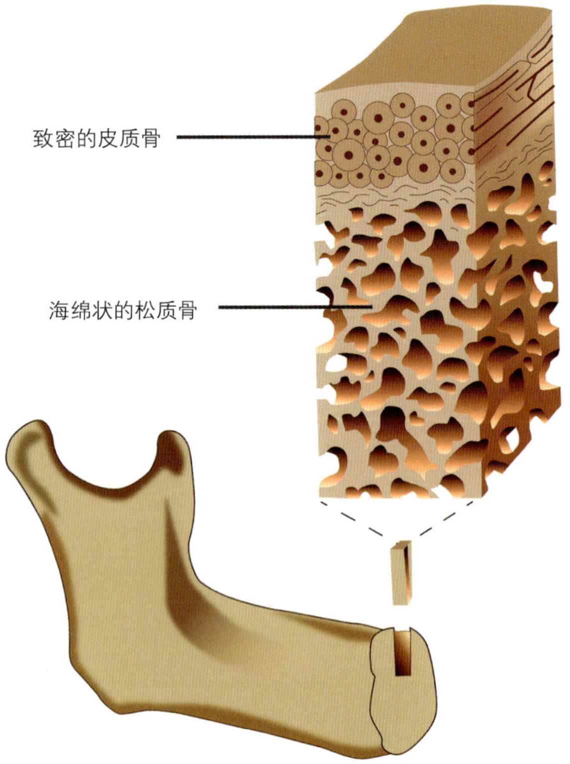

图1-14 下颌骨和上颌骨中皮质骨与松质骨的比例在个体间存在差异，但皮质骨占体内总骨量的绝大部分。

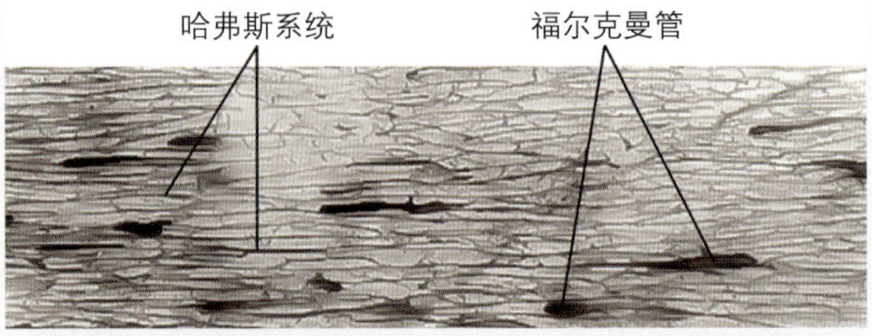

图1-15 骨的微管结构。哈弗斯系统与福尔克曼管相互连接。

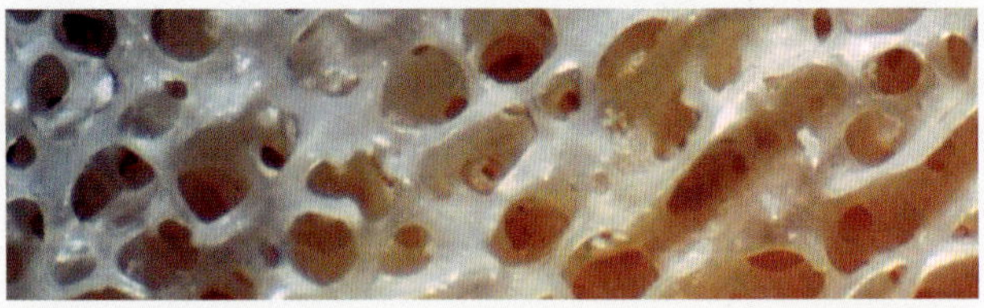

图1-16 松质骨具有一些独特的性质。矿化骨的梁状结构及支柱状结构表面覆盖着含成骨细胞的类骨质组织。大的束状碎块被称为骨小梁，较小的柱状碎块被称为骨针。骨小梁的排列轴向通常与形变应力方向成90° 垂直。骨小梁表面被未矿化的类骨质覆盖。

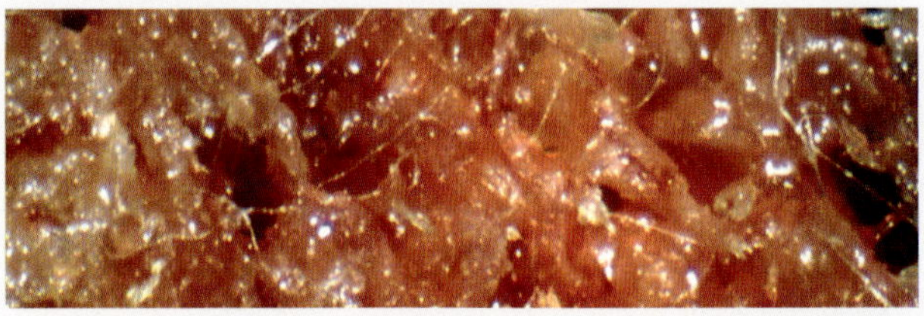

图1-17 在松质骨中，这些结构被红色或黄色骨髓所掩盖。

间形成边界。骨膜也是调节骨生长和形状的重要代谢、细胞及生物力学活动的场所（图1-18）。骨膜由两层特化的结缔组织组成。外层纤维层主要由致密的胶原纤维和成纤维细胞组成，提供韧性，而与骨直接接触的内层细胞层（成骨层）则包含功能性成骨细胞。髓腔被骨内膜所覆盖，这是一层由单层成骨细胞组成的非常薄且精致的膜。由于骨内膜含有骨祖细胞、成骨细胞和破骨细胞，其结构与骨膜的成骨层相似。

骨的微观结构

在微观层面上，骨骼有4种类型：编织骨、复合骨、板层骨和束状骨。编织骨形成速度非常快（30～60mm/d），在愈合过程中起主要作用。它以非常无序的方式发育，没有层状结构或哈弗斯系统。因此，它在生物力学上相当柔软，且寿命短。然而，编织骨比板层骨矿化程度更高，从机械上讲，这可能有助于弥补其缺乏组织结构的问题。在愈合过程中，编织骨通常被称为第Ⅰ期骨。它很快被吸收并被更成熟的板层骨（第Ⅱ期骨）所取代。复合骨是指第Ⅰ期骨和第Ⅱ期骨之间的过渡状态，在这一阶段可以检测到填充有板层骨的编织骨。

板层骨是人体中最丰富、最成熟的承重骨。这种类型的骨骼形成速度较慢（0.6～1mm/d），因此具有良好的胶原蛋白和矿化结构。板层骨由多层定向排列的结构组成。束状骨主要存在于韧带和关节周围，它由与韧带相连接的条纹状结构组成。

骨的机械性能和脆性在很大程度上取决于皮质骨的结构及微结构（图1–19）。除了骨矿物密度和骨矿物含量外，皮质骨的其他特征也影响整体骨抗折性。皮质骨的结构特性最常被用作其机械性能的替代指标，包括皮质厚度、皮质横截面积和截面惯性矩。

但微结构特性（例如皮质孔隙率、结晶度或微裂纹的存在），也会影响骨的机械性能。尤其是微裂纹，它不仅削弱了皮质骨组织，还提供了有效的能量消散机制。骨是一种可损坏的、黏弹性的复合生物材料，具有自我修复能力。因此，它表现出一系列复杂的机械特性。对于口腔种植医生而言，皮质骨科学和微裂纹/微损伤之间存在直接的相关性，以及在预钻孔后植入锥形和圆柱形种植体时可能发生的各种损伤[10]。避免微损伤的种植窝洞预备可以直接影响种植体初始稳定性和骨愈合/骨结合[11]。

在骨疾病诊断和骨折风险评估中，皮质骨的数量和质量所起的作用在很大程度上被忽视了。皮质骨承载了骨骼总负荷的相当大一部分。生物

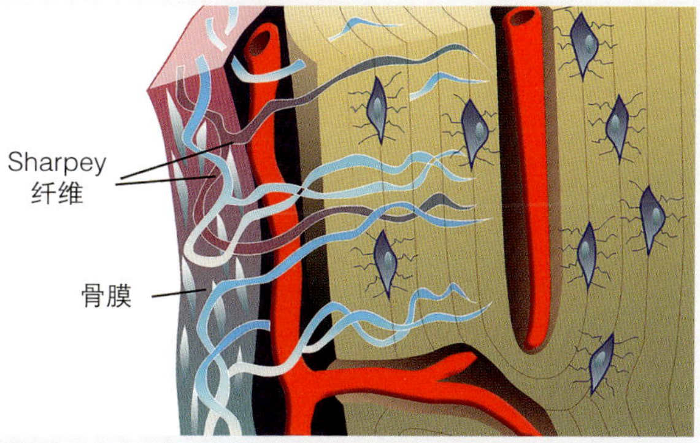

图1–18　骨膜是包绕皮质骨的结缔组织膜，需要仔细地定位，以使其的成骨潜能在术后能够滋养移植物或底层骨。

图1–19　骨的机械性能和脆性在很大程度上取决于皮质骨的结构及微结构。

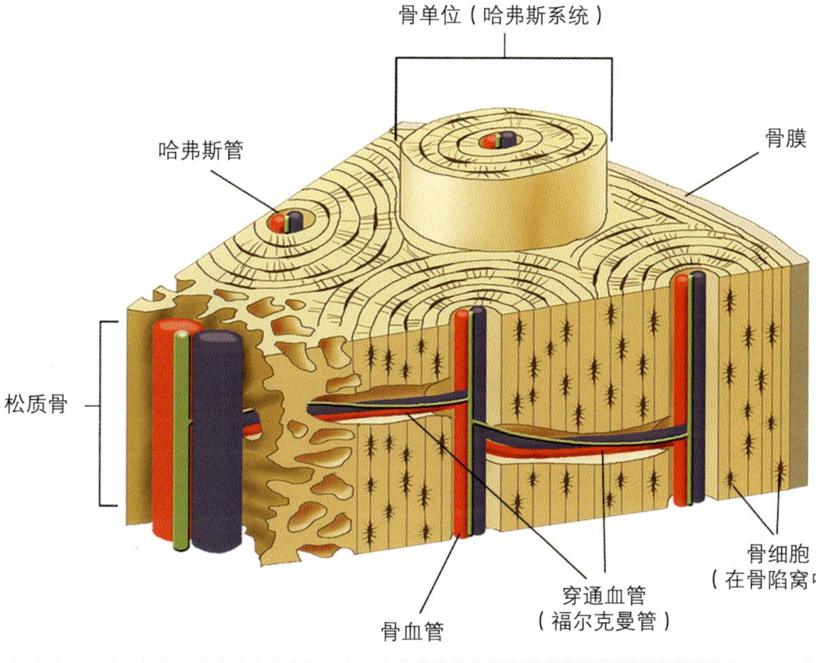

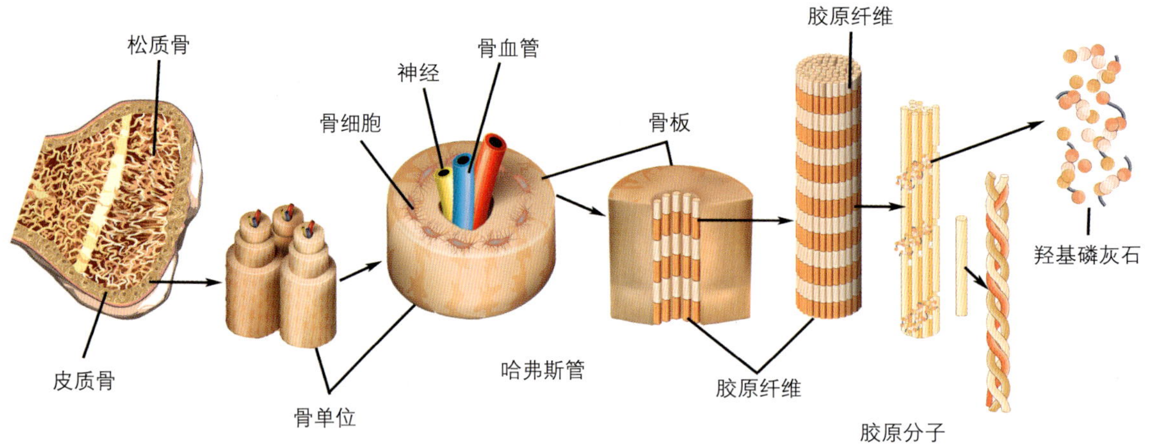

图1-20 在分子水平上，骨由胶原蛋白（主要为1型）、水、羟基磷灰石以及少量的蛋白聚糖和非胶原蛋白组成。

力学研究表明，全骨标本的结构行为在很大程度上取决于皮质骨的贡献。在生物力学中，通常将骨组织的力学（材料）行为与整个骨骼的力学（结构）行为进行区分。骨的力学能力反映了几何形状（大小和形状）和内在材料特性（弹性、强度和韧性）。由于骨的破坏机制的复杂性，目前尚不清楚哪些特性导致骨脆性。韧性或失效能量是指骨组织在失效过程中吸收能量的能力，可能是骨折风险的主要决定因素。从机械角度来看，结构的刚性和强度不仅由材料的数量决定，更重要的是由材料在空间中的排列决定。

皮质骨中的哈弗斯管和吸收腔产生多孔骨组织，孔径从几微米到几百微米不等。形态测量学和生物力学测试显示，皮质骨内孔隙率与皮质骨的材料特性之间存在强烈的相关性。孔隙的数量和大小决定了皮质骨内孔隙率，约占弹性模量70%和屈服应力的55%[12]。对皮质骨标本中骨矿物密度的局部测量证实了这些发现[13]。随着孔隙率的增加，断裂韧性也会降低，可能是由于微裂纹传播的可用面积减少所致[14]。

骨的分子结构

在分子水平上，骨由胶原蛋白（主要是1型）、水、羟基磷灰石（HA）以及少量的蛋白聚糖和非胶原蛋白组成（图1-20）。这是一个交联的胶原基质，具有三维多重排列的基质纤维。胶原纤维的排列方向决定了矿化模式。通过这种方式，骨组织能够适应其生物力学环境，并在受压加载方向上展现最大的强度。胶原蛋白赋予骨抗张强度和柔韧性，并为骨矿物晶体成核提供了场所，从而赋予骨刚性和抗压强度。

细胞间骨基质具有有序的结构。骨的有机部分占基质的35%，主要由类似于结缔组织中胶原纤维的成骨胶原纤维形成。这些纤维通过一种主要由糖胺聚糖（蛋白多糖）组成的类黏合物质相互连接。骨骼的无机成分占骨重量的65%，且仅定位于纤维间黏合质中。骨中的矿物质主要由沿成骨胶原纤维进行沉积的HA晶体组成。骨还包含其他物质（例如碳酸盐、氟化物、其他蛋白质和肽）。这些成分中的一些由体液成分控制，并影响骨矿物的溶解度。

其他组分［例如骨形态发生蛋白（BMP）］，调节骨的形成和维持。骨基质具有序列排列的层板结构，厚度为300～700μm。这些层板是节律性且均匀的基质沉积的结果。每层内的纤维模式也具有其特征，每层内的纤维呈平行排列，并在层与层之间呈现螺旋方向的变化，使一层中的纤维与相邻层中的纤维垂直。这种模式在骨组织中创造了可区分的层次结构。

骨塑形（bone modeling）和骨改建（bone remodeling）

如前所述，在体内的活跃部位，骨不断由成骨细胞沉积并被破骨细胞吸收。在成人中，成骨细胞每时每刻都在约4%的骨面上不断形成少量新骨。尽管许多骨科专家将这两个过程称为骨改建，但重要的是要注意，骨塑形涉及骨修复中的两个不同过程。骨塑形通常指骨在长度生长后的塑形。这个过程涉及成骨细胞和破骨细胞的相互独立作用，因此在某些区域骨被吸收，而在其他区域骨产生沉积。骨塑形还可以受到机械因素的控制，例如，在正畸牙齿移动过程中，力的施加导致骨在牙齿表面被吸收，同时在相反方向形成新骨，牙齿随周围骨骼移动而不是穿过牙槽。骨塑形可以改变骨骼的大小和形状。

另外，骨改建是指这两种类型细胞的顺序、耦合作用（图1-11）。这是一个循环过程，通常不改变骨的大小或形状。骨改建去除部分旧骨并用新骨替换。与骨塑形不同的是，骨塑形在生长停止后显著下降，而骨改建则贯穿整个生命过程中（尽管其速度在生长停止后也有所减慢）。骨改建在整个骨骼中以局部、离散的方式发生，其位置和时间各不相同。骨改建的这一特点表明，负责骨改建的细胞序列的激活是局部控制的，通过由骨微环境生成的自分泌或旁分泌因子进行自我调节。

骨塑形还发生在创口愈合期间（例如骨内种植体稳定期间）和对骨负荷的响应中。与骨改建不同的是，骨塑形不需要由吸收先行，吸收骨和形成骨的细胞激活可以在同一骨内的不同表面发生。此外，骨塑形还可能受到生长因子的控制，例如，在骨愈合、移植和种植体骨结合过程中。无论是骨塑形还是骨改建，骨都是与其所需承受的压缩负荷成比例地进行沉积。例如，运动员的骨骼比非运动员的骨骼重得多。同样，一个单腿打石膏的人，如果持续使用对侧腿行走，会导致未使用的腿骨变薄。

持续的物理应力刺激成骨细胞活动和骨的钙化。在某些情况下，骨应力也决定了骨的形状。理论上，骨压缩在受压区域产生负电位，而在骨的其他地方产生正电位。研究表明，骨内微量电流的流动在电流流动的负极引起成骨细胞活动，这可能解释了压缩部位骨沉积增加的原因。这种效应是研究使用电刺激促进骨形成和骨结合的基础，尽管还需要进一步的研究来支持其效益[15]。

口腔种植学：骨结构、代谢与生理学

在下颌或上颌植入种植体时，外科医生必须先深入了解骨改建的过程，不同类型的骨及其在颌骨中的分布情况，以及这些因素如何影响骨结合种植体的整合。人类每天有约0.7%的骨骼被吸收并由健康的新骨骼替代。随着年龄的增长和代谢性疾病状态的出现，骨转换过程可能会减弱，从而导致功能性骨（现存骨）的平均存留期延长。这种增加会影响种植体的植入和整合过程。

骨移植材料的骨形成与骨塑形

在大多数情况下，口腔种植骨移植的目标不仅是修复或填补缺损，还包括再生丧失的组织[16-17]。在骨量或骨密度不足或有种植失败历史的部位，推荐进行骨移植以增强种植体骨结合的效果。为了取得最佳效果，建议在原生骨或移植骨中植入种植体后，等待3～6个月的时间进行骨结合，具体时间取决于骨密度和移植部位的愈合情况。虽然关于原生骨和移植骨哪种更有利于支持种植体的植入目前尚无定论，但在重建颌骨时，外科医生可能更倾向于在移植骨中植入种植体，而不是在原生骨中，具体取决于患者总体的健康状况和生活方式（例如吸烟习惯）。20世纪90年代中期，一项对头颈癌患者的回顾研究表明，移植骨与种植体的整合程度高于自然宿主骨[18]。2009年一项涉及外置法（onlay）骨移植物和原生骨的研究也得出了相同的结论[19]。然而，2011年一项针对接受放疗的头颈癌患者的研究发现，种植体在原生骨和移植骨中的留存率没有显著差异[20]。2016年对1200多名非癌症患者的研究也得出了类似结论[21]。另一项2016年的研究总结认为，未行骨移植部位是种植体整合的最佳环境[22]。

骨移植材料分为4种基本类型（图1-21）：自体骨（或自体移植物）、同种异体骨（或同种异体移植物）、异种骨（或异种移植物）和异质骨，每种类型有其特定的优点和缺点（表1-1）。自体骨移植是将患者体内的骨组织从一个部位移植到另一个部位。自体骨移植被认为是骨移植的“金标准”，原因有二：①移植物由活组织构成，便于成骨；②移植物无宿主排斥或污染风险。自体骨移植的两个主要缺点：①需要采集骨组织，因此需要开辟第二术区（可能会引起并发症）；②骨供体有限。自体骨供区按松质骨供应量的降序排列，包括髂前上棘、髂后上棘、胫骨坪、股骨头、下颌联合、颅骨、肋骨和腓骨。其他口内部位，例如下颌升支，也可以是自体骨采集的良好选择。

同种异体骨是从经过认证的骨组织库获取并处理和灭菌的人体尸体组织。同种异体骨比起自体骨具有一些优点（例如无须第二个手术部位且供应无限）。使用同种异体骨的两个缺点是理论上存在宿主对移植物的免疫反应风险及其较低的成骨性，这导致骨生长速度较慢且相对于自体骨体积较小。

异种骨是用来自进行移植的不同物种的骨组织。在口腔种植骨移植中使用的大多数异种骨来源于牛或猪，经过处理以便在人体中安全、有效地使用。异种骨作为一个基质，可促使邻近的受体骨生长。由于缺乏刺激新骨生长的特性，它通过骨引导促进微小的骨修复。

异质骨是一种合成骨替代材料（例如生物活性玻璃、硫酸钙、羟基磷灰石和磷酸钙）。异质骨主要通过骨引导实现最小限度的愈合[23-26]。

理想的骨移植材料应向宿主移植部位传递最佳数量的骨活性细胞，包括成骨细胞和松质骨髓干细胞。为了使种植体在骨移植部位成功进行骨结合，宿主组织必须具有足够的血供，以在血管再生之前将营养扩散到细胞中，并在移植物中萌生新的毛细血管以创建更永久的血管网络（图1-22）。因此，根据所需新骨的数量，供区是根据其骨活性细胞密度选择的。移植物还由矿化的松质骨岛、血凝块中的纤维蛋白和血小板组成（图1-23）。

将骨内膜成骨细胞和骨髓干细胞组成的移植物放置在血管和细胞均丰富的组织床中，创造出生物化学上低氧（氧张力3～10mmHg）、酸性（pH 4～6）和富含乳酸的环境。成骨细胞和干细胞在移植到宿主部位后的前3～5天存活，很大程度上是因为它们的表面位置和从受体组织中吸收营养的能力。由于骨移植物本身具有低氧性质，而周围组织是正常氧合的（50～55mmHg），建立了>20mmHg的氧梯度（通常为35～55mmHg），进而刺激巨噬细胞分泌巨噬细胞源性血管生成因子（MDAF）和巨噬细胞源性生长因子（MDGF）。

在移植物内，聚集在血凝块中的血小板在移植物放置后数小时内脱颗粒，释放PDGF。因此，创口的固有特性，特别是氧梯度现象和PDGF，启动了来自周围毛细血管的早期血管化和转移骨活性细胞的有丝分裂。在第3天，可以从移植物外的现有毛细血管中检测到芽。这些芽穿过移植物并在移植物和松质骨网络之间增殖，在第10～14天

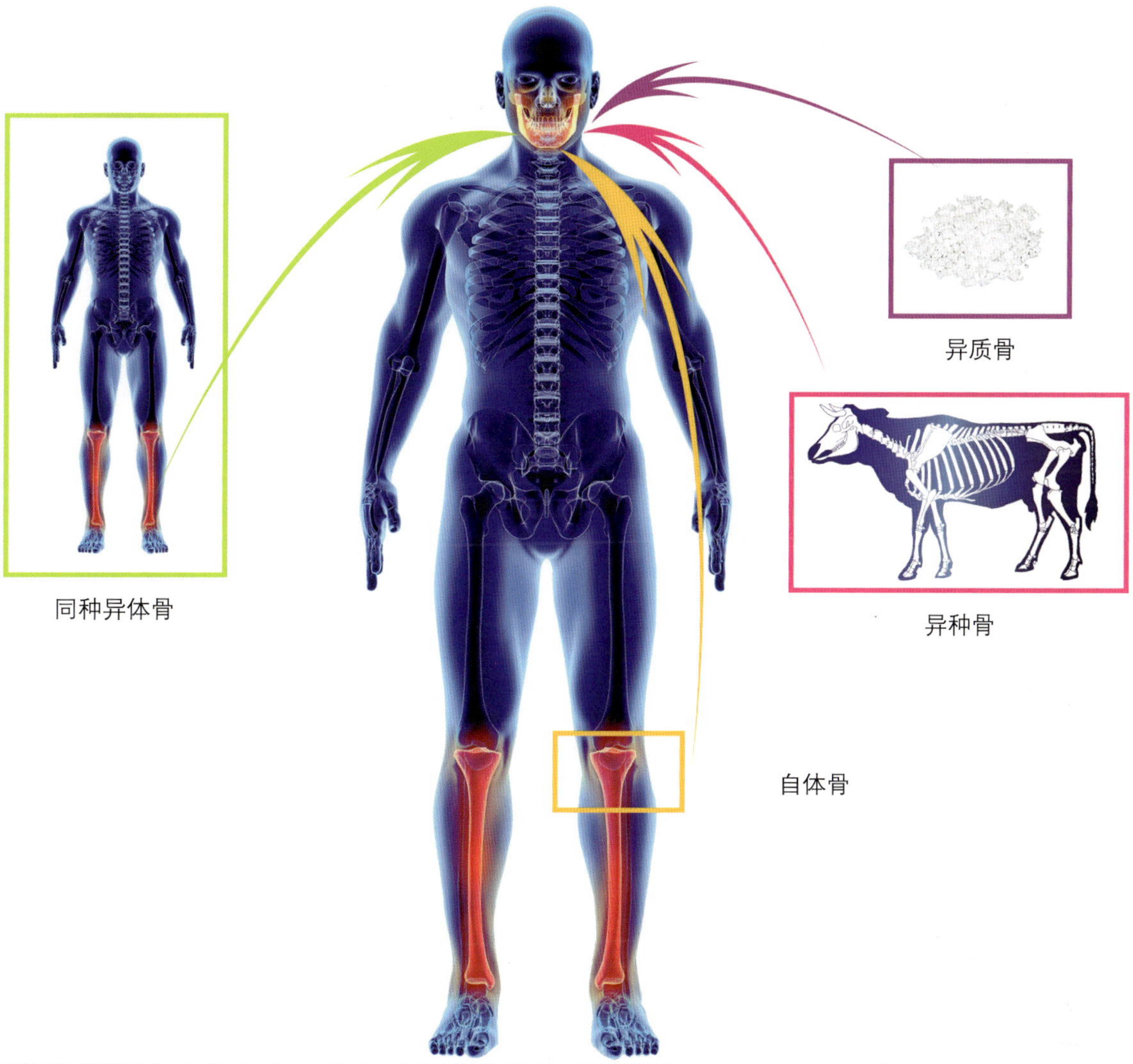

图1-21　4种不同类型的骨移植材料具有不同特性，因此在特定条件下适用性各有优劣。

形成完整的网络。随着这些毛细血管对氧梯度做出响应，MDAF信使有效地通过灌注移植物来减少氧梯度，从而产生了一种阻止过度血管化的关闭机制。

尽管PDGF似乎是最早刺激早期类骨质形成的信使，但它很可能被MDGF和其他来自TGF-β家族的间充质组织刺激物所取代。在移植后的前3~7天，干细胞和骨内膜成骨细胞仅产生少量类骨质（图1-24）。在接下来的几天里，随着血

表1-1　各类骨移植材料的性能

	骨引导性	骨诱导性	成骨性
异质骨	+	–	–
异种骨	+	–	–
同种异体骨	+	+	±
自体骨	+	+	+

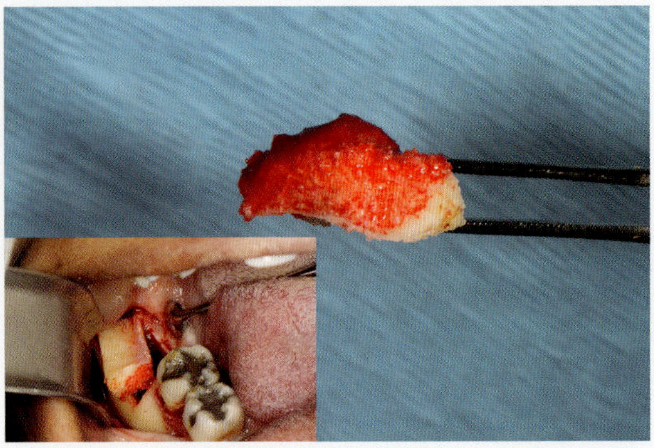

图1-22 自体松质骨移植物有大量的骨细胞、成骨细胞和破骨细胞，而受区提供血管和细胞。

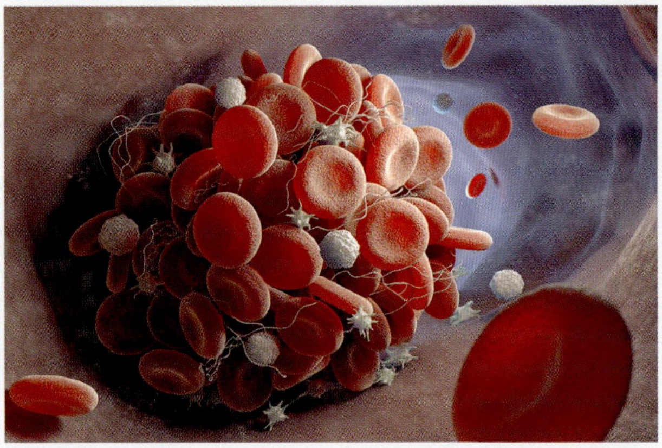

图1-23 自体骨移植物含有纤维蛋白、血小板、白细胞和红细胞。血小板释放生长因子，诱导骨再生。

管网络的建立，类骨质加速生成，这可能是由于氧气和营养物质的供应增加。最初，新的类骨组织在矿化松质骨小梁的表面由骨内膜成骨细胞形成。随后，类骨质岛在松质骨小梁之间形成，这可能来自移植材料转移的干细胞。第三种类骨组织的来源是循环干细胞，它们被吸引到创口并种植到移植物中，之后进行增殖。

在最初的3～4周，这种骨再生的生物化学和细胞阶段将单个类骨质岛、松质骨小梁表面的类骨质及宿主骨结合起来，从而巩固移植物。这个过程使用移植物的纤维蛋白网络作为支架，通过骨引导来构建。通常非运动细胞（例如成骨细胞）可能通过内吞作用沿着支架样的纤维蛋白网络稍微移动。在内吞作用过程中，细胞膜通过细胞质，从细胞的后退边缘转移到前进边缘，从而重新形成细胞膜。细胞缓慢前进并沿途分泌其产物，在这种情况下，类骨质被分泌到纤维蛋白网络上[27-28]。这一细胞再生阶段通常被称为第Ⅰ期骨再生。它产生无序的编织骨，类似于骨折愈合组织，结构坚固但不如成熟骨强度好。第Ⅰ期形成的骨量取决于移植材料中的骨活性细胞密度。外科医生可以通过使用骨磨压缩移植材料，然后通过注射器压紧，再通过骨填充器进一步压实到移植位点来增加骨量。

第Ⅰ期骨经历骨吸收和骨改建，最终被第Ⅱ期骨替代，后者细胞更少，矿化程度更高，结构更有序。第Ⅱ期骨由通过新开发的血管网络到达移植位点的破骨细胞引起。第Ⅰ期新形成的骨和不可存活的松质骨小梁移植物在吸收过程中释放BMP。与正常骨改建一样，BMP在骨吸收和新骨沉积之间起作用。移植物中的和来自局部组织及循环系统的干细胞，通过成骨细胞分化和新骨形成做出反应。当颌骨和移植物处于功能状态时，新骨形成，并根据其所承受的需求而发展。这种骨发展为成熟的哈弗斯系统和板层骨能够承受颌骨正常的剪切力，以及来自传统义齿和种植体支持式修复体的典型冲击压缩力。从组织学上看，移植物发生与正常骨骼更替一致的长期骨改建。骨膜和骨内膜作为这一循环的一部分进行发育。尽管移植物的皮质骨永远不会像正常颌骨的皮质那样厚，但移植物本身保留了致密的松质骨小梁，这有利于种植体的植入，因为其密度促进了骨结合。它对于传统义齿修复也是有利的，因为致密的松质骨可以轻松适应各种功能应力。从影像学上看，移植物在数年内呈现出下颌骨或上颌骨的形态和皮质轮廓。当功能性骨膜形成时，

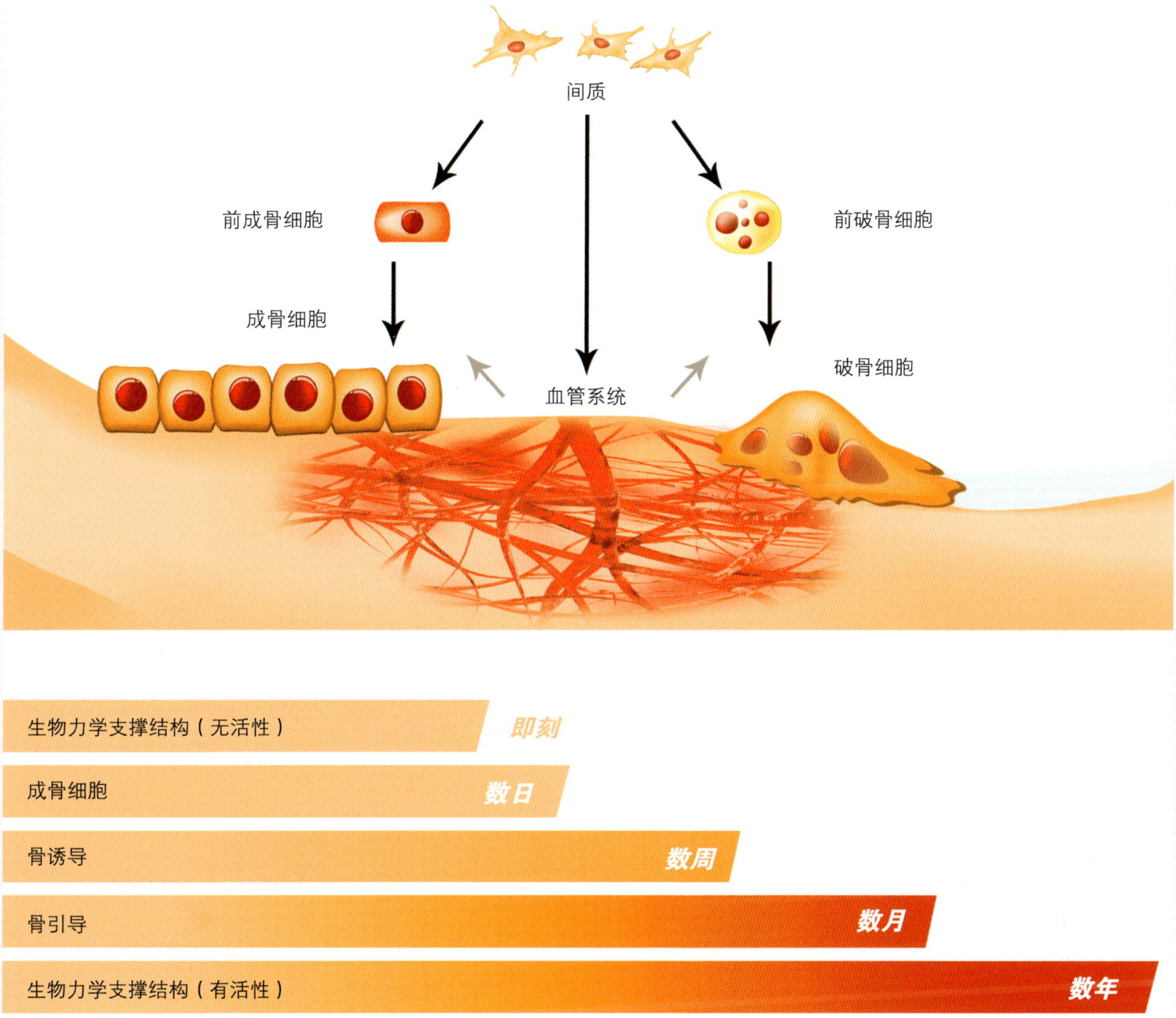

图1-24 骨移植物融合的示意图。

可以在4个月时进行修复前操作（例如软组织移植）。当治疗分阶段进行时，也可以在此时植入种植体。

种植体的骨结合

种植体周围组织的愈合和骨改建涉及一系列复杂的事件。在这种情况下，骨结合是指骨与种植体体部的直接锚固，这可以为种植体上部修复提供基础，并能将咬合力直接传递到骨上（图1-25）。这一概念由瑞典哥德堡大学应用生物技术研究所的Per-Ingvar Brånemark教授开发并命名的，他也是著名的Brånemark种植体系统的发明者。在20世纪50年代骨修复微循环的动物研究中，Brånemark偶然发现了骨与钛之间的强结合。现今，我们知道固定修复体可以为患者提供接近天然牙列的咀嚼功能恢复。

成功的种植体骨结合受多种因素影响，包括种植体材料的特性（有些材料与骨的化学结合能

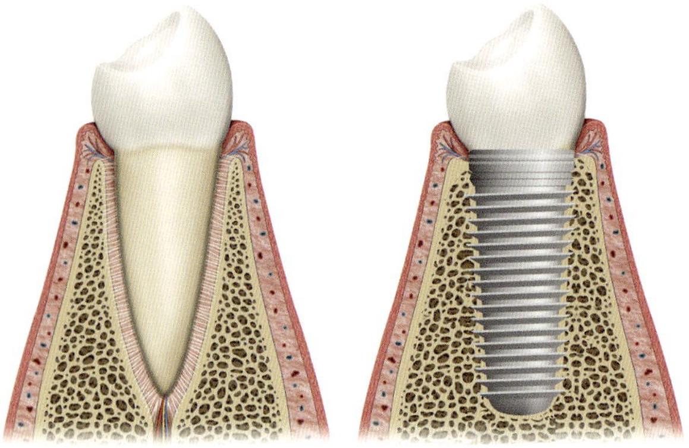

图1-25 不像天然牙通过牙周膜间隙和Sharpey纤维与骨分离，种植体表面直接与骨接触，只有一个小的界面层（类似于新铺设的或已有的改建骨上的沉积线）。

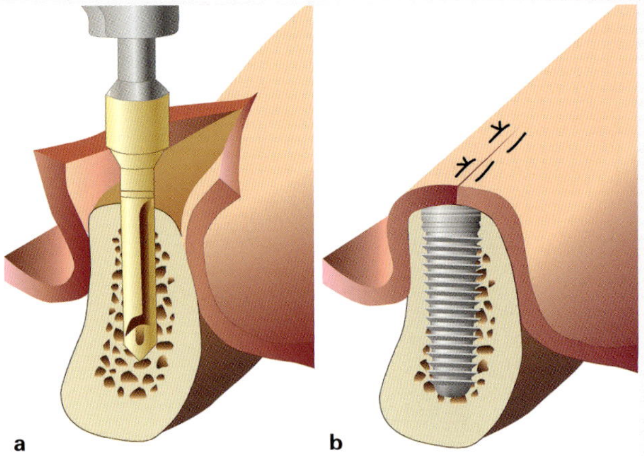

图1-26 （a）种植体的植入会对骨造成创伤，刺激修复和改建反应。使用锋利的钻和良好的盐水冲洗可最大限度地减少对骨骼及软组织的创伤，并有助于维持组织活性。（b）种植体的粗糙表面允许纤维蛋白附着，随后产生黏附分子和细胞增殖，以增强胶原蛋白合成和调节骨代谢。

力更好）、种植体植入前的无菌维护，种植体的设计、形状及宏观/微观表面形貌（图1-26a），预防骨钻孔过程中过多热量的产生（图1-26b），以及种植体植入在具有足够骨小梁密度、牙槽嵴高度和宽度及系统健康（尤其是良好血供）的骨内。当受体骨或移植骨高度不足时，种植修复体高于骨的部分大于骨内种植体的长度，可能会形成与骨吸收相关的破坏性杠杆臂，随时间推移会使种植体松动。牙槽嵴宽度不足（＜5mm以容纳标准3.75mm直径的种植体）将导致部分种植体超出骨外，或迫使外科医生使用不理想的小直径种植体以获得必要的骨结合面积。此外，低密度骨小梁经常会无法骨结合或随时间推移失去其骨结合能力[29-30]。理想情况下，种植体的边缘和根端部分应完全嵌入皮质骨或高比例骨小梁支撑的松质骨中。骨与种植体之间纤维组织的长入也降低了长期成功的前景和抵抗机械及微生物威胁的能力。在某些情况下，可以通过保护种植体免受微动以及在愈合期间使用保护性屏障膜来减少这些威胁。初始稳定性对于成功的骨结合至关重要，因为在临床上几乎没有观察到发生松动的种植体能够形成骨结合[31]。一旦丧失稳定性，种植体只能被移除。

种植体留存率的两个关键指标是骨-种植体接触率（BIC）和种植体稳定性指数（ISQ）。BIC是种植体与骨之间表面接触量的显微测量。ISQ是种植体稳定性的量化测量（1～100），从高（＞70）到中（60～70）到低（＜60）。临床上，大多数种植体的ISQ为50～80，较高的值更多出现在下颌骨。关于种植体稳定性，BIC和ISQ的测量结果常因骨类型不同而有所不同。例如，在致密骨中，初始稳定性可能相对较高（例如＞75的ISQ），但这种稳定性不一定意味着高BIC。此外，即使种植体的BIC通过骨结合随着时间的推移增加，ISQ也可能保持不变。相反，在低密度或中密度骨中，初始稳定性可能相对较低（例如

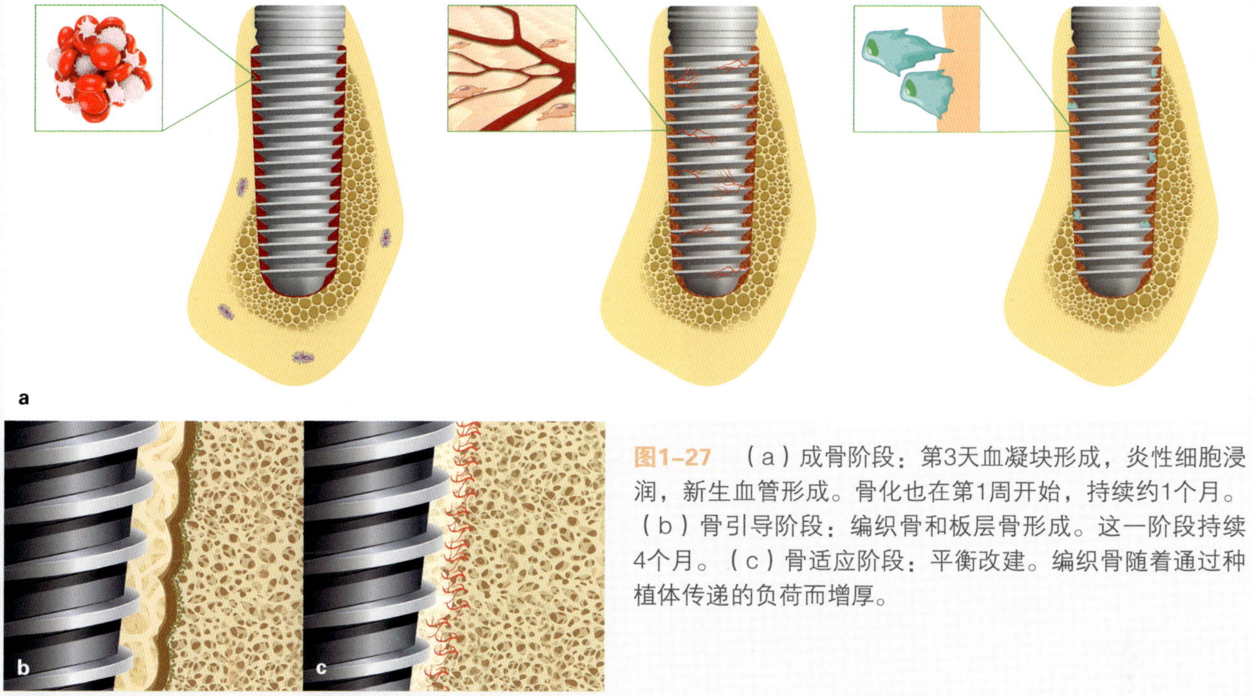

图1-27 （a）成骨阶段：第3天血凝块形成，炎性细胞浸润，新生血管形成。骨化也在第1周开始，持续约1个月。（b）骨引导阶段：编织骨和板层骨形成。这一阶段持续4个月。（c）骨适应阶段：平衡改建。编织骨随着通过种植体传递的负荷而增厚。

55～60的ISQ），但BIC可能相对较高。随着BIC通过骨结合的增加，ISQ也会相应提高。

种植体周围的愈合过程与正常原始骨中的愈合过程相同。钛种植体的骨愈合过程可分为3个阶段，即成骨阶段、骨引导阶段和骨适应阶段[18]。当表面粗糙的种植体被植入到下颌骨或上颌骨的松质骨髓腔中时，成骨阶段开始（图1-27a）。血液最初存在于种植体和骨之间，随后形成血凝块。只有少量骨与种植体表面接触，其余暴露于细胞外液和血细胞中。在种植体与宿主初始相互作用期间，大量细胞因子释放执行多种功能，从调节黏附分子生产和改变细胞增殖到增强胶原蛋白合成及调节骨代谢。这些事件正好与外科侵入导致广义炎症反应的启动相吻合。在第1周结束时，炎症细胞对手术过程中引入的外来抗原做出反应。

虽然炎症阶段仍然活跃，但大约从第3天开始血管从周围重要组织长入，在植入后的前3周内发展成为更成熟的血管网络。此外，细胞开始分化、增殖和活化。骨化也在第1周开始，最初观察到的反应是成骨细胞从骨小梁的骨内膜表面和颊舌侧皮质内表面迁移到种植体表面。这种迁移可能是对种植体植入过程中BMP释放和钛金属表面初步吸收骨的反应。成骨阶段持续约1个月。

当骨细胞到达种植体并通过骨引导沿金属表面扩散沉积类骨质时，骨引导阶段开始（图1-27b）。最初，这是一种不成熟的结缔组织基质，沉积的骨是一层薄薄的编织骨，被称为基板（基础支架）。纤维软骨性骨痂最终被改建为骨性骨痂（最初为编织骨，后来为板层骨），这一过程类似于软骨内成骨。这个过程发生在接下来的3个月（在第3周和第4周达到峰值），因为更多的骨被加入种植体的表面上。种植体植入后的4个月达到最大表面积骨覆盖。到这个时候，骨引导已经达到了相对稳定的状态，并且种植体表面不再沉积骨质。

大约在种植体植入后4个月时，进入最后的骨适应阶段（图1-27c）。一个平衡的改建序列已经开始，甚至在种植体暴露和负荷后仍然持续。一旦负荷，种植体通常不会获得或丧失骨接触，但是基板会因为通过种植体给周围骨传递负荷而增厚，并且可检测到一些血管的重新定向。

自体血浓缩物

为了利用口腔种植位点的生长和分化因子的益处，一种策略是将自体血浓缩物（ABC）应用于牙槽嵴骨移植物。ABC是从浓缩的自体血小板中产生的生长因子，用于促进创口愈合（图1-28）。例如，在骨移植手术中，富血小板血浆（PRP）已被证明可以缩短骨成熟的愈合期，改善移植物处理，并加速软组织愈合[32]。血小板是生长因子的重要来源，包括PDGF、TGF-β1和TGF-β2。

生长因子功能广泛（图1-29）。PDGF被认为是促进创口愈合的主要激素之一。它启动结缔组织的愈合，包括骨再生和修复。PDGF是一种强效的有丝分裂原、血管生成因子和其他生长因子的上调因子。有丝分裂原使愈合细胞的数量增加，而血管生成因子促进生成新的毛细血管。其他生长因子的上调促进了成纤维细胞和成骨细胞功能、细胞分化以及对其他细胞（例如巨噬细胞）的加速作用。也有证据表明，PDGF增加了干细胞的增殖速率[31]。

TGF-β1和TGF-β2参与一般组织修复和骨再生。它们最重要的作用似乎是对成骨前体的趋化和有丝分裂能力，以及刺激胶原基质沉积以进行创口愈合和成骨的能力。这些生长因子还通过增加干细胞增殖速率来增强成骨，并一定程度上抑制破骨细胞的形成，从而抑制骨吸收。

PRP的纤维蛋白成分有助于结合移植材料，并通过充当支架来支持新骨的生长，从而在整个移植物中协助骨引导。此外，在其他生长因子存在的情况下，PRP可以调节和上调一种生长因子的功能。这个特性使PRP生长因子不同于其他生长因子，后者是单一生长因子，仅在单一再生路径中发挥作用。

专门针对ABC在种植体相关骨移植中的有效性的研究仍处于前沿。首次人体临床研究的结果似乎很有希望，与动物的临床前研究结果一致。当应用PDGF、TGF-β或其他生长因子时，骨再生得到增强[32]。几项骨科研究也显示，含有PDGF和TGF-β的自体纤维蛋白在增强移植物时有益处[33]。

研究表明，移植材料中的松质骨髓细胞携带这些生长因子的受体[34]。影像学研究也表明，向移植材料中加入血小板浓缩物可以显著缩短移植物整合和成熟的时间，并提高骨小梁的密度[35]（图1-30）。血小板在3～5天脱颗粒，但它们的生长因子在接下来的2～5天仍然活跃。血小板浓缩物似乎为骨再生过程提供了一个“跳跃式起点”，启动了一系列再生事件，最终形成成熟的移植物。

在骨移植材料中加入生长因子还可能增加骨结合的初始阶段形成的骨量。在实验室研究和一些涉及移植增强的早期人体试验中，BMP（特别是重组DNA生成的BMP）、TGF-β、PDGF和IGF显示出它们在增加骨再生速度及数量方面的潜力[36]。临床研究评估了向移植材料中加入PRP或富血小板纤维蛋白（PRF）的效果，表明它们能够在一半的时间内诱导早期整合和移植物矿化，使骨小梁密度提高15%～30%[10,37-41]。

有理论认为，与单独使用移植物和凝块的情况相比，PDGF的存在增强了骨活性细胞的活性。由PRP/PRF创建的增强纤维网络也可能增强整个移植物中的骨引导，支持成骨。

由于制备简便且成本低廉，PRP已成为口腔骨再生手术之外许多其他类型手术中越来越受欢迎的生长因子来源。PRP在门诊临床环境中制备（图1-31）。该过程包括提取少量患者自身的血液，然后离心以分离和浓缩血小板，整个过程需

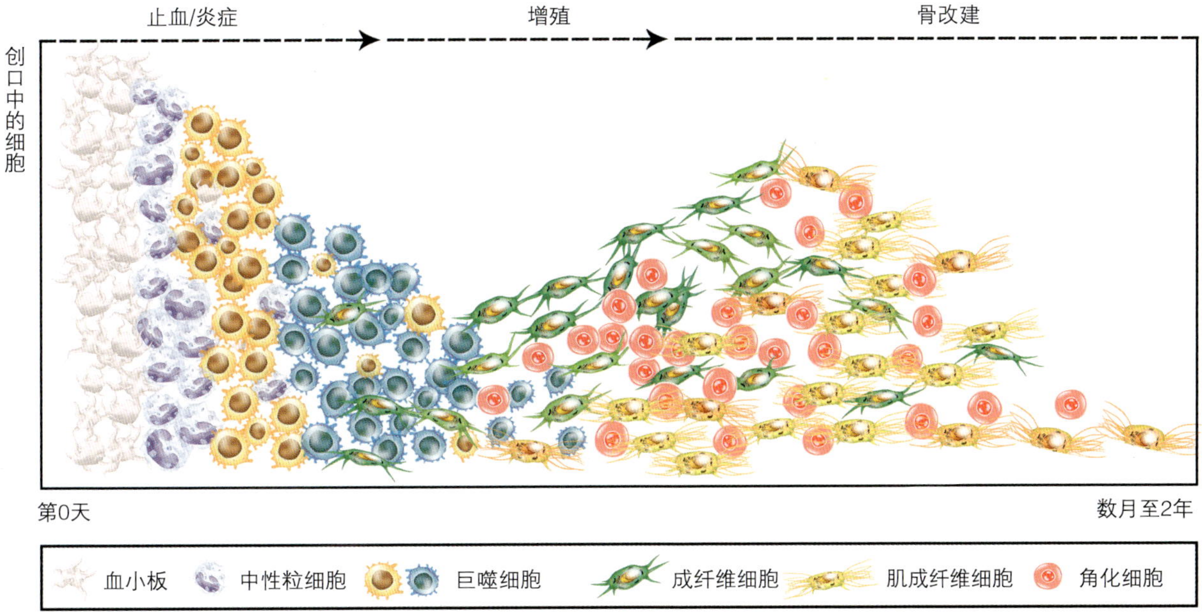

图1-28 经典的创口愈合级联反应。

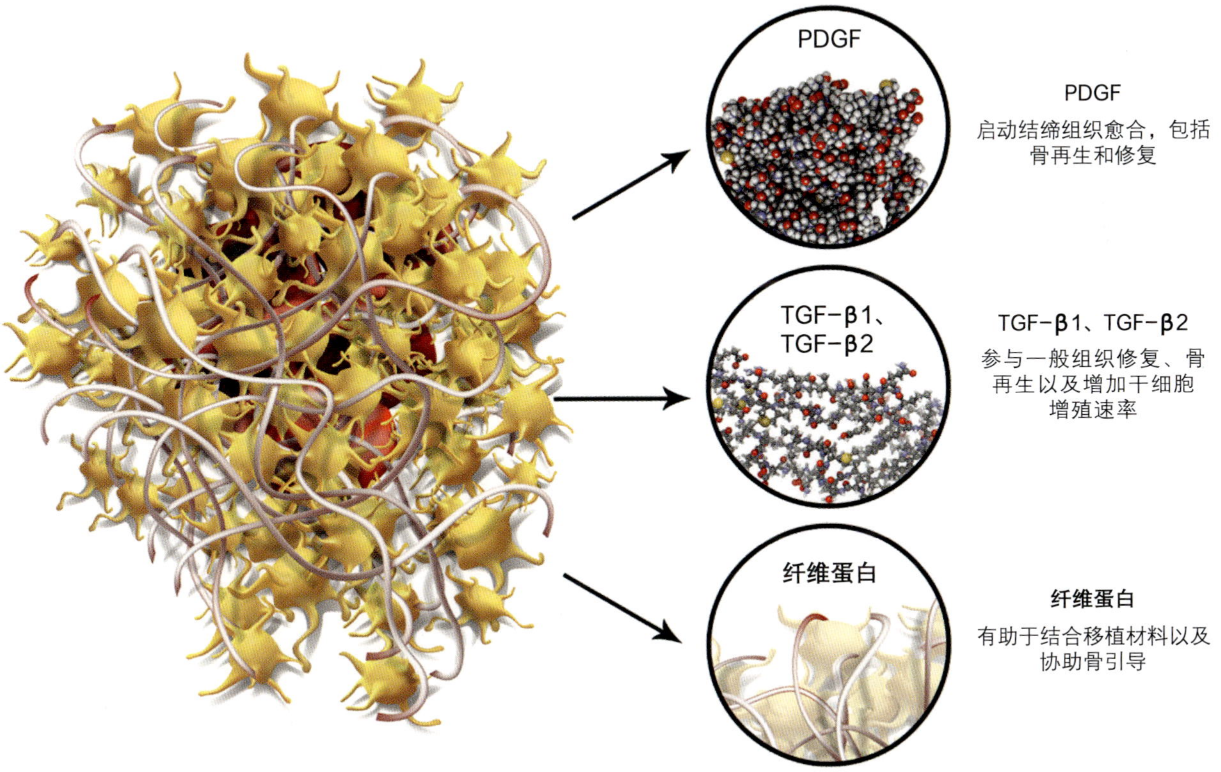

图1-29 生长因子功能广泛。PDGF被认为是促进创口愈合的主要激素之一。它启动结缔组织的愈合，包括骨再生和修复。TGF-β1和TGF-β2参与一般组织修复及骨再生。这些生长因子还通过增加干细胞增殖速率来增强成骨，并在一定程度上抑制破骨细胞的形成，从而抑制骨吸收。PRP的纤维蛋白成分有助于结合移植材料，并通过充当支架来支持新骨的生长，从而在整个移植物中协助骨引导。

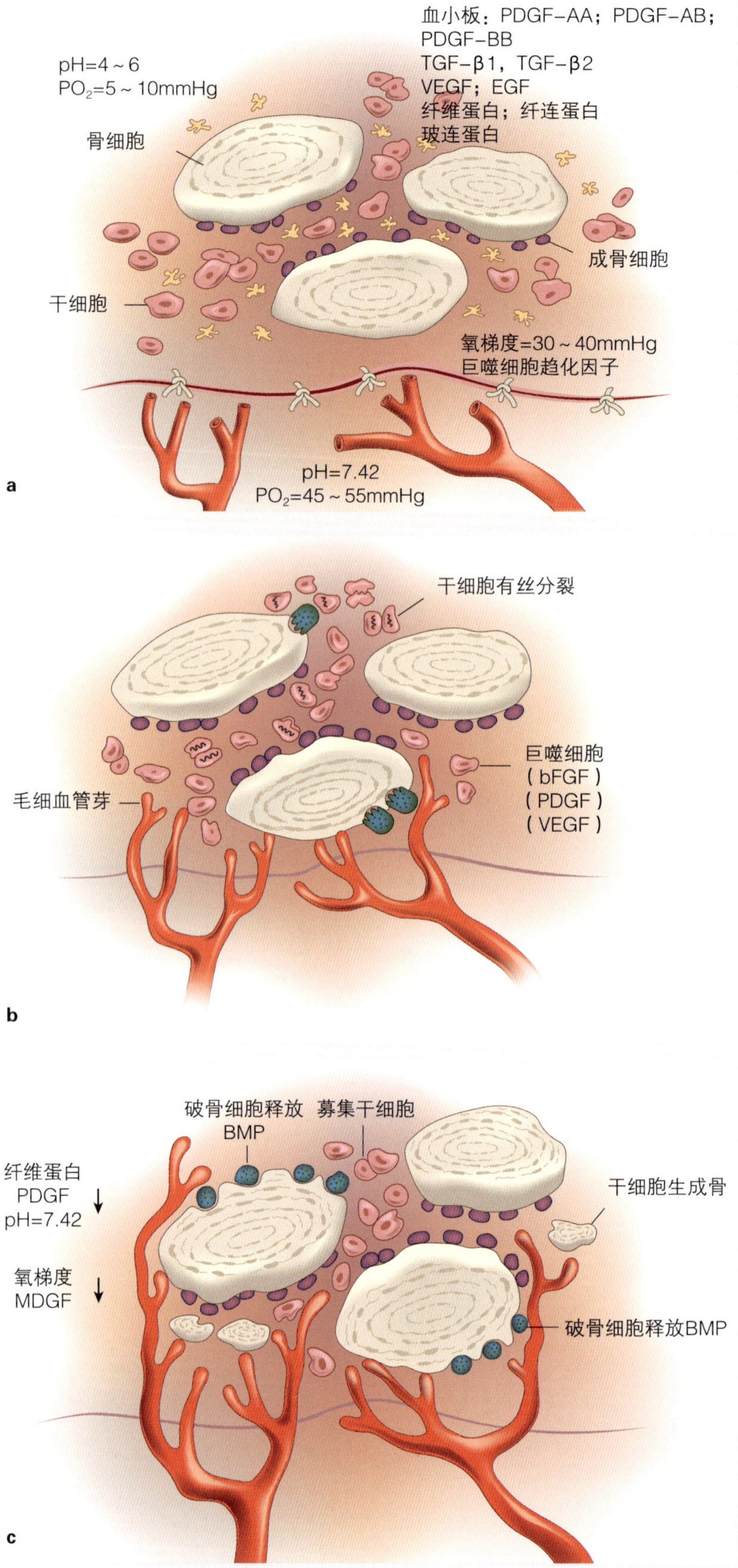

图1-30 （a）自体骨移植的生化环境。（b）在移植物放置3天后，可见明显的细胞分裂和毛细血管芽进入移植物。（c）至17～20天，移植物已完全被毛细血管渗透、充盈，类骨质开始形成。（经允许后转载于Marx RE，Garg A. Dental and Craniofacial Applications of Platelet-Rich Plasma. Chicago：Quintessence，2005.）

图1-31 一些证据表明，在移植材料中加入PRP可致骨生长比天然骨更致密。PRP生长因子对于骨移植和骨结合成功率较低的情况特别有效。

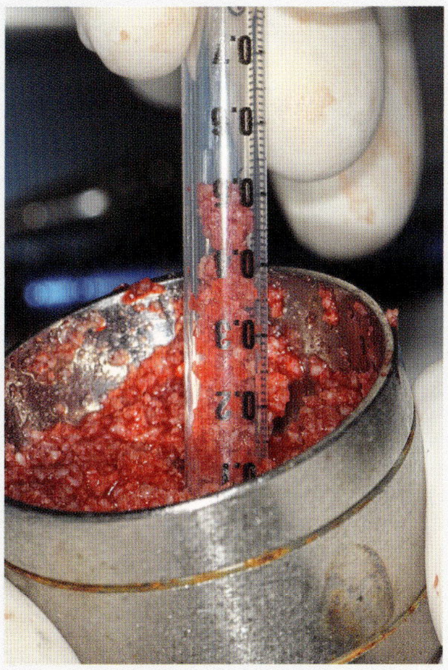

要20～30分钟完成。PRP可用于形成富含生长因子的膜或增强传统屏障膜。由于其纤维蛋白原成分，PRP的凝胶形式也是出色的止血工具、组织密封剂、创口稳定剂和移植物冷凝剂，可在缺损处进行塑形并具有良好的黏附性。研究人员通过影像学研究表明，与单独使用自体移植材料的部位相比，向移植材料中加入PRP显著加快了成骨速度并提高了骨小梁密度[42-43]。PRP还显著增强了软组织愈合，减少了术后出血、水肿和瘢痕形成，并降低了患者术后自我报告的疼痛水平[44-47]。甚至有证据表明，向移植材料中加入PRP会导致骨生长比原生骨更致密，这一潜在益处在仅应用BMP或生长因子研究中未见报道[48]。PRP生长因子对于那些通常会降低骨移植和骨结合成功率的病例特别具有吸引力[49]（图1-32）。

在一项对接受切除下颌骨的患者进行骨增量的对照试验中，研究人员通过影像学评估了那些使用移植材料加PRP处理和仅用移植材料处理的对照部位。在2个月、4个月、6个月时，含有PRP的移植物一直被评为达到近2倍实际水平的成熟度。组织形态计量学评估还显示，在6个月时，PRP处理组的骨移植物密度比对照组高出15%～30%[50]。

2015年的一项研究试图确定在种植体植入前，在仅使用同种异体矿化冻干骨或结合生长因子的情况下，是否增强了拔牙窝中的骨质。研究中随机分为4组，其中一组接受了FDBA/β-磷酸三钙（β-TCP）/PRP/胶原塞，还有一组接受了FDBA/β-TCP/rhPDGF-BB/胶原塞。研究结果表明，PRP和rhPDGF-BB增强了骨质（避免牙槽窝形成D4型骨），并且使用PRP或rhPDGF-BB可以促进牙槽窝的愈合，同时缩短愈合时间[51]。

总结

本章对人类骨骼基本特征的概述为希望专攻口腔种植学的临床医生提供了背景理解。前文阐述了骨生物学和生理学如何成为口腔科与颌面外科临床实践的关键要素，特别是在口腔种植学中的应用。对于口腔种植医生而言，深入了解原生骨和移植骨在种植体植入过程中的差异至关重要。度量指标［例如骨-种植体接触率（BIC）和种植体稳定性指数（ISQ）］对于理解骨结合和种植体留存率具有重要意义。此外，富血小板血浆（PRP）已成为多种手术流行的临床生长因子来源，包括口腔骨再生手术和口腔种植术。

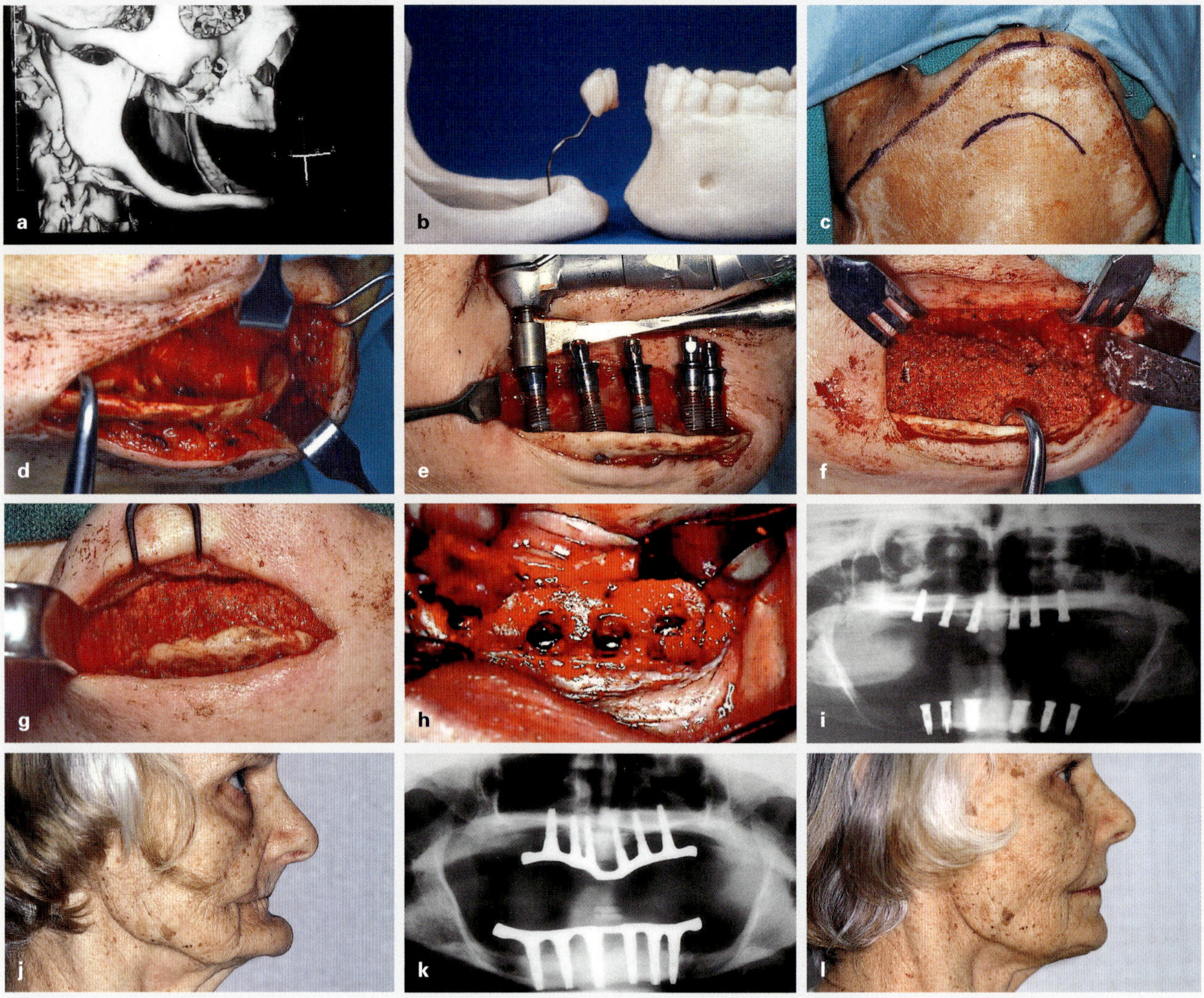

图1-32 采用自体骨移植联合PRP对一例下颌骨严重吸收的患者进行修复，以获取15mm的新生骨。（a）吸收的下颌骨代表下颌下缘的剩余部分为致密的皮质骨。值得注意的是，下颌神经管在吸收过程中露出，因此颏神经出现在第二磨牙区。（b）严重吸收的下颌骨代表了显著的垂直骨高度和垂直尺寸的丧失。（c）通过在颏下三角区域进行经皮弯曲切口来对严重吸收的下颌骨进行重建。（d）骨膜从双侧唇侧及牙槽嵴顶区转折延伸至磨牙后区。在这个4mm的下颌骨中，颏神经从吸收的牙槽骨中伸出，中线处有肥大的颏结节。（e）在颏神经出现前5mm处植入第1颗种植体，后续每颗种植体平行植入，中心与中心相距1cm。（f）将自体松质骨和骨髓置于所有种植体周围，并用骨填充器压实至种植体覆盖螺钉的高度。（g）一旦液态PRP覆盖凝胶就位，其提供的稠度允许将移植物塑形成种植体周围嵴形态。（h）在术后4个月通过口内牙槽嵴顶切口看到种植体，现在准备进入修复阶段。注意覆盖螺钉附近的多余骨生长。（i）术后1周，在严重吸收的下颌骨区按照tent-pole程序行骨移植。可见种植体固定于下颌下缘，移植区尚无矿化迹象，此阶段为自体松质骨髓移植的预期表现。（j）治疗前患者下颌骨高度不足的侧貌。注意面部垂直维度的丧失以及被称为"女巫的下巴"的尖的颏部外观。（k）种植体植入后6个月和修复体负荷后3个月，种植体周围骨沉积更明显，骨高度达到15mm。（l）由于tent-pole移植程序，面部垂直高度得到矫正，鼻子与颏部的关系恢复正常。（经允许后转载于Marx RE，Garg A. Dental and Craniofacial Applications of Platelet-Rich Plasma. Chicago：Quintessence，2005.）

骨移植材料的综述

Review of Bone Grafting Materials

02

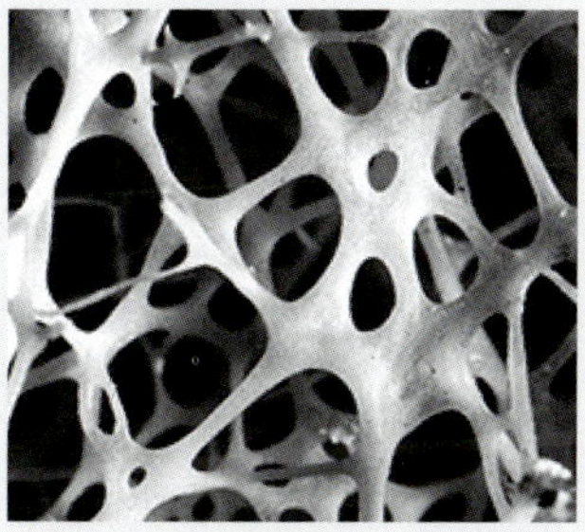

图2-1　骨移植材料提供可被吸收的支架，使骨组织可以长入其中。理想情况下，支架的吸收速度应该足够缓慢，以允许周围的骨组织完全占据受区，同时尽快地使种植体在新生的骨组织中稳定植入。

牙槽骨量不足或受损被视为是种植体植入的禁忌，而骨移植通常能为手术提供必要的结构或功能支持。移植物能为骨再生提供支架（图2-1），对创伤、疾病或手术引起的骨缺损进行增量[1-5]。此外，它们还可用于恢复因牙齿病变引起的骨丧失、填充拔牙位点，并通过增量和重建来维持牙槽嵴的高度与宽度。自体骨仍是首选的骨移植材料，因其成骨特性可在需要较多骨增量或修复的情况下使骨组织迅速形成。另外，由矿化或脱矿冻干骨制成的同种异体骨也可用于骨增量和修复。异种骨——从非人类物种中提取的纯化无机骨，也可用于牙槽嵴的增量，可以单独或与组织工程分子联合使用。羟基磷灰石（HA）、生物活性玻璃、磷酸三钙（TCP）颗粒和合成聚合物等人工材料也是选择之一。这些骨增量材料中的任何一种，无论是单独使用还是组合使用，都可以在骨塑形、骨改建或愈合过程中发挥作用，帮助或刺激在骨吸收区域的骨组织生长以支持种植体的植入。

骨再生和骨增量的机制

骨移植的成功与3种不同的机制相关：成骨、骨诱导和骨引导。所有的骨移植材料至少具备其中一种作用模式[6-12]。成骨涉及骨的形成和发育，因此成骨移植物来源于或由参与骨自然生长和修复的组织组成。成骨细胞可以在软组织中促进骨形成，或在骨组织中激活更快速的骨生长。相比之下，骨诱导是刺激成骨的过程。骨诱导移植物可用于增强骨再生，甚至可以使骨在通常不存在的区域生长或延伸。最后，骨引导提供适合新骨沉积的物理基质或支架。骨引导移植物促进骨生长，并允许现有骨的骨附着，但在软组织中单独放置时并不会产生骨形成。为了促进其表面的骨生长，骨引导移植物需要现有骨或分化的间充质细胞的存在。

骨移植材料的种类

如在第1章简要讨论过的，骨移植材料主要分为4种：自体骨、同种异体骨、异种骨和异质骨。这些骨移植材料的作用机制通常依赖于材料的来源和组成。

从患者自身采集的自体骨（表2-1），可以是块状或颗粒状，通过成骨、骨诱导和骨引导生成新骨。同种异体骨通常从人类尸体中采集，可能是皮质骨或松质骨，具有骨引导和可能的骨诱导（但不具备成骨）特性。异种骨和异质骨可能由天然或合成材料构成，通常仅具有骨引导特性。

在确定使用哪种骨移植材料时，临床医生必须考虑所需修复的骨缺损特征。一般来说，缺损越大，所需自体骨的量就越多。对于小缺损以及仍有3~5个骨壁完整的缺损，可以单独使用异质骨或与同种异体骨结合使用。对于相对较大的缺损或只有1~3个骨壁完整的缺损，必须在考虑任何其他类型的骨移植材料中加入自体骨。软组织长入是任何骨移植材料在愈合过程中都可能发生的并发症；引导骨再生（GBR），使用可吸收或不可吸收膜，是预防该情况的标准方法[13-15]（见第3章）。

自体骨

自体骨长期以来被认为是骨移植材料的“金标准”，是唯一有成骨性，即生成新骨的移植材料。移植的自体骨通过骨形成的3种机制同时愈合成新生骨组织[16-17]。自体骨可以从口外部位（例如髂嵴或胫骨坪）以及口内部位（例如下颌联合、上颌结节、下颌升支或外生骨疣）采集[18-23]。从下颌骨采集的移植物与髂嵴移植物相比通常有更少的吸收[18]。在愈合过程中，使用膨体聚四氟乙烯（ePTFE）膜可以进一步减少吸收[24-26]。从任何

表2-1 自体骨的供区及其最大采集量

供区	可获取的形态	最大采集量（mL）
口外部位		
髂后上棘	块状和/或颗粒状	140
髂前上棘	块状和/或颗粒状	70
胫骨坪	颗粒状	20~40
颅骨	致密皮质骨块	40
口内部位		
下颌升支	块状	5~10
下颌联合	块状和/或颗粒状	5
上颌结节	颗粒状	2
其他（例如骨屑、吸盘）	颗粒状	<2

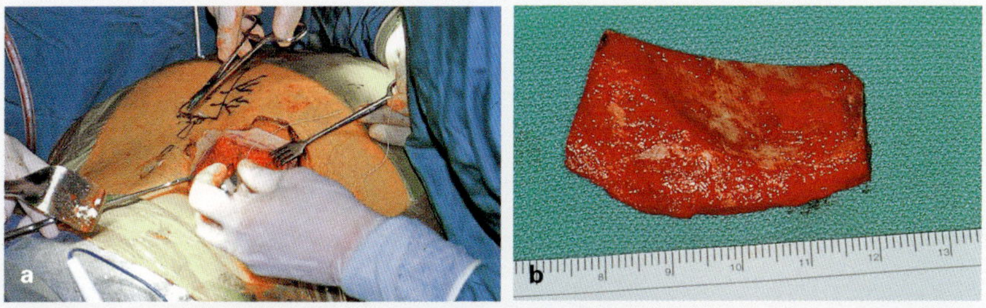

图2-2 （a）髂骨提供的骨量比其他供区更多，当需要50mL或更多骨量时，它是理想的选择。取骨是在医院的手术室内在全身麻醉下进行的。（b）取得的骨块在分割之前会被仔细测量，以确保每块的大小和尺寸适当。

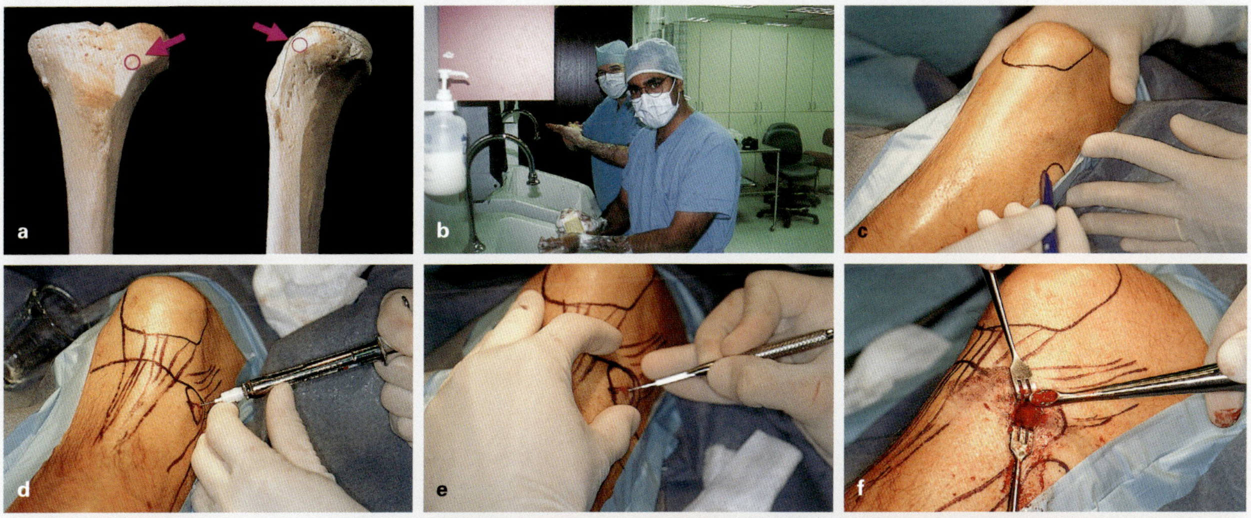

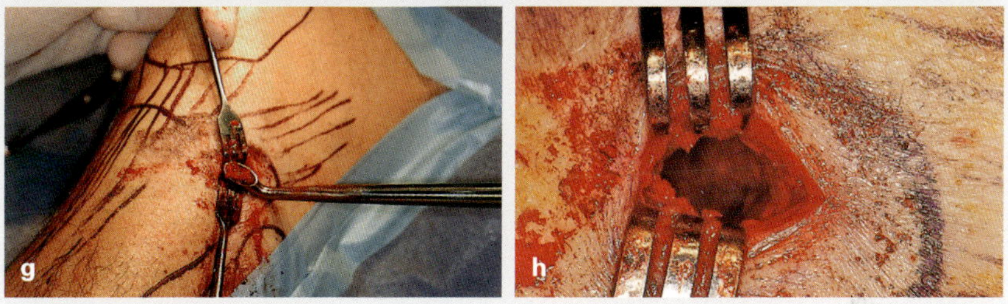

图2-3 明显的位置和较低的发病率使前胫骨坪（及其Gerdy结节）成为在口腔外科医生诊室内进行静脉镇静下门诊手术取骨的理想选择。（a）截骨的确切位置用圆圈标记。（b）前胫骨坪取骨需要进行全面的外科清洗、碘伏准备和适当的外科覆盖，以保持无菌环境并避免污染。（c）手术开始前，需勾画出周围的解剖结构。此过程在第6章中详细讨论。（d）切开前，注射1支标准含有1∶100000肾上腺素的利多卡因。（e）在Gerdy结节上方皮肤处做一个约1.5cm的斜切口。（f）分层切开组织直到骨面；然后使用适当的钻头在皮质骨上创建一个小开口。用4号Molt刮匙（G. Hartzell & Son）或直型骨科刮匙取骨。（g）可以用反角刮匙从胫骨中舀取额外的骨髓，以便在需要时更深入地取骨。（h）在骨内创建腔隙。在分层缝合之前，将止血剂放置在腔隙中。3～4个月，松质骨会自然再生。

口内部位采集的骨移植物一般较少引起并发症，但所能提供的骨量明显少于口外部位（例如髂嵴或胫骨坪）。

供区的选择取决于特定病例所需再生骨的量和类型（表2-1）。最大的骨量——可达140mL，可以从髂后上棘获得（图2-2），相比之下，髂前上棘大约可获得70mL，胫骨坪可获得20～40mL（图2-3），下颌升支可获得5～10mL（图2-4～图2-6），下颌联合最多可获得5mL（图2-7），上颌结节最多可获得2mL（图2-8和图2-9），以及通过骨屑（图2-10和图2-11）、骨隆突/外生骨疣（图2-12）或吸盘（图2-13）可以获得不等量的骨。由于其成骨特性，自体骨最能满足构筑骨再生支架的移植要求[12,27]。然而，采集自体骨的缺点包括需要开辟第二术区以及由此导致的患者损伤，并且可采集的移植材料数量有限，从口内部位采集时尤其如此。这些缺点促进了同种异体骨、异种骨和异质骨等骨替代移植材料的发展，下文将对这些材料展开讨论[28-30]。

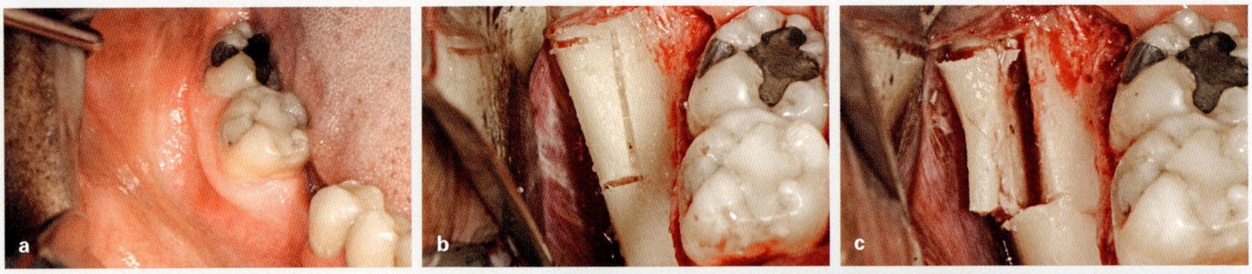

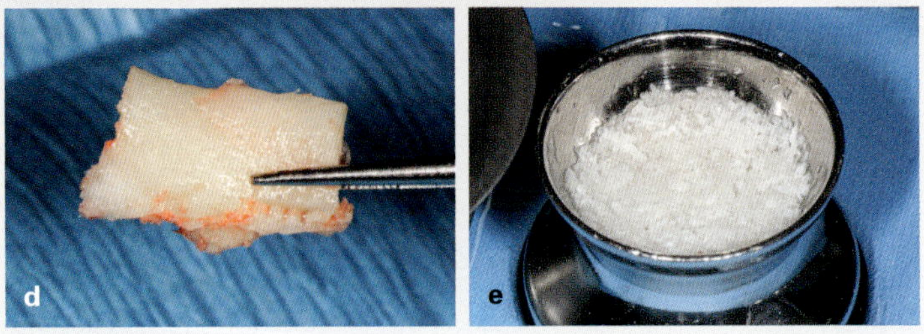

图2-4 （a）术前临床视图显示了右侧下颌升支区，该区域将作为供区。（b）在磨牙周围做沟内切口，以进入该区域。然后，在第三磨牙远中龈乳头底部做松弛切口，延伸至前庭沟的膜龈联合处。颊侧翻全厚瓣后，在升支水平暴露外斜线。使用带角度的锯齿状超声骨刀工作尖，从外斜线上切割一个10mm长、10mm宽、4mm厚的皮质骨块，以获得自体骨。（c）使用直型骨凿将皮质骨块从供区分离出来。（d和e）采集的骨块包含约3mm厚的纯皮质骨屑。

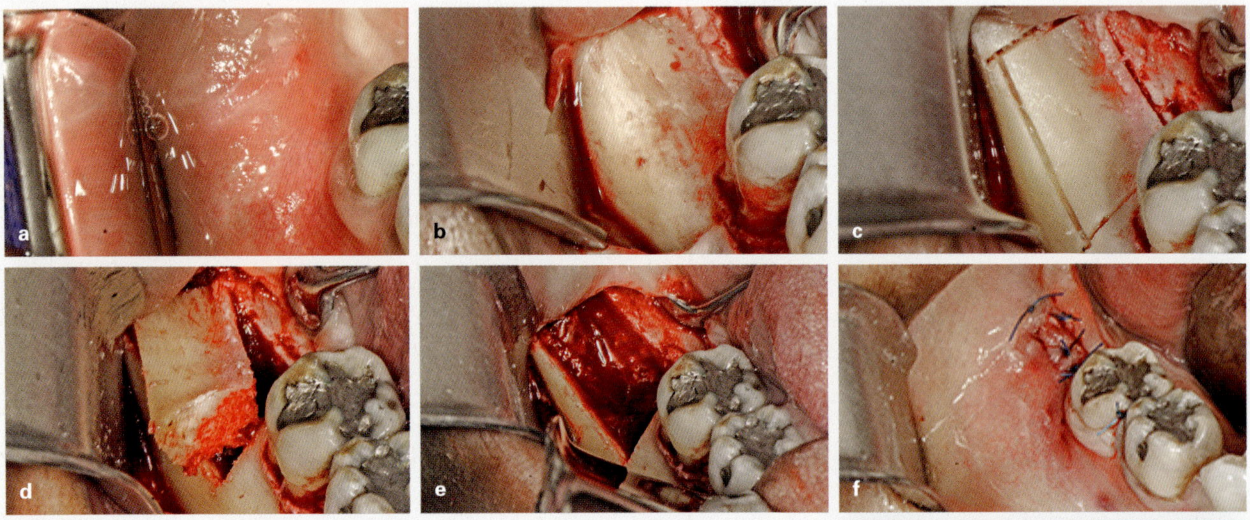

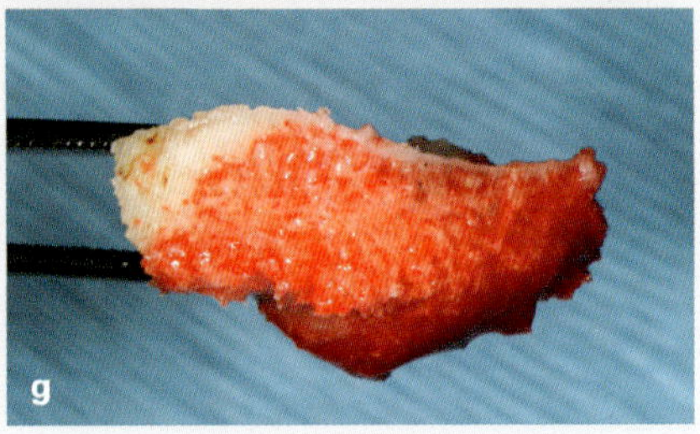

图2-5 可以使用类似的切口设计和外科技术从第三磨牙区采集骨块。（a）术前临床视图显示了右侧下颌颊棚区和升支区，该区域将作为供区。（b）从第二磨牙远中2cm处开始做牙槽嵴顶正中切口，并在手术所涉及的所有牙齿周围做沟内切口。在嵴顶切口远中侧做一个垂直松弛切口。翻起全厚瓣以暴露右侧下颌外斜线和第三磨牙区。（c）使用锯齿状超声骨刀工作尖，在磨牙后区沿邻牙牙长轴平行做一个15mm长、5mm深的切口。使用同样的工作尖向下颌外斜线方向做两个约10mm长切口。最后，使用带角度的锯齿状超声骨刀工作尖，平行于第一个切口再做一个15mm长切口，将两个最后的切口在外斜线处连接起来。（d和e）使用直型骨凿将皮质松质骨块从供区分离出来。（f）将瓣膜重新定位并用无张力的单纯间断缝合和水平褥式缝合在龈乳头及嵴顶区域进行重新连接。（g）采集的骨块包含约2mm厚的皮质骨和5mm厚的松质骨。

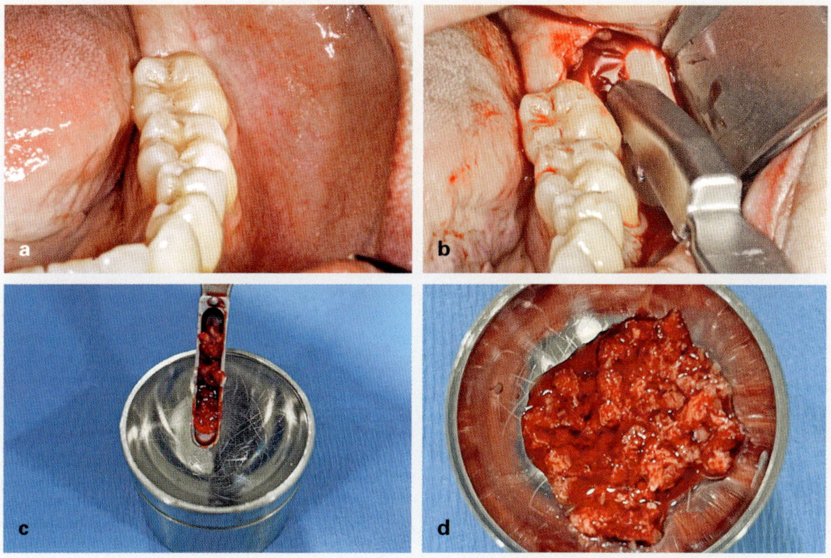

图2-6 （a）术前临床视图显示左侧下颌升支区，该区域将作为供区。（b）在磨牙周围做沟内切口，以进入该区域，并在第三磨牙区向嵴顶延伸10mm。在颊侧翻全厚瓣后，在升支水平暴露外斜线，使用Ebner刮骨刀（Maxilon）刮取暴露的皮质骨。（c和d）刮取几次后即可填满骨腔，可以迅速获得2mL卷曲带状构形的自体骨。

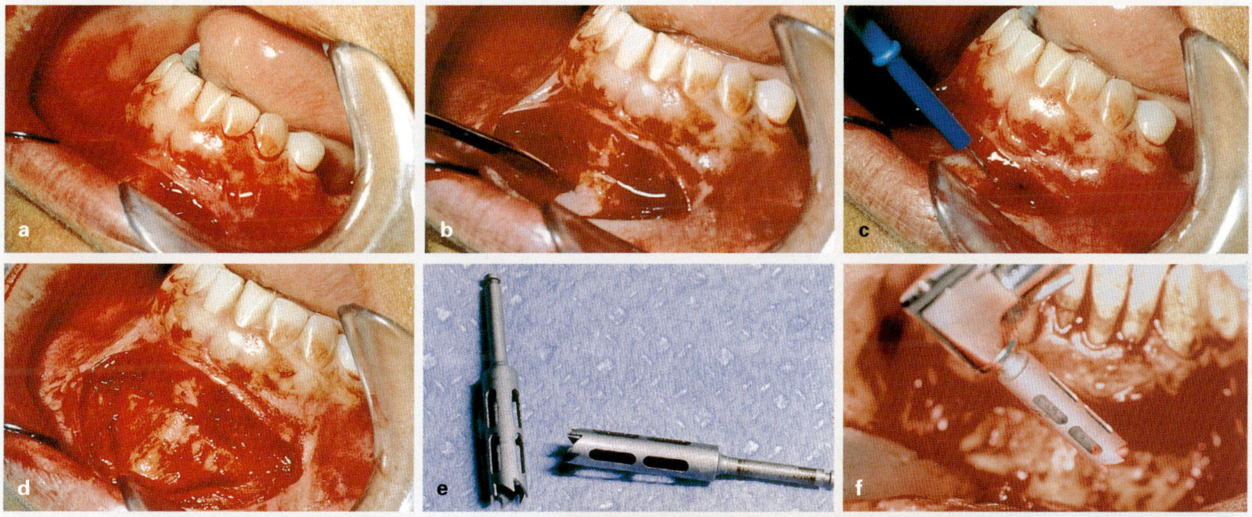

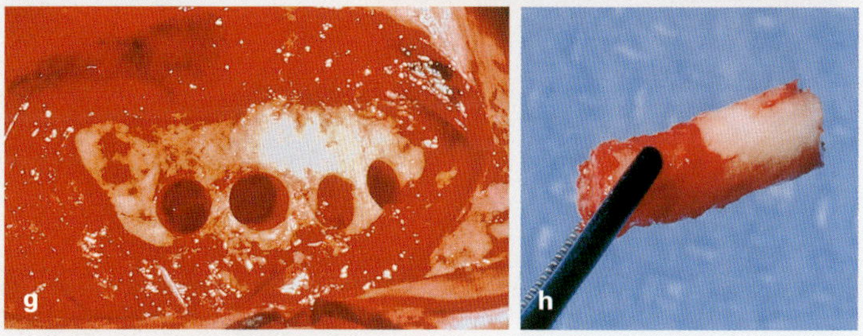

图2-7 下颌联合可用于最多获取4mL的皮质松质骨。（a）在膜龈联合处向根尖方向3~5mm处行前庭切口。（b）解剖颏肌以暴露下颌联合的表面。（c）使用超声骨刀工作尖控制出血，因为出血会影响骨壁的可视化。（d）颏区暴露并准备好进行取骨。此过程在第5章中详细讨论。（e）直径为4mm的环钻钻头是理想的用于获取颏骨柱的工具，取骨后可将其碾碎并以颗粒形式使用。采集块状骨应使用微型锯或圆柱形钻头。（f）环钻钻头可以有效地用于种植钻机或直型外科手柄。（g）颏骨柱通常长8~10mm，可单独采集，即每个颏骨核之间留有间隔（如图所示），或整体采集以形成较大的开口。（h）其中一个采集的骨柱。与左侧的松质部分相比，右侧的皮质部分相对缺乏血管和细胞。

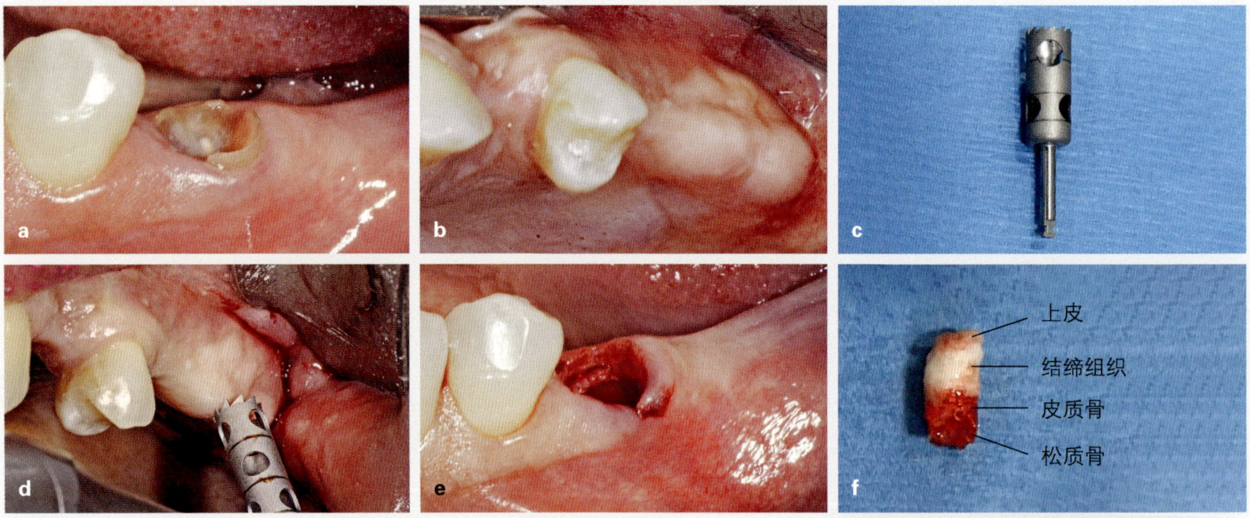

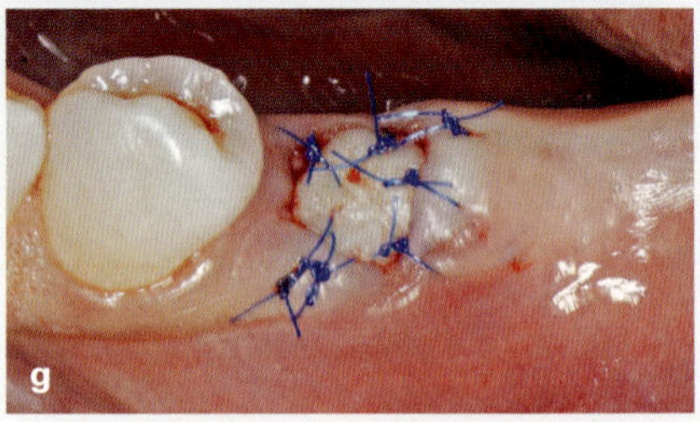

图2-8 （a）术前临床视图显示下颌第二前磨牙的根尖。（b）结节区是理想的结缔组织和松质骨来源。（c）可以使用标准环钻获取软硬组织移植物，以增加受区的组织量。（d和e）使用与将要移植的牙槽宽度相匹配的环钻从结节区采集移植物。（f）圆柱形复合移植物由5mm上皮化结缔组织和5mm皮质松质骨组成。（g）使用传统方式拔除根尖后，将自体圆柱形复合移植物插入牙槽，并用数根5-0尼龙缝线单纯间断缝合固定。

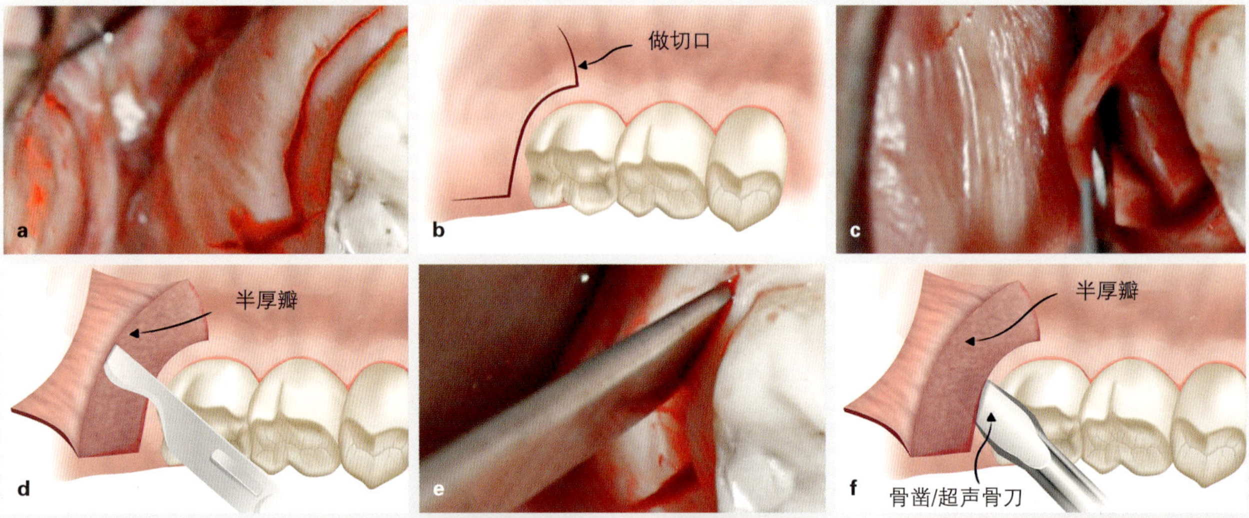

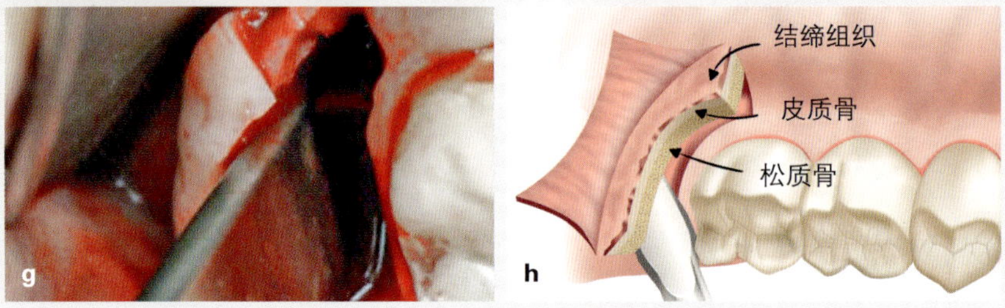

图2-9 （a和b）在第三磨牙区距离嵴顶5mm处切开。切口向前延伸，在距离第二磨牙的牙龈软组织3mm时绕过第二磨牙，向根尖投影的方向延伸至前庭沟。（c和d）做半厚瓣并将其翻起，以暴露上颌结节的最颊侧部分。（e和f）使用超声骨刀工作尖切割颊侧的局部骨组织。（g和h）使用直型骨凿从供区采集包含结缔组织、皮质骨和松质骨3层的骨块。

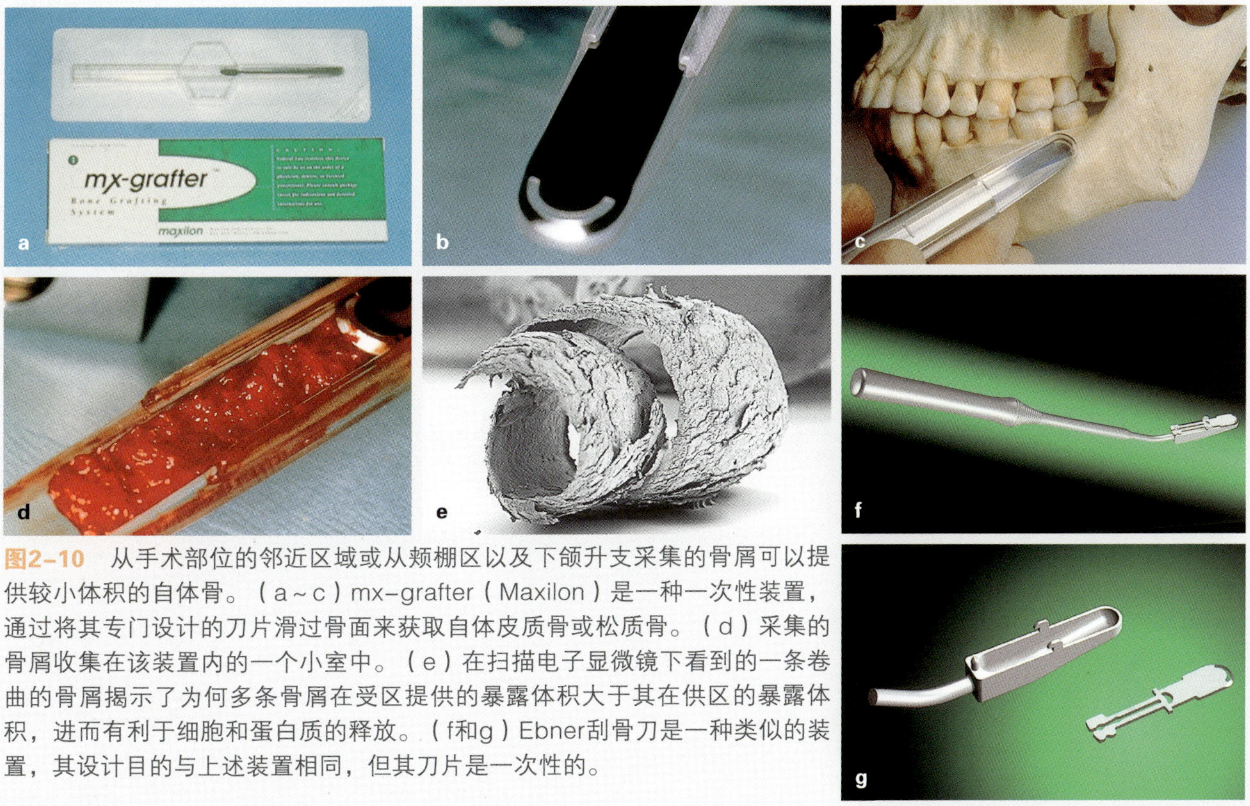

图2-10 从手术部位的邻近区域或从颏棚区以及下颌升支采集的骨屑可以提供较小体积的自体骨。（a～c）mx-grafter（Maxilon）是一种一次性装置，通过将其专门设计的刀片滑过骨面来获取自体皮质骨或松质骨。（d）采集的骨屑收集在该装置内的一个小室中。（e）在扫描电子显微镜下看到的一条卷曲的骨屑揭示了为何多条骨屑在受区提供的暴露体积大于其在供区的暴露体积，进而有利于细胞和蛋白质的释放。（f和g）Ebner刮骨刀是一种类似的装置，其设计目的与上述装置相同，但其刀片是一次性的。

自体骨的替代材料

2002年，一种由重组人骨形态发生蛋白-2（rhBMP-2；Infuse，Medtronic）制成的基因工程骨移植材料首次获得美国食品药品监督管理局（FDA）的批准，用于脊柱融合手术以替代自体骨。5年后，该材料获得FDA批准可作为自体骨的替代材料用于两种特定的牙科适应证：上颌窦底提升和与拔牙窝相关缺损的局部牙槽嵴骨增量。这种移植材料通过可吸收胶原蛋白海绵（ACS）输送，以维持局部rhBMP-2的浓度，从而在手术部位诱导新骨生长（图2-14）。一旦到达手术部位，该材料的活性期非常短，只有7～10天。使用这种移植材料的两个主要缺点是其成本高昂，可能对符合FDA所批准的适应证患者造成经济负担，以及在手术部位引起显著的术后炎症，可能导致严重甚至危及生命的并发症。

与自体骨类似，骨髓含有具有再生特性并有助于愈合的细胞和生长因子。骨髓中的细胞具有自我更新、分化为多种谱系、调节免疫环境和释放生长因子的能力。骨髓穿刺（BMA）是一种微创手术，避免了与骨移植物采集相关的许多风险，但仍需要同等程度的关注和考虑。为了最大化所移植的骨祖细胞数量，正在研究各种策略来提取和浓缩BMA以获取骨髓穿刺浓缩物（BMAC）。除了应用于口腔和颌面以外（图2-15），BMAC已经被用于治疗骨、软骨和肌腱的损伤且取得令人鼓舞的效果。

使用拔除的牙齿作为移植材料提供了一种替代自体骨的可行方案（图2-16）。自体牙本质移植材料具有生物相容性，并且已显示出良好的耐受性而无炎症反应。此外，它具有成骨特性，能够在4～6个月转变为宿主骨。

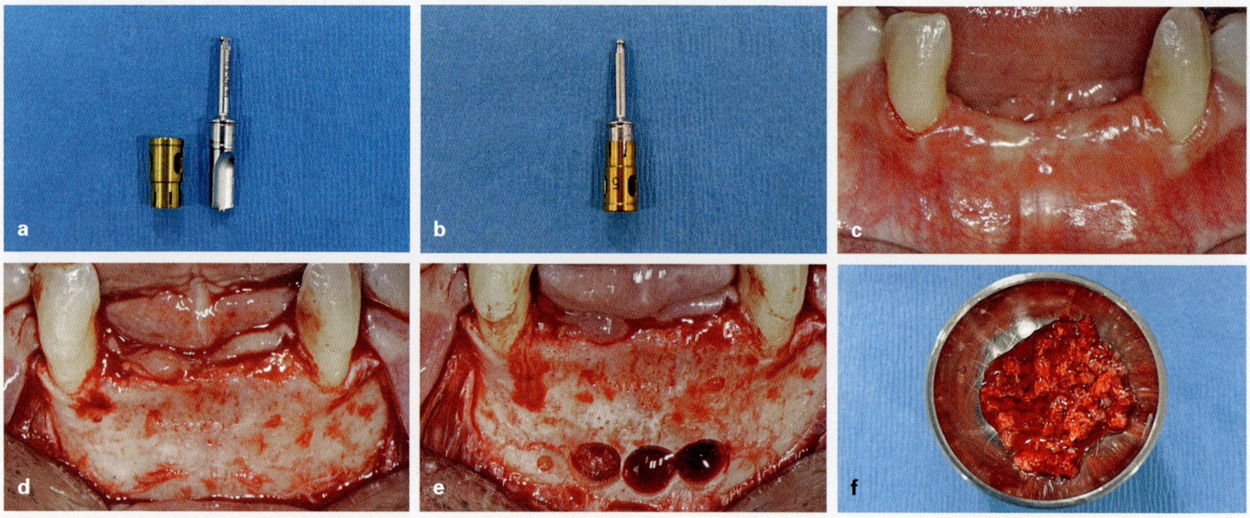

图2-11 可以使用骨收集器工具（Implant Vision）从下颌升支、下颌联合和/或上颌结节部位采集到2～4mL的颗粒状骨。（a和b）该套装包含一组直径为1～5mm的钻头。每个钻头都有一个护套，在用钻头钻取供区的皮质骨时收集骨。（c～f）在一些供区（例如在下颌联合或下颌升支）使用这些钻头，只需几次穿孔即可获得相当数量的骨。

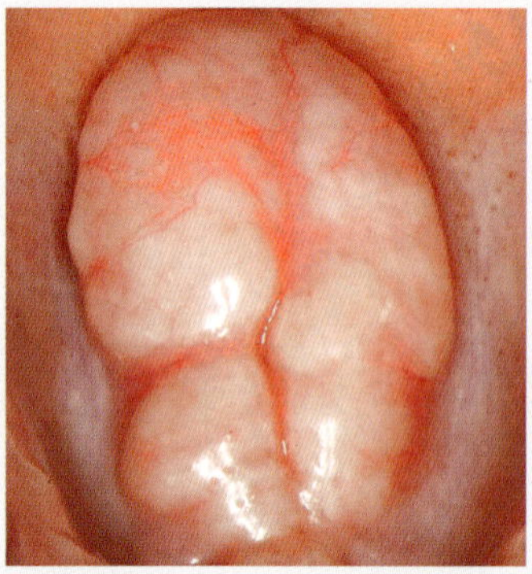

图2-12 骨隆突是皮质骨的理想来源。

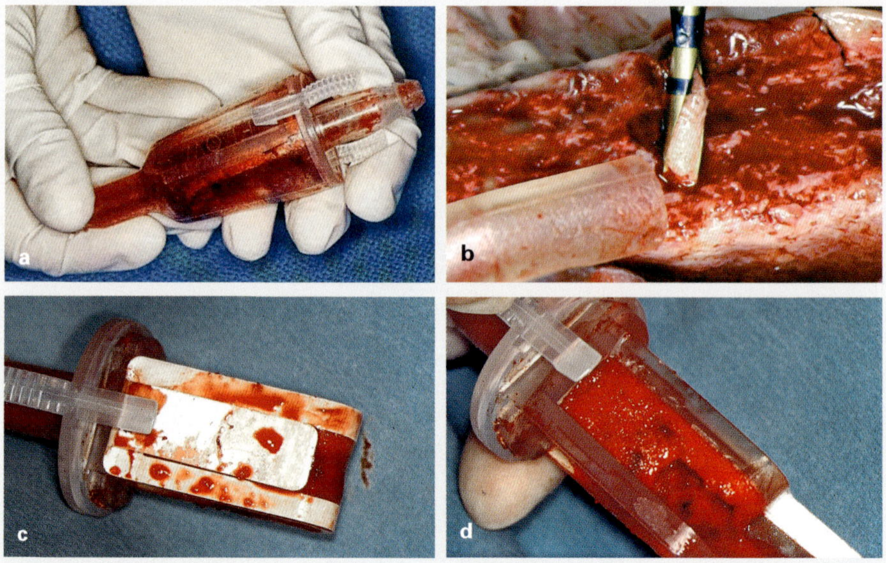

图2-13 在进行截骨术时，可以使用吸盘轻松收集自体骨，然后用来填补小缺损。（a）示例为一种市售的、完全一次性的吸盘。还有许多可以消毒重复使用的吸盘，并带有一次性收集网。（b）种植钻头设计带有用于在预备种植窝洞时将骨从种植体位置移除的通道。一旦收集起来，这便可以成为少量自体骨的良好来源。（c）骨可以从吸盘杯中收集。该装置收集的骨量取决于许多变量（例如根据所用钻头获得的颗粒大小、冲洗水量、唾液量、钻孔速度）。存活的骨细胞通常被吸出；自体骨会含有细菌污染。（d）可以通过拉动拉环打开此一次性收集器的侧面。里面有骨凝块，可以用来增加其他移植材料以用于小型移植手术。

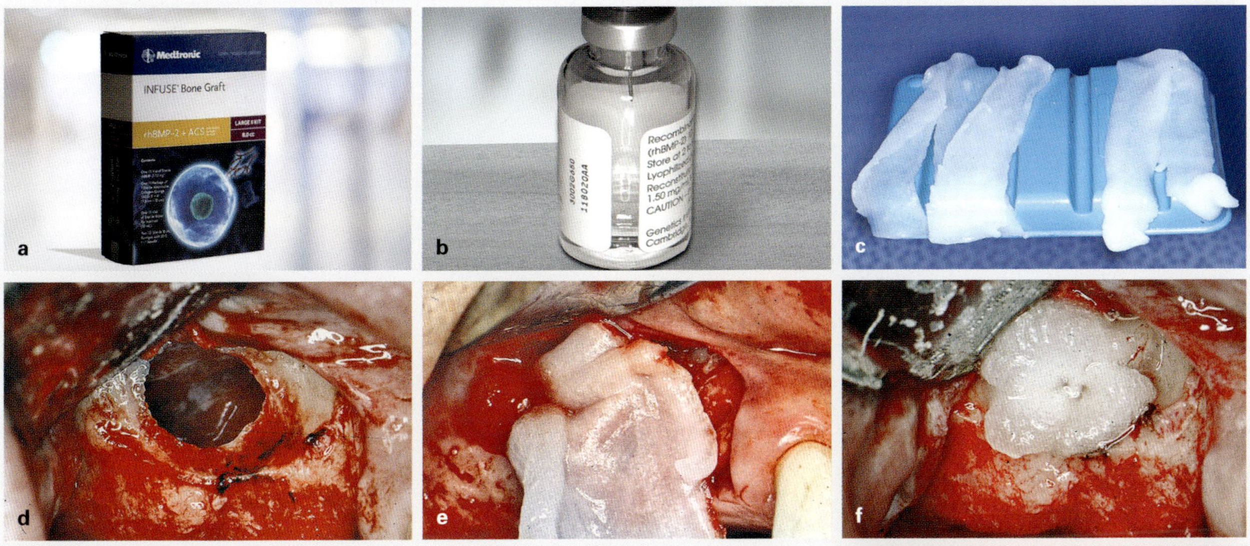

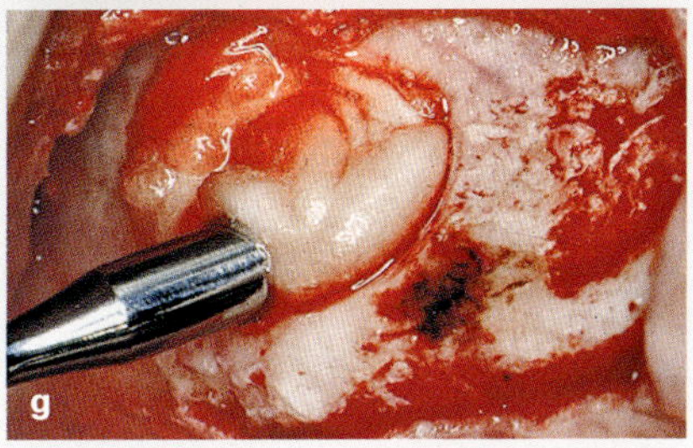

图2-14 （a和b）Infuse是一种rhBMP-2粉末，可以帮助刺激天然骨形成和骨改建，同时避免从患者身体其他部位取骨的需要。（c）在手术过程中，rhBMP-2被应用于可吸收胶原蛋白海绵（ACS），该海绵将蛋白质放置到移植部位，并作为新骨形成的支架。（d～g）在上颌窦底提升术中，窦膜被提升后，将浸泡了rhBMP-2的胶原蛋白海绵放置到窦膜下，以在该部位诱导新骨形成。

图2-15 （a和b）Marrow Marxman（Lenkbar）是一种偏转型骨髓抽吸系统，可以从胫骨骨髓中获取大量干细胞/骨祖细胞。骨髓被穿刺以利用干细胞进行组织修复应用（例如骨再生）。重要的特定类型干细胞是成体间充质干细胞（MSC），它们分化为骨祖细胞，然后进一步分化为成熟的骨形成细胞（成骨细胞）。BMA是体内间充质干细胞和骨祖细胞的丰富来源。研究表明，单独使用BMA或与自体骨或同种异体骨/合成材料结合使用可以影响新骨形成。（c和d）灵活的设计允许套管指向内侧皮质骨壁，在那里存在最多的干细胞/骨祖细胞。

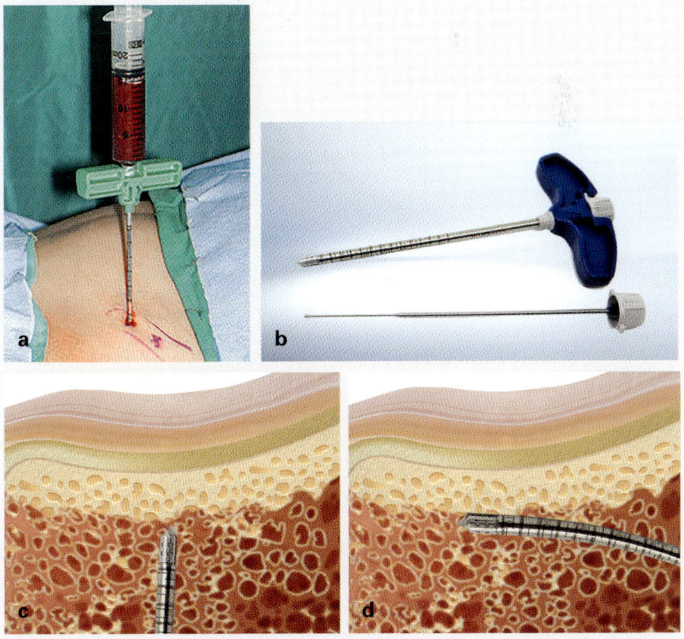

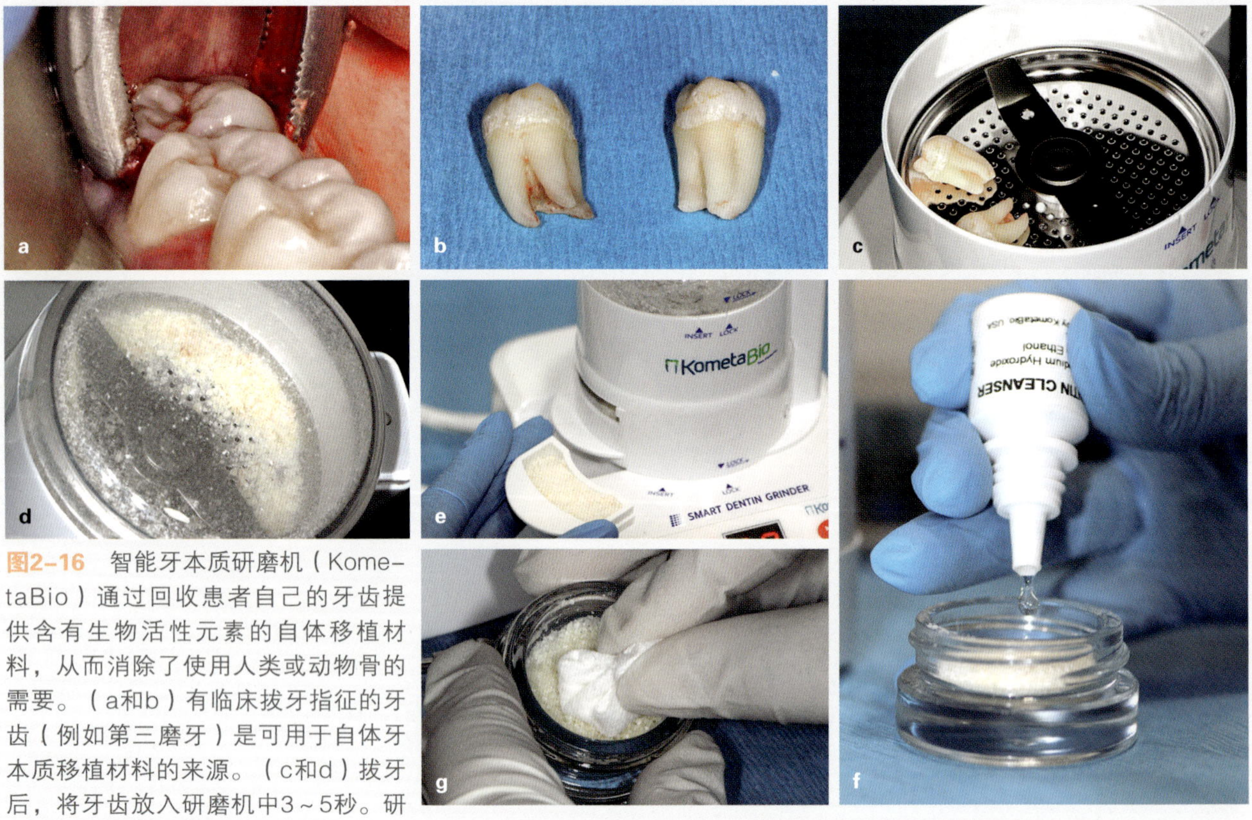

图2-16　智能牙本质研磨机（KometaBio）通过回收患者自己的牙齿提供含有生物活性元素的自体移植材料，从而消除了使用人类或动物骨的需要。（a和b）有临床拔牙指征的牙齿（例如第三磨牙）是可用于自体牙本质移植材料的来源。（c和d）拔牙后，将牙齿放入研磨机中3～5秒。研磨机的刀片将牙齿研磨成不同大小的颗粒，然后根据所用滤网的大小将颗粒分离到不同的隔层抽屉中。（e）上层抽屉包含粒径范围为300～1200μm的颗粒，这些颗粒通常用作移植材料。（f）将这些内容物倒入Dappen皿中，并加入制造商提供的清洁液。（g）10分钟后，用棉纱布吸净清洁液，并在颗粒上倒入磷酸盐缓冲盐水，持续2～3分钟。除去多余的盐水后重复此过程。之后，颗粒即可立即用于移植。

同种异体骨

同种异体骨是通过美国组织库协会认证的骨组织库从人体尸体组织中获得的，这些骨组织库对同种异体骨进行筛选、处理和完全无菌储存[31-33]（图2-17）。与自体骨相比，同种异体骨有许多优点，包括现成的供应、避免患者供区的需要、减少麻醉和手术时间、减少失血及并发症。其主要缺点是从其他个体采集的组织具有抗原性，这可能引起宿主免疫反应，甚至可能导致宿主排斥，就像其他的组织或器官移植一样。新鲜的同种异体骨抗原性很高，通常已不再使用，但通过冷冻或冷冻干燥（冻干）骨可以显著降低其抗原性[2]。另外，人们还担心通过同种异体骨可能传播艾滋病毒；然而，当采取适当的预防措施和充分的实验室检查时，从未被识别的早期艾滋病毒感染供体获得同种异体骨的风险极低[34-35]。最后，由于同种异体骨不具有成骨特性，骨形成时间较长，且形成的骨量比自体骨少。

同种异体骨有同种异体冻干骨（FDBA；图2-18和图2-19）或同种异体脱矿冻干骨（DFDBA）两种形式。脱矿去除了移植材料中的矿物成分，据称暴露了下层的骨胶原和一些可能的生长因子，尤其是骨形态发生蛋白（BMP），这可能会增加其骨诱导能力[36-37]。如前所述，FDBA和DFDBA均通过骨诱导和骨引导形成骨组织。因此，同种异体骨在以下情况下是有效的：

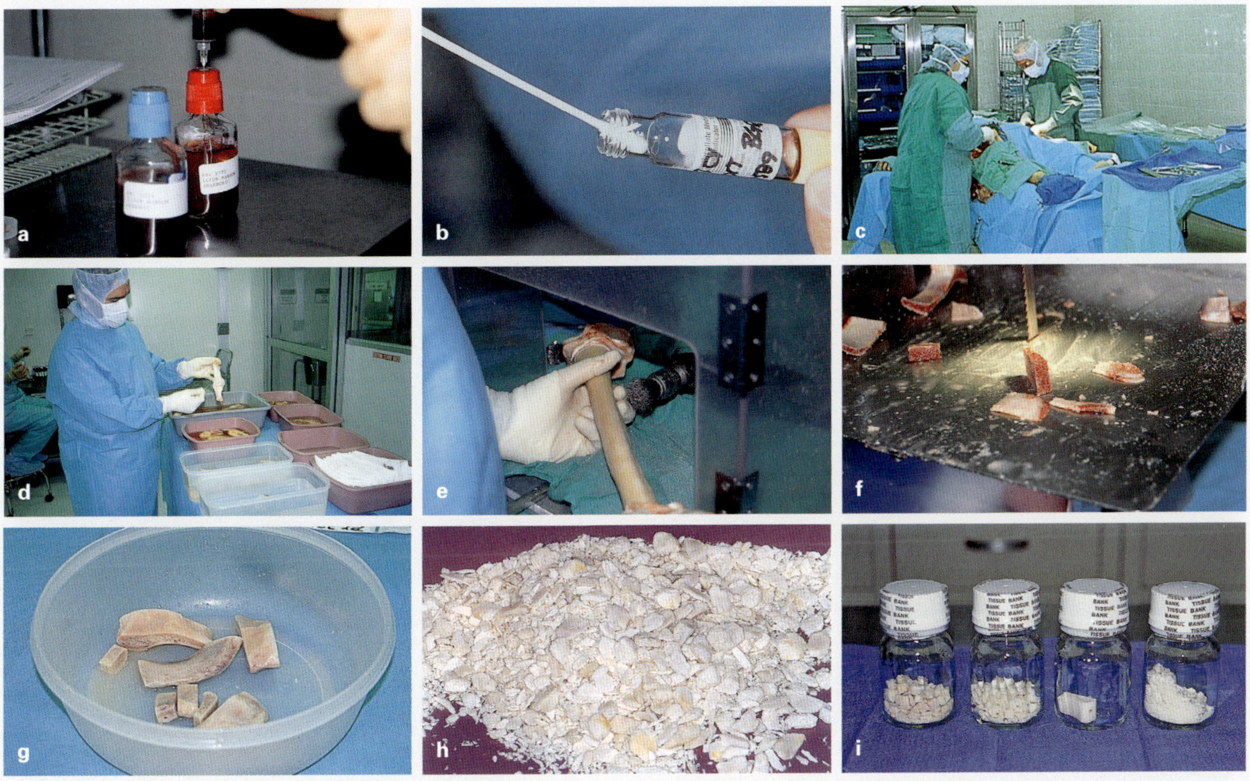

图2-17 从尸体中获取的同种异体骨在提供给外科医生之前，会经过骨组织库的严格筛选和处理。（a）严格的供体筛选从血液测试开始。对来自髓腔、特定捐献的组织和整个供体的组织样本进行培养研究。（b）在组织处理的各个步骤中，都会进行额外的培养。准备好配发的材料可能已经经过了多达200次的培养。高质量的骨组织库遵循严格的程序来准备和获取标本，从供体死亡后24小时内进行全面的外科准备开始。（c）供体在完全无菌和无感染的条件下进行准备。进行详细的尸检，以确保没有会阻碍使用该供体组织的潜在医学状况。（d）不同的组织被分类并放置在托盘中。（e）通过手工和机械方式将软组织从骨面剥离。大块骨头被清洗并放置在单独的容器中。根据各种外科专业（例如骨科、口腔外科）的要求，将骨组织切割成不同的形状。（f）骨头被切割成标准尺寸和形状，或者在可能的情况下，根据外科医生的特定需求进行切割。（g）之后移植材料准备好进行去除脂质、细胞和水分的处理。组织被浸泡在无菌溶液中以去除不需要的化合物。（h）一旦脂质和细胞被去除，骨块就被粉碎成粉末。骨粉通过筛子筛分，以获得不同大小的颗粒。然后，这些粉末在液氮罐中或使用化学溶剂进行冻干，以消除所有剩余的水分。（i）冻干后的骨粉被包装在密封容器中，并在配发前编号以便追踪。同种异体脱矿冻干骨（DFDBA）通过将冻干骨放入强盐酸浴中去除其矿物基质来获得。

- 修复和恢复开窗术。
- 小范围的牙槽嵴骨增量。
- 新鲜拔牙位点（用作填充物）。
- 上颌窦底提升（用作移植物）。
- 骨开裂修复和失败的种植体处理。

在早期的一些研究中，由于有报道指出DFDBA在新骨形成方面的不确定性，其作为移植材料的使用受到了质疑。例如，在一项人体研究中发现，DFDBA颗粒被无炎症的结缔组织包裹[38]。然而几年后，一项比较FDBA和DFDBA在牙槽嵴与上颌窦中成骨能力的组织形态定量分析研究发现，两种移植材料生成的新骨量相同（均为42%，分别为41.89%和41.74%）。尽管DFDBA移植部位较早形成骨组织，但到愈合期结束时，FDBA移植部位生成的新骨量与其相似[39]。最近的一项研究发现，在拔牙后的牙槽嵴保存手术中，DFDBA比FDBA产生了更多的新骨[40]。

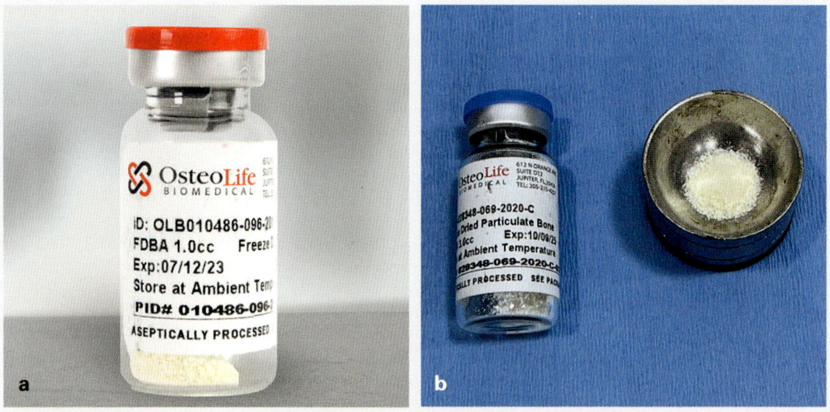

图2-18 （a）同种异体冻干骨（FDBA）是从人体尸体中获得的骨，通过技术处理，提供给临床医生一种极其可预测的移植材料，具有优良的骨引导和骨诱导能力。（b）市售的骨颗粒粒径范围为100～850μm。研究表明，这种大小范围的骨颗粒能提供最佳的临床效果。

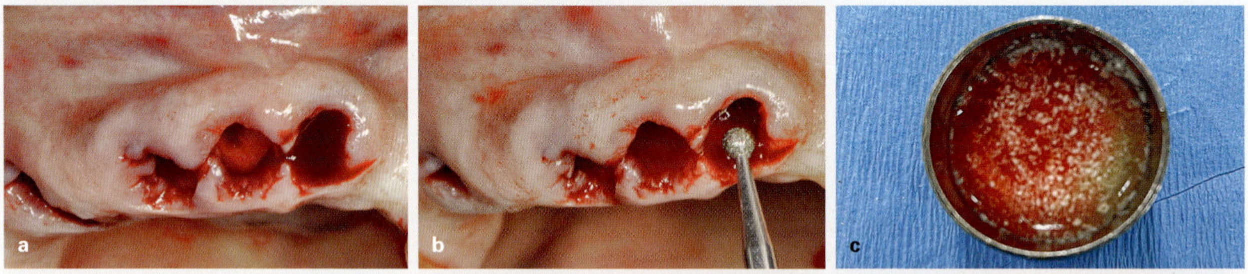

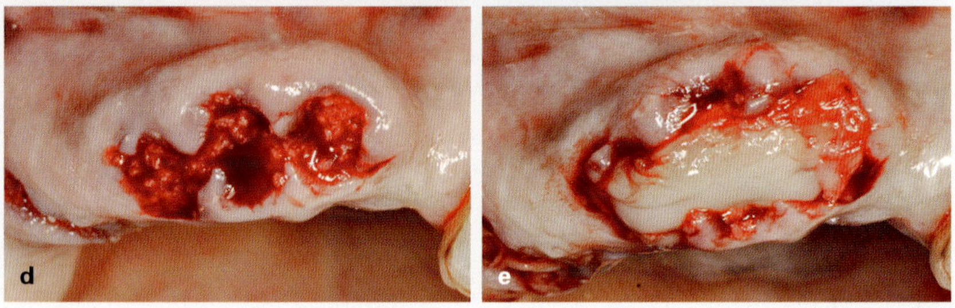

图2-19 （a）在拔牙后，用金刚砂球钻彻底清理牙槽窝中的任何软组织残留物。（b）现在，牙槽窝完全干净，可以进行骨移植。将使用FDBA（OsteoLife Biomedical）作为移植材料（图2-18b）。（c）将颗粒与富血小板血浆（PRP）液体和PRP膜渗出液混合，制成黏性骨。（d）所有牙槽都填满了黏性骨。（e）使用数层PRP膜覆盖移植物。

一般认为，DFDBA暴露的基质中的BMP和其他非胶原蛋白是使其具有骨诱导性的原因，这种骨诱导性根据移植材料中骨基质的质量和数量而有所不同[41]。一些学者报告称，从不同骨组织库获得的DFDBA的骨诱导性波动很大，甚至来自同一骨组织库的不同样本也存在差异[42]。根据几份报告，来自年轻供体的DFDBA比来自年长供体的DFDBA具有更高的成骨潜力，导致不同批次的DFDBA中BMP水平存在差异[43-44]。然而，目前没有权威的测试可以验证DFDBA是否符合骨诱导特性的最低标准，而体外和体内试验已经在有限范围内用于评估DFDBA的骨引导特性[41]。

DFDBA已与其他材料结合使用以促进骨生长，但结果不一。例如，在治疗骨内缺损时，将具有骨诱导潜力的透明质酸与DFDBA结合的移植材料比单独使用DFDBA产生了更多影像学上可见的骨填充。透明质酸被认为可以通过刺激成骨分化来加速骨创伤愈合过程中的新骨形成[45]。这是重要的，因为脱矿骨基质（DBM）的商业制剂包含不同数量的其他材料作为载体，包括透明质酸、甘油、硫酸钙和猪明胶，然而这些产品的制造商对其骨诱导能力的声明相同。一项使用无胸腺大鼠模型的研究表明，两种含不同凝胶载体的、商业制备的DBM制剂在置入28天后的骨形成显著少于由大鼠DBM组成的对照组。含甘油载体的同种异体骨产生的骨显著多于含猪明胶载体的

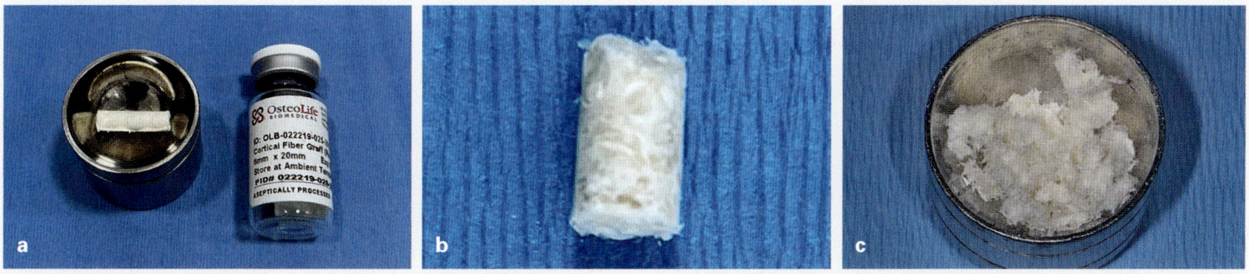

图2-20 （a~c）同种异体骨绒是一种高度压缩的同种异体皮质骨的新形式。当干燥时，其质地类似棉球。用无菌盐水或富血小板血浆（PRP）液体水合后，它可像膏体一样操作，并且可以轻松适应任何缺损形态。

同种异体骨，但二者的效果都不如单独使用大鼠DBM。这些结果表明，移植物的加工方法可能比供体之间的差异更能代表差异的来源[46]。后来的研究表明有进展的可能，但也表明需要更多关于生长因子与脱矿同种异体骨结合治疗骨缺损的研究[47-48]。

最后，几十年来，辐射暴露的松质骨一直被探索作为替代自体骨移植材料的可能[49-50]。一项研究使用从脊柱获得的骨小梁骨并用2.5×10^4~3.8×10^4 Gy的辐射处理，学者得出结论，在所有可用的异体移植物中，辐射处理的骨组织在快速替换和持续地形成合理的新骨比例方面与自体骨最为相似，并且比自体骨的费用和发病率更低。更多最近的研究继续探讨这种形式的同种异体骨移植的有效性[51-53]。

在牙科中使用的最受欢迎的同种异体矿化移植材料之一是溶剂保存的，而不是冷冻干燥，以提取其水分成分；它已被证明与冷冻保存的材料一样能有效地进行骨结合，并且同样具有生物耐受性[54]。Puros（Zimmer Biomet），在21世纪初推出，是一种同种异体矿化移植材料，经过专门的处理方法以降低抗原性，并将供体材料潜在的病毒交叉污染风险降至最低[55]。众多关于这种材料的研究显示了良好的成骨和修复效果[56-58]。此外，由于水分成分是通过溶剂去除的，而不是通过冷冻干燥去除的（冷冻干燥可能由于液体相向固体相的过渡期间体积膨胀而潜在地改变矿物成分）矿物基质，据称保持得更为完整。这种材料还具有同种异体组织的矿物和胶原相。此外，最近推出一种同种异体骨绒（Allogeneic Bone Fluff，OsteoLife Biomedical），这种构形提高了其可塑性，并使其更有效地保持固定状态（图2-20）。

脱矿骨基质

脱矿骨基质（DBM）是一种经过处理去除骨基质矿物成分的同种异体移植物衍生物，同时保留了其胶原蛋白、非胶原蛋白和生长因子（包括BMP）。DBM最适合作为小缺损中细胞黏附的支架或骨移植物的增量剂，其生长因子可以通过骨诱导刺激新骨形成。由于其结构完整性和机械特性较差，使DBM不适合作为需要大量骨重建部位的独立移植物。如前所述，DBM的骨诱导潜力可能因处理液、极端温度、脱矿时间、颗粒大小和最终灭菌方法等因素而有很大差异。DBM刚推出时，仅以颗粒形式存在，操作性差，但现今DBM产品有多种形式，包括海绵、条带、可注射的膏体、糊剂以及注入颗粒的糊剂。

市面上有多种DBM产品。Grafton（Medtronic）由DBM与甘油载体结合而成，有凝胶、可塑膏体或柔性片材等多种形式。Citagenix生产多种不同的牙科骨移植材料，包括人同种异体骨和合成材料，以膏体、颗粒状、块状和条带状等形式提供。该公司的C-Graft Putty和C-Blast Putty DBM使用天然植物来源的载体进行输送。DBX Putty（MTF）具有高骨含量（按体积计算为

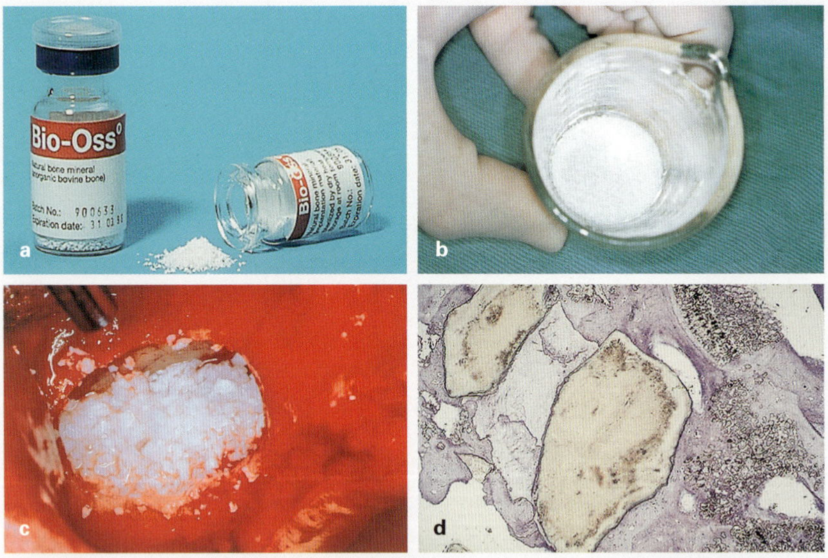

图2-21 Bio-Oss是一种无机骨移植材料，可单独使用或与屏障膜结合用于各种治疗情况。（a）Bio-Oss以0.25g、0.5g、2g、5g的松质骨颗粒以及0.5g、2g、5g的皮质骨颗粒包装。（b）Bio-Oss浸泡在生理盐水中进行再水合。（c）使用Bio-Oss移植材料进行上颌窦底提升术。（d）移植区在术后42个月的组织学切片显示移植材料周围有颗粒状骨形成。这种材料最终会被吸收并被宿主骨替代。

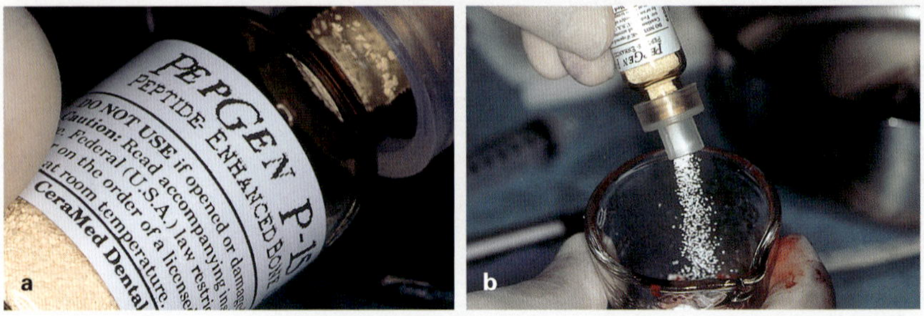

图2-22 （a）PepGen P-15移植材料（现已上市为ABM/P-15，即无机骨基质/15氨基酸肽片段）是一种模拟Ⅰ型胶原蛋白细胞结合域的多孔透明质酸合成复合材料。（b）ABM/P-15有1g和3g的小包装。将少量ABM/P-15加入采集的自体骨中，可以减缓自体骨的快速吸收率，并增强移植材料的放射阻射性，以在X线片上获得更好的清晰度。它以250～420μm粒径范围的颗粒形式和便于输送的水凝胶悬浮液形式提供。

93%）和骨诱导性，与其他DBM产品相比，具有出色的操作特性。它相对不受冲洗的影响，并由于高分子量可保持其完整性[59]。该产品配有安全且天然的透明质酸钠载体。

异种骨

异种骨是源自非人类物种的骨替代材料，目前包括源自牛、猪、马、海洋珊瑚和海洋藻类的组织。这些材料具有骨引导性，通常具有有限的吸收潜力，但它们具有成本低（因为可以大量生产）和易于获取的优点。异种骨相应的缺点是可能的疾病传播和免疫原性；此外，根据处理和生产移植材料的方法不同，其物理化学属性存在很大的差异。由于脱蛋白化处理，异种骨在作为新骨形成的支架并与其他类型的骨移植材料结合使用时更为有效。

牛骨是首个用于人类的非人类组织来源的骨替代材料，其性能已被广泛研究。无机牛源性骨（ABBM）是一种天然多孔骨矿物基质，通过去除牛骨的所有有机成分而制成。经过热处理和化学处理后，牛骨的无机相主要由羟基磷灰石（HA）组成。尽管这种处理方法不能完全消除疾病传播和移植排斥的潜在风险，但这种不利影响极不可能发生。由于其多孔结构，ABBM起到为骨和血管生长提供支架的作用。ABBM具有高度的生物相容性，并能很容易地与相邻的硬组织和软组织结合[60-61]。ABBM的粒径范围为250～1000μm。

Bio-Oss（Geistlich Pharma）是一种具有30年临床记录的牛源性骨衍生骨替代材料。其生产采用了专利技术，保留了骨的天然晶体结构，以促进初始的细胞增殖及黏附[24]。其颗粒的表面形貌和亲水特性使Bio-Oss能够缓慢与受损骨融合，从而在较长时间内保持骨量，特别是在引导骨再生（GBR）手术中使用时[62-63]（图2-21）。2021年，一项最新的Bayesian网络荟萃分析结合了多项研究中对多种治疗方法的证据，所得出的结论认为Bio-Oss中加入骨髓穿刺浓缩物（BMAC）或富血小板血浆（PRP）的复合移植材料在增加新生骨百分比方面最为有效。该分析基于34项随机临床试验（RCT）的组织形态测量结果，这些试验中使用了不同的生物材料进行上颌窦底提升，通常的愈合期为5~8个月。与大多数研究相反，该分析并未证明单独使用自体骨为上颌窦底提升的“金标准”。

ABM/P-15，即无机骨基质/15氨基酸肽片段（前称PepGen P-15）是一种增强型的牛源性羟基磷灰石，包含一种额外的合成短链肽P-15。该成分模仿了天然骨中负责细胞迁移、分化和增殖的Ⅰ型胶原蛋白细胞结合域。这种材料可能提供了一种合成移植材料的优势，包含一种无机和一种重要的有机成分，这二者结合在移植部位可能模拟自体骨的特性（图2-22）。作为一种组织工程骨替代材料，ABM/P-15模拟了自体骨的无机和有机成分。P-15肽促进细胞结合，特别是成纤维细胞和成骨细胞。ABM/P-15的粒径范围为250~420μm。一项关于ABM/P-15糊剂形式的临床研究得出结论，这种形式的产品能够引导并加速新骨形成，并可以支持种植体[64]。

猪源性骨是一种多孔的无机材料，主要由磷酸钙组成，通过去除猪骨中的有机成分而制得。无机骨矿物基质具有生物相容性，具有相互连通的宏观和微观多孔结构，能够在移植部位支持新骨的形成和长入[65]。在一项人体临床研究中，猪源性骨移植材料用于移植部位的恢复，显示其可以减少拔牙后硬组织的吸收[62]。Gen-Os无机猪源性骨矿物（OsteoBiol）是一种皮质松质异种骨混合物，保留了颗粒形式的组织胶原，粒径范围为250~1000μm或1000~2000μm。根据移植部位的特性，它在4~5个月形成完全骨结合[66]。

Ossix Bone（Dentsply Sirona）是一种独特的海绵状骨化块，由羟基磷灰石（HA）和在胶原基质中交联的糖构成。Ossix Bone旨在实现无残留的真正骨形成，提供一个宽敞的环境，有利于血管化、细胞增殖和骨成熟（图2-23）。Ossix Bone可用于任何拔牙后的牙槽窝保存术、上颌窦底提升术、侧向和垂直向骨增量术、矫正因种植体周围炎引起的种植体周骨缺损以及牙周骨缺损。

马源性骨矿物是由马骨中的天然羟基磷灰石制成的，它具有多孔结构，当应用于骨缺损时能够促进新骨形成。从马骨获得的骨移植物（DEBM）没有显示任何免疫反应，且具有骨引导性和生物相容性属性[67]。

海洋珊瑚的多孔微结构也被用作模板来制造多孔珊瑚状羟基磷灰石（HA）材料［例如Pro Osteon 200/500（旧称Interpore 200；Zimmer Biomet）］[63]。这些材料通过在高温和加压处理下，在含磷酸盐溶液中处理珊瑚而制成[68]。这将珊瑚转化为钙质羟基磷灰石，同时保留了高度有序、可渗透和相互连接的多孔结构[63,68]（图2-24）。这些移植材料的平均孔径为200μm，孔隙率约为60%[64,69]。

几十年前对多孔珊瑚状羟基磷灰石（基本上是纯羟基磷灰石和一些磷酸三钙）的研究揭示了其骨引导作用机制[70]及其作为种植移植物的优点，它可以提供骨长入的基质，用于牙槽嵴的外置法骨移植以及下颌骨的间位种植[71]。一些研究人员发现这种材料在手术过程中容易修改形状以获得精确的贴合度，然而其他研究人员则发现其易碎且难以操作[72-73]。早期研究还显示，尽管骨骼可以在这种材料周围生长并进入其孔隙，但多孔陶瓷移植材料在骨骼和软组织中的吸收速率较慢[74]。

Biocoral（BioCoral Calcium Bone）是另一种可吸收的多孔珊瑚移植材料。它是一种天然的

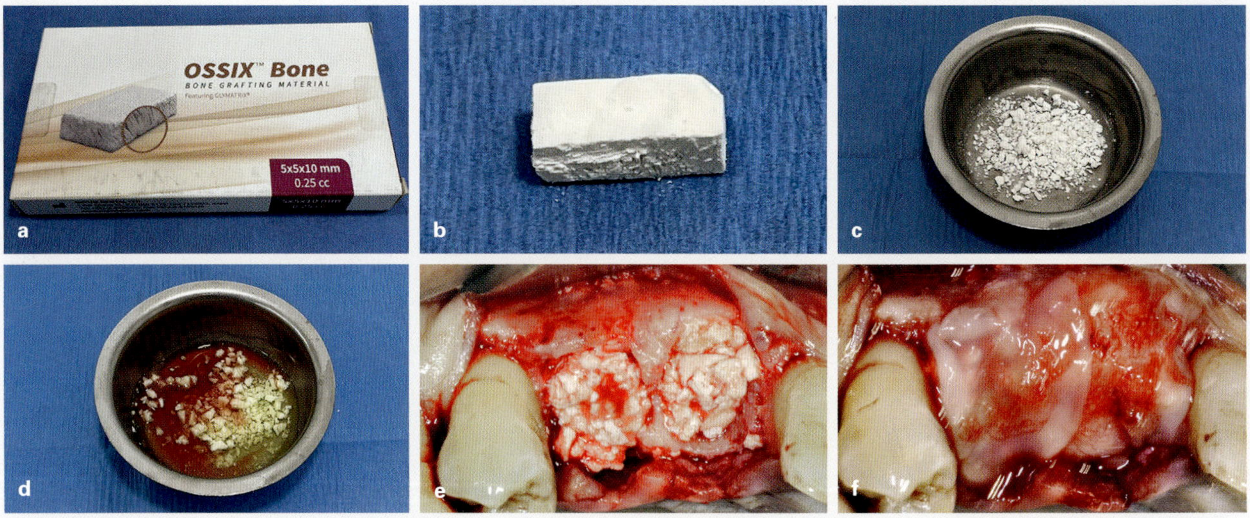

图2-23　(a) Ossix Bone是一种骨移植材料，由80%的结晶羟基磷灰石（HA）和20%的猪源性胶原蛋白组合而成，形成多孔的海绵状基质。(b～d)市售的块状材料可以轻松捣碎，然后用富血小板血浆（PRP）液体水合，并在压缩后与PRP凝胶的渗出液混合制成PRP膜/黏性骨。(e和f)黏性骨可以用于拔牙后的位点保存。

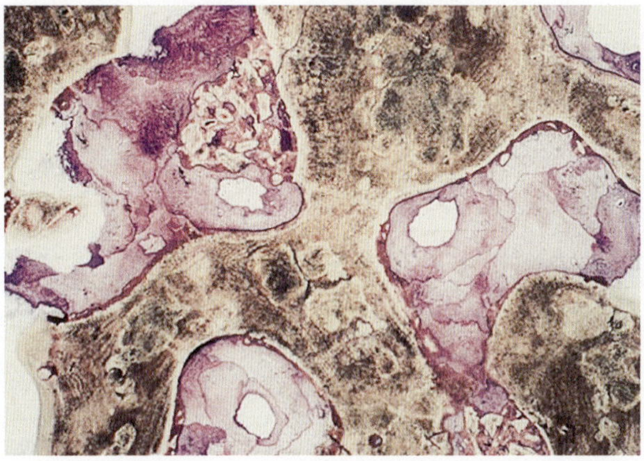

图2-24　骨生长24个月后的Pro Osteon 200（旧称Interpore 200）颗粒的组织学切片。颗粒尚未完全被吸收和被宿主骨取代。

文石形式的珊瑚（超过98%为碳酸钙），在处理过程中没有被改变。据报道，这种材料在临床上的反应，特别是与牙周骨缺损填充相关的反应，与其他移植材料相似或稍好[75]。颗粒的大小和形状便于在手术过程中处理和操作。此外，这种碳酸钙不容易从治疗部位移位。

Symbios Biphasic（Dentsply Sirona）是一种β-磷酸三钙（80%）和羟基磷灰石（20%）陶瓷材料，源自红海藻，其晶体、多孔表面结构和化学成分类似于骨。其蜂窝状的管状结构和相互连通的孔隙促进组织长入及新骨沉积，使其在填充拔牙窝和骨缺损方面非常有效。该移植材料的成分（提供粒径范围为200～2000μm的颗粒）经过配制，可以在移植部位形成新骨时快速转化。

Symbios Biphasic与Symbios Algipore（Dentsply Sirona）密切相关，后者也是一种源自藻类衍生的羟基磷灰石，拥有超过30年的临床记录。Algipore适用于上颌窦底提升、萎缩的上颌骨增量和修复种植体周围病变，并以颗粒形式提供，粒径范围为300～2000μm，孔径范围为5～10μm（图2-25）。一项长达14年的长期回顾性研究报告称，使用Algipore进行上颌窦底提升后的种植体留存率（survival rate）为95.6%[76-77]。

异质骨

由于对疾病传播风险的担忧以及消除获取自体骨所带来的病痛和费用，促进了合成生物材料的研究与开发以用于做骨替代材料。现今，最常用的同种异体骨替代材料由羟基磷灰石（HA）、磷酸三钙（TCP）和生物活性玻璃组成。由于它

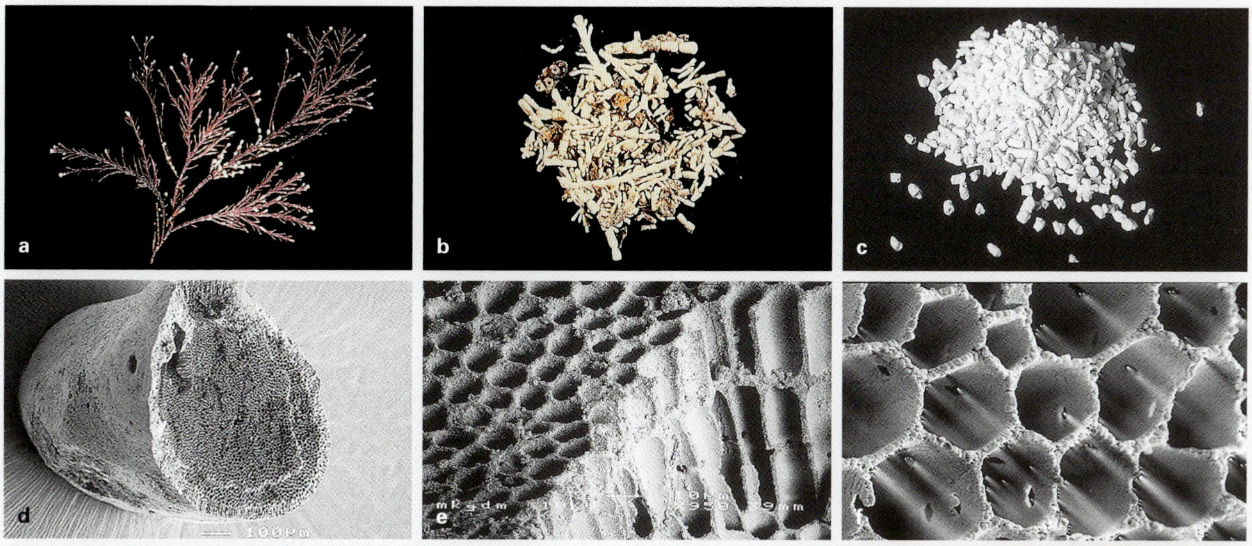

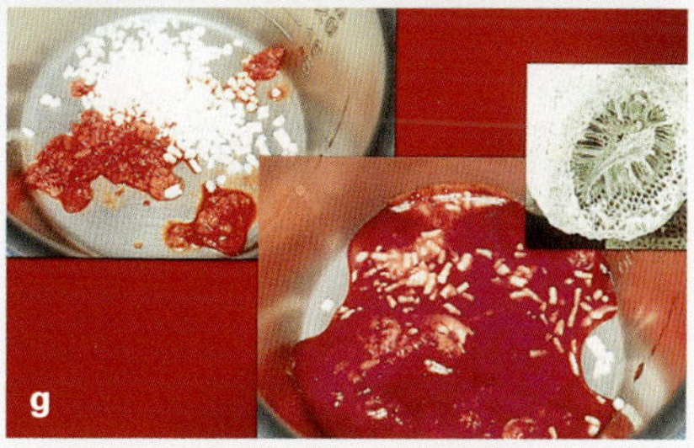

图2-25 钙化藻类是一种有效的填充拔牙部位和骨缺损的移植材料。（a）用于制作Symbios Algipore的海藻在此展示其未钙化的形式。（b）钙化藻类被压碎并准备加工成移植材料。（c）颗粒已经过加工，准备用于移植。（d）Algipore被压碎的颗粒，显示其光滑的外表面和极其多孔的内部结构（×85放大）。（e）蜂窝状的内表面。这些孔隙所提供的吸血基质，是通过压碎颗粒获得的，并推荐在移植前进行压碎（×300放大）。（f）蜂窝状结构的高倍放大视图（×2000放大）。（g）一旦Algipore材料吸收了血液，就变得极具黏性且易于操作。

们在成分上与天然骨相似，HA和TCP在此类材料中引起了人们最大的兴趣，并被进一步分类为陶瓷类和骨水泥类。前者经过烧结的热处理，进一步将这些物质开发成多孔的固体材料。骨水泥则以糊剂形式生产，在骨缺损部位应用后硬结。这些异质骨替代材料仅通过骨引导（即新骨沿其表面形成的过程）产生新骨[78-80]，提供一个支架以增强骨组织的修复和生长，以重建骨缺损和增加已吸收牙槽嵴的骨量。使用这些材料还可以改善探诊深度和临床附着水平，但迄今为止没有证据表明，它们能够自行刺激或增强新附着组织的形成[7]。其他目前可用的异质骨替代材料包括硫酸钙和硬组织替代（HTR）聚合物。总体而言，这些材料都表现出良好的抗压强度和较差的抗拉强度，类似于骨的属性。尽管每种材料引起的生物反应不同，但它们在骨移植应用中都是有效的。

异质骨的属性决定了哪种类型最适合哪种特定的应用[72-73]。根据孔隙率，它们可以分类为致密型、大孔/微孔型，以及晶体型或非晶体型。异质骨还可以是颗粒状或塑形的。

合成羟基磷灰石

作为骨骼和牙齿的主要无机成分，羟基磷灰石（HA）具有天然的生物相容性。HA晶体的多孔性和互联性允许骨祖细胞的附着、增殖和分化，以及再血管化和随后新骨的长入。然而，其相对较高的钙磷比和结晶度延缓了其吸收速度。因此，宿主骨中的任何残留的HA颗粒都会削弱骨痂部位的固有强度。

这种材料的物理和化学属性决定了其吸收速度，并决定了其在移植领域的临床应用[81]。物理属性包括表面积和形状、孔隙率及结晶度。颗粒大小决定了可与周围细胞相互作用的表面积以及材料的填充特性。如果颗粒非常小，它们会以更快的速度被吸收，而较大的颗粒则需要更多时间吸收，因此会在增量部位留存更长时间[82]。

孔隙率，包括孔径、孔隙互联性和孔隙分布，对成骨细胞的增殖和骨长入有很大影响。较高的孔隙率和较大的孔径（即＞100μm）有利于血管的进入及发育，而孔隙的互联性是骨改建的一个重要参数。材料的孔隙率越高，它为新骨生长所提供的支架就越多，吸收速度也越快。多孔陶瓷的一般缺点是其强度随着孔隙率的增加而呈指数下降[83]。

此外，移植物的结晶度越高，其吸收速率就越慢；因此，非晶体移植物比晶体移植物吸收得更快。HA材料的化学属性根据其钙磷比、杂质元素、离子置换和周围环境的pH来衡量。HA有多种形式，包括粉末状、多孔块状和珠状。固体致密的HA块具有高抗压强度，但易碎，因此不适合承受负载条件。

使用HA替代自体骨进行萎缩牙槽嵴重建的主要优点在于其避免干扰基骨，并且可以很好地适应剩余的骨结构，这二者都有助于减少并发症。粒径达1mm的HA颗粒相比于固体致密块，更能贴合底层骨结构，并有助于减少脆性问题，在牙槽嵴骨增量中使用时效果较好。然而，对于其他适应证，多孔HA块在性能上优于HA颗粒。此外，不可吸收的非多孔HA往往缺乏黏合强度，在用于牙槽嵴骨增量时，愈合期间容易在压力下产生移位[65,84]。

新兴的基于HA的骨替代材料利用纳米技术克服了大孔径和微孔径合成HA的缺点。纳米晶体HA预计比微孔HA具有更好的生物活性和溶解性，能够促进成骨细胞的黏附和增殖、骨结合以及新骨的沉积。目前，该材料的商业化生产正处于试验阶段[85]。

OsteoGen（Impladent）是一种具有骨引导性的非陶瓷HA，适用于修复和改善牙槽嵴缺损、填充拔牙窝、植入种植体和上颌窦底提升，以及修复边缘、根尖周和牙周的牙槽骨缺损。这种真正的合成材料不含有机成分，因此消除了任何疾病传播的担忧。该材料以高度多孔的晶体簇充当物理基质，允许骨形成细胞的渗透和宿主骨的后续沉积。随着新骨的沉积，该材料在6～8个月逐渐被吸收。根据缺损的大小以及患者的年龄和代谢情况，约80%的材料将在4～6个月被吸收。OsteoGen于1984年获得FDA批准，以无菌晶体簇形式（300～400μm）提供，规格包括0.75g、1.5g、3g的小瓶以及0.3g预装注射器。

磷酸三钙

尽管与羟基磷灰石（HA）相似，但磷酸三钙（TCP）并不是骨材料的天然成分。在体内，部分TCP会转化为羟基磷灰石晶体。与HA相比，TCP吸收速率更快并且机械稳定性较差[5]。然而，TCP的吸收速率各异，很大程度上取决于材料的化学结构、孔隙率和颗粒大小。与所有骨替代材料一样，TCP具有骨引导性，提供了适合新骨沉积的物理基质。它常用于修复非病理性部位，在这些部位可以预期发生移植物的吸收同时伴随新骨的替代。TCP还可以与成骨或骨诱导材料共同使用，以改善移植过程中的操作特性。HA和TCP都是安全的，且耐受性良好[86]。

Cerasorb M（Curasan）是一种β-磷酸三钙（β-TCP）材料，已被认证可用于整个骨骼系统的骨缺损再生。根据骨类型的不同，该材料在3～24个月会被完全吸收并通常由自然骨替代。在这一过程中，胶原蛋白和血管会与Cerasorb M颗粒（微孔）和颗粒间空腔（大孔隙）结合。胶原纤维在吸收开始前会引导毛细血管和新形成的骨。尽管具有高度多孔性，Cerasorb M依然稳定且耐磨。通常，其10～63μm大小的圆形颗粒可以防止巨噬细胞的吞噬作用[87–88]。

IngeniOS β-TCP（Zimmer Biomet）是一种可吸收的骨移植材料，由非生物来源的硅化磷酸三钙（TCP）制备。其生物活性硅酸盐配方促进了骨的三维再生，而不是产生溶解和炎症。IngeniOS具有多孔性和生物相容性，颗粒互联呈多边形，大小为250～1000μm或1000～2000μm，其大孔隙为250～450μm，这显著加快了吸收过程。该产品的

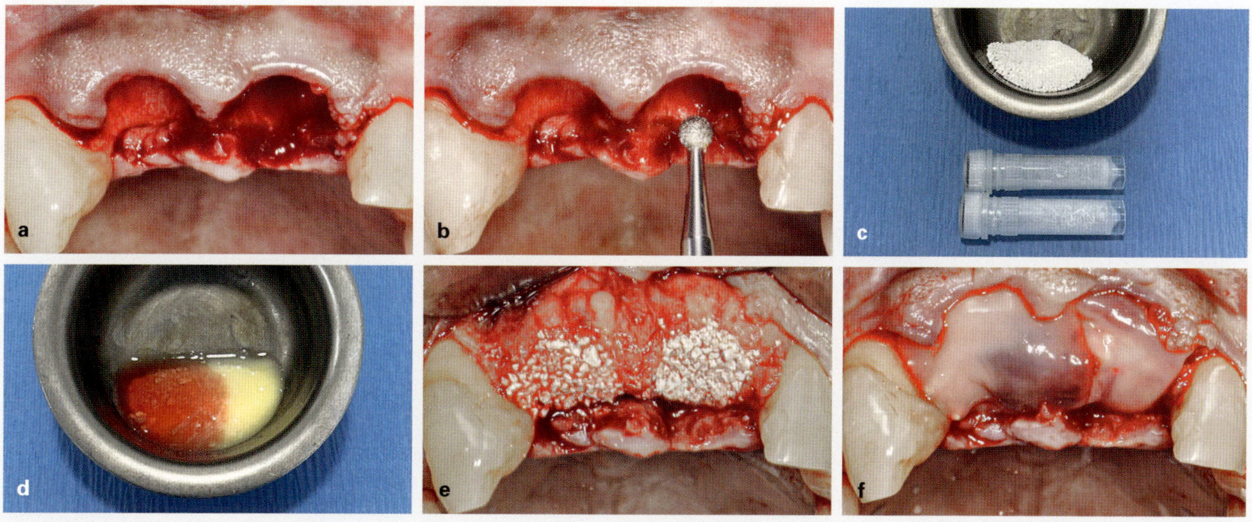

图2-26 （a）在拔牙后，使用球钻彻底清除牙槽窝中的软组织残留。（b）现在牙槽窝已经完全清洁干净，准备进行移植。（c）将合成的骨替代材料4Bone BCH的颗粒与PRP液体和PRP膜渗出液混合，制作成黏性骨。4Bone BCH是一种由双相磷酸钙陶瓷（60%的HA和40%的β-TCP）制成的可吸收骨移植替代材料，具有很强的骨引导性。两个牙槽窝都填充了复合移植材料。（d和e）黏性骨可用于拔牙后的牙槽窝保存。（f）使用了数层PRP膜以覆盖移植材料。

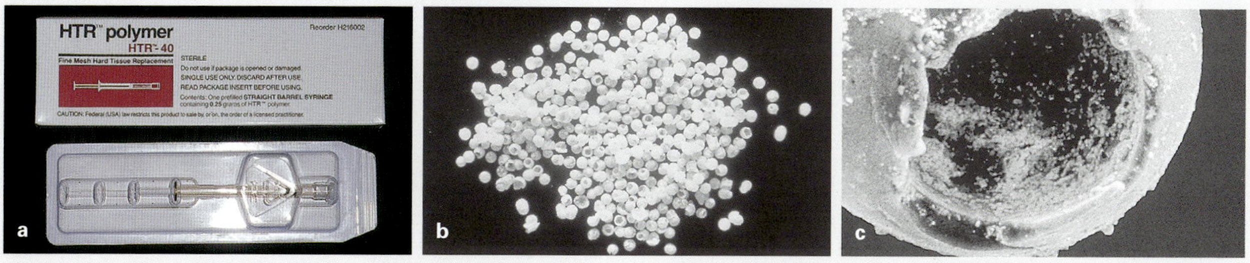

图2-27 （a~c）Bioplant是一种合成的微孔复合材料，具有氢氧化钙构成的移植物表面，吸收缓慢，4~5年后被骨组织取代。

创新之处在于其具有放射阻射性，使移植物在术中和术后成像时可见。

4Bone BCH（MIS）是一种由60%的羟基磷灰石（HA）和40%的β-磷酸三钙（β-TCP）组成的合成生物活性骨替代材料。推荐其用作种植体植入过程和牙周缺损的骨增量材料。由于其相互连通的微孔和大孔以及骨引导性，4Bone BCH能够吸引成骨细胞并促进体液的扩散，从而实现两相物质的均匀分布和扩散。4Bone BCH为各种骨再生手术提供了灵活且可预测的愈合过程[89]（图2-26）。

Bioplant多功能牙科骨移植材料（前称Bioplant HTR；Kerr）是一种独特的组合，包含生物相容性聚合物和氢氧化钙涂层，形成一种不可吸收、放射阻射性的多孔基质，有助于新骨的长入[90-92]。聚合物吸收缓慢，在4~5年后被骨取代（图2-27）。Bioplant可用于大多数需要骨移植的情况，包括牙槽窝骨移植、牙槽嵴保存、牙槽嵴骨增量、牙周缺损和种植治疗。

生物活性玻璃陶瓷

生物活性玻璃，又称生物玻璃，是一组合成的硅酸盐基陶瓷，最初由二氧化硅、氧化钠、氧化钙、五氧化二磷组成，最早发展于20世纪60年代。其关键成分硅酸盐占其重量的45%~52%。这是第一种与骨结合而不是被纤维组织包裹的材

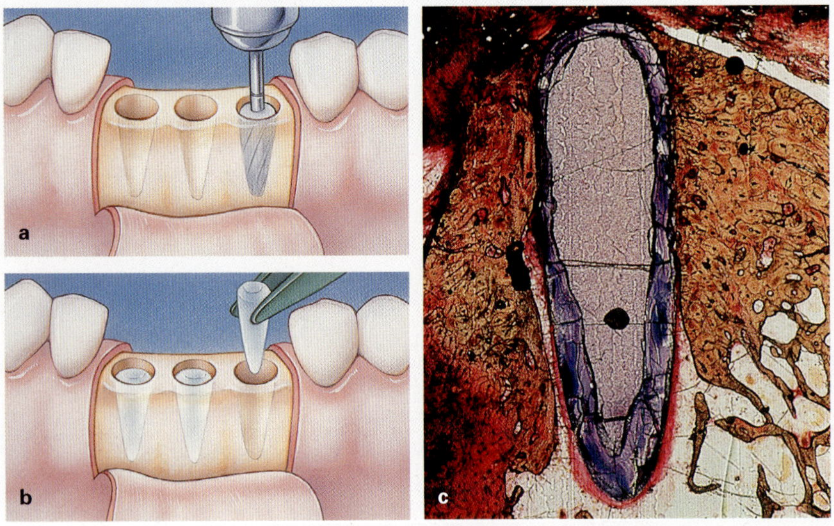

图2-28 ERMI适用于上颌骨前部的前牙和前磨牙的牙槽嵴保存。（a）拔牙后，使用最接近尺寸的钻头预备牙槽窝，以清除任何牙周膜残留物并略微修整牙槽骨轮廓。（b）预备好牙槽窝后，硬质移植材料构成的锥体应能轻松滑入到位。然后用缝线关闭该部位。（c）组织学切片显示移植部分的中心未吸收且完好无损，而锥体的外表面开始吸收并与周围骨骼结合（×10放大）。

料，换句话说，是第一种生物活性陶瓷。

Bioglass 45S5（即生物玻璃）由与骨骼和牙齿中所含比例相似的钙盐及磷酸盐组成，还含钠盐和硅，这些元素对于骨的矿化是必需的[93]。作为一种无定型材料，生物活性玻璃陶瓷以非结晶形式存在（以增加其强度），因为其研发者认为，组织液对材料的降解及随后的晶体流失可能导致材料的完整性丧失。由于其不具备孔隙结构，组织和血管无法长入其中。然而，2019年的一项研究描述了一种硫酸钙和生物玻璃组成的复合材料，显示了更高的强度以及更快的硫酸钙降解速度，使这种复合材料既可降解又具生物活性[94]。现今，生物活性玻璃在口腔中的应用包括口腔修复材料、矿化剂、作为种植体的涂层材料、盖髓、根管治疗、喷砂以及软硬组织修复。

生物活性玻璃陶瓷具有两种有助于成效的特性：①与宿主细胞的反应速度相对较快；②能与结缔组织中的胶原蛋白结合。这种高度的生物活性可以刺激修复过程并诱导成骨。由于生物活性指数高，反应层在移植后的几分钟内就会形成。因此，移植部位的成骨细胞可以在颗粒表面定植并产生胶原蛋白。因此，借助骨引导引入成骨细胞从牙槽骨处沉积骨组织。2017年，一项研究调查了窦底构造如何影响使用了生物活性玻璃和/或同种异体移植材料进行上颌窦底提升术后移植骨高度的尺寸稳定性。在使用上颌窦底提升术后，置于上颌窦中的两种骨移植材料都经历了改建和缩小，尽管手术的结果在具有凹形窦底和较小种植角度的上颌窦中更可预测[95]。

据报道，生物玻璃不仅能与骨组织结合，还能与结缔组织结合。成骨细胞和非成骨细胞（例如成纤维细胞）产生的胶原蛋白在生长过程中嵌入界面层中，可能提供一个与骨移植材料相适应的黏附界面。这些细胞还会在颗粒水平之上沉积胶原蛋白。这些胶原蛋白附着并固定在软组织中的表层颗粒，创建了一个机械顺应层，这可能有助于结缔组织韧带的修复[93]。

生物活性玻璃在口腔种植学中的早期应用之一是牙槽嵴维持植入物（ERMI，GlaxoSmithKline），这是一个由Bioglass 45S5制成的锥形装置，设计用于放置在拔牙后的牙槽窝中（图2-28）。制造商推荐将这种种植体系统用于上颌和下颌的前磨牙及前牙；它还可以用于在拔牙后保持牙槽嵴的轮廓。该种植体在植入后会经历表面随时间产生的动力学变化；在植入后1小时内，似乎在骨组织内形成了一种化学键。在一项研究中，使用生物玻璃种植体进行牙槽嵴维持的义齿佩戴者显示，7年内留存率约为90%[96]。

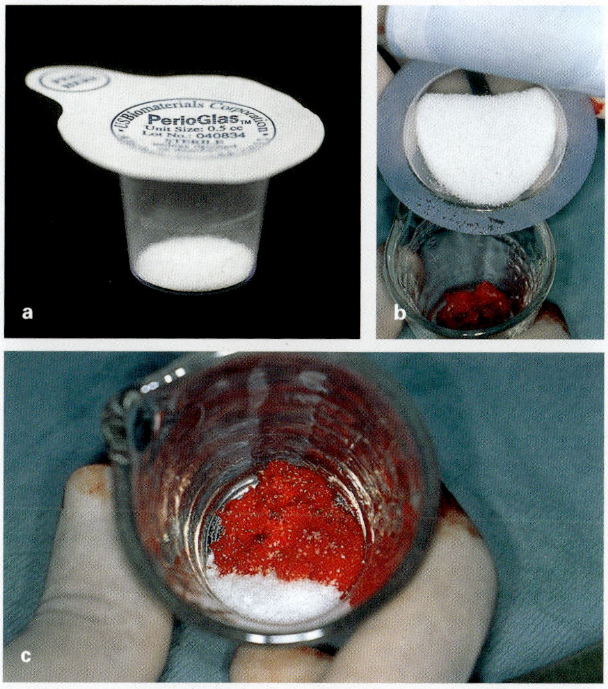

图2-29 PerioGlas（NovaBone），一种矿物复合移植材料，可以单独使用或与自体骨结合使用。（a）PerioGlas由压碎的生物玻璃颗粒组成，包装在一个无菌软塑料杯中。（b）可以根据临床医生的偏好和缺损情况，用生理盐水或血液重新配制。（c）混合自体骨和PerioGlas可以增强骨再生。

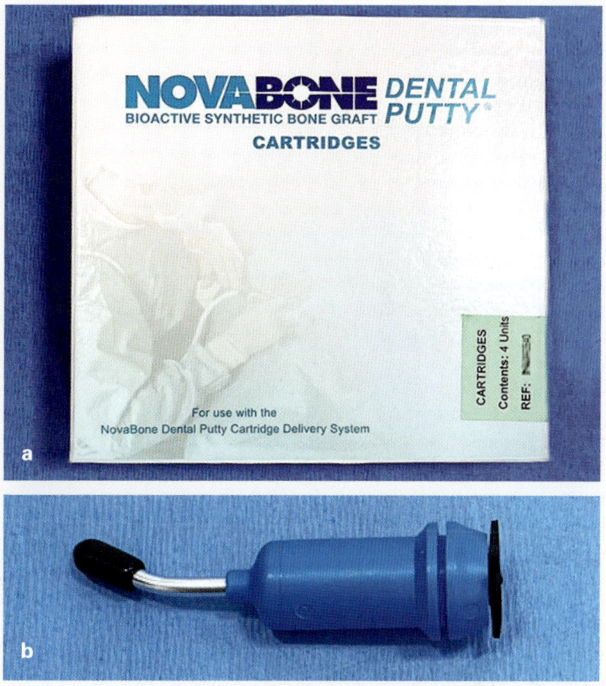

图2-30 （a）NovaBone Dental Putty（NovaBone）是一种骨引导性生物活性设备，用于骨缺损处的异种骨移植。它是一种预混合复合材料，由生物活性钙磷酸硅颗粒和聚乙二醇与甘油的可吸收黏合剂组合而成。（b）预装的特殊注射器可以将移植材料直接输送到受区。

PerioGlas（NovaBone）是一种合成的颗粒型生物玻璃，可以与骨骼和某些结缔组织结合。PerioGlas由钙、磷、硅、钠组成。与HA晶体相比，使用PerioGlas颗粒可能会增加新骨沉积的速度和密度。这种生物活性合成移植颗粒适用于治疗骨内缺损。成功使用PerioGlas的标准包括术前计划、缺损部位清创、软组织血管的保护和感染控制（图2-29）。PerioGlas显示出两个有利的特性：易于压实和促进止血。当紧密填充到骨缺损中时，该材料黏附性强，放置后似乎能硬化成固体块。几分钟后，即使在附近使用吸引器或手持器械，该材料也能保持在骨缺损中。移植材料放置后，缺损部位的出血在几秒钟内即停止；这很可能与其易压实性和黏附性有关。总体而言，该材料具有以下优点：

- 似乎通过骨生成部分修复骨内缺损。
- 骨质和牙骨质修复效果优于HA及TCP。
- 启动快速的化学结合，似乎会阻止上皮向下生长。
- 容易混合、转移和填充，并能很好地保持在缺损部位。
- 在骨内缺损中可能具有止血特性。

颗粒大小与愈合反应无关。结论是通过与骨骼和结缔组织结合，PerioGlas改善了骨移植效果[97-99]。NovaBone是PerioGlas的一种膏体形式（图2-30）。

Biogran（Biomet 3i）是一种可吸收的骨移植材料，由生物活性玻璃颗粒组成，含有钙、磷、硅、钠，化学成分与PerioGlas相同。二者的区别在于粒径范围：Biogran的为300～355μm，而PerioGlas为90～710μm。Biogran具有亲水性和

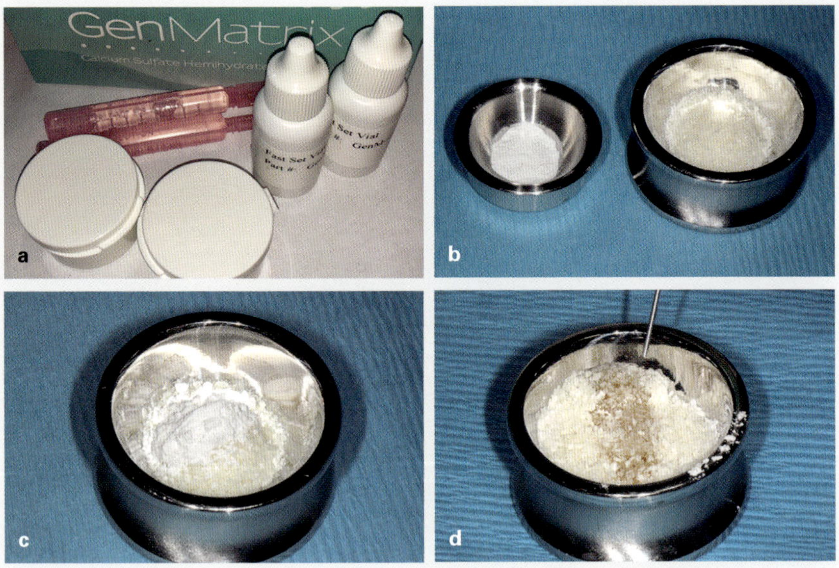

图2-31 （a）GenMatrix是一种由半水硫酸钙制成的合成移植材料。（b）硫酸钙可以按1：4的比例加入FDBA中，以改善移植材料的可操作性和硬化性能。（c）在水合之前，两种移植材料混合在一起。（d）该混合物用生理盐水或PRP水合，并彻底混合。

微止血作用；在出血时，它能保持在缺损处。用无菌盐水或患者的血液湿润后，它形成一个结合紧密的块状物质，可以塑形以填补缺损[100]。在每个颗粒及多个部位发生骨转化和生长，迅速用新骨填充骨缺损，并以正常生理方式持续改建。当与自体骨混合使用时该材料特别有效[101]。

硫酸钙

硫酸钙在骨科和口腔外科中作为骨替代材料有着良好的使用历史。研究表明，它具有良好的耐受性，能够迅速且完全地吸收，从而促进新骨小梁的形成。医用级硫酸钙（常被称为巴黎石膏）也被用作拔牙后即刻种植体周围骨移植材料的一部分。医用级硫酸钙与同种异体脱矿冻干骨（DFDBA）结合使用，可作为移植材料以增加种植体周围的骨量[102]。

市面上也有含预先配好的医用级硫酸钙粉末和预装有稀释剂的注射器的无菌套装［例如GenMatrix（Integra LifeSciences）］。将这些物质混合在一起后，可以形成可塑的膏体，即使在有血液的情况下也能符合所需的形状（图2-31和图2-32）。由于这种混合物具有黏附性，因此不需要缝合。硫酸钙在30天内溶解，不会引起炎症反应，也不会吸引细菌或造成感染[103-104]。

Augma Bond Apatite（Augma Biotech）是另一种复合移植材料，它将双相硫酸钙水门汀基质与HA颗粒结合，用于牙槽骨的重建和再生。这种组合利用了两组分的不同吸收率，既能实现良好的初始体积稳定性，又能提供强度（图2-33）。最近的一项前瞻性随机对照试验（RCT）比较了Augma和牛源性异种骨在牙槽窝保存术过程中的效果，结果表明，双相硫酸钙-HA移植材料在尺寸变化和再生骨质量方面取得了类似或更好的结果[61]。

其他

许多其他商业渠道也提供合成骨产品。Eclipse（Citagenix）是一种成本效益高的可吸收颗粒状合成骨替代材料（20%HA、80%TCP），可替代生物性骨诱导材料。这种材料的大孔隙（300～600μm）允许通过骨引导引入成骨细胞，而微孔径（＜10μm）则通过毛细作用允许生物液扩散，从而形成三维基质[105]。

Guidor Easy-Graft（Sunstar）是一种可塑且黏稠的生物材料，有多种可吸收类型，可以注射器形式给药，并在接触血液后迅速硬化（图2-34）。它形成一个多孔的支架，能够无缝地适应骨缺损的尺寸，为愈合的开始阶段提供血凝块

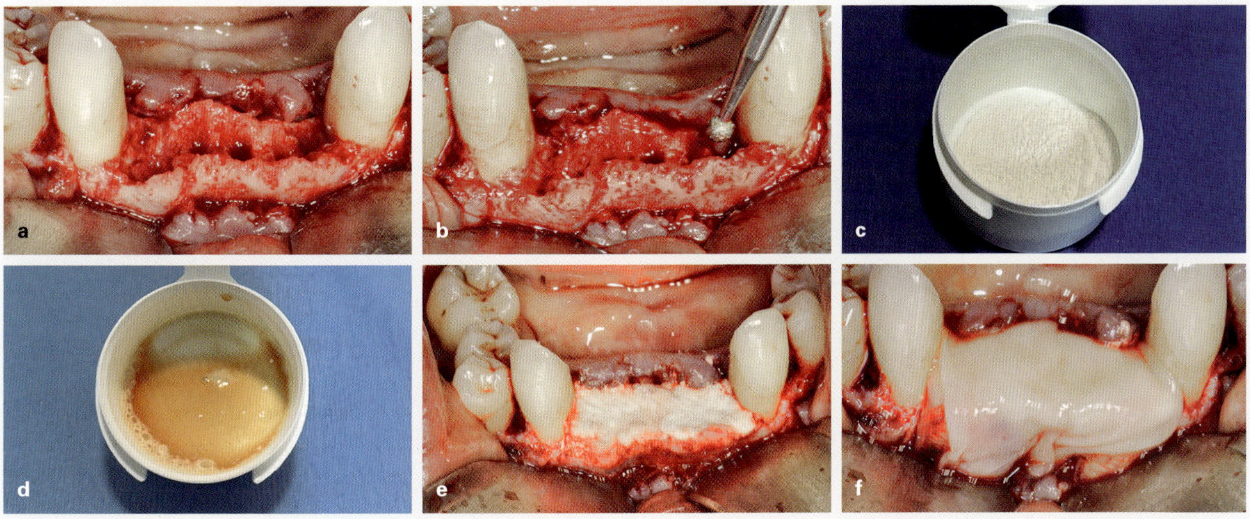

图2-32 （a）拔牙后，使用金刚砂球钻彻底清除牙槽窝中的软组织残留。（b）现在牙槽窝已经完全清洁干净，准备进行移植。（c）将使用一些半水硫酸钙（GenMatrix）作为移植材料。（d）将粉末与PRP液体和PRP膜渗出液混合，制作成黏性骨。（e）所有牙槽窝都填充上黏性骨。（f）使用数层PRP膜以覆盖移植材料。

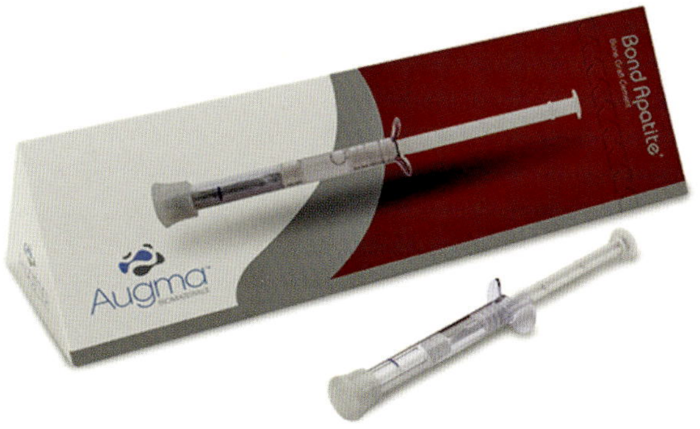

图2-33 Augma Bond Apatite是一种复合移植材料，由2/3的双相硫酸钙水门汀基质和HA颗粒组成，装在一个特制的、即用型的“全合一”注射器中，内含颗粒粉末和生理盐水。将粉末成分与推杆中的液体混合后，形成一种黏稠的复合物，适合直接注射到移植部位。

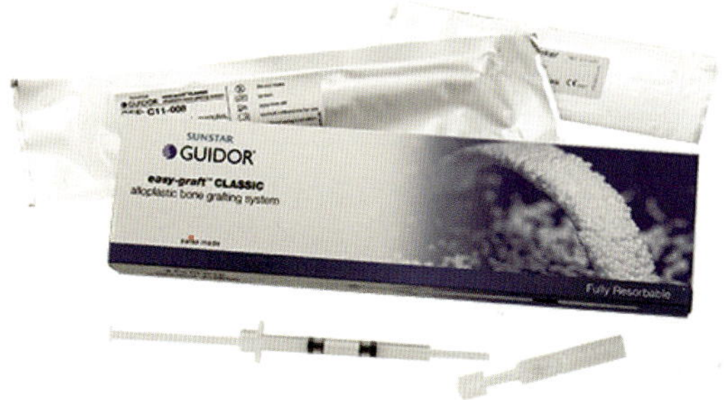

图2-34 Guidor Easy-Graft形成了一个多孔支架，可以适应骨缺损的尺寸，提供血凝块稳定性以促进初期愈合。

稳定性。该产品的大孔隙构造出一个支架，以稳定缺损部位，同时允许血凝块支持和新生血管的发展，其微孔（1～10μm）磷酸钙增加了骨引导性和骨形成[106-107]。Eurobone（Kasios）由二水磷酸二钙（钙磷石）组成，是一种以其生物相容性和骨引导性著称的异质骨替代材料[108]。通过加热，该材料可以转化为三斜磷钙石，从而在许多重要的方面改变其物理化学属性，目前正在探索这些变化对移植材料吸收和骨形成的影响[107]。

支架组装

在使用异质骨或组织工程材料进行骨移植方面，最有发展前途之一的是三维生物制造和生物打印技术的出现[109]。当前的研究集中于将生物活性复合三维微结构支架的最佳属性与聚合物、水凝胶、金属、陶瓷和生物玻璃的创新发展相结合。这个令人着迷的将支架组装、力学、生物相容性和生物活性的融合，应有助于临床医生满足

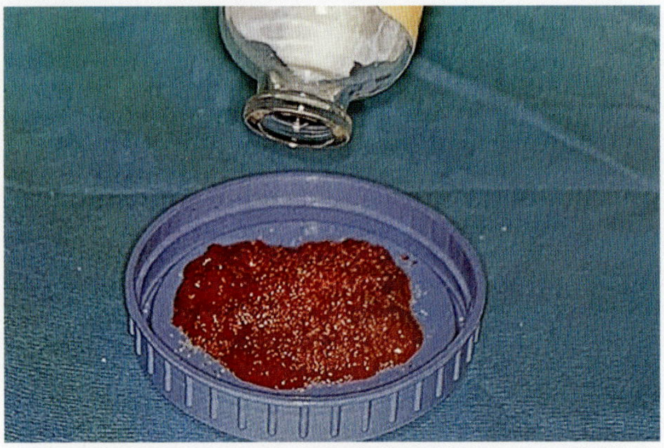

图2-35 复合移植材料通常用于增加混合物中每种产品的优点并减少每种产品的缺点。在预先收集的自体骨中加入FDBA，以创建复合移植混合物。自体骨被认为是骨移植材料的“金标准”，应尽可能加入其他移植材料中，以最大化移植物的成骨潜力。

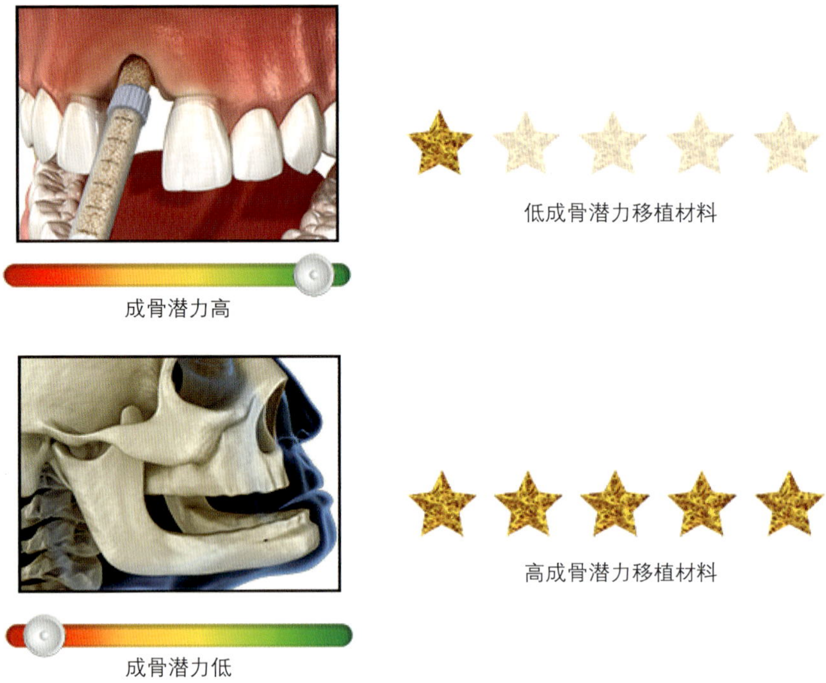

图2-36 缺损部位的成骨潜力越高——基于患者的全身健康、缺损的大小和/或几何形状、宿主骨与移植骨的比例等，所需的自体骨量就越少，可以使用的同种异体骨和异质移植骨就越多。缺损部位和患者的成骨潜力越低，所需的自体骨量就越大。

患者的具体需求[110]。

总结

选择自体骨、同种异体骨、异种骨、异质骨或组织工程材料（单独使用或组合使用）时，需要综合考虑患者需求、各类材料的作用机制、缺损部位/宿主的成骨潜能以及可用于移植物成熟的时间。一般而言，对于健康患者的小缺损，异质骨可以单独使用或与同种异体骨或组织工程材料结合使用。对于相对较大的缺损和健康条件较差的患者，必须加入自体骨。缺损部位的成骨潜力越低，所需的自体骨量就越大（图2-35）。缺损部位和患者的成骨潜力越高，所需的自体骨量就越少，可以使用的同种异体骨和异质骨就越多（图2-36）。由于每种材料都有其自身的优缺点，临床医生应仔细审查每种手术所选择的材料，以最大限度地提高成功率、降低成本、缩短时长以及降低并发症的发生率。

03

用于骨再生的屏障膜

Barrier Membranes for Bone Regeneration

利用生物膜材料的“引导骨再生（GBR）”是一种可靠的、可预测的技术，使种植体周围丧失的骨组织再生。使用生物膜材料进行骨再生的基本原理是在骨缺损的上方和周围放置一个机械屏障，以隔离骨缺损与周围的上皮组织和结缔组织，从而促进再生性细胞对缺损部位的重新填充。屏障膜的作用是创建并维持一个充满血凝块的空间，防止因细菌侵入所引起的炎症，将再生空间与不需要的组织隔离开，并确保创面结构的机械稳定性[1]。

屏障膜技术和材料能够在骨再生过程中更可预测地恢复骨组织和牙周组织的结构及功能。这些技术依赖于组织在创伤愈合过程中的生物学行为，包括牙龈上皮、结缔组织、牙周膜和牙槽骨[2-3]。屏障膜在治疗后的愈合过程中允许选择性细胞重新填充，引导不同组织的再生[4-5]。在牙周病治疗或牙周骨移植的情况下，成骨细胞、牙骨质和牙周膜必须占据缺损部位，以刺激组织再生。祖细胞存在于牙周膜和牙槽骨中，这二者都位于牙齿或骨缺损周围[6-8]。在翻瓣复位和缝合之前，于牙龈瓣和缺损之间放置一个物理屏障，可以防止牙龈上皮和结缔组织（不需要的细胞）接触屏障所创造的空间。该屏障还促进再生性细胞对缺损部位的重新填充[9-12]。

因此使用屏障膜的目的包括以下几点：

- 促进牙槽嵴缺损的增量。
- 改善种植体周围的骨愈合。
- 诱导完全性骨再生。
- 改善骨移植效果。
- 治疗失败的种植体[13-18]。
- 增强或改进骨移植手术。
- 改善软组织瓣的闭合，减少移植材料的渗漏，并防止在未获得软组织一期关闭时外来物质侵入。
- 作为富血小板血浆（PRP）的载体，并将其维持在手术部位。

选择适合的屏障膜对于利用膜进行骨再生手术的成功至关重要。

屏障膜的特征

屏障膜的材料和物理特性会显著影响其屏障功能。在“引导骨再生”概念的发展过程中，已定义了一系列对膜的要求。现今普遍认为屏障膜材料必须满足以下基本标准：生物相容性、细胞阻隔性、空间创造性、宿主组织整合性以及临床可操作性。

生物相容性

屏障膜材料与宿主组织之间的相互作用不应对使用屏障膜进行骨再生手术的结果或患者的整体安全产生不利影响。

细胞阻隔性

顾名思义，屏障膜必须能够防止细菌污染和软组织侵入缺损部位，同时允许骨再生所需的营养物质和其他生物活性物质通过。因此，材料的孔隙率或孔径大小是控制骨移植区内细胞活动的重要因素。

空间创造性

为了避免屏障膜塌陷到缺损空间，从而减少再生骨的体积，材料必须足够坚硬，以承受上方软组织的压迫，同时又足够柔韧，以紧密贴合缺损的形状。这二者之间的平衡对于为骨向内生长提供足够的空间至关重要。

宿主组织整合性

宿主组织与屏障膜的整合对于手术结果至关重要，需要控制上述每种特性：屏障膜材料与宿主的相容性、防止阻碍组织再生的纤维组织向内生长，以及屏障膜对骨轮廓的贴合性。

临床可操作性

使用屏障膜的实际操作方面也会影响其在引导骨再生中的适用性。临床上，屏障膜应对患者安全、具有性价比且易于使用，并且材料不应干扰新形成的组织[19-21]。

2017年，一些引导骨再生早期的开拓者对在屏障膜覆盖下骨缺损再生的生物学机制进行了严格评估[17]。他们得出结论，屏障膜不仅起到被动屏障作用，还在利用屏障膜进行骨再生过程中发挥了生物活性作用，促进下方缺损部位再生过程。这一发现催生了新一代具有优化特性的屏障膜，能够改善大面积口腔骨缺损和复杂病例的治疗效果。

屏障膜的选择

利用屏障膜引导骨再生的概念提出以来的30年间，各种合成和天然来源的材料都经过了实验和临床测试。目前尚未发现一种可以理想应对所有临床情况的材料；每种材料都有其特定的优点和局限性。为确保成功，临床医生必须了解每种材料在特定临床应用中的优劣[13,22-24]。

此外，患者的情况和手术可能需要不同类型的再生生物材料组合（包括不同类型的屏障膜）。例如，垂直向缺损会面临与水平向缺损不同的（且通常更大的）挑战。

历史上，屏障膜材料通常根据其可吸收性进行分类。不可吸收膜最初受到关注的原因是它们能够：①允许液体和营养物质通过屏障；②防止软组织侵入；③维持空间，供成骨细胞迁移和形成骨组织。此外，不可吸收膜相对较硬，可以保护并稳定在缺损部位形成的初期血凝块。然而，不可吸收膜也有两个主要缺点：①需要进行二次手术将其移除；②它们可能暴露于口腔环境中，从而吸引微生物并增加感染风险。不易弯曲，由于不可吸收膜在贴合覆盖骨缺损部位后容易恢复其原始形状，从而更容易早期暴露[25]。

第一代屏障膜由纤维素滤膜或聚四氟乙烯（PTFE）制成，均为不可吸收性材料。一项早期实验研究显示，与未使用膜的对照组相比，使用PTFE膜可在缺损周围生成更高比例的新骨。最近，一项2018年的综述和荟萃分析发现，不可吸收膜实现的长期血管化反应与可吸收膜相似[26]。然而，移除不可吸收膜的时机至关重要，因为太迟移除可能会影响皮瓣的血供，导致膜的早期暴露和/或软组织并发症。因此，在使用不可吸收膜的引导骨再生中，出现并发症的概率较高。现今，骨再生中最常使用的不可吸收膜通常由合成聚合物［例如聚四氟乙烯（PTFE）］或金属（例如钛或铬钴合金）制成。

虽然可吸收膜避免了二次手术的需要，但其主要缺点是膜暴露或皮瓣开裂可能会导致术后组织处理问题。术后材料暴露可能导致细菌滋生、成纤维细胞形态改变和迁移，这些都可能危及再生过程的成功。另一个常见问题是难以防止膜塌陷到缺损区，从而导致空间不足的情况[27-28]。

可吸收膜的使用标准与不可吸收膜类似，其降解过程不应对再生效果产生负面影响。可吸收性可能与酶活性（生物降解）或水解（生物吸收）引起的降解有关，这些是周围组织的细胞反应。炎症反应尽量最小且可逆，并不得干扰再生过程。目前市面上有大量的可吸收膜，但最常用的材料是胶原蛋白（牛源或猪源）或无机材料［例如硫酸钙或β-磷酸三钙（β-TCP）］。

不可吸收膜

聚四氟乙烯（PTFE）

PTFE膜作为植入性医疗器械有着悠久的使用历史[27,29]。正如前文所述，它们曾被用于一些早期实验研究中，以验证引导骨再生的原理，并且直到最近，它一直被认为是屏障膜的“金标准”。

PTFE是一种线性聚合物，由氟和碳分子组成，可以通过多种方式进行改性。例如，可以通过不同程度地膨体聚四氟乙烯（ePTFE）来改变其表面结构。膨胀后的PTFE具有高度柔韧的纤维和节点微孔结构，可以适应不同的功能需求。ePTFE屏障膜具有两种不同的微观结构。冠方边缘设计为开放的微观结构领口，有助于早期血凝块形成和胶原纤维渗透。该领口还可以通过一种被称为“接触抑制”的现象阻止上皮的顶端增殖。膜的主体部分具有封闭结构，可防止屏障外的牙龈组织与缺损部位的愈合过程相互作用。总体而言，这种设计允许结缔组织的生长和附着，从而稳定愈合创口复合体，同时抑制上皮迁移。

ePTFE以其惰性和生物相容性著称；它具有抗分解性，不会引发免疫反应（图3-1）。然而，如果它暴露在口腔环境中，往往会导致细菌感染，从而使骨再生手术结果面临失败的风险[30]。此外，移除与软组织融合的膜可能会很困难，而且PTFE膜通常比可降解的生物膜更昂贵。

预计会出现软组织处理方面的问题以及无法实现完全闭合瓣膜的情况下，使用ePTFE膜可能具有优势。如果需要提前移除该膜，可在不干扰再生组织的情况下完成。不同类型或尺寸缺损（特别是牙槽嵴的骨缺损）的愈合时间可能会有所不同，使用此类膜的临床医生可以控制其留置的时间长短。该膜的主要优势是能在足够长的时间内保持其功能特性，直到充分愈合，然后可立

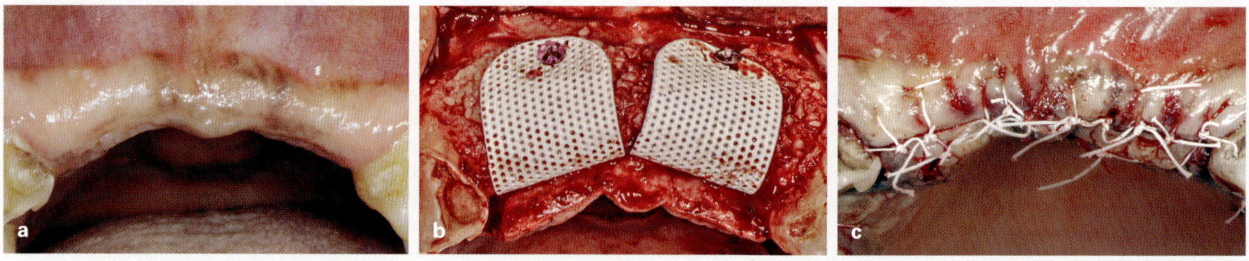

图3-1 ePTFE膜具有惰性、生物相容性和抗分解性。（a）术前临床表现显示上颌骨吸收。（b）为了将牙槽嵴恢复到所需宽度，2张不可吸收的ePTFE膜（Osteogenics生产的Cytoplast）使用固定螺钉固定在腭侧骨上。然后，膜被调整覆盖在移植物上，并用2颗额外的固定螺钉加以固定。（c）切开唇侧瓣的骨膜并冠向拉伸，以确保移植物上方的一期关闭。随后，用无张力的单纯间断缝合和水平褥式缝合将瓣复位到剩余牙槽嵴及邻牙龈乳头原位。

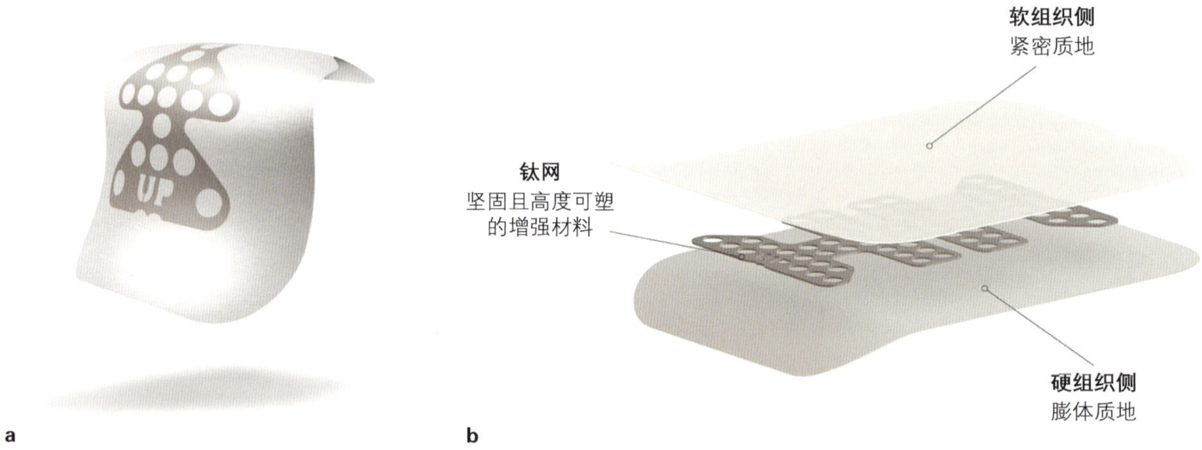

图3-2 （a）NeoGen（Neoss）代表了新一代的不可吸收PTFE膜，它结合了ePTFE膜的可操作性和组织相互作用特性，以及dPTFE膜所提供的增强屏障功能。（b）这种钛增强膜具有3层设计。外层是对软组织友好的PTFE层，具有紧密质地以抵抗细菌渗透；中间层是坚固且高度可塑的钛网；内层是膨体质地的PTFE层，能够实现可预测的硬组织整合。

即移除。移除后，不会有分解产物干扰再生组织成熟。

ePTFE膜根据其预期用途制成不同形状。穿龈设计用于处理与穿过牙龈结构（例如牙齿）相关的缺损；埋置设计用于处理与口腔环境没有连通的缺损。

钛增强聚四氟乙烯（Ti-PTFE）

最初用于再生的膜旨在获取一定刚度，然而它们也保留了一定程度的记忆性，这限制了其使用范围，仅适用于周围骨组织能提供足够支撑的情况。钛增强致密聚四氟乙烯（ePTFE）膜是专为解剖缺损可能导致非增强材料塌陷到缺损空间内或需要更多空间以实现理想再生的情况而设计的（图3-2）。在膜结构中嵌入钛支架还允许根据不同形态的缺损塑形而不会反弹[17]。几项研究表明，Ti-PTFE膜在牙槽骨和牙周结构的再生方面具有显著的生物学潜力。与非增强膜相比，它们所创建的空间更可预测，并且在覆盖的黏膜组织压力下更具抗塌陷能力[31-32]。

致密聚四氟乙烯（dPTFE）

研究人员长期以来一直试图通过修改膜的设计来解决不可吸收膜的暴露和随之而来的感染问题。例如，多次尝试将四环素、银、阿莫西林和氯己定等抗菌剂浸渍到膜中[13-16]。尽管其中一些方法显示出抗菌屏障功能的提升，但它们都存在一个共同的缺点，即含抗菌化合物，从而存在抗生素耐药性的风险。

其他研究人员则专注于改变PTFE膜的物理性质，以增强其对细菌穿透的防御能力。虽然膨胀后会产生更开放的表面结构，但较少的膨胀会产生更致密、更封闭的微观结构[33]。细菌的平均大小为0.5～5μm。ePTFE的孔径范围为0.5～30μm，而dPTFE的孔径＜0.3μm，使其对细菌的穿透具有不透性（图3-3）。2008年，Hoffmann等的一项研究发现，在dPTFE膜有意暴露于口腔环境后，引导骨再生愈合期间的骨再生没有受到显著影响[34]。一项更近期的体外研究通过评估其对口腔链球菌（*Streptococcus oralis*）的控制能力，比较了ePTFE和dPTFE膜。该研究测试了一种新一代的致密膜，具有双层结构，膜的各个侧面针对其所接触的组织类型进行了优化。虽然ePTFE和dPTFE膜都对细菌具有不透性，但dPTFE膜在48小时后显示出更多的口腔链球菌生物膜形成。该研究表明，通过在不同平面上膨胀材料来增加PTFE膜的多孔结构时，口腔链球菌的定植和生物膜的积聚减少[35]。其他研究表明，在引导骨再生中，dPTFE屏障膜被软组织良好耐受，不会引起炎症或渗漏，并提供了有效的屏障，允许骨在骨缺损中沉积[36]。

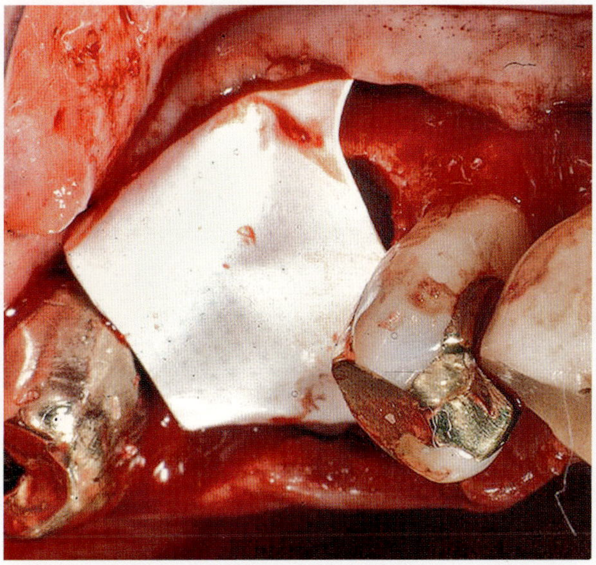

图3-3 dPTFE膜可用于拔牙窝位点保存，因为它们在暴露于口腔环境时能够抵御细菌的定植。

钛及钛合金

钛与PTFE类似，符合屏障膜材料的大多数功能要求：具有出色的刚性，可维持空间并避免膜塌陷；具有高度弹性，可避免黏膜受压；具有良好可塑性，可以适应形态各异、大大小小的缺损；具有很好的稳定性，能够防止移植物移位（图3-4）。然而，与PTFE不同的是，钛的光滑表面使其不易受到细菌定植和继发感染。钛网屏障膜的主要缺点是，当其被切割或弯曲时，产生的锐利边缘经常引起黏膜刺激，导致膜暴露。因此，必须将边缘塞入并覆盖骨移植材料或厚真皮膜，以消除对黏膜造成刺激和区域软组织开放的可能性。此外，通过二次手术移除膜有时会比较困难。

从更积极的方面来说，一些研究比较了单独使用钛网或与其他膜结合使用，与单独使用PTFE或其他膜（不使用钛网）相比，报告称在使用钛网的部位，成骨更多[37-38]。表3-1列出了市售的不可吸收屏障膜。

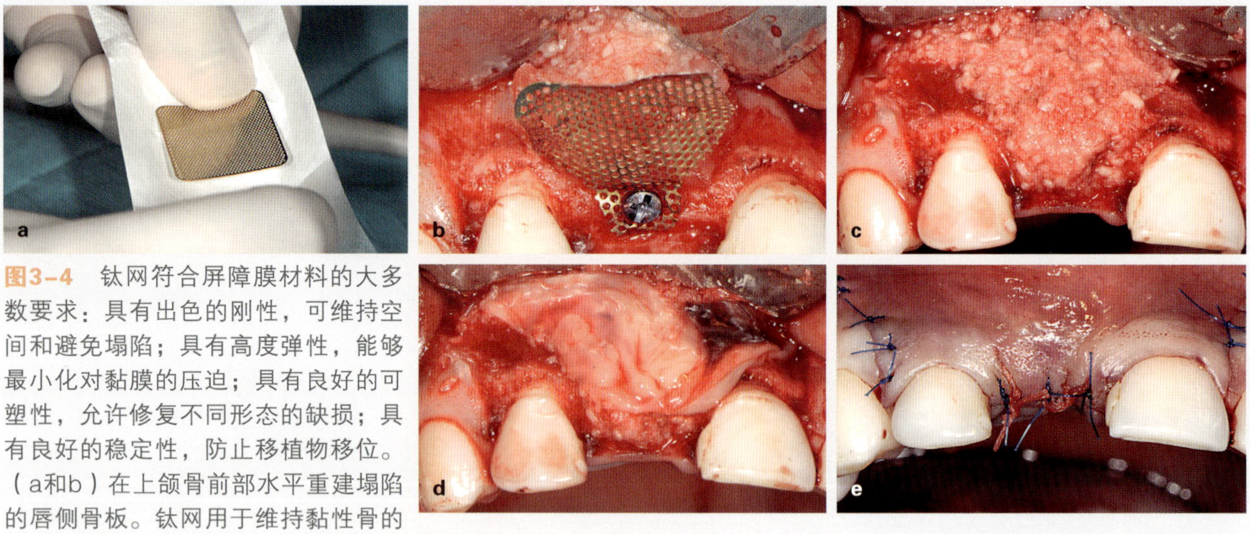

图3-4 钛网符合屏障膜材料的大多数要求：具有出色的刚性，可维持空间和避免塌陷；具有高度弹性，能够最小化对黏膜的压迫；具有良好的可塑性，允许修复不同形态的缺损；具有良好的稳定性，防止移植物移位。（a和b）在上颌骨前部水平重建塌陷的唇侧骨板。钛网用于维持黏性骨的体积稳定性以修复缺损，为种植体植入做准备。（c）在钛网上加入额外的黏性骨防止在愈合阶段锋利、粗糙的边缘刺穿唇侧瓣。（d）在黏性骨上铺上数层PRP膜，以增加软组织的厚度。（e）切开唇侧瓣的骨膜并冠向拉伸，以确保对移植物上方的一期关闭。然后复位皮瓣，用无张力的单纯间断缝合和水平褥式缝合剩余牙槽嵴、受累的邻牙龈乳头及松弛切口。

表3-1 市售的不可吸收屏障膜

产品（制造商）	材料
BoneShields（Frios）	钛
Cytoflex Tefguard（Unicare Biomedical）	PTFE
Cytoplast Ti-Reinforced（Osteogenics）	Ti-PTFE
Gore-Tex（Gore-Tex）	ePTFE
T-Barrier membrane（B&B Dental）	钛
TefGen-FD（Keystone Dental）	PTFE
Ti-Micromesh（Ace Southern）	钛
Tocksystem Mesh	钛

可吸收膜

目前，外科医生使用的大多数可吸收屏障膜是由胶原蛋白或合成聚合物制成的，这与前面有些矛盾，主要是因为这些材料具有相对的优点和缺点。胶原蛋白膜虽然结合了良好的抗原性和可吸收性，但物理机械性能较差，因此作为物理屏障的效果较差。历史上，胶原蛋白膜容易失去强度并塌陷到缺损部位。另外，合成聚合物虽表现出良好的机械性能，但生物学特性较差。这些膜通常提供出色的屏障功能，但在降解过程中可能会引发宿主的炎症性异物反应。

近年来，研究人员开发了新的材料处理和膜制造方法，以克服这些局限性，并取得了一定成功。此外，由新型材料制成的膜（例如人类胎盘、丝绸，甚至蜂蜜），在正在进行的临床研究中表现出显著前景，尽管其中大多数尚未投入商业应用。

胶原蛋白

大多数市售的可吸收膜是由牛源或猪源的表皮、肌腱、腹膜和肠组织中提取的胶原蛋白制成的（表3-2）。胶原蛋白具有高度的生物相容性，占人体蛋白质的50%。由胶原蛋白制成的屏障膜通过类似于正常组织更新的酶反应降解。

在治疗一壁或多壁缺损时，胶原蛋白膜已获得与手术清创和不可吸收膜相当的效果。通常，使用胶原蛋白膜与最小的术后并发症、良好的愈合率以及无材料开裂、组织穿孔、过敏反应、免疫反应、组织脱落、愈合延迟或术后感染相关。胶原蛋白膜满足膜屏障技术的标准，即生物相容性、细胞阻隔性、空间创造性、宿主组织整合性

表3-2 市售的天然可吸收屏障膜

产品（制造商）	材料	吸收时间（月）
CollaPlug（Zimmer Biomet）	牛源Ⅰ型胶原蛋白	0.5
BioMend（Zimmer Biomet）	牛源Ⅰ型胶原蛋白	2
Healiguide（EnColl）	Ⅰ型胶原蛋白	1~3
GenDerm（Genius Biomaterials）	牛源Ⅰ型胶原蛋白	3
Surgidry Dental（TechoDry Liofilizados Brazil）	牛源Ⅰ型胶原蛋白	3
conFORM（Ace Southern）	牛源Ⅰ型胶原蛋白	3~4
Mem-Lok Pliable（BioHorizons）	猪源Ⅰ型胶原蛋白	3~4
Renovix（Salvin）	猪源Ⅰ型胶原蛋白	3~4
Creos Xenoprotect（Nobel Biocare）	猪源胶原蛋白和弹性蛋白	3~4
OsteoFlex（OsteoLife Biomedical）	猪腹膜	3~6
EzCure（Biomatlante Biologic Solutions）	猪源Ⅰ型和Ⅲ型胶原蛋白	3~6
BioMend Extend（Zimmer Biomet）	牛源Ⅰ型胶原蛋白	4~5
Ossix Plus（Datum Dental）	猪源Ⅰ型胶原蛋白	4~6
Kontour（Implant Direct）	猪源Ⅰ型胶原蛋白	4~6
Mem-Lok Pericardium（BioHorizons）	人类心包同种异体移植材料	4~6
BioGide（Geistlich）	猪源Ⅰ型和Ⅲ型胶原蛋白	6
Genoss Collagen Membrane	牛源Ⅰ型胶原蛋白	6
Osteogenics Vitala Collagen Membrane	猪心包膜	6.5
OsteoDerm（OsteoLife Biomedical）	猪真皮	6~9
BioSorb（3M ESPE）	牛源Ⅰ型胶原蛋白	6~9
Mem-Lok RCM（BioHorizons）	牛源Ⅰ型胶原蛋白	6~10
Cytoplast RTM（Osteogenics）	牛源胶原蛋白	6~10
ACM6（Ace Southern）	牛源Ⅰ型胶原蛋白	6~10
CollaGuide（Curasan）	牛源Ⅰ型胶原蛋白	8
OsteoDerm Enhanced（OsteoLife Biomedical）	猪真皮	9~12
AlloDerm GBR（LifeCell）	基于胶原蛋白的无细胞构造组织	降解时间未披露
BioXclude（Snoasis Medical）	人类羊膜绒毛膜脱水胎盘同种异体移植物	降解时间未披露

和临床可操作性。此外，胶原蛋白还可以与其他试剂交联，产生合成组织，以增强引导骨再生中的某些特定方面（例如膜降解[12,39]）。

天然胶原材料组成的膜具有多孔结构，能够促进血管化；在临床应用中，它们表现出良好的可操作性，并且能够很好地贴合骨轮廓。最近研究表明，胶原膜不仅可以作为被动屏障，还可以作为生物活性区。它能够吸引分泌信号的细胞，促进骨再生和骨改建，并促进趋化因子的表达，从而调节整个成骨过程[35]。这些膜的主要缺点是缺乏结构完整性，导致在体内迅速降解，影响骨再生。

为了增加胶原膜的耐久性并提高其抗降解性，研究人员开发了多种交联胶原纤维的方法，以增强其生物力学性能。非交联胶原膜在移植后更快降解。因此，当需要在骨组织和软组织之间增加营养物质及细胞交换，并且可以维持一期关闭时，建议使用非交联胶原膜。当无法获得一期关闭或存在较高的瓣膜开裂风险时，建议使用交联胶原膜。最近，Calciolari等人通过定量和定性组织学、免疫荧光、扫描电子显微镜及原子力显微镜对天然胶原膜的体内降解过程进行了表征和澄清[40]。虽然膜的完整性在前14天内保持良好，但在30天后他们观察到明显的降解、改建程度增加以及膜厚度的显著减少。Moses等人也报告了类似结果，发现愈合期14～30天期间，膜厚度和剩余胶原蛋白量显著减少[41]。尽管目前尚无正式共识，但普遍认为，屏障膜应至少保持1个月，且根据缺损大小可持续长达6个月，以支持骨生长[42-43]。

交联的过程包括将胶原提取和分离为单个纤维，然后重新组装为一个支架，以提高其机械和生物稳定性。这种处理产生了比单层天然胶原膜更厚且面积更大的屏障。在此过程中使用了各种化学和物理交联方法，包括紫外线、戊二醛、辐射和酶促核糖交联。这些处理增强了膜对水解的抗性，使膜能够在体内使用长达6个月。然而，交联处理过程中残留的化学试剂引发了关于可能导致炎症和异物反应的担忧，这些反应可能干扰细胞过程。此外，虽然交联提高了胶原膜的机械性能，但并未增加其刚性，这在处理大面积缺损和难以覆盖的区域时仍是一个显著的缺点。

胶原纤维的交联程度与其降解速度成反比，即交联越多，降解越慢（反之亦然）[44]。Rothamel等人测量了不同交联程度的胶原纤维降解速度，并将其与天然胶原膜在大鼠体内的降解速度进行比较[45]。他们发现，天然胶原膜比任何交联膜更快发生血管化和组织整合。因此，对于具有良好一期关闭的骨移植手术，笔者更倾向于使用天然胶原膜，而非交联胶原膜。同样，Moses等人评估了两种市售交联胶原膜和一种天然胶原膜的降解速度[41]。在28天时，非交联膜组显示出最低的剩余胶原量（13.9%±10.25%），其次是戊二醛交联膜组（24.7%±35.11%）。酶促核糖交联膜组保留的胶原含量显著高于其他组（91.3%±10.35%）。在同一时间点，与基线相比，膜厚度的评估也显示出了类似的模式。

胶原具有多种特性，使其成为适合的屏障膜材料，包括对凝血和创口愈合的有利影响、可控的交联性、低抗原性和可延展性、高抗拉强度以及纤维取向。胶原还可以以多种形式生产（例如片状、凝胶、管状、粉末和海绵状）。

自20世纪90年代中期以来，几种基于胶原的材料已作为屏障膜用于牙周、口腔颌面外科手术。来自肌腱和皮肤部位的加工牛源Ⅰ型胶原膜已在动物和人类的屏障膜手术中进行了评估，结果显示在牙周缺损中与不可吸收膜相当的效果。

早期的研究确定了胶原膜的可吸收潜力[46-47]。由于菌斑和愈合创口中的酶导致快速降解（30天），结果有限。为了弥补外部屏障的过早降解，研究人员通过使用多相（层状）屏障并在内层屏障中加入硫酸肝素和纤维连接蛋白，努力提高胶原膜的质量。多相膜的设计旨在满足各种牙周组织类型的标准，同时满足屏障功能。纤维连接蛋白作为成纤维细胞的趋化因子，能够将硫酸

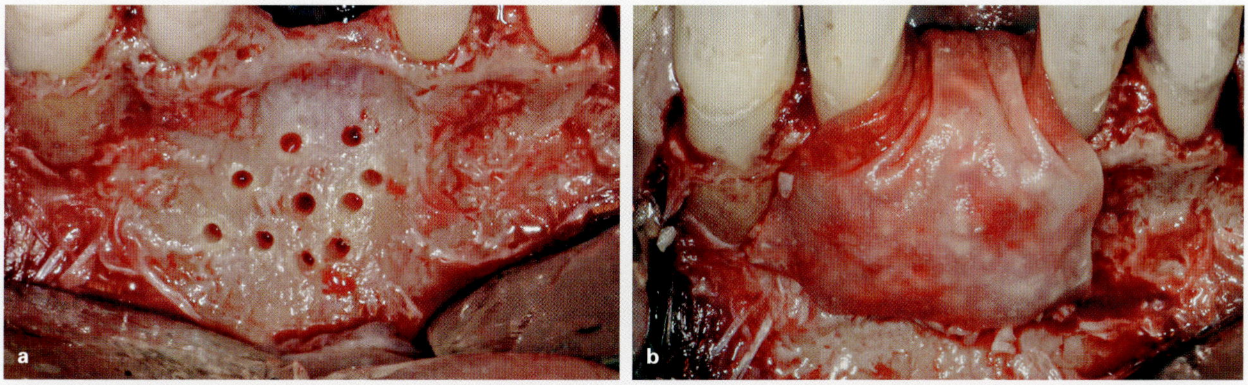

图3-5 OsteoFlex具有自然的微孔胶原结构，确保在引导骨再生手术中实现最佳的组织整合和快速的血管化及组织整合。（a）引导骨再生手术中，下颌骨缺损的唇侧术中视图。先使用手术刀片然后用球钻彻底清除骨膜上所有的软组织残留物。然后，用701号碳化钨钻在唇侧骨板的皮质骨上制备数个滋养孔。（b）骨移植物和周围区域被一层可吸收胶原膜（OsteoFlex）覆盖，膜贴合唇侧，并用固定螺钉固定在舌侧骨板上。切开唇侧瓣和舌侧瓣的骨膜并冠向拉伸，以确保移植物上方的一期关闭。然后，用无张力的单纯间断缝合和水平褥式缝合将瓣复位到剩余牙槽嵴及邻牙龈乳头原位。

肝素与胶原膜结合。内层屏障旨在作为迁移上皮的第二屏障，并作为纤维连接蛋白和硫酸肝素的输送系统。

BioMend膜（Zimmer Biomet）是第一个用于骨再生的市售的胶原蛋白膜。现今，数十种用于引导骨再生的胶原蛋白屏障膜已上市销售[12]（表3-2）。OsteoTape（OsteoLife Biomedical）和CollaTape（Zimmer Biomet）被用于处理轻微的口腔创口、关闭移植部位以及修复上颌窦膜。这些膜能够有效控制出血并稳定血凝块，保护创面床，并提供组织向内生长的基质，促进引导性组织再生（GTR）。它们在10～14天被完全吸收，因此通常被认为不适合真正协助骨再生。

Paroguide（Coletica）是由小牛皮中的牛胶原蛋白交联制成，含有96%的Ⅰ型胶原蛋白和4%的硫酸软骨素-4，吸收时间为4～8周[48]。它是一种不透明的乳白色中等刚性材料，旨在重建骨缺损、修复根分叉病变、增加牙槽嵴高度，并覆盖种植体周围缺损和拔牙位点。可使用可吸收缝线将膜固定到位。

OsteoFlex（OsteoLife Biomedical）由高度纯化的猪腹膜组织制成。该膜能够在保持天然微孔胶原结构的同时实现长时间（3～4个月）的屏障功能，且无任何化学交联，确保最佳的组织整合和快速的血管化及组织整合（图3-5）。由于其由猪源胶原蛋白制成，OsteoFlex不存在传播牛海绵状脑病的风险。在水合后，该膜由于其高抗拉强度和结构完整性，操作简便。

与OsteoFlex类似，OsteoDerm（OsteoLife Biomedical）由猪组织制成，具体来说是由高度纯化的猪真皮制成。该膜在可操作性和强度之间实现了平衡，吸收时间为6～9个月。它易于重新调整和精确放置。OsteoDerm Enhanced（OsteoLife Biomedical）由更厚的猪真皮组织制成，具有极长的体内稳定性（9～12个月）和高机械强度（图3-6和图3-7）。

BioMend是一种可吸收胶原膜，源自牛跟腱，已被证明在骨再生手术中有效。干燥时，这种压缩、不易碎的Ⅰ型胶原膜呈纸白色，表面质地类似皮革；横截面可见其由多层片状结构组成。湿润时，膜变得半透明，但不滑腻，且可以贴合牙齿结构。制造过程中移除了胶原分子的抗

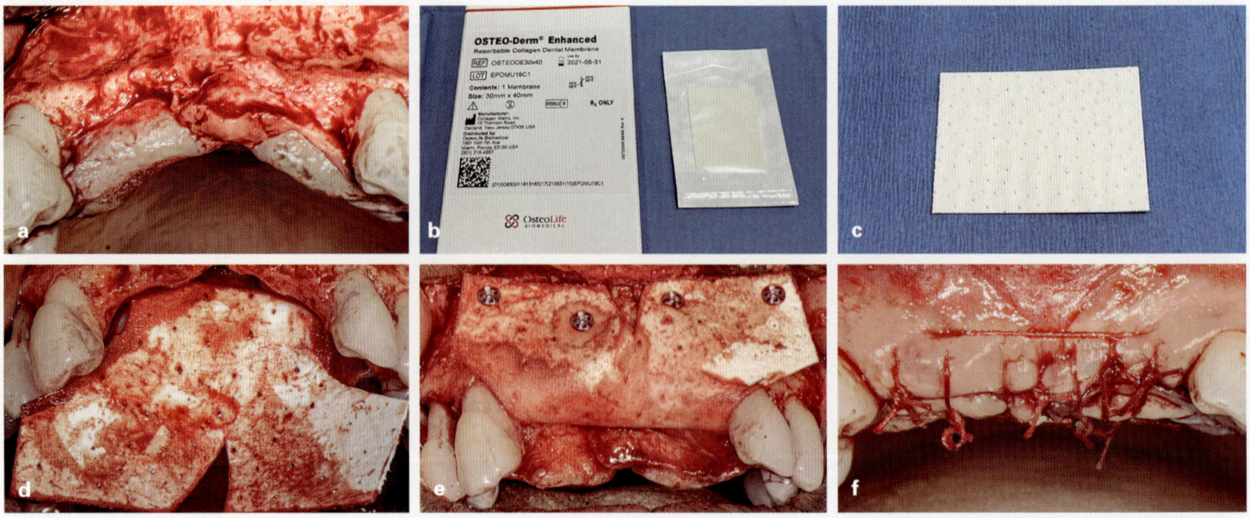

图3-6　在引导骨再生手术中，上颌骨前部严重缺损进行骨量恢复以准备种植体植入的术中视图。因为其在体内的长期稳定性和高机械强度，使用了猪胶原膜。（a）为了获得进入缺损的通道，首先在缺牙区做牙槽嵴顶正中切口，然后沿着13和22做沟内切口。接着，在14和23的龈乳头底部做松弛切口，并向根方延伸至口腔前庭膜龈联合处。最后，翻开唇侧和腭侧的全厚瓣，以暴露整个区域的唇侧骨板和腭侧骨板。先后使用手术刀片和球钻彻底清除骨膜上所有的软组织残留物。（b～d）使用缓慢吸收的胶原膜（OsteoDerm Enhanced），用2颗固定螺钉固定在腭侧骨板上。（e）膜贴合于唇侧并用2颗固定螺钉固定在唇侧骨板上。（f）切开唇侧瓣的骨膜并冠向拉伸，以确保移植物上方的一期关闭。然后，用无张力的单纯间断缝合和水平褥式缝合将瓣复位到剩余牙槽嵴及邻牙龈乳头原位。

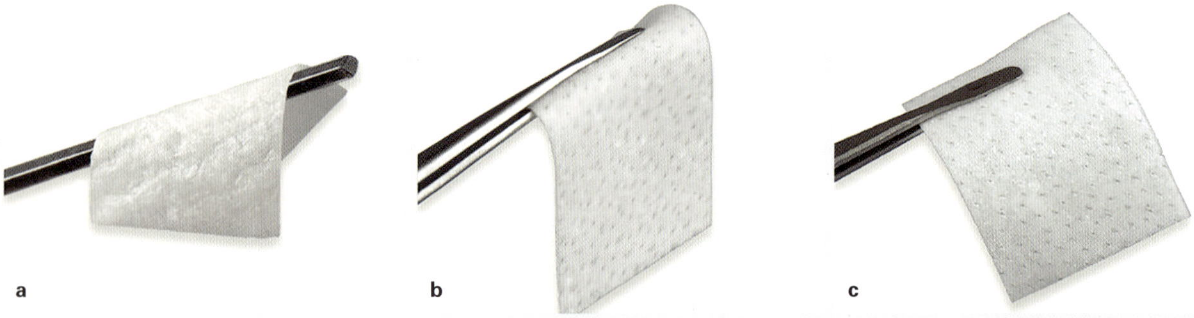

图3-7　可吸收胶原膜可以为提供不同时间段的屏障保护而制造，以满足不同的手术需求。（a）OsteoFlex：高度纯化的完整胶原，吸收时间短（3～4个月），机械强度高。它柔软且可塑性极好，可重新定位以进行精确调整和放置。（b）OsteoDerm：高度纯化的完整胶原，吸收时间长（6～9个月），良好的机械强度，适中的可塑性，便于操作。（c）OsteoDerm Enhanced：高度纯化的完整胶原，吸收时间很长（9～12个月），高机械强度和更长时间的体内稳定性，设计用于需要较长屏障功能的大型骨移植病例。

原部分，从而提高了其生物相容性和组织耐受性。其免疫反应已在临床上得到验证，不同批次产品均已验证为无热原。BioMend通过酶（胶原酶）降解被吸收至牙龈结缔组织中[49]。设计上，BioMend保持完整4周，平均寿命为6～7周，完全吸收发生在8周内。早期关于可吸收胶原膜（例如BioMend）治疗人类下颌Ⅱ类根分叉骨缺损的研究发现，与ePTFE膜相比，在操作胶原膜的便捷性上没有显著临床差异[50]。BioMend Extend是BioMend的长效版本，它更厚、更柔韧，且抗撕裂。它在18周内被吸收，从而能够更长时间维持再生屏障。

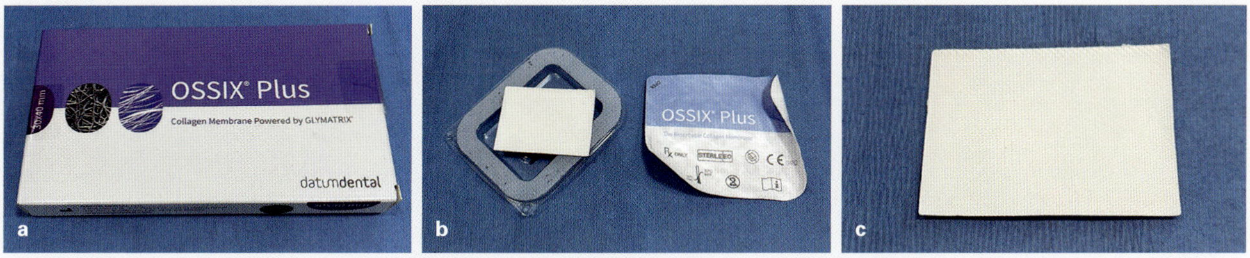

图3-8 （a~c）Ossix Plus（Datum Dental）是一种猪源的柔韧可吸收胶原膜，再生屏障功能持续6个月。

2019年，一项关于用于口腔再生手术的BioMend的细胞相容性和生长因子含量的体外研究发现，BioMend的析出液显著抑制了人类间充质干细胞（MSC）的增殖。此外，当牙周膜干细胞与BioMend共同培养时，其增殖显著减少。然而，尽管与醛交联的胶原膜在干细胞中表现出较差结果，但当胶原膜与多糖交联时，结果更为理想[51]。

Glymatrix（Datum Dental）技术——自然无毒的糖交联胶原分子，提供了Ossix Bone（骨化胶原海绵）、Ossix Plus（耐降解骨化膜；图3-8）和Ossix Volumax（骨化胶原支架；图3-9）的胶原基质。Ossix是一种可吸收胶原膜，置入后6个月内作为再生屏障发挥作用。其耐用性解决了使用胶原膜成功进行骨再生的一个问题，即当胶原膜被置入时，哺乳动物胶原酶降解该膜，或当暴露时，细菌胶原酶降解该膜的问题[52]。早期研究中，一组研究人员探讨了Ossix的屏障膜在骨增量中的潜力[53]。出于临床目的，研究了一期愈合和二期愈合模式。研究人员通过摄影记录了软组织愈合，并通过数字化照片的图像分析计算缺损大小。在重新进入手术时，研究人员解剖并通过组织学评估了屏障膜的残留物。研究表明，缺损的平均值为35.5mm；在暴露迹象出现后，所有缺损在4周内愈合。对于暴露的部位，2~6周的统计学差异显著。组织学显示纤维组织和骨组织直接附着在膜的表面上。研究人员得出结论，膜暴露后，牙龈缺损在随后的几周内总是会愈合，不影响愈合过程。组织学结果显示，在屏障膜保持稳定的6个月期间骨再生得以进行。

另一项早期研究比较了使用Ossix和脱蛋白牛骨矿物质（DBBM）作为空间维持与标准的ePTFE膜（Gore-Tex）及相同骨替代材料的定性组织学结果，后者作为对照组[54]。Mann-Whitney检验发现，结果的差异在统计学上无显著意义。当发生屏障膜暴露时，它并未干扰两组的组织学结果。因此，Ossix和ePTFE屏障的骨再生结果是相当的。最近，2018年的一项研究比较了手术瓣的一期关闭与非一期关闭对软硬组织的影响，结果表明，采用同种异体冻干骨（FDBA）联合交联胶原膜（Ossix Plus）进行开放性愈合（即有意暴露创面）的治疗方案，在硬组织再生指标上较非交联胶原膜覆盖方案呈现更优的改善趋势[55]。2019年，一项研究得出结论，使用交联胶原膜与同种异体骨，且有意让膜暴露，可以更好地保持拔牙后的角化组织，而非交联胶原膜则较差。因此，如果位点暴露，应该使用交联膜。如果实现了一期关闭，则应该使用天然胶原或非交联胶原膜。

Bio-Gide和Bio-Gide Compressed（Geistlich）是最受欢迎的两种用于口腔组织再生的胶原膜。Bio-Gide是一种缓慢吸收的（至少4个月）纯胶原膜（无有机残留或额外化学物质），由Ⅰ型和Ⅲ型猪源胶原组成。通过碱性处理等工艺，消除产品中任何病毒或细菌污染的可能性。Bio-Gide

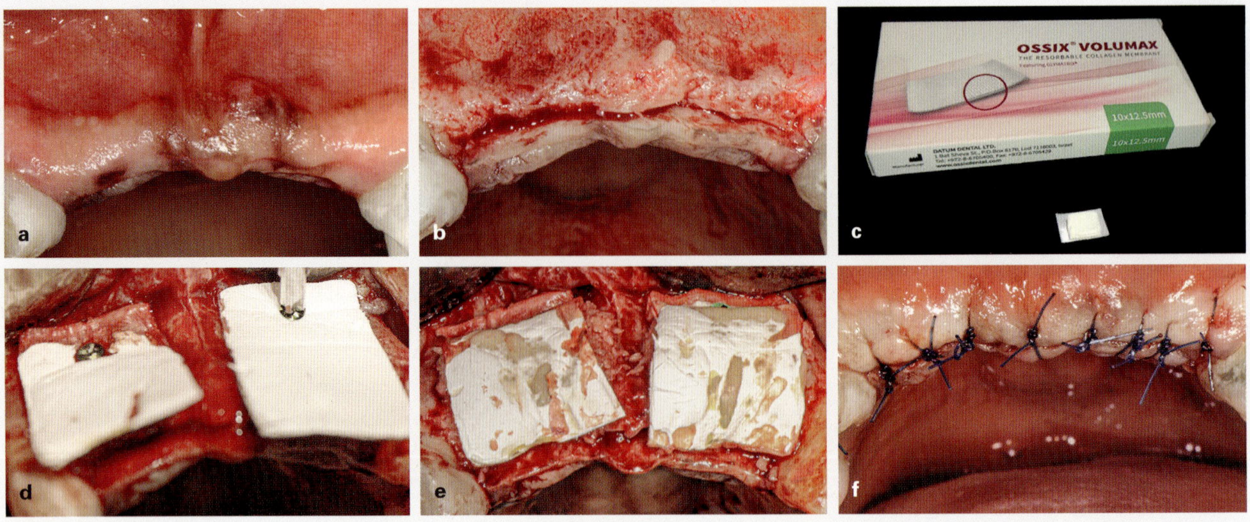

图3-9 Ossix Volumax（Datum Dental）是一种骨化胶原支架，通过交联处理避免在数月内被胶原酶降解。研究表明，它比非交联胶原膜更能保持角化组织。（a）严重萎缩的上颌骨术前临床视图。注意前部唇侧骨板的塌陷。（b）为了进入缺损部位，在缺牙区做牙槽嵴顶正中切口，随后在13和22周围做沟内切口。接着，14和23的龈乳头底部做松弛切口，并向根方延伸至口腔前庭膜龈联合处。最后，翻开唇侧和腭侧的全厚瓣，以暴露整个区域的唇侧骨板和腭侧骨板。先后使用手术刀片和球钻彻底清除骨膜上所有的软组织残留物。（c）本病例将使用一种缓慢吸收、猪源、非常柔韧的胶原膜（Ossix Volumax）。（d和e）胶原膜被切成两块，修剪至适合大小，然后每块用2颗固定螺钉固定在唇侧缺损的最顶端。（f）胶原膜覆盖在移植物上，并塞入腭侧瓣下。切开唇侧瓣的骨膜并冠向拉伸，以确保在移植物上方的一期关闭。然后，用无张力的单纯间断缝合和水平褥式缝合将瓣复位到剩余牙槽嵴。

专为牙周和种植手术（以及促进骨缺损成骨）而开发，由一层致密的膜覆盖紧密光滑的表面。光滑的一面旨在防止引导骨再生过程中软组织侵入。另一面较粗糙，设计用于面向骨缺损，促进骨组织的向内生长。21世纪初的多项研究证明了Bio-Gide在多种牙槽骨再生术中的有效性[56]，其持久的临床效果使其成为新型类似产品的标准对照[57]。

其他商业胶原膜包括Tissue Guide（Koken），源自牛真皮和肌腱胶原，吸收时间为4～8周；Tutodent（Tutogen Medical），源自Ⅰ型牛心包膜，吸收时间为8～16周。市售交联胶原膜产品包括Mem-Lok RCM（BioHorizons），源自Ⅰ型牛肌腱，吸收时间为26～38周；Neomem和Neomem FlexPlus（Citagenix），分别源自猪腹膜和Ⅰ型牛肌腱，吸收时间为26～38周；OsseoGuard（Zimmer Biomet），源自Ⅰ型牛肌腱，吸收时间为6～9个月；OsseoGuard Flex（Zimmer Biomet），源自Ⅰ型和Ⅲ型牛真皮，吸收时间为6～9个月；OssGuide（Bioland），源自Ⅰ型猪心包膜，吸收时间为6个月；RCM6和conFORM（Ace Southern），源自Ⅰ型牛肌腱，吸收时间为26～38周[58]。

心包膜

心包膜是由包围心脏的组织构成的天然异体移植材料（图3-10）。这些薄且柔韧的膜平整地铺在移植部位，当需要最佳强度和处理以确保移植物覆盖时，它们能够提供持久的屏障[59]。心包膜非常适用于需要块状异体移植覆盖和大规模嵴

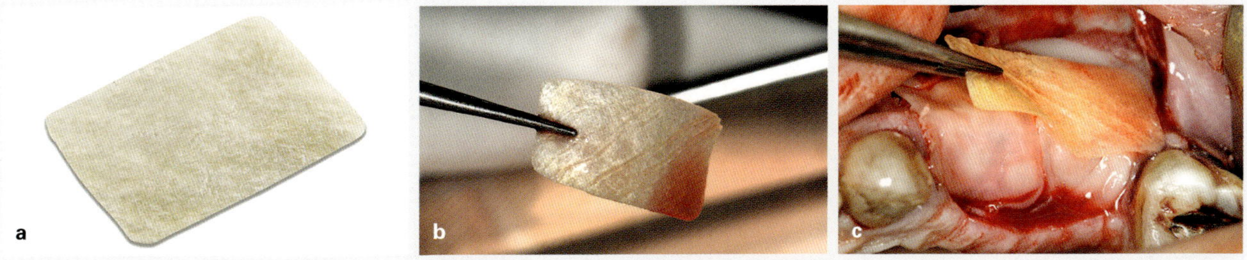

图3-10 （a）心包膜是一种源自心脏周围组织的天然同种异体移植材料。它将在3~6个月吸收。（b和c）一块心包膜放置在PRP膜上，以提高移植手术的可预测性。

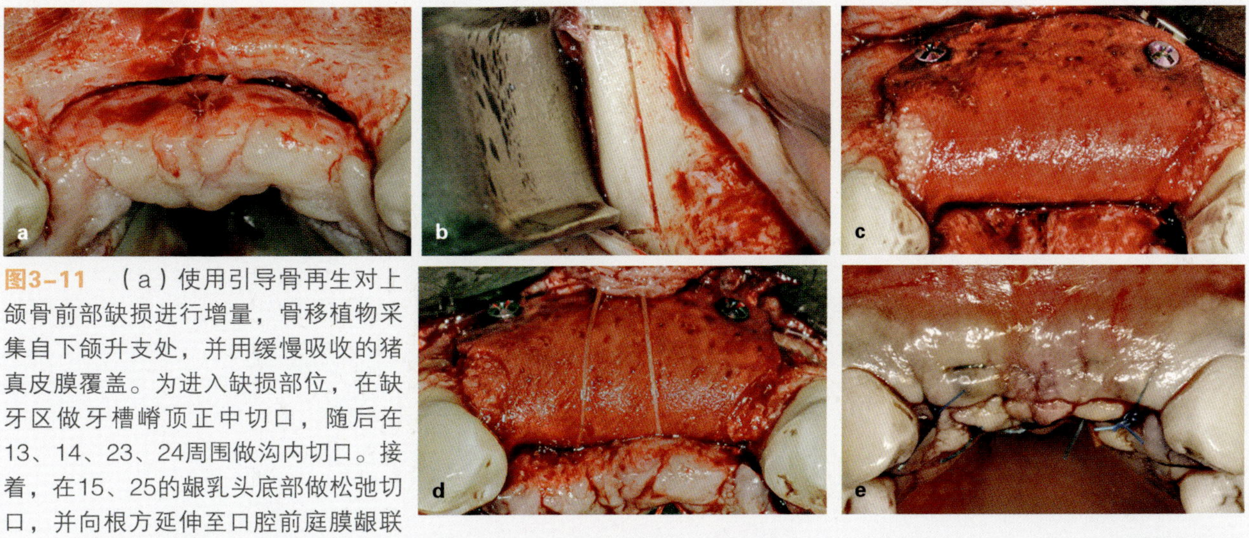

图3-11 （a）使用引导骨再生对上颌骨前部缺损进行增量，骨移植物采集自下颌升支处，并用缓慢吸收的猪真皮膜覆盖。为进入缺损部位，在缺牙区做牙槽嵴顶正中切口，随后在13、14、23、24周围做沟内切口。接着，在15、25的龈乳头底部做松弛切口，并向根方延伸至口腔前庭膜龈联合处。最后，唇侧和腭侧翻全厚瓣，暴露整个区域的唇侧骨板和腭侧骨板。先后使用手术刀片和球钻彻底清除骨膜上所有的软组织残留物。然后用701号碳化钨钻在唇侧骨板的皮质骨上制备数个滋养孔。（b）局部下颌骨后部供区的术前视图。为获得用于移植的自体骨，使用超声骨刀从下颌升支处取下一段皮质骨。（c）用2颗固定螺钉将缓慢吸收的猪真皮膜（OsteoDerm Enhanced）固定在腭骨上，然后将其调整覆盖在移植物上，并在颊侧骨的最顶端用另2颗固定螺钉固定。（d）由于重建骨量较大，为防止瓣膜在嵴顶水平面开裂，使用悬吊缝合将腭侧瓣和唇侧瓣的骨膜缝合在一起。（e）切开唇侧瓣的骨膜并冠向拉伸，以确保移植物上方的一期关闭。随后，用无张力的单纯间断缝合和水平褥式缝合将瓣复位到剩余牙槽嵴和邻牙龈乳头原位。

增量手术的病例（图3-11），在这些情况下，贴合表面轮廓的能力至关重要。

两项体内研究分别比较了天然猪心包膜与广泛使用市售胶原膜（Bio-Gide）的骨再生能力，结果表明心包膜在骨再生方面表现出增强效果。此外，作为细胞外基质制造的心包膜展示了骨引导和骨诱导的特性，显著促进了人骨间充质干细胞（MSC）的募集、增殖和成骨分化，同时也有效阻挡了人类牙龈成纤维细胞的侵入[60-61]。

2020年的一项随机临床试验比较了使用猪心包膜和钛网再生骨的数量及质量。为了重建水平不足的牙槽嵴，使用了1：1的自体骨和无机牛骨矿物混合物。两组患者的牙槽骨宽度均显著增加。学者得出结论，虽然两种材料都可行，但钛网对技术的要求更高。其他研究表明，使用钛网和胶原膜的组合优于单独使用任何一种材料[31-32]。心包膜相较于其他胶原膜的优势在于，它设计为在4~6个月的时间内更慢地吸收。学者观察到，膜的厚度（0.5mm）结合其优越的弹性使骨移植的固定更加容易和可靠[62]。

脱细胞真皮

从组织库中获得的脱细胞人类尸体皮肤，经过脱上皮化和去细胞化处理，消除了免疫排斥反应的目标，留下了免疫惰性的无血管结缔组织[63]。真皮同种异体移植已经成功用于治疗三度烧伤，目前还用于增加角化附着龈组织[64-65]，促进种植体周围的软组织发育[66]，以及在唇和口角鳞状细胞癌切除后的初步重建中使用[67]。

脱细胞真皮同种异体移植材料作为屏障膜材料具有理想的特性。例如，无记忆性、易于放置和适应、生物相容性强、能够被软组织覆盖并保持覆盖状态。如果材料是生物可吸收的，它必须具有可预测性，能并在6周内保持完好的屏障作用，同时在6个月内完全吸收。因此，脱细胞真皮同种异体移植材料有几个优势。它不含细胞成分，消除了因存在主要组织相容性复合体Ⅰ类和Ⅱ类抗原而引发排斥反应的可能性。此外，无限的供应、颜色匹配、厚度、即使未实现一期关闭也不会降解，以及形成额外附着龈组织，使这种材料成为屏障膜技术的良好选择。

最近许多研究探讨了脱细胞真皮基质产品在种植体植入中的应用。一项2018年的随机对照临床试验（RCT）得出结论，在种植体植入时，脱细胞真皮基质在种植体植入时于黏膜增厚方面可产生与上皮下结缔组织移植相似的效果[68]。2018年发布的一份临床和组织学报告描述了一种成功的骨再生和软组织增厚，同时使用脱细胞真皮基质作为屏障，围绕种植体进行再生和生物型转换，以应对硬组织开裂和薄龈生物型对功能及美学效果的威胁[69]。2019年发布的一项前瞻性多中心病例系列研究初步肯定了使用猪源真皮基质提供一致的软组织增厚效果，并在长达24个月的随访中保持效果，尽管根据手术部位的不同，移植物在前6个月内可能会收缩[70]。

富血小板血浆

除了作为移植物和膜材料的辅助使用外，富血小板血浆（PRP）本身也可以形成一种类屏障膜。除了向整体移植部位提供额外的PRP外，PRP膜还有助于稳定颗粒状移植物，并可能作为一种短期的生物屏障（图3-12）。由于普遍认为所有可用的血小板将在3~5天脱颗粒，并且它们的初始生长活性将在10天后消失，因此PRP膜在10天后将不再是防止上皮组织侵入的有效屏障。然而，它可以用于增强短期组织愈合，但不被认为是用于骨再生的真正屏障膜。对于需要真正物理屏障膜的区域，可以使用PRP创建一种生物活性介质膜。选择的膜可以用PRP液体进行水合，以提供屏障膜的优势，同时局部输送生长因子，这些因子可以加速硬组织和软组织的成熟，因为PRP注入了膜屏障。例如，一项2017年的研究描述了一种血小板诱导的上皮屏障的有效性，该屏障可防止细菌在通过蛋白酶活化受体4激活肽修饰的钛表面附着、穿透和侵入。该研究的目的是探讨在种植体与相邻上皮之间的界面上，由于缺乏功能性基底层附着的种植体周围上皮封闭性，从而允许细菌侵入的问题，这可能导致种植体周围炎[71]。

为了将传统屏障膜与PRP制剂结合使用，通常应使用胶原基膜，并根据缺损的大小和形状进行修剪，然后用PRP液体进行水合，再放置于受区。

可吸收合成聚合物

大多数市售的可吸收合成聚合物膜基于脂肪族聚酯［例如聚乳酸（PLA）、聚乙醇酸（PGA）、聚ε-己内酯（PCL）和聚乙二醇（PEG）及其共聚物］。这些膜提供了良好的生

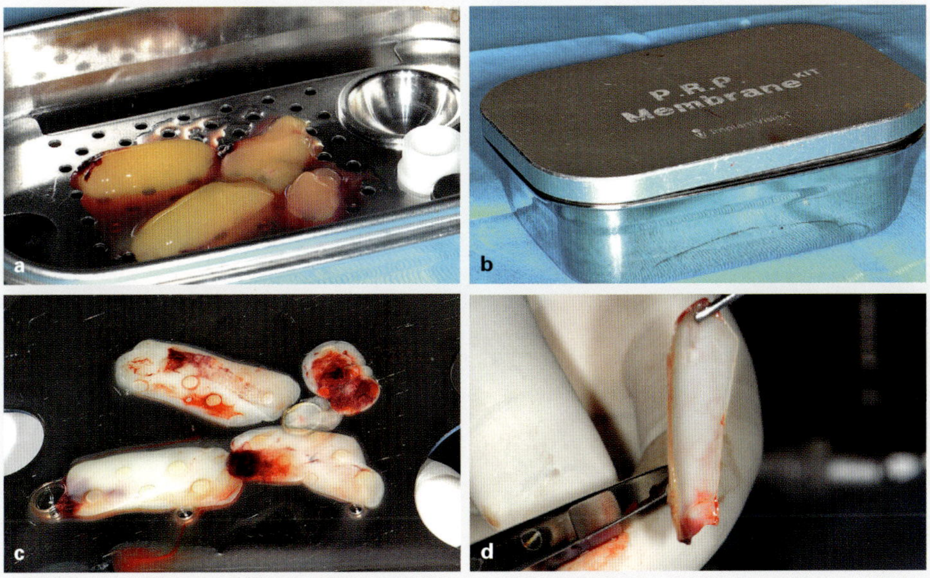

图3-12 PRP可用作类屏障膜，向移植部位提供额外的PRP，稳定颗粒移植材料，并充当短期的生物屏障。（a）将PRP凝胶放置在PRP膜盒中。（b）经过约5分钟的时间，通过盒子配重盖施加压力，会将PRP凝胶转化为膜。（c）压缩后PRP膜的外观。（d）PRP膜从盒子中取出并修剪至适合大小后的外观。

表3-3 市售的可吸收合成屏障膜

产品（制造商）	材料	吸收时间（月）
Guidor（Sunstar）	PLA	1.5～2
Resorb X（KLS Martin）	PDLLA	1.5～2
Cytoflex Resorb（Unicare Biomedical）	PLGA	4
Resolute（WL Gore）	PGA-TMC	4～6
Epi-Guide（Curasan）	PDLLA	6～12
Atrisorb（Atrix Laboratories）	NMP中的PDLLA	9～12
Inion GTR	PLDLGA-TMC	12～24
Vivosorb（Polyganics）	PDLLCL	16

PLA，聚乳酸；PDLLA，聚-DL-乳酸；PLGA，聚乳酸-聚乙醇酸共聚物；PGA-TMC，聚乙醇酸-三亚甲基碳酸酯；NMP，N-甲基-2-吡咯烷酮；PLDLGA-TMC，聚-LD-乳酸-聚乙醇酸-三亚甲基碳酸酯；PDLLCL，聚-DL-己内酯。

物相容性、较低的刚性和优异的临床可操作性（表3-3）。合成聚合物膜的吸收速度及其机械性能差异较大，取决于组成中使用的聚酯类型和比例。基于乳酸、ε-己内酯和乙醇酸等共聚物的屏障膜吸收速度比基于单一聚合物的屏障膜要慢。PLA和PGA基质的抗拉强度范围为40～140MPa。相比之下，不可吸收膜（例如ePTFE）的抗拉强度约100MPa，而天然可吸收材料（例如猪胶原）制成的膜抗拉强度则低得多，为4～5MPa。

然而，基于脂肪族聚酯的合成聚合物膜在降解过程中已被证明会引发炎症反应和异物反应，有些研究报告称，与ePTFE膜相比，使用PLA膜和PGA膜的骨填充水平较低。尽管它们无细胞毒性，合成聚合物膜通过多形核白细胞（PMN）的酶作用分解为乳酸或乙醇酸，或在代谢过程中进入柠檬酸循环。PMN细胞参与炎症反应，在分解合成膜时通常会产生有害的氧化物质。研究表明，膜组成与PMN反应的持续时间和强度之间存在相关性，这可能干扰或完全破坏整合过程。此外，这些膜的生物活性不如天然材料制成的膜。

PLA/PGA共聚物（PLGA）是用于制造可吸收屏障膜的最常用生物材料之一[72]。最常见的市售可吸收合成聚合物膜包括Epi-Guide（Curasan），由聚-DL-乳酸（PDLLA）组成，3层自支撑材料，功能时间为20周，吸收时间为6～12个月[73]；Resolut Adapt（WL Gore），由PDLLA/乙醇酸共聚物组成，具有良好的空间维持，功能时间为8～10周，吸收时间为5～6个

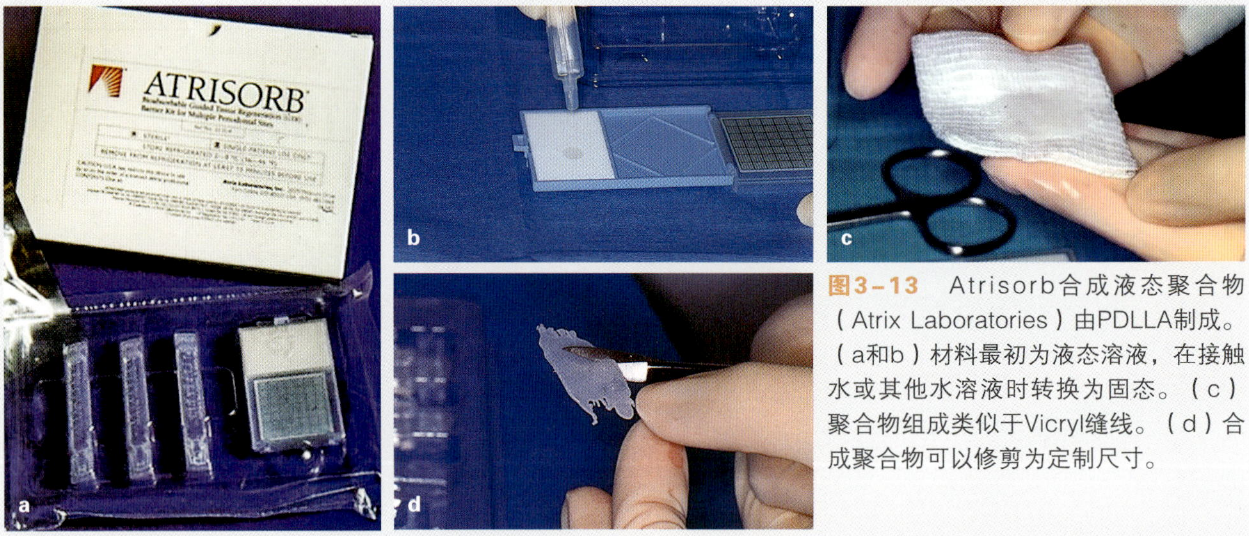

图3-13　Atrisorb合成液态聚合物（Atrix Laboratories）由PDLLA制成。（a和b）材料最初为液态溶液，在接触水或其他水溶液时转换为固态。（c）聚合物组成类似于Vicryl缝线。（d）合成聚合物可以修剪为定制尺寸。

月[74]；Resolut Adapt LT（WL Gore），由PDLLA/乙醇酸共聚物组成，良好的空间维持材料，功能时间为16～24周，吸收时间为5～6个月[75]；Vivosorb（Polyganics），由PDLLA-ε-己内酯组成，还可以作为神经引导材料，功能时间为10周，吸收时间为24个月[76]。2019年的一项有关聚合物膜的文献综述聚焦于抗生素涂层、离子利用改性和其他改性，这些改性显示出广泛的效果，通过设计有生物活性介质的屏障膜，有望为患者的健康带来益处并提升安全性。

合成液态聚合物

聚乳酸的聚合物，溶解在N-甲基-2-吡咯烷酮（NMP）中的PDLLA，已被研究为可吸收屏障材料。该材料起初为溶液形态，在接触水或其他水溶液后转换为固态[77]。该膜在口腔外为部分固化溶液，使其可以在放进口腔之前根据缺损的尺寸进行修剪（图3-13）。屏障膜随后适应缺损并在位点固化成固体状态。由于其在口腔外的半刚性状态，该屏障膜具有足够刚性以便放置，但也足够灵活以适应缺损。屏障膜直接黏附于牙齿结构，因此不需要缝合。化学上，该材料是一种通过水解过程吸收的聚合物成分，吸收速度可控，膜在上皮迁移过程中存在并隔离牙周缺损部分。医生还可以将移植材料放置在缺损中，以确保膜的位置类似于帐篷结构，然后直接将液态聚合物应用于手术部位，并允许其与周围液体接触，从而启动聚合物的固化。

总结

在考虑与多种可用膜相关的众多因素后，临床医生必须根据每名患者和每个缺损的具体情况，选择适合的屏障膜。例如，在某些临床情况下，如果修复窦膜撕裂时，使用不可吸收屏障是禁忌的；然而，在其他情况下，存在膜暴露或膜暴露可能性较大的情况下，则必须考虑使用吸收速度较快的胶原膜，这种膜在暴露时会被更快吸收。各种研究观察表明，利用膜进行骨再生是一项敏感技术，依赖于所使用膜的特性。然而，防止或减缓上皮沿牙齿表面迁移的能力是至关重要的。

由于每种屏障膜材料都有其特定的优点和局限性，尚未发现哪种膜适用于所有临床情况，因此临床医生必须对可用的不同膜有基本了解，并根据每种情况的适应证选择性使用。临床医生应仔细审查每种手术中所使用的材料，以最大限度地提高成功率，并在特定情况下尽量减少成本、时间和并发症。

04

下颌升支取骨

Harvesting Bone from the Ramus

20多年来，从下颌联合或下颌升支区获取的自体骨在用于种植前的牙槽嵴缺损重建中，取得了良好的效果[1-4]。尤其是下颌升支，它是皮质骨的可靠来源。此外，它也是“骨屑”的极佳来源，其应用类似于第2章所描述的颗粒状松质骨移植材料。从下颌升支处获取的自体骨用于种植前的牙槽嵴缺损重建，可在短时间内愈合并产生高度致密的骨结构[1,5-11]。从口内取骨（例如从下颌升支处取骨）的优点之一是供区和受区通常很接近。因此，手术可在使用局部麻醉或特定患者静脉麻醉的情况下，更高效地在门诊进行。此外，也可降低患者的不适感及取骨并发症[12-14]。本章将重点介绍如何从下颌升支处取骨以及如何将其移植至受区，为后续种植做准备。

与颗粒状骨移植材料不同，从下颌升支和下颌骨板获取的皮质骨块可以用来重建需要结构支撑的骨缺损区。此外，也可使用骨锯将骨块削薄成皮质骨片，或使用骨磨将其磨成颗粒，用作颗粒状骨移植材料（见第2章）。一般来说，从下颌升支区可获取一约4mm厚、约30mm长（或更多）、约10mm高的方形骨块（图4-1）。这种移植物形态特别适用于覆盖植骨，以增加1个牙位，最多可达4个牙位牙槽骨的宽度[15-16]。当双侧下颌升支取骨时，可获取双倍的上述自体骨量。下颌升支骨块已成功应用于种植体植入[17-23]、上颌窦底提升[24-26]、唇侧骨增量[27-28]、正颌外科手术[29-31]和肿瘤切除后的即刻骨重建[32]。

在供区取骨之前，应通过临床和CBCT仔细评估受区所需移植材料的大小及形状。理想情况下，骨块应足够大以完全恢复骨缺损处的形态。CBCT影像可用

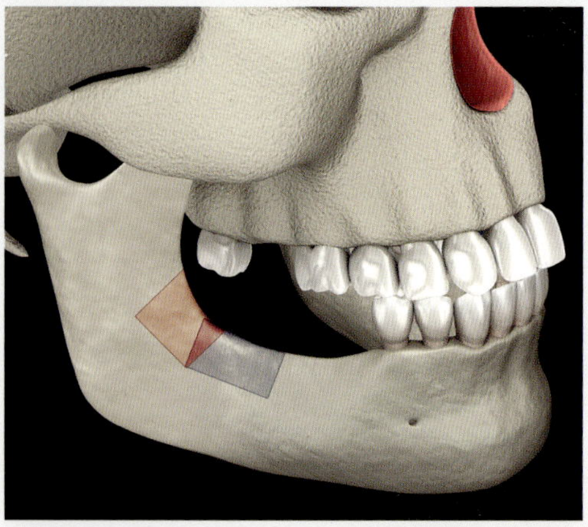

图4-1 下颌升支是口内采集皮质骨的供区。当所需骨量较大时，可替代或与下颌联合取骨联合应用。橙色和灰色区域代表理想的取骨位置。根据患者需要，可以从标记的一个或两个区域（升支和/或颊侧骨板）取骨。

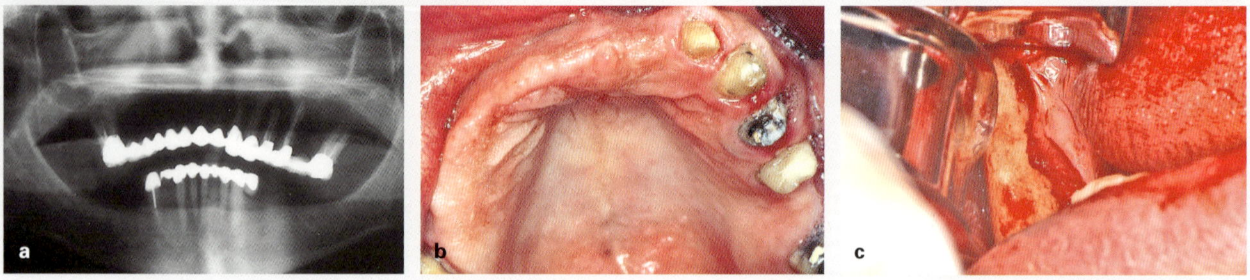

图4-2 下颌升支取骨。在供区取骨之前，应仔细评估受区并做好受区准备。（a）该患者是使用下颌升支骨块进行上颌骨增量的理想人选。固定局部义齿由于广泛而无支持的桥体区域导致修复失败。下牙槽神经的位置允许进行骨块移植，由于下唇口轮匝肌和颏肌张力过高无法进行颏部取骨。（b）牙齿缺失后，超过中线的一侧缺牙区产生了＞5mm的颊腭向牙槽骨轮廓缺损。（c）切口从上颌磨牙殆面水平的下颌升支前缘开始，延伸到磨牙后垫前侧面。当下颌后牙区为缺牙区时，切口应行进于牙槽嵴顶正中；如果下颌磨牙存在，则沿沟内切口进行。切口向前延伸的范围应能确保翻瓣后有良好的手术视野以及采集所需骨块的操作空间。

来设计和制造数字化导板，以简化手术过程，并确保从适合的解剖位置采集适合大小和形状的骨块。详细的术前计划和准备也可最大限度地减少取骨及骨移植的时间（图4-2），以获得更好的疗效[33-35]。

有两个重要的解剖学问题值得注意。第一，对于经验欠缺的术者而言，在某些患者中，寻找并进入下颌升支术区可能有些困难。手术要点是充分延伸初始切口的高度，以到达下颌升支，其位置大约在上颌磨牙的殆面水平。此外，切口应始终位于附着在下颌骨冠突上的颞肌末端纤维下方，以最大限度地减小该区域出现肌痉挛和术后肿胀的可能性。第二，也是最重要的解剖学问题是，在切开时必须绝对小心，在不损伤下牙槽神经血管束的情况下切割并获取骨块[36-37]（图4-3）。

外科技术

取骨步骤

下颌升支取骨的手术切口途径始于颊前庭和下颌骨外斜线之间，并向磨牙后垫前侧方延伸[38-40]。从低于殆面水平的下颌升支处开始切开，最大限度地减小切断颊动脉或暴露颊脂垫的可能性。如果下颌磨牙存在，切口从颊侧龈沟向前延伸；如果该区域为缺牙区，切口则从牙槽嵴顶正中向前延伸。随后，从下颌升支外侧的下颌体以及下颌

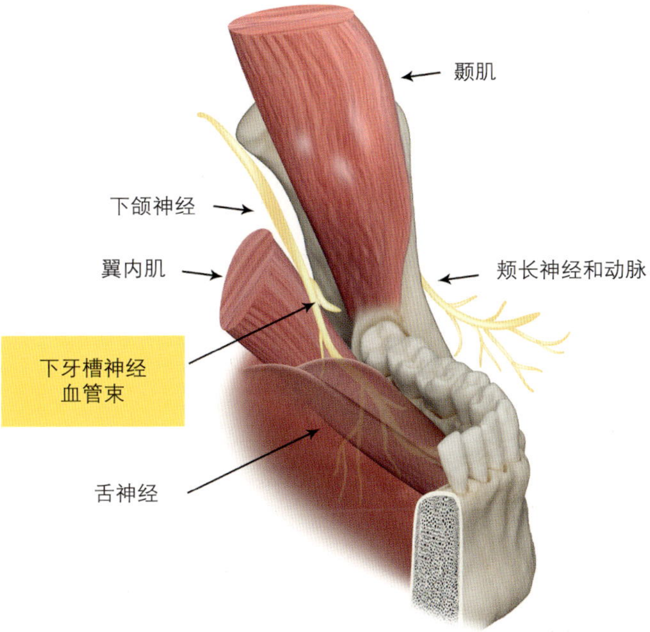

图4-3　在下颌升支取骨过程中，必须非常小心，避免损伤下牙槽神经血管束。

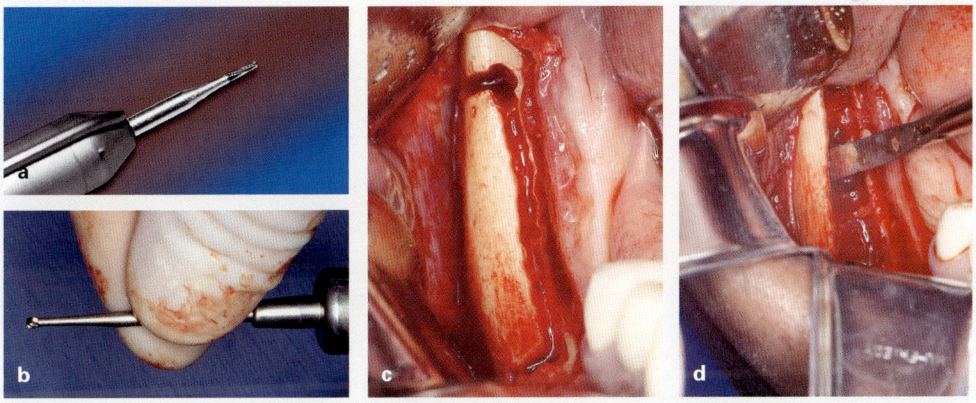

图4-4　下颌升支处截骨应从船面水平开始，或在下颌升支较厚的位置开始。2000年的这一病例，使用了1702号裂钻或往复锯进行骨切开。（a）使用1702号裂钻的直机可有效切割皮质骨。（b）使用8号碳化钨球钻的直机是下方骨切开的最佳选择。由于黏骨膜瓣牵拉范围有限，球钻无法垂直于下颌升支侧壁进行切开；但是，这种类型的球钻可以平行于侧壁使用，形成沟槽样切割线。（c）在充分评估上颌骨缺损处所需骨量后再进行骨切开。手术区应远离舌侧皮质骨板，以免伤及舌神经。骨块切开的高度应参考下牙槽神经的位置。骨块上缘、后缘、前缘的切开均使用1702号裂钻。（d）当使用骨凿沿上缘骨切口分离骨块时，应注意牵拉并保护周围组织。使用锤子以适合力度谨慎敲击骨凿的末端，以使骨块从下颌升支上分离。

骨的颊侧骨板区翻起全厚黏骨膜瓣。使用带缺口的下颌升支牵开器，沿下颌外斜线向上翻瓣至沿冠突附着的颞肌纤维底部。

根据所需骨块的大小，在下颌升支足够厚的位置（图4-4）进行截骨。往复锯、锯齿状超声骨刀工作尖、Frios骨锯，或用1702号裂钻的直机，都可以用来沿着下颌升支前缘在外斜线内侧3～4mm处切开皮质骨。截骨范围可向前延伸至第一磨牙远中（图4-5）。在下颌体部进行垂直截骨并从切口的前部向下延伸；切口长度取决于所需骨块的大小和下牙槽神经管的位置。截骨厚度应该仅穿透皮质骨。远中垂直截骨线位于下颌升支外侧，垂直于外斜线（图4-6）。下方截骨理想情况下应使用配有8号金刚砂球钻的直机或角度手

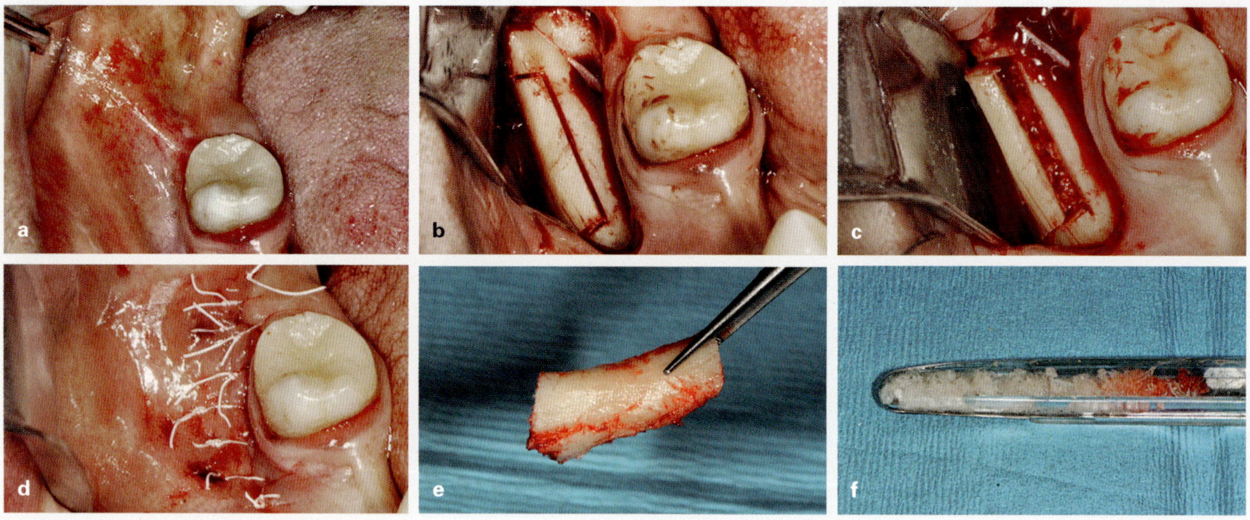

图4-5 （a）下颌升支供区术前临床视图。（b）在第一磨牙至第三磨牙距离龈缘5mm处做水平切口。颊侧翻全厚瓣，暴露下颌升支水平的外斜线。使用超声骨刀工作尖从外斜线上切割出一15mm长、10mm宽、3mm厚的皮质骨块。（c）用直型骨凿将皮质骨块与供区分离。（d）单纯间断缝合无张力关闭供区创口。（e）采集的骨块约为3mm厚的纯皮质骨块。（f）使用mx-grafter（Maxilon）将骨块加工成细长颗粒状骨屑。一小块骨块可产生约2mL卷曲的骨屑。

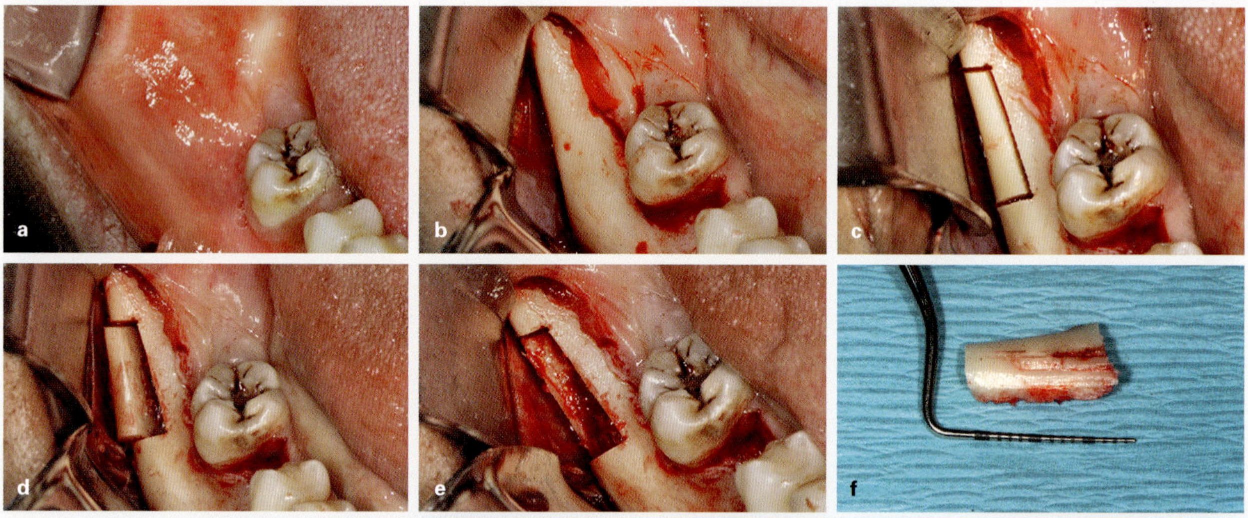

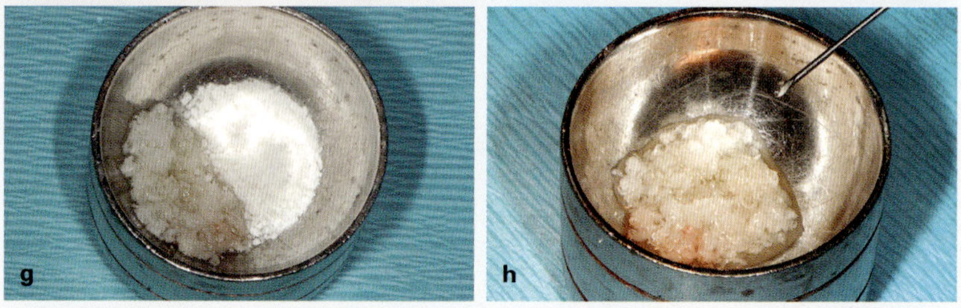

图4-6 （a）下颌升支供区术前临床视图。（b）为了暴露该区域，在缺牙区牙槽嵴上做一个牙槽嵴顶正中切口，切口延伸至第三磨牙远中10mm处，同时在第三磨牙及两颗前磨牙周围做沟内切口。在尖牙龈乳头底部做一个松弛切口，并向口腔前庭的膜龈联合处延伸。颊侧翻全厚瓣后，暴露升支水平处的外斜线。（c～e）使用超声骨刀工作尖从外斜线上切割出一10mm长、10mm宽、4mm厚的皮质松质骨块。单纯间断缝合无张力关闭供区创口。（f～h）使用刮骨刀将自体骨块加工成细长颗粒状骨屑。将自体骨屑与同种异体冻干骨（FDBA）和富血小板血浆（PRP）液体混合后，加入PRP膜压缩时的渗出液进行活化，制作成黏性骨。

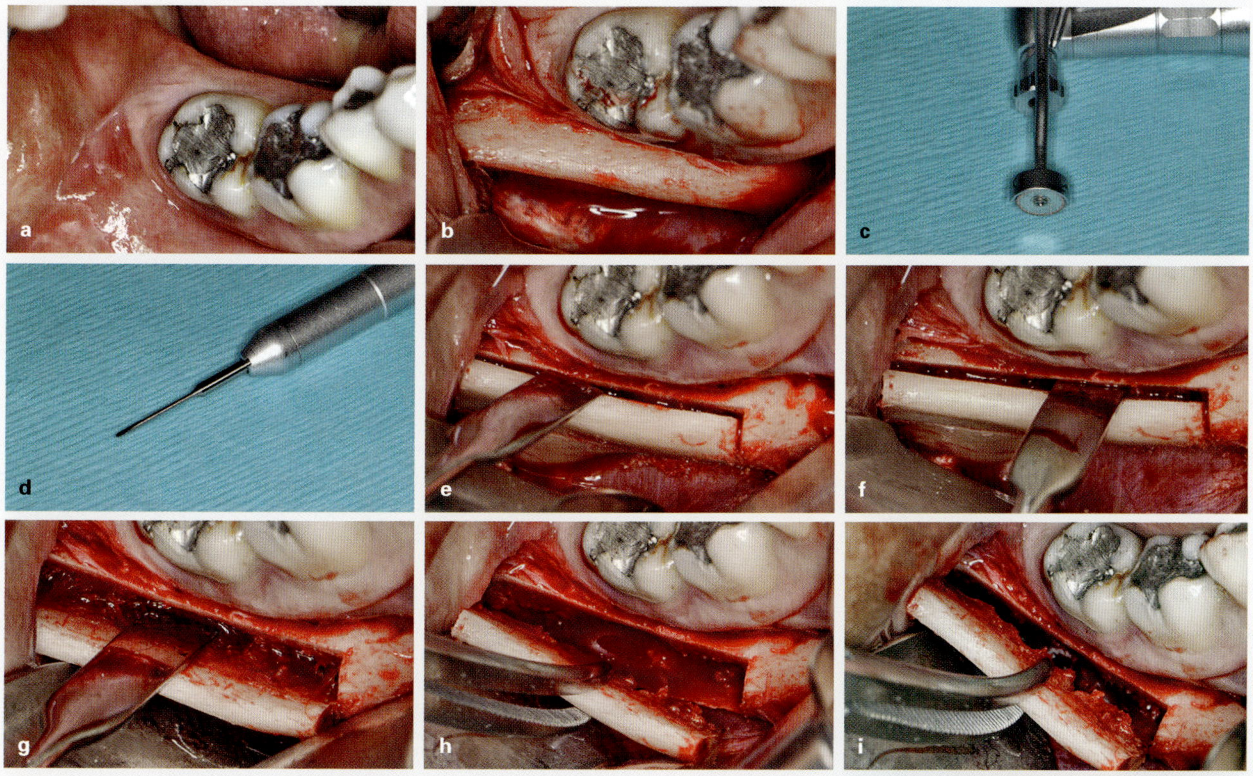

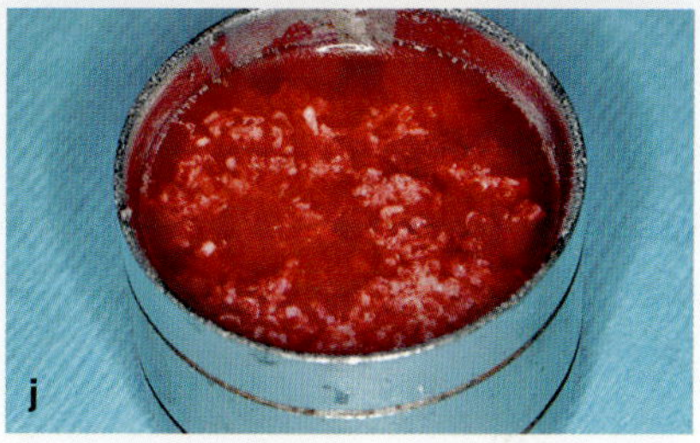

图4-7　（a）下颌升支供区术前临床视图。（b）在前磨牙至第三磨牙距离龈缘5mm处做水平切口。颊侧翻全厚瓣，暴露下颌升支处下颌外斜线。（c和d）使用3mm直径的配有保护套的锋利的金刚砂盘状锯片进行皮质骨切开，获得一方形皮质松质骨块。该盘状锯片可在皮质骨上切割出仅有3mm深的切口，且其保护套可以防止意外切割周围组织。（e~i）用直型骨凿将自体骨块与供区分离。（j）使用mx-grafter将骨块加工成细长颗粒状皮质松质骨屑和薄骨片以用于缺损处的骨再生。

机进行切开并连接前后垂直切口。操作时由于视野及手术入路受限，可仅在皮质骨上做一个浅切口，形成一条骨折线，骨块将沿着该线断裂（图4-7）。分离骨块时，使用一把细骨凿沿着截骨线的全长轻轻敲击。注意保持与下颌升支外表面平行，避免意外损伤下牙槽神经。随后使用更大的楔形骨凿或Potts剥离子，撬开颊侧截骨骨块，完成下颌骨板和/或升支骨块的分离（图4-8）。

取下骨块后，使用车针或骨锉去除供区的锐利骨边缘。供区可使用由骨颗粒和富血小板血浆（PRP；图4-9）制作成的黏性骨，或已从包装中取出并水合后黏稠的冻干骨（OsteoLife Biomedical）进行填充。此外，可以使用骨收集器工具或刮骨刀从颊侧骨板上收集少量的自体骨

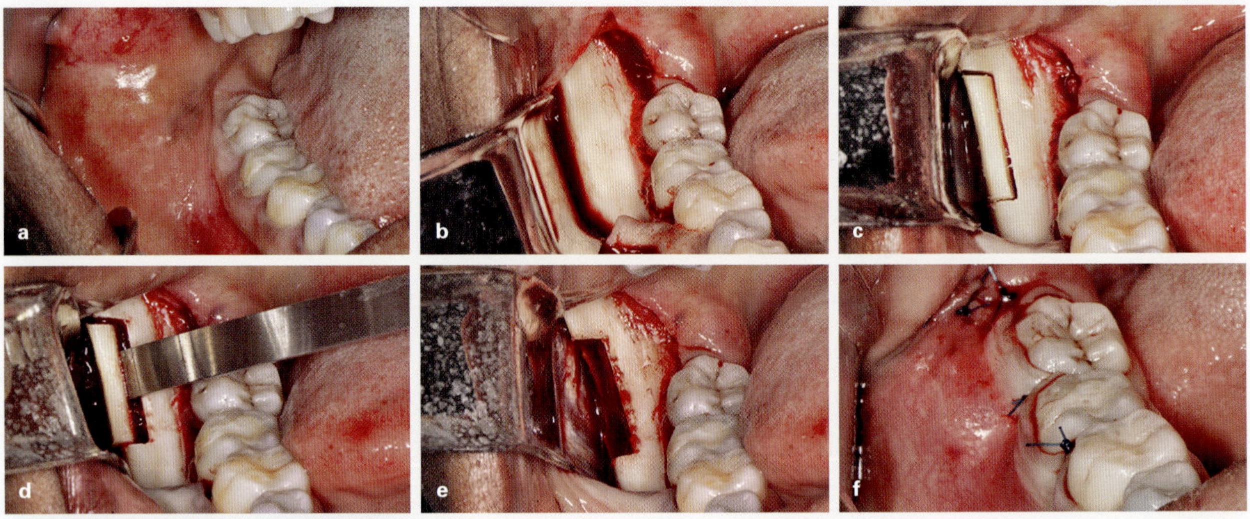

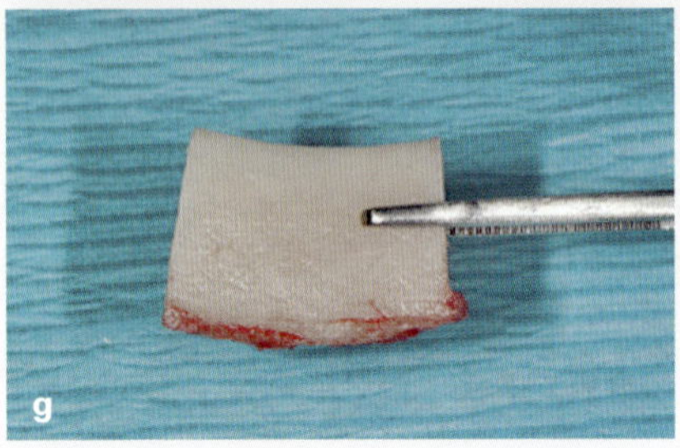

图4-8 （a）下颌升支供区术前临床视图。（b）从第二磨牙远中2cm处做牙槽嵴顶正中切口，在第二磨牙和第一磨牙周围做沟内切口。颊侧翻全厚瓣，暴露下颌升支处下颌外斜线。（c）使用超声骨刀工作尖在下颌升支处平行于邻牙牙长轴做一15mm长、3mm深水平骨切口。同样的方式在下颌升支外侧做两个长约10mm的垂直切口。最后，使用带角度的超声骨刀工作尖，平行于上方水平切口在下方做15mm长切口，将所有切口相连。（d和e）用角度骨凿将皮质松质骨块与供区分离。（f）通过单纯间断缝合和水平褥式缝合无张力地将瓣膜复位至龈乳头和牙槽嵴顶位置。（g）最终获得一4mm厚的纯皮质骨块。

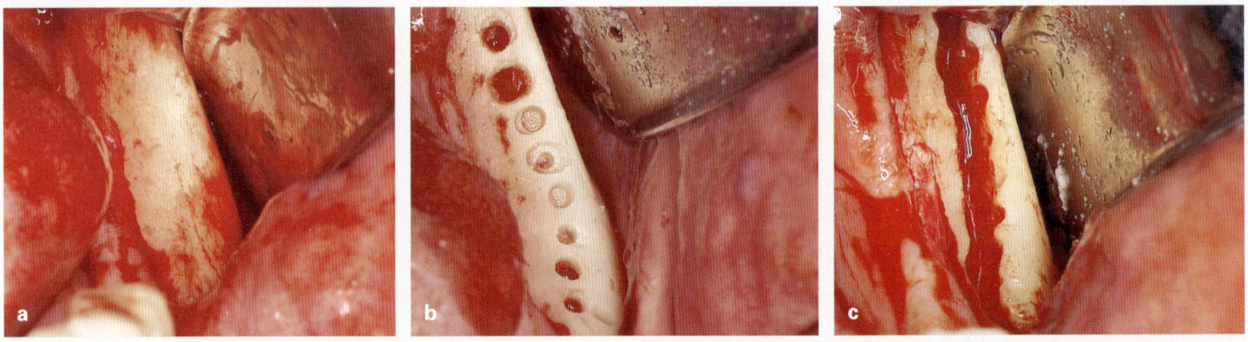

图4-9 下颌升支骨块取骨过程。（a）骨块取出后，供区骨缺损会自然愈合。此外，为了实现该区域的完全再生且不留下任何缺损，可用商用同种异体骨水泥或加入了PRP的冻干骨填充该区域。（b）取出骨块。最后一个骨切口（下方骨切口）使骨块在分离时呈铰链样运动。（c）获得一3cm×1cm的骨块并根据需要进行塑形或切割。

屑（图4-10和图4-11）。骨块移植至受区并固定后，使用可吸收聚乳酸（PLA）缝线对供区创口进行一期关闭。如果需要，在骨块移植至受区之前，可将其短期保存在适当的介质中（例如无菌盐水或PRP液体）。

如前所述，下颌升支处取骨时必须防止神经损伤，这就需要了解下牙槽神经管的具体位置。虽然不同患者下牙槽神经管在颊舌向的位置不同，

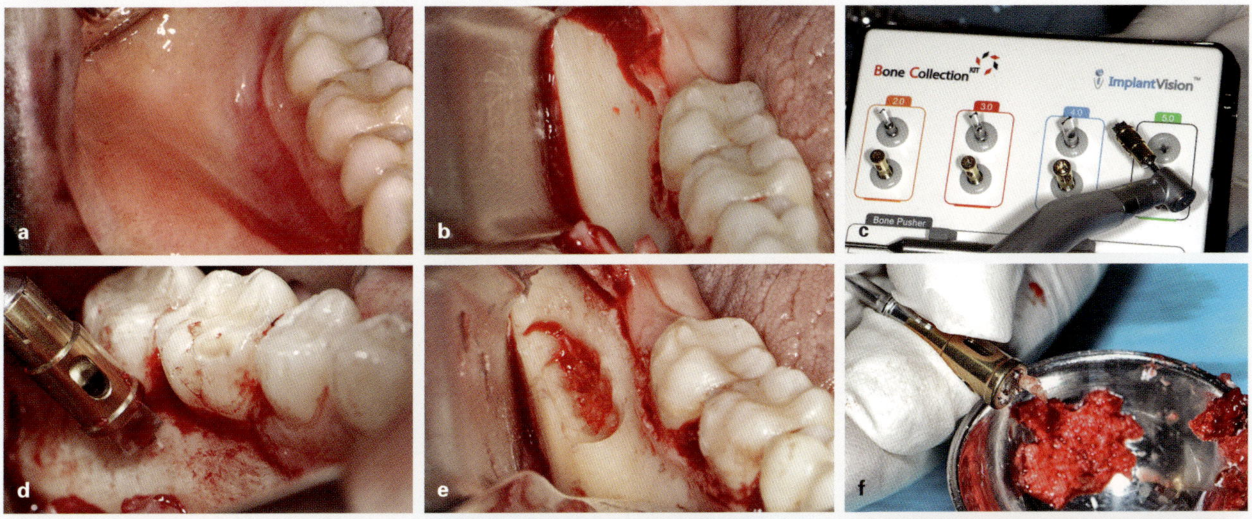

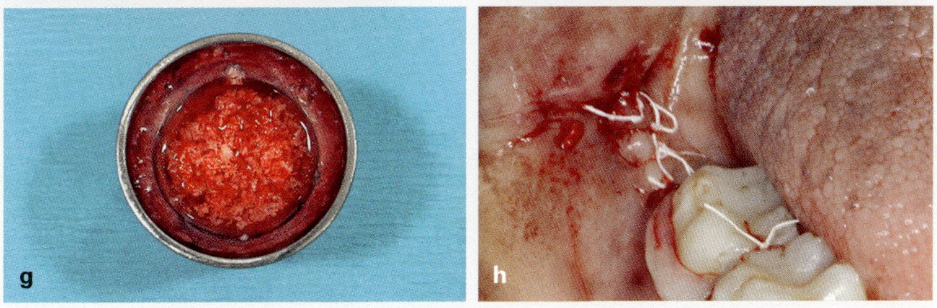

图4-10 使用骨收集器工具从下颌颊侧骨板获取自体骨。（a）右侧下颌升支供区术前临床视图。（b）为暴露该区域，需在磨牙周围做沟内切口。随后，在第三磨牙远中龈乳头底部做一个松弛切口，并向根方延伸至前庭膜龈联合处。颊侧翻全厚瓣，暴露下颌升支处外斜线。该区域厚且平坦的骨面是使用取骨钻的理想位置。（c）骨收集器工具（OsteoLife Biomedical）可用于快速获取大量自体骨。（d）带有骨收集腔的取骨钻。（e～g）使用车针在骨面快速钻孔即可获取大量自体骨。（h）通过单纯间断缝合无张力地将瓣膜复位。

图4-11 使用刮骨刀从下颌颊侧骨板取骨。（a）右侧下颌升支黏骨膜瓣翻瓣后临床视图。（b）刮骨刀从下颌升支处刮取自体骨。（c）用刮骨刀收集的自体骨。

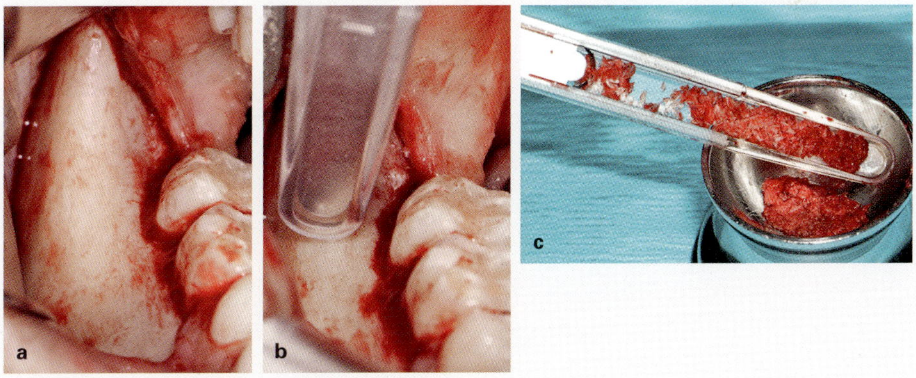

但从下牙槽神经管到颊侧皮质骨板内侧的距离（即髓质骨厚度）在第一磨牙远中部最大[41–43]。在骨块分离过程中，下牙槽神经血管束也可能受损。为了避免这种损伤，骨凿应该与下颌升支的外侧面平行（图4-12）。如果下方截骨线低于下牙槽神经管水平，在外科医生确定神经血管束不在其内之前，不可将骨块与供区分离。

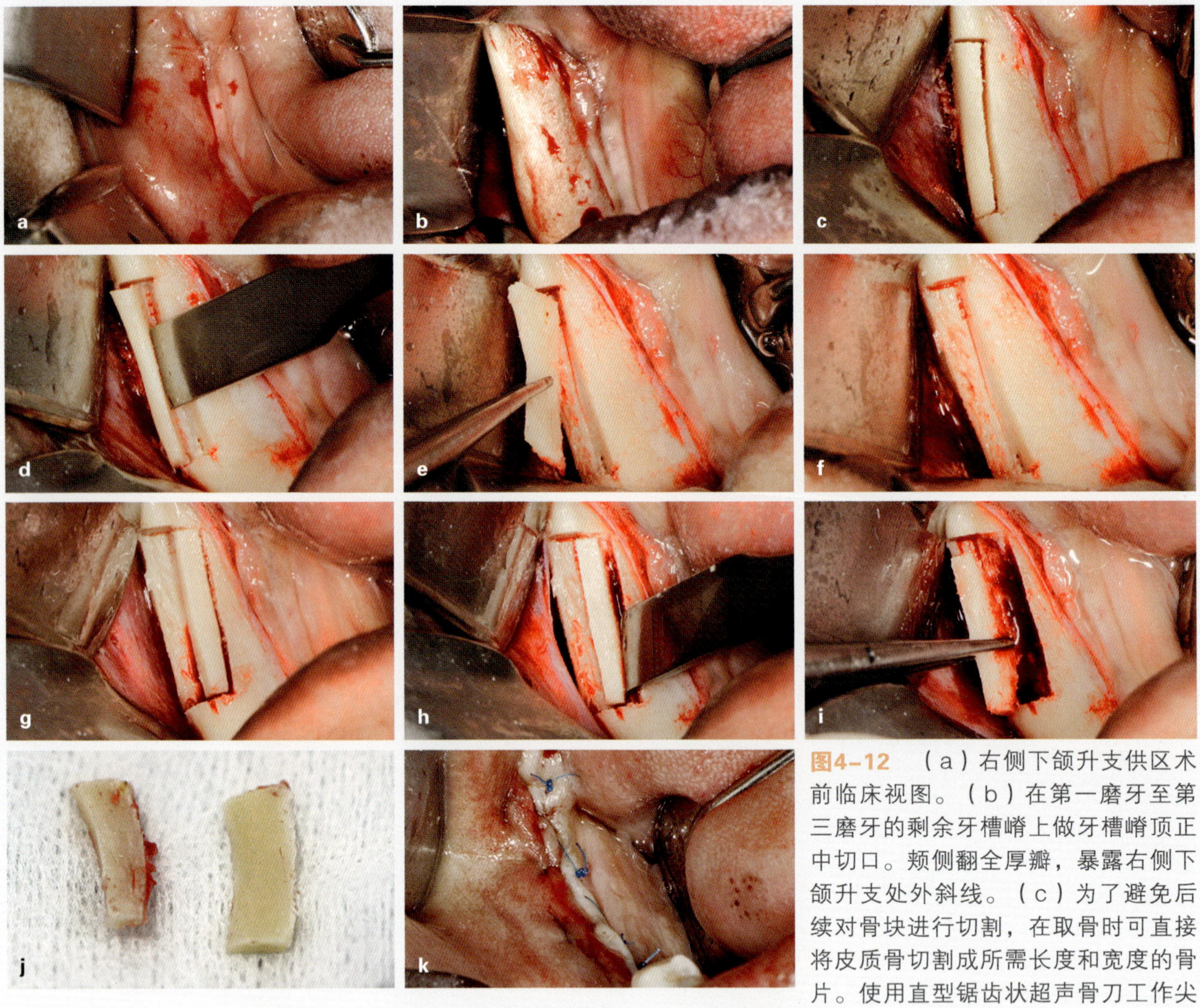

图4-12 （a）右侧下颌升支供区术前临床视图。（b）在第一磨牙至第三磨牙的剩余牙槽嵴上做牙槽嵴顶正中切口。颊侧翻全厚瓣，暴露右侧下颌升支处外斜线。（c）为了避免后续对骨块进行切割，在取骨时可直接将皮质骨切割成所需长度和宽度的骨片。使用直型锯齿状超声骨刀工作尖（图15-1a），在下颌升支处平行于邻牙牙长轴做一15mm长、2mm深水平骨切口。随后，使用同样的工作尖在下颌升支外侧做两个约10mm长的垂直切口。最后，使用带角度的锯齿状超声骨刀工作尖，平行于上方水平切口在下方做15mm长切口，将所有切口相连。（d和e）用直型骨凿将第一块皮质骨块与供区分离，这样就获取了第一块骨块。（f~i）重复上述骨切开步骤，以相同的方式再次获取第二块皮质骨块。（j）将两块骨块放入盐水中保存防止其脱水。（k）单纯间断缝合无张力地将瓣膜复位。

受区植骨步骤

骨块移植前受区应进行相应准备，受区皮质骨板应制备滋养孔，以促进植骨后的血运重建和来自松质骨内的成骨细胞迁移。使用1.4mm的小直径钛螺钉或不锈钢螺钉固定移植物，使其与宿主骨面紧密接触（图4-13）。使用大直径钻去除骨块的锐利边缘，骨块与受区骨面的缝隙内填充颗粒状骨。为此，外科医生可以使用从供区与骨块同时采集或直接在靠近受区的第二个位置采集的自体骨，也可以使用瓶装的同种异体冻干骨（FDBA）。

Onlay骨移植的主要并发症是创口开裂导致移植物暴露，因此实现无张力且防水的创口关闭至关重要。需要使用由聚四氟乙烯（PTFE）或聚丙烯（图4-14）等材料制成的持久耐用、不可吸收

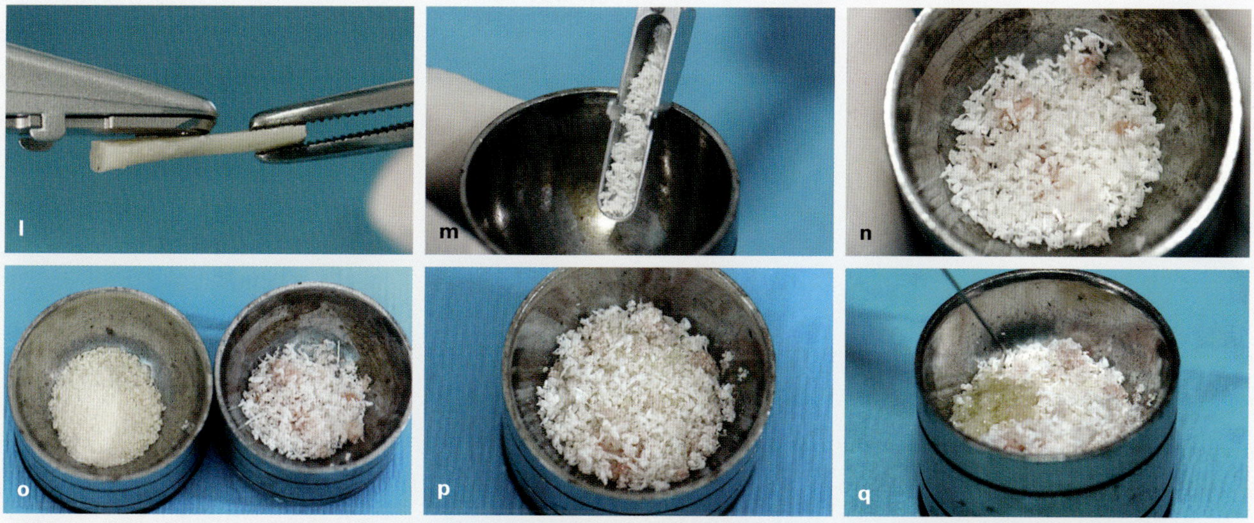

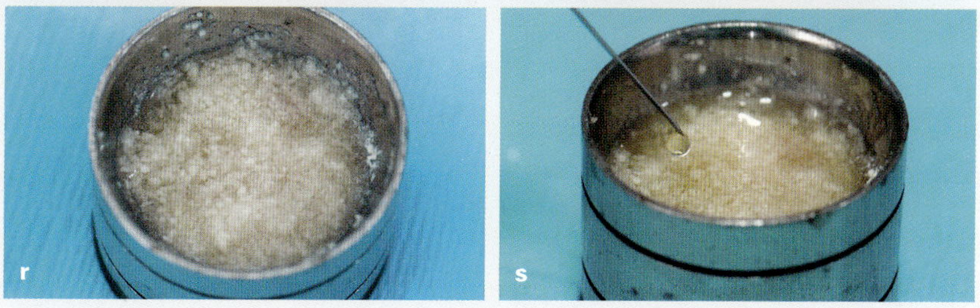

图4-12（续） （l～n）使用Ebner刮骨刀（Maxilon）从骨块上获取皮质骨和松质骨。（o和p）将自体皮质松质骨与FDBA以1：1的比例混合以增加移植物的体积。（q和r）在混合骨移植物中加入PRP液体进行水合。（s）将PRP膜压缩后产生的凝血酶渗出液加入上述混合骨移植材料中，制作成黏性骨。

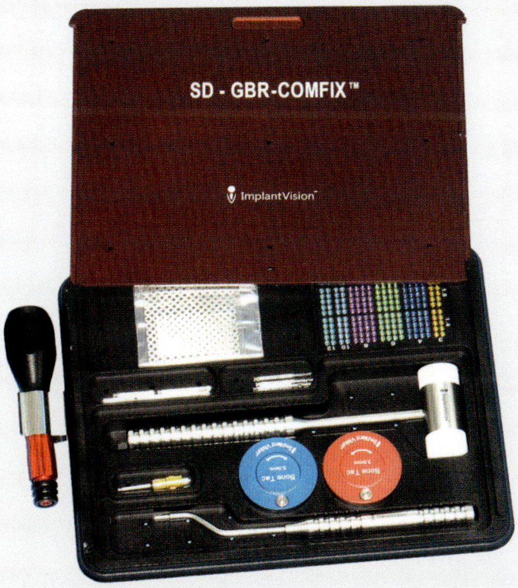

图4-13 OsteoLife Biomedical公司生产的SD-GBR-Comfix固定螺钉套装装备齐全，非常适用于引导骨再生中对骨和膜的固定。

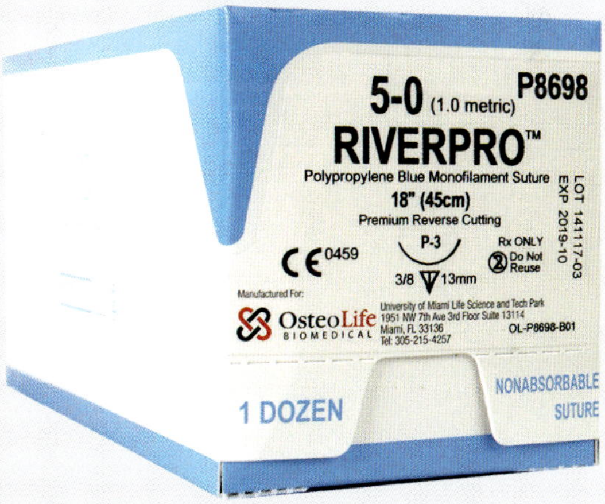

图4-14 在大多数骨增量手术中，聚丙烯单股缝线是缝合时的首选材料。

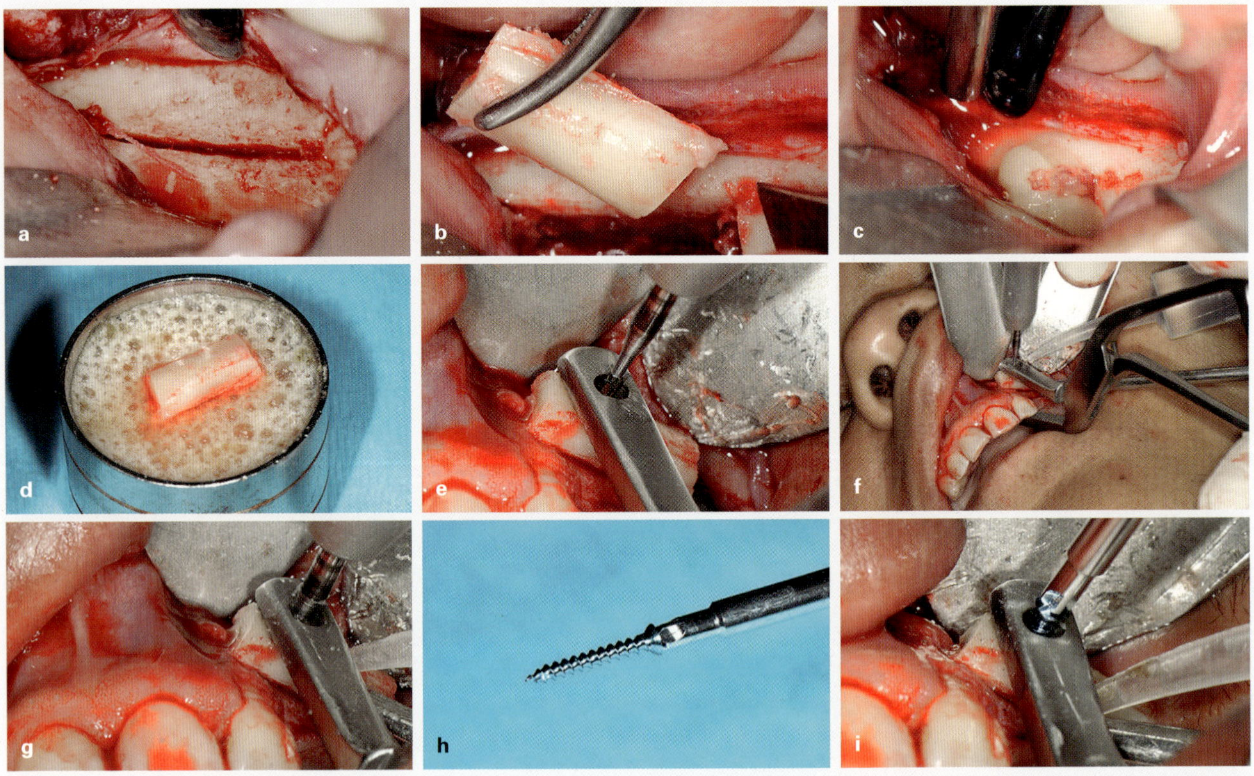

图4-15　（a～c）用带角度的锯齿状超声骨刀工作尖从右侧下颌供区截取一20mm长、10mm宽、4mm厚的皮质松质骨块。（d）在进行移植受区的准备时，将骨块浸泡在PRP液体中防止其脱水。（e）使用一种专用的夹持器辅助将采集的骨块固定至骨移植区。这种工具的特点在于，其锯齿状的活动端可以将骨块保持在适当的位置，然后通过上方的孔引导钻头穿孔以及固定螺钉的精准置入。（f和g）该工具可轻松地将骨块牢牢地固定在所需位置。通过夹持器上方的孔进行固定螺钉钻孔路径的预备，该通道需同时穿透骨块及受区骨面。（h）使用固定螺钉按照滞后固定原理将骨块固定在受区。（i）第一颗固定螺钉穿过夹持器活动端的孔沿着预备路径精确置入。　→

且不吸液的缝线。虽然屏障膜有助于减少自体骨的吸收，但其在Onlay骨移植中并不是必需的，因为膜性皮质骨在愈合过程中通常表现出较少的体积丧失[44-46]。但是，如果移植物大部分为颗粒状骨，则应该使用屏障膜来防止瓣膜的软组织塌陷（图4-15）。屏障膜的使用也有助于移植物从宿主受区骨获得更好的血供。

口内来源的骨块，包括来自下颌升支的骨块，用于颌骨骨增量时通常的愈合时间在上颌至少为4个月，下颌则为5～6个月。下颌需要更长的愈合期以确保移植物与宿主高密度的皮质骨之间充分结合。相较于骨移植同期进行种植体植入，更推荐采用分阶段治疗方案，即种植体植入延期至移植物愈合后再进行。

图4-16展示了一个完整的从下颌升支取骨以及进行骨移植的临床病例。

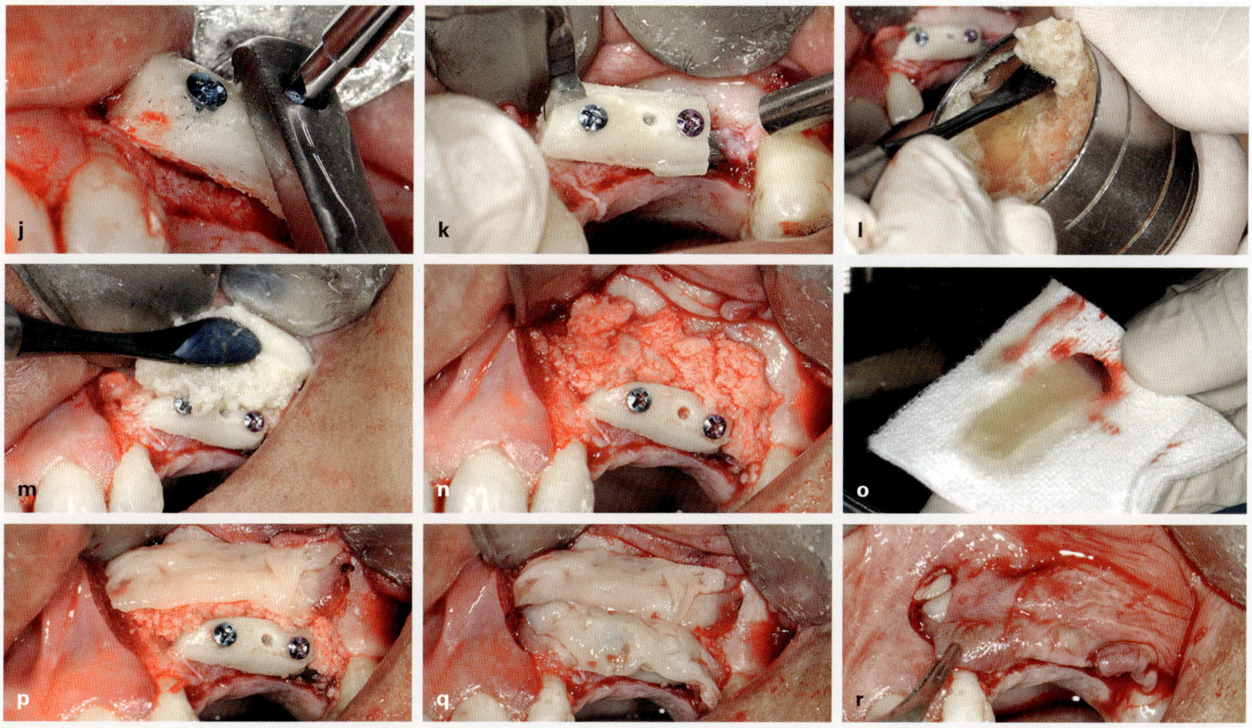

图4-15（续）　（j）第二颗固定螺钉重复上述过程。（k）固定完成后，根据骨缺损区所需的形态，使用直型超声骨刀工作尖对骨块进行形状调整。（l）FDBA骨移植材料与PRP液体混合，加入PRP膜压缩后产生的渗出液进行活化，制作成黏性骨。（m和n）在骨块和骨缺损处周围放置黏性骨，以增强修复的可预测性。（o～q）使用数层PRP膜覆盖整个受区。（r）切开瓣膜的骨膜并冠向拉伸，以实现移植物上方的一期关闭。通过无张力的间断缝合和水平褥式缝合，将膜瓣复位至牙槽嵴水平及松弛切口处。

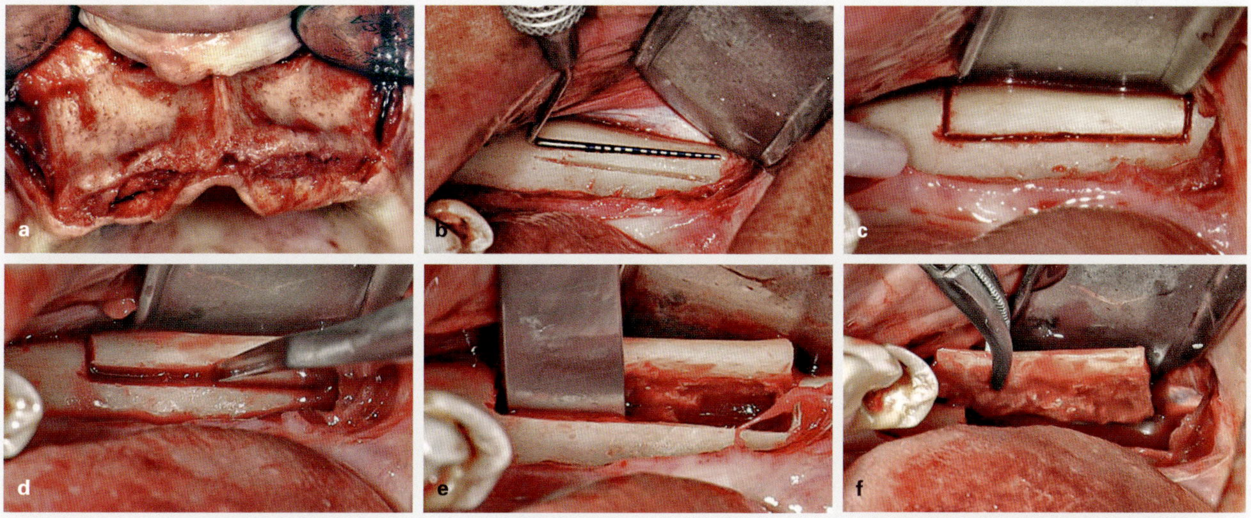

图4-16　（a）上颌缺牙区术前临床视图，翻起全厚瓣后可见唇侧骨板明显塌陷。（b和c）使用带角度的锯齿状超声骨刀工作尖从右侧下颌供区切取一20mm长、10mm宽、4mm厚的皮质松质骨块。（d～g）用直型骨凿将皮质松质骨块与供区分离。

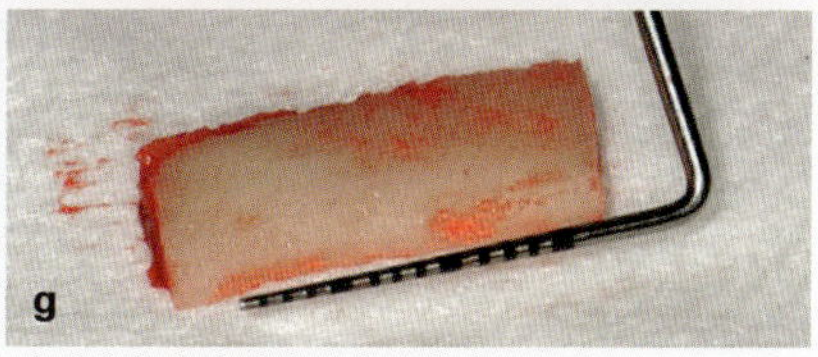

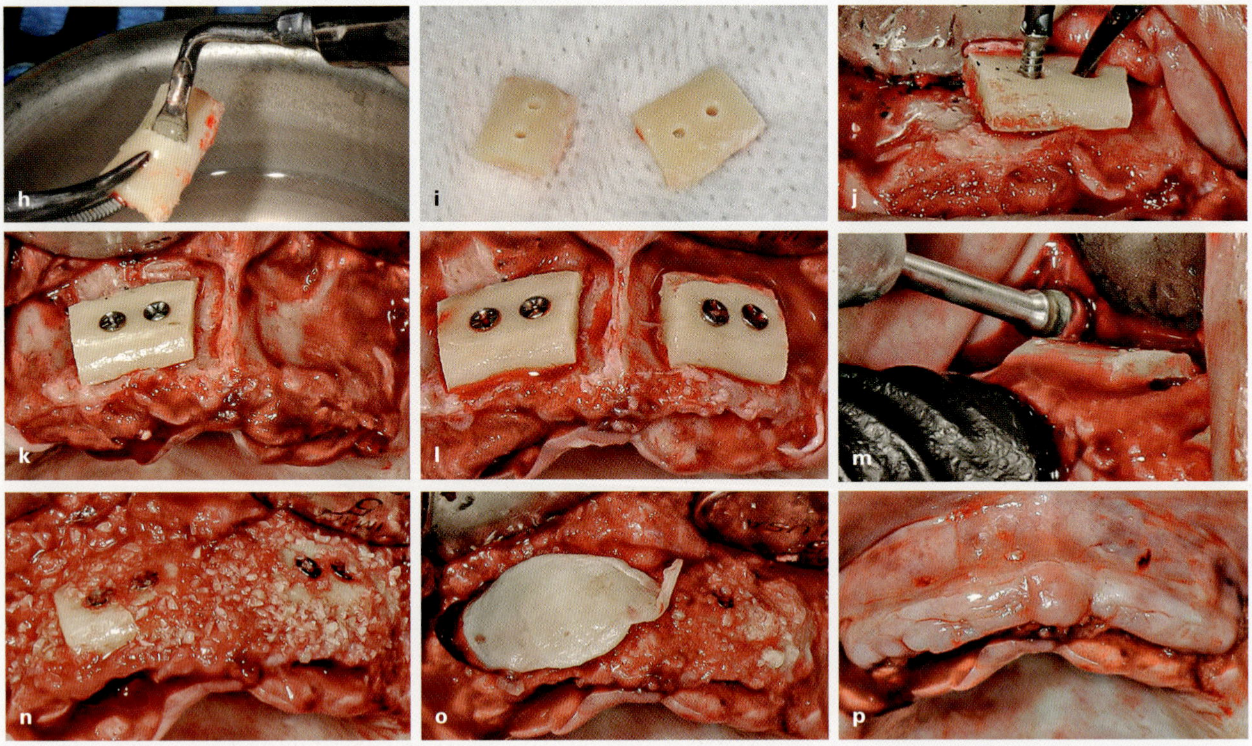

图4-16（续） （h和i）用直型锯齿状超声骨刀工作尖将骨块分割成两块，每块骨块上制备两个孔用于螺钉固定。（j～l）每块骨块均由两颗固定螺钉固定至受区。（m）固定完成后，根据骨缺损区形态的需求，使用大号碳化钨钻对骨块形状进行调整。（n）在骨块和骨缺损区周围放置黏性骨，以增强修复的可预测性。（o）使用数层PRP膜覆盖整个移植物。（p）切开瓣膜的骨膜并冠向拉伸，以实现移植物上方的一期关闭。通过无张力的间断缝合和水平褥式缝合，将膜瓣复位至牙槽嵴水平及松弛切口处。

潜在并发症

为了预防供区取骨术后的早期并发症，应使用冰袋局部加压冰敷，予以抗炎药和镇痛药以减少肿胀、控制疼痛，并对患者进行口腔卫生宣教。术后肿胀较常见，程度不一。大多数情况下，肿胀在术后前2天迅速消退，并在1周内完全消退[21,37,47]。表4-1列出了其他潜在并发症及其发生的常见原因和相应的预防措施。

表4-1 下颌升支取骨的潜在并发症

并发症	常见原因	预防措施
下牙槽神经损伤	下牙槽神经冠向移位	了解下牙槽神经管的解剖。取骨限于皮质骨范围内且始终保持在下牙槽神经的冠方
骨块大小和形状受限	通常取较薄的皮质骨以最大限度地减少神经损伤的可能	在保证神经安全的前提下，通过准确的影像学检查和术前测量，尽可能获取较大的骨块
供区创口开裂	术后水肿、血肿、供区创口关闭不全	术后冰敷，使用抗炎药，考虑使用皮质类固醇药物以减少水肿；供区缺损处植骨；仔细缝合供区软组织
术后牙关紧闭	取骨过程中过度损伤对附着在冠突上的肌纤维	尽量减少在采集骨所需区域上方进行翻瓣
翻瓣时舌神经损伤	切口位于磨牙后垫区牙槽嵴顶正中或偏舌侧	了解舌神经解剖位置；切口位于磨牙后垫区牙槽嵴顶正中偏颊侧

05 下颌联合取骨

Harvesting Bone from the Mandibular Symphysis

下颌联合是一个用于获取相对较小的块状或适量的颗粒状自体骨的良好部位（例如那些通常用于种植手术的移植物）[1-3]。对于块状骨，下颌联合通常可以提供足够的骨量来填补4～7mm的骨宽度不足、15～20mm的骨长度不足（相当于1～3颗牙齿），以及高达10mm的骨高度不足。尸体研究报告称，块状骨大小至少为21mm×10mm×7mm[4-8]。虽然下颌升支可能提供更大的移植骨体积，但下颌联合提供的块状骨含有比任何其他口内部位更多的松质骨[9]。此外，不同于下颌升支，下颌联合不仅能提供块状骨，还能提供更多的颗粒状皮质松质骨。一旦被放置，移植骨会发生极少的吸收，可用于修复多种缺损，包括用作上颌骨前部的Ⅲ类牙槽嵴缺损（即同时存在垂直向和颊侧的骨丧失）等其他部位的块状骨[10-15]，以及用作上颌窦底提升术中的块状骨或颗粒状骨[16-21]。作为供区，下颌联合愈合过程中的发病率通常是中等乃至较低的[22-24]。

从下颌联合获取的移植骨包括皮质骨（含有少量成骨细胞）和含有成骨细胞的松质骨。例如，从口内获取的骨膜成骨皮质骨相比于从远端部位（例如髂骨或胫骨）获取的软骨内成骨移植骨的再血管化更快，含有更致密的松质骨成分，并且吸收明显更少[25-29]。这些事实可能解释了为什么颏骨显示出良好的融合、更少的体积损失和更短的愈合时间。下颌联合部骨与颌面部骨的生化相似性可能部分解释了这种优越的融合。一些研究人员报告称，颏骨和髂嵴移植的结果差别不大[30]，并且使用髂嵴通常会有较低的发病率[31]，但也有不同的意见。例如，一项比较使用髂嵴或颏骨作为供体材料进行上颌骨移植的组织学

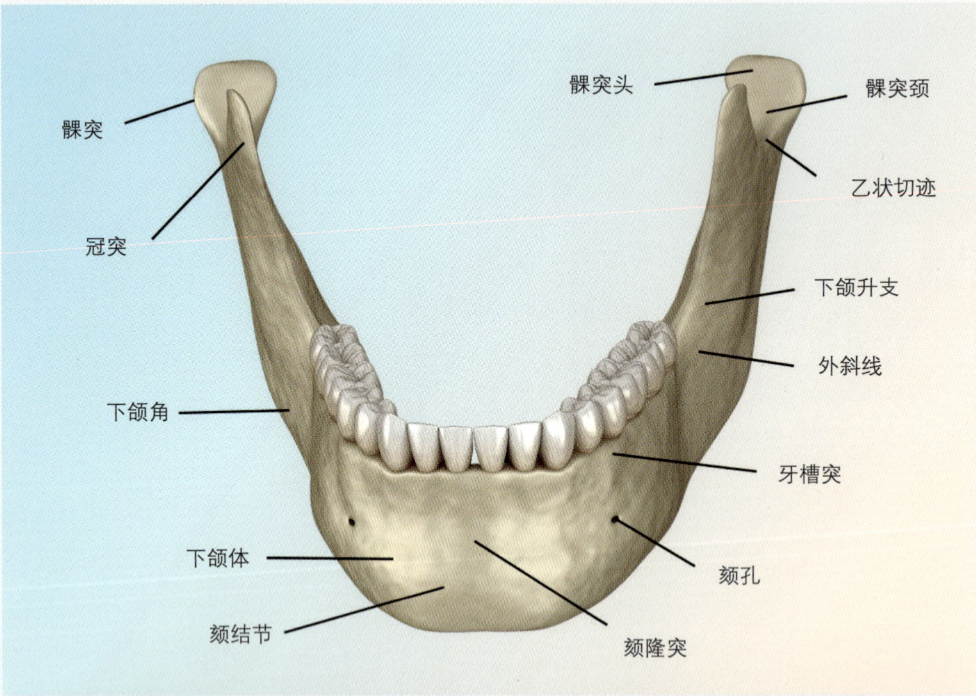

图5-1　在尝试从下颌联合取块状骨之前，临床医生应当对颏部的解剖标志有深入的了解（包括下牙槽神经的走行和前袢、颏孔、切牙神经以及下颌宽度），以及可能存在的个体解剖变异。

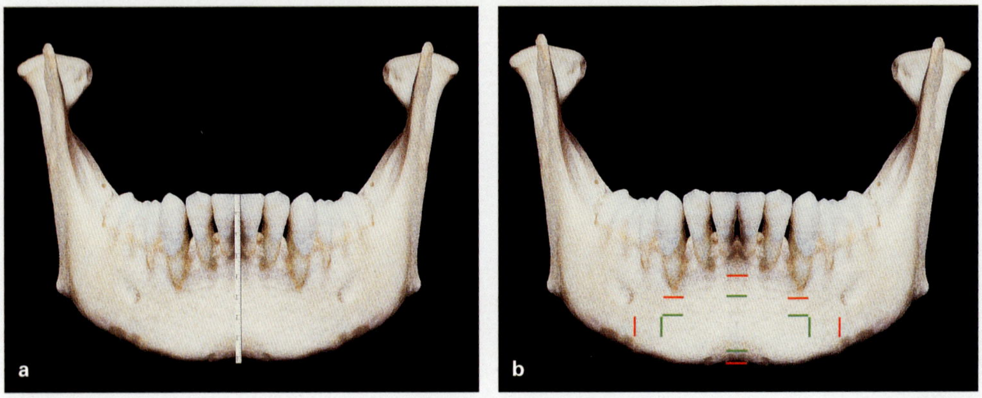

图5-2　（a）必须通过例如根尖片等方法获取对下颌前牙根尖的精确测量，以便在从下颌联合取骨前进行安全标记。（b）全景片、根尖片和头颅侧位片有助于确定取骨的工作空间，使临床医生能够避开根尖、颏孔和下颌下缘。使用X线片，可以测量并标记要避开的重要结构（如红色标记所示）。绿色标记表示安全取骨区的边缘。

研究表明，使用颏骨移植时骨质结果更好[32]。当然，下颌联合所提供的骨量远小于髂嵴或胫骨。

此外，一些患者对颏部可能出现的美学变形表示担忧，尽管这在此类手术中并不常见，但在供区放置移植材料或填充材料作为额外的预防措施是必要的。如果临床医生注意避免完全剥离下颌骨，最重要的是将组织分层缝合回原位，就可以避免出现颏下垂。

从下颌联合取骨后，许多患者在唇部、颏部和下颌前牙区会感到敏感性降低。这些影响通常是轻微且是暂时的，但必须提前告知患者这一可能性[33-35]。这种感觉变化可能是由于牵拉颏神经或破坏切牙管内容物引起的，特别是在下颌联合取骨过程中未能在前牙根尖下方保持适当的边界深度时（图5-1）。如下一节所述的正确取骨技术，以及谨慎筛选患者（图5-2）将有助于减少这种风险。

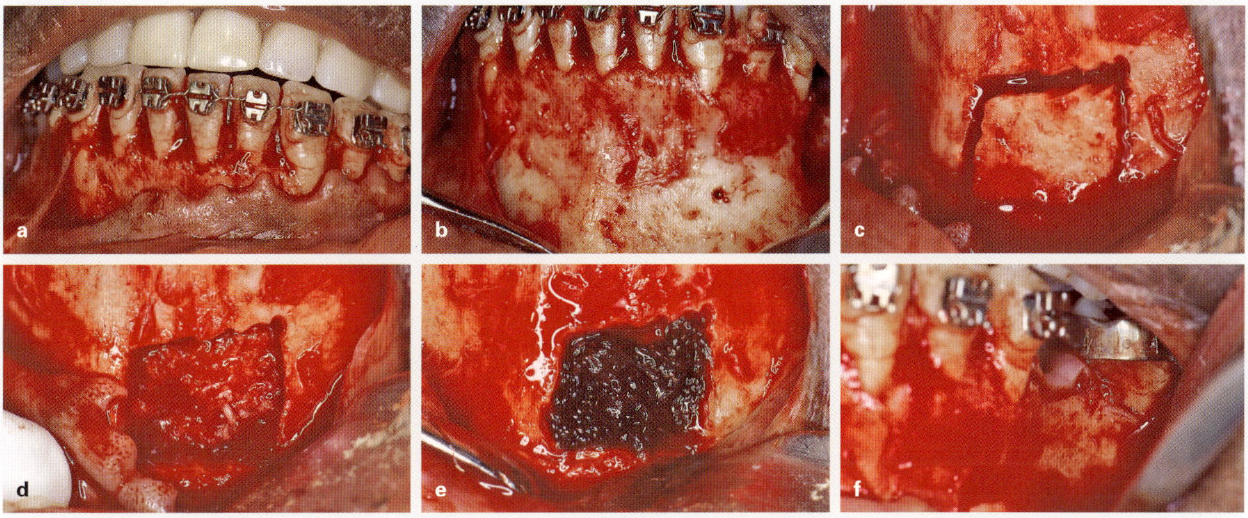

图5-3 沟内切口适用于前庭沟浅、颏肌张力高且供区不存在异常牙周情况的患者。（a）对于该患者，由于龈乳头厚而平坦且牙齿接触面宽，需要在邻近区域（左侧下颌骨后部）进行骨移植，因此使用沟内切口。这样可以仅通过一次翻瓣同时获得供区和受区的入路。在翻瓣过程中应保护颏神经。（b）翻瓣以暴露供区和受区，提供充分的手术视野，并尽量减少在骨移植过程中对瓣的损伤。（c）使用在受区制作的模板于供区切割适合大小的骨块。（d）移除骨块后，可以使用2号Molt刮匙（G. Hartzell & Son）收集额外的松质骨髓。（e）在移除必要的松质骨髓后，供区使用Avitene（BD）填塞止血，随后用骨水泥或异体移植材料填充。（f）受区是缺失的36区域。由于牙槽嵴宽度不足以植入种植体，因此需要进行骨移植来增加宽度。

使用下颌联合作为移植供区的解剖学禁忌证包括下颌前牙牙根过长、下颌高度或宽度不足以获得足够的移植骨，以及由严重的垂直向骨丧失导致的骨缺损或需要超过3颗牙齿宽度的骨增量手术。

从下颌联合获取单层皮质骨块

在开始取骨程序之前，必须对受区进行评估，以确定所需的供体骨量，仔细规划切口和翻瓣设计，并识别任何不适合进行骨移植的潜在并发症。

颏骨获取部位位于下颌切牙和尖牙根尖以下，颏孔和下牙槽神经前袢之前，下颌骨前部的下缘之上。应该进行CBCT影像学检查来评估供区。该评估包括：①确定颏孔和下牙槽神经前袢的位置；②评估前牙的形态和大小；③测量下颌骨前部的前后维度；④测量下颌牙根，这显著影响可供获取的骨量。局部麻醉包括使用含有1：100000肾上腺素的2%利多卡因行双侧下颌阻滞麻醉，并补充使用含有1：50000肾上腺素的2%利多卡因行唇颊前庭沟局部浸润麻醉。

根据下颌肌肉结构和下颌前牙的牙周状况，有3种切口选择可以进入供区[36]。每种切口都有其不同的适应证、优点和缺点[22]。

沟内切口

这种简单的切口设计适用于前庭沟较浅、颏肌张力高、供区无牙周异常的患者。

在下颌前牙的唇侧至尖牙远中做沟内切口。然后，将全厚瓣及纤维性骨膜层（fibrous periosteal layer）向根尖方向翻起，以暴露颏部的前表面（图5-3）。

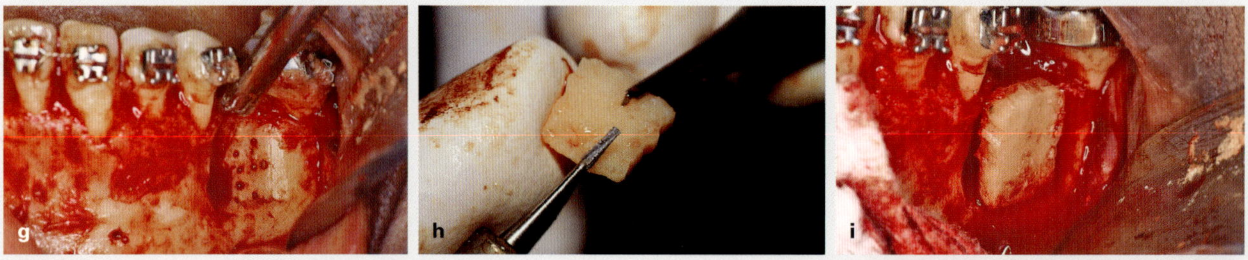

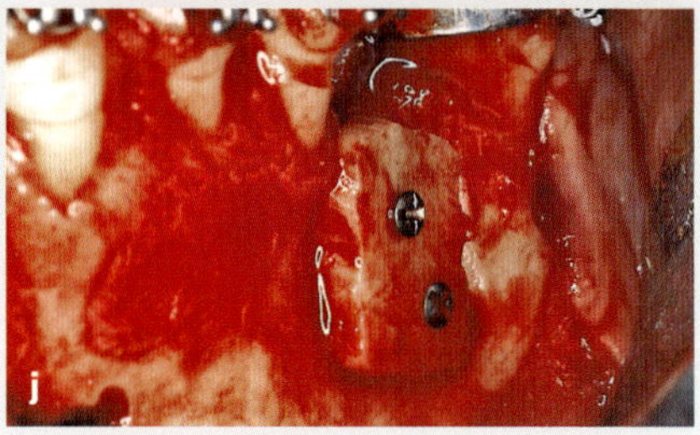

图5-3（续） （g）将受区修整成能容纳骨块的形状，并用小钻钻孔，以增加滋养孔，释放骨内膜成骨细胞，从而达到理想的骨成熟。（h）对所取骨块进行塑形和调整，使其在缺损区达到最佳的贴合度。（i）将骨块置于适当位置，以确保适合的贴合度，然后再进行稳固和固定螺钉孔的创建。（j）用螺钉将骨块固定在适当位置。小的空隙用颗粒状移植物填补。然后可以在供区放置移植材料，并准备进行瓣复位和缝合。

这种切口设计的优点包括最低限度的出血和创伤以及便于翻瓣。其主要缺点之一是缝合比其他方法更困难。另一个缺点是可能导致牙槽嵴的骨吸收和骨丧失，以及唇颊侧区域骨膜血供的丧失。如果牙齿的唇侧骨板薄到消除了皮质骨片之间的骨髓空间，就会发生这种情况。

口腔前庭切口

如果切牙周围存在边缘性炎症或已有牙槽骨丧失的情况，建议使用口腔前庭切口设计。

前庭切口在前磨牙之间的牙槽黏膜上进行，至少距离膜龈联合根方5mm（如果需要，可以使用钝性分离以暴露颏神经束，因为避开这些神经对该方法的成功至关重要）。将前庭切口的远中限制在尖牙区可以减少暂时性颏神经麻痹的发生率。然后向骨方及通过颏肌向根尖偏舌侧做切口，并翻起全厚瓣以暴露供区（图5-4）。

这种切口设计具有几个重要优点，包括它不会干扰下颌前牙周围的牙龈；不需要完全分离颏肌（从而在重新定位肌肉时更为准确）；面部下垂的风险较低；未受损的骨膜部分与供区更接近，更好的侧向入路，并能够采用两步缝合方法（首先缝合肌肉，然后缝合黏膜组织）。其缺点包括最初浅切口部位的挑战和后续刀片重新定向的需要，出血和水肿较多，以及可能出现明显的瘢痕。

附着龈切口

这种切口设计需要至少3mm的角化龈和非薄贝壳状的牙周组织，这可能需要使用沟内切口以钝性分离龈乳头。或者，在系带偏高的情况下使用前庭切口。附着龈切口的优点包括防止牙龈退缩或龈乳头变钝；出血和创伤较少；复位和缝合更容易；相比于沟内切口或前庭切口设计减少了牙槽嵴顶的丧失。其主要缺点是术后产生微瘢痕和需要使用细线进行精确的术后缝合。

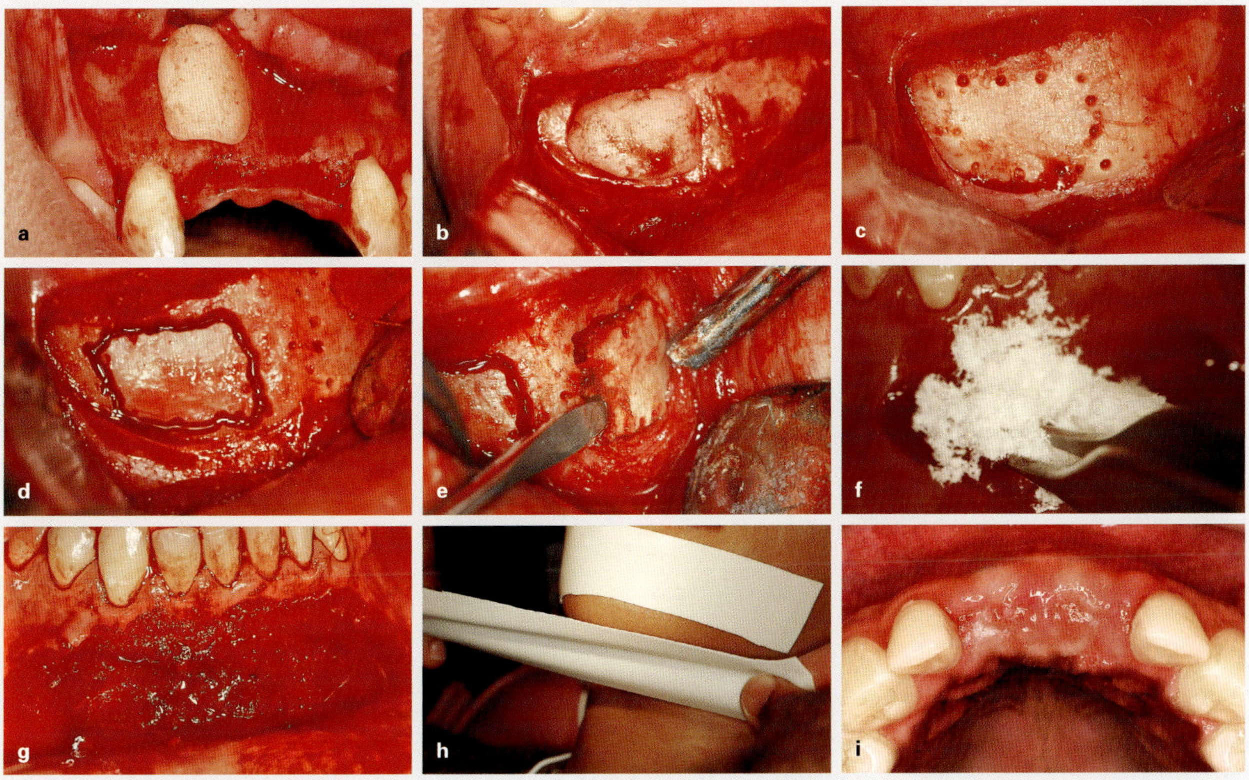

图5-4 口腔前庭切口适用于切牙周围存在边缘性炎症或已有牙槽骨丧失的情况。（a）无菌包装的骨蜡非常适合覆盖骨缺损并用于止血。它可以在上颌骨前部骨缺损区塑形，以帮助评估所需的骨量。骨蜡模具随后可在供区用作采集适当大小和形状的骨移植物的手术导板。（b）骨蜡模具（手术导板）被放置在取骨的理想位置。在钻孔标记所需骨块大小之前，可以移动导板。注意，本病例中使用了口腔前庭切口。（c）初步钻孔由1701号圆柱钻头（Brasseler）完成，以引导最终的切口。在这一关键步骤仍可对骨块的大小和形状进行修正。（d）使用相同编号的1701钻头，将骨头的最终钻孔连接起来，以勾画出骨块外形。所有切口都应垂直于骨面进行，除了先前的垂直切口应以45° 进行，以便于插入凿子并提起骨块。（e）如果截骨的深度足够（钻头的全部有效部分），且整个轮廓（包括转角）被完全切透，则骨块可被小心凿出并轻松取出。（f）使用由易操作的胶原纤维组成的止血剂Avitene控制出血。（g）一旦完成止血，供区就可加以缝合。为了有助于黏附并减少黏附剂的刺激，在使用手术敷料前在颏部的皮肤上涂抹没药酊和安息香酊。（h）可拉伸的微泡沫胶带非常适合帮助把颏部的软组织保持在一起。可拉伸敷料的一条带子从下唇下方往后拉，另一条从颏部下方往上拉。（i）术后1个月的临床视图显示牙槽嵴轮廓完美连续，允许植入2颗种植体。

在距离龈缘下方3mm处做附着龈切口，从第一前磨牙远中延伸到对侧第一前磨牙远中，几乎没有或不做垂直松弛切口。翻瓣，识别并暴露颏孔以防在取骨过程中损伤颏神经。瓣应翻至下颌下缘上方3mm处（图5-5）。取骨并用黏性骨填充供区后，立即将瓣复位并用浸泡过无菌生理盐水的纱布加压。在确认瓣已复位到原位后，用4-0 Prolene聚丙烯缝线（Ethicon）或4-0 RiverPro聚丙烯缝线（OsteoLife Biomedical）将其缝合固定。

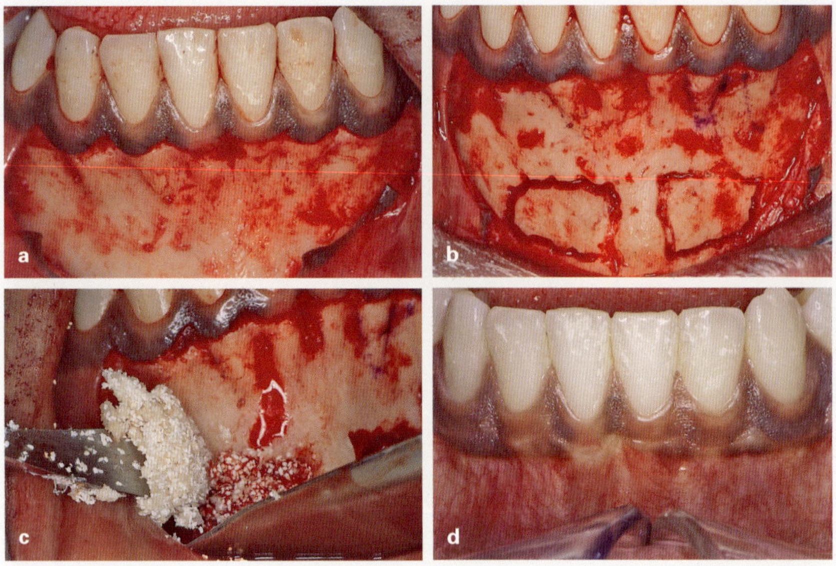

图5-5　当存在至少3mm的角化龈并且切口位置有一定弹性时，推荐使用附着龈切口。（a）切口可以在宽度超过3mm的附着龈内进行。用锋利的骨膜剥离器精确翻瓣，完全暴露骨面但不损伤软组织。（b）已完成的截骨术表明，通过使用手术标记标示牙根位置，可以避免损伤下颌切牙的牙根。（c）首先用Avitene填充供区以止血，然后用混合了人工骨材料（Grafton，Medtronic）的移植材料填充，以促进更快、更完全的骨再生。（d）术后1个月，拉开下唇显示几乎看不到瘢痕。附着龈切口保持了牙龈和骨骼的原本结构。

颗粒状骨的取骨程序

暴露下颌联合并定位颏孔后使用环钻获得圆柱形的骨段，而不是块状骨。供区的总体边界至少距离颏部下缘5mm，距离根尖至少7mm，距离颏孔和下牙槽神经前袢前方5mm。当然，深度受限于取骨部位的下颌骨厚度。

在此过程中，使用直径为4mm的环钻，在约40000r/min的转速下进行，并配合大量无菌生理盐水冲洗。临床医生将钻头定位在前牙根尖下方4～5mm的松质骨中，并以略微向下的角度插入至其全长。在穿透皮质骨的初期，钻头有跳动的倾向并可能会损伤邻近的软组织瓣。为避免此问题，可以先使用环钻在皮质骨板上钻出一个浅槽。然后将钻头推进以啮合钻出的槽中，使其更容易保持在正确的行径上而不会跳动或跳开。骨柱在其根部断裂后可以使用小止血钳、棉镊或组织镊将其从供区移出。或者，也可以使用骨凿来松动骨柱，然后使用2号Molt刮匙从获取骨柱所形成的开口中收集更多的松质骨。

骨柱包括唇颊侧的皮质骨板和附着的骨小梁。如果有需要可以使用咬骨钳、碎骨器或小型骨磨使骨柱颗粒化。所获得的颗粒状骨应储存在无菌生理盐水或富血小板血浆（PRP）液体中，并在取骨后尽快放置至受区。

下颌下缘应保持完整，舌侧皮质骨不应穿孔。如果穿透内皮质下的血管区域，可能会发生气道塌陷和过度出血等并发症。可以将适合的同种异体移植材料［即同种异体冻干骨（FDBA）］填充到供区以修复缺损，然后在其上放置可吸收胶原膜或PRP膜。

控制住出血后，即开始供区软组织的封闭。如果需要，可以将Avitene纤维胶原止血剂（BD）、Surgicel Original可吸收止血剂或Surgicel SNoW可吸收止血剂（Ethicon）或PRP加入放置在供区的移植物中以减少出血。然后应立即缝合该部位（图5-6）。

块状骨的取骨程序

在开始手术之前，临床医生应使用简易的卡尺或模板测量缺损，以确定所需骨块的大小[37]。另外，可以将骨蜡塑造成受区的形状，然后小心地取出并转移到供区充当导板。

供区的整体边界距离颏下缘至少5mm，距离

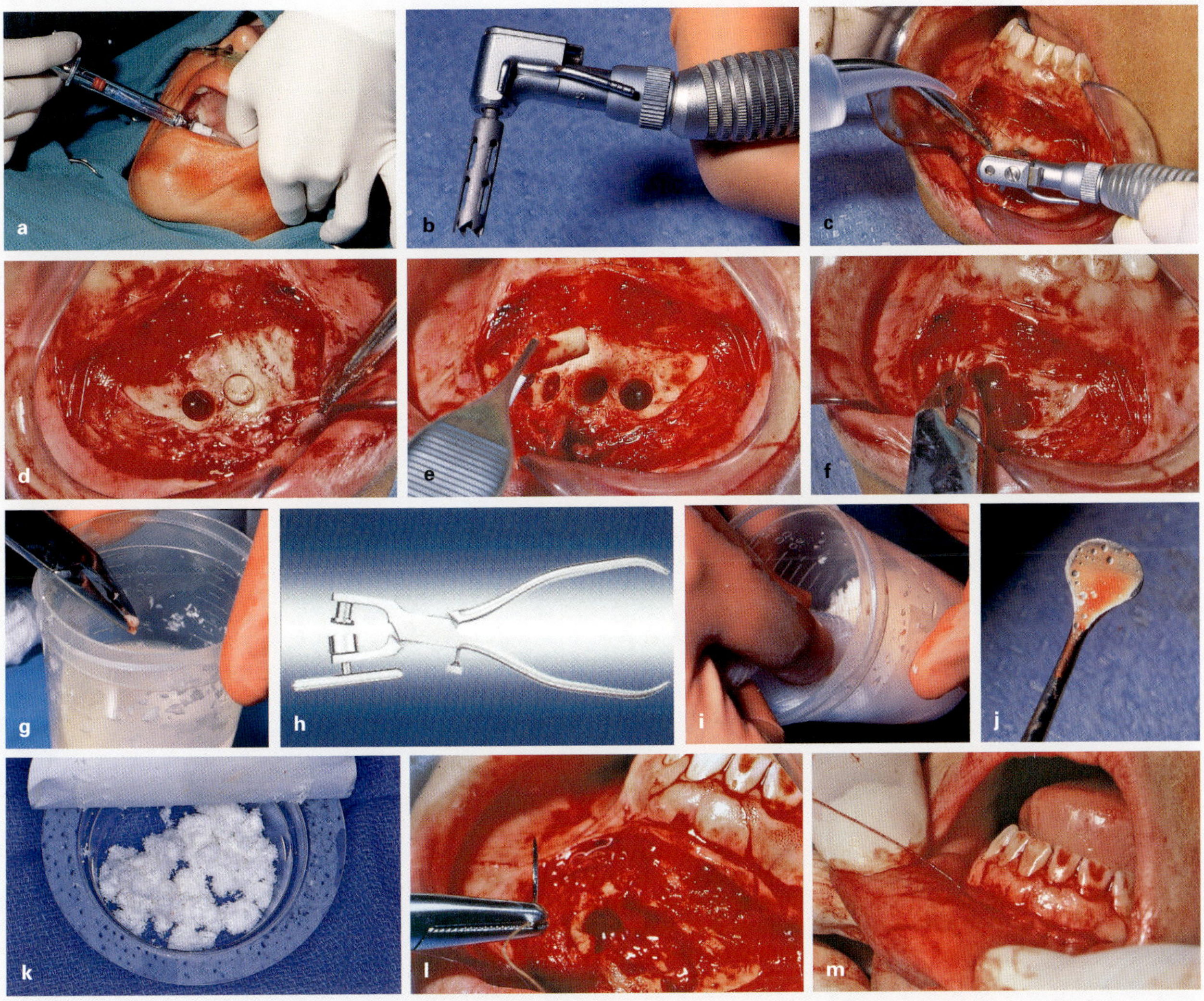

图5-6 骨组织从下颌联合取骨，并制成颗粒状以即刻用作移植材料。患者接受静脉（IV）镇静，通常在从下颌联合取骨时需要进行这种镇静。（a）局部麻醉应含有肾上腺素以实现止血，特别是在通过颏肌进行切口时。（b）直径为4mm的环钻用于制备准确深度时，可以获得包含皮质骨和松质骨的适宜大小的骨芯。（c）在使用环钻等极其锋利的旋转设备钻孔时，必须对周围组织进行牵引。手机的稳定握持可防止钻头在接触骨面时跳动。使用大量生理盐水进行冲洗，保护骨细胞免受高温摩擦产热的损伤。（d）使用环钻取出骨芯。截骨切口可以相连，或者如图所示，中间保留一些骨组织。有些环钻设计有深度标记以控制深度。在这种情况下，通常8～10mm的深度足以确保得到良好的骨柱。（e）将钻头插至其全长并略微倾斜，即可在骨芯的顶端断开；然后可使用小止血钳、棉钳或组织钳将骨芯从供区取出。（f）钻孔时应评估收集到的骨量；如果需要更多，可以使用锋利的咬骨钳从截骨切口间隔中取得移植材料。（g）所取骨放入无菌生理盐水中；如果放入无菌水中，骨细胞会因低渗而溶解。（h）碎骨器可以将骨减小成颗粒而不会像使用其他工具［例如咬骨钳（会产生空气中的颗粒）或小型骨磨（会在刀片中浪费骨）］那样产生浪费。此外，碎骨器提供了一个适合的颗粒大小，在可操作性和骨生长方面十分理想。（i）用纱布吸收移植材料中多余的生理盐水后再进行放置。（j）如果需要，可以使用2号Molt刮匙从此部位取额外的骨髓。（k）胶原止血剂（例如Avitene）可以用于控制出血。Avitene的质地和止血效率使其非常适合填补这种类型的缺损。（l）只有在取得完善止血后，才能在缺损区填充移植材料，并重新定位和缝合软组织。可吸收缝线用于缝合骨膜和肌肉层。（m）放置第二层也是最后一层缝线以缝合黏膜层。必须正确重新定位中线和其他区域的皮瓣，以恢复软组织解剖的初始形态。

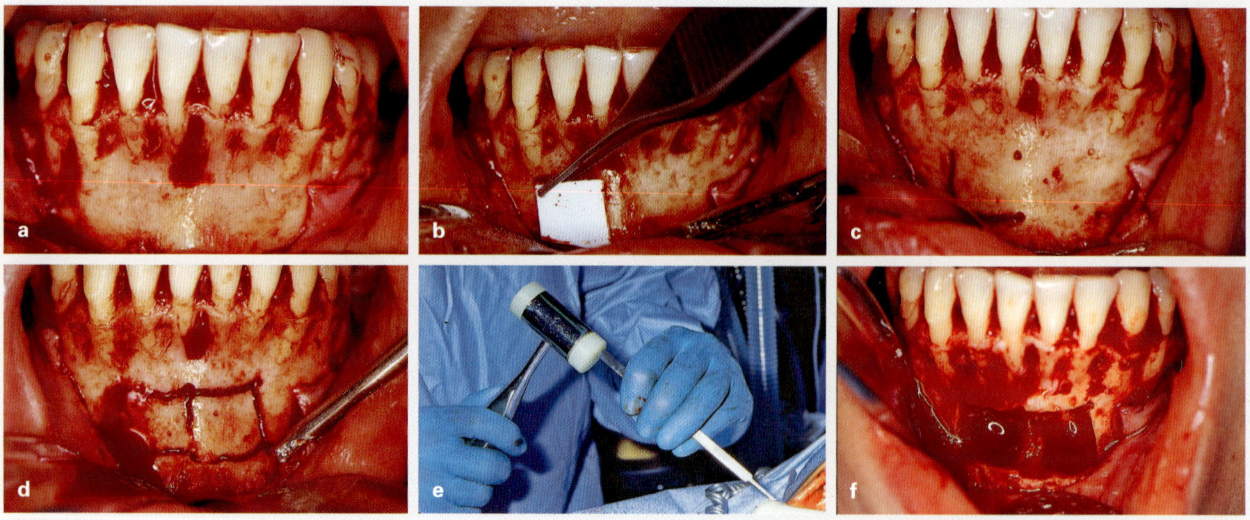

图5-7　为一名对固定局部义齿桥体下方牙龈轮廓不满意的患者取骨进行移植。该患者希望进行种植并重新修复。翻瓣后发现桥体下方有塌陷。（a）由于前庭沟浅、颏肌张力高，适合做沟内切口。（b）使用现成的无菌塑料薄片作为模具。在受区进行测量，然后将其切割成近似所需的移植物大小。图中显示的是在供区确定所需的骨块大小。（c）充分翻瓣后，使用1701号钻在距离下颌切牙和尖牙的根尖至少5mm进行切割。（d）较长的尖牙牙根导致需要移除相邻的骨块。（e）使用骨锤轻轻敲击骨凿，同时保持下颌骨稳定以减少对髁突区域的冲击。（f）如果保持在不破坏周围解剖结构的区域内，取骨区缺损较大是可以接受的。

根尖以下7mm，距离颏孔和下牙槽神经前袢前至少5mm（图5-7）。所取的骨块在每个维度上的尺寸应比受区需要的骨块大2～3mm，以便修整从而更好地适应缺损部位。暴露下颌联合和定位颏孔后，可以使用一次性记号笔或手术钻头在充分冲洗下以约40000r/min的转速勾画出供区块状骨的外部轮廓。

对于截骨术，可以使用锯齿状超声骨刀工作尖（图5-8）或使用带有1701号钻的手机；另一种选择是使用Frios MicroSaw（Dentsply Sirona），其切口更窄，骨丧失更少。截骨的深度取决于所需移植物的厚度。骨凿用于松解块状骨并收集松质骨。在将皮质骨与骨髓分离时，临床医生需谨慎操作；助手应使用工具固定骨块，以防丢失。上方、下方和后方的切口应与下颌骨唇颊面垂直，而最前方的垂直切口应以与下颌骨唇颊面成45°切割。这样可以更容易地将骨凿嵌入前部切口内，然后轻轻地用骨锤敲击骨凿以取出块状骨。

获取的骨块包括唇颊侧皮质骨板及其附着的骨小梁。如果需要，可以使用咬骨钳或凿子收集额外的松质骨。所获取的材料应储存在无菌生理盐水或PRP液体中，并尽快使用。

如果内皮质下的血管区域被穿透，可能会发生气道丧失（loss of the airway）和过度出血等并发症。可以将适合的同种异体移植材料（FDBA）填充到供区以修复缺损，然后在其上放置可吸收胶原膜或PRP膜。

一旦出血得到控制应立即开始关闭供区的软组织。可以在供区的移植材料中加入Avitene纤维胶原止血剂、Surgicel Original可吸收止血剂、Surgicel SNoW可吸收止血剂或PRP以帮助止血。通常使用1～1.6mm的不锈钢或钛合金螺钉进行固定，笔者更偏好使用1.4mm的钛螺钉（图5-9）。移植物与宿主骨之间的小间隙可以用供区的颗粒状松质骨或FDBA填充。

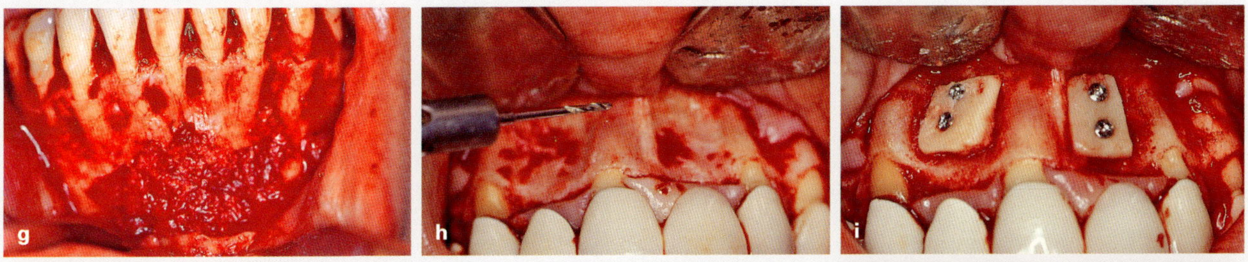

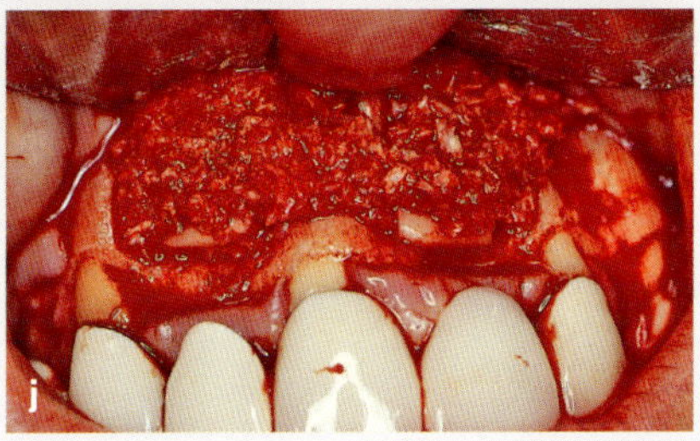

图5-7（续） （g）在移植材料放置和缝合之前，供区填充微纤维胶原以提供止血效果。（h）在受区的唇侧骨板上钻孔，以促进出血并有助于骨移植中的新血管生成。（i）所取得的骨块被修整以填补缺损，并用螺钉固定到位，以确保与下方骨骼的适当接触。注意，骨块的任何锐利边缘都已被磨圆。（j）将颗粒状骨放置在骨块周围和整个区域，以提供平滑的轮廓外形。在重新放置皮瓣之前，必须进行良好的软组织解剖，使其无张力并防止肌肉牵拉。

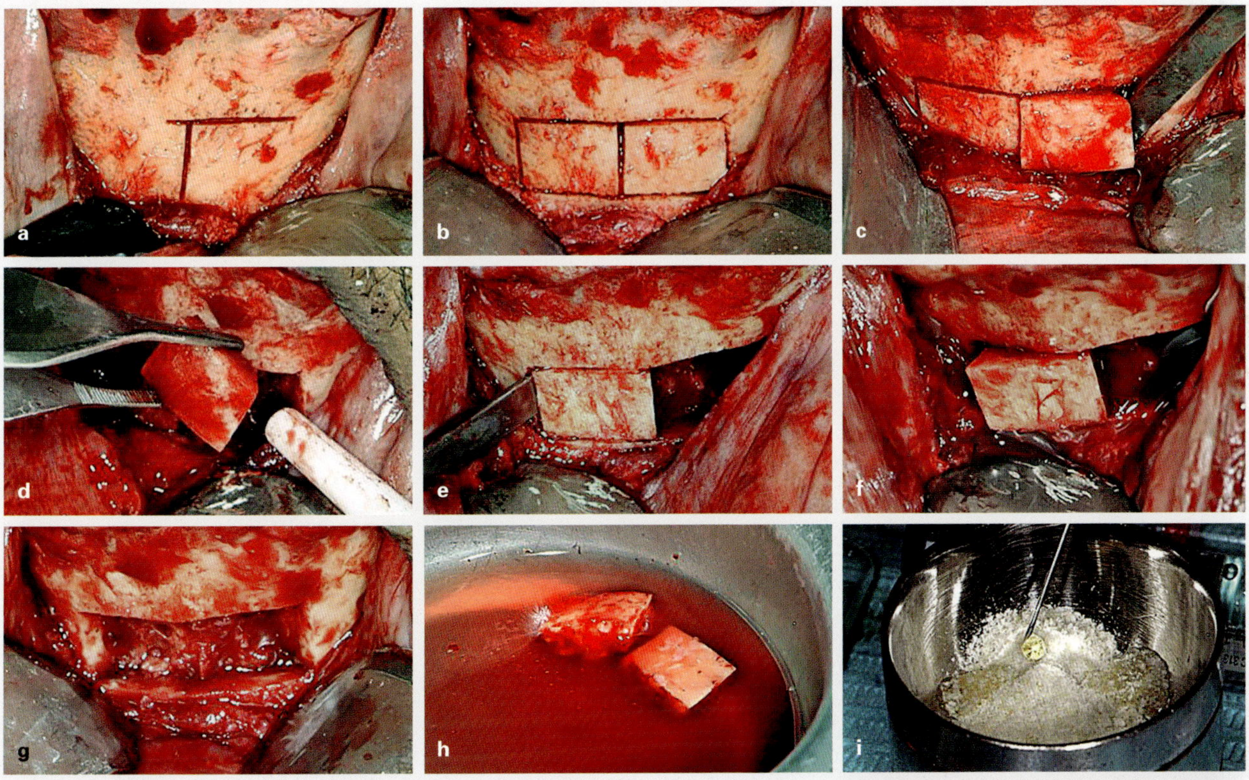

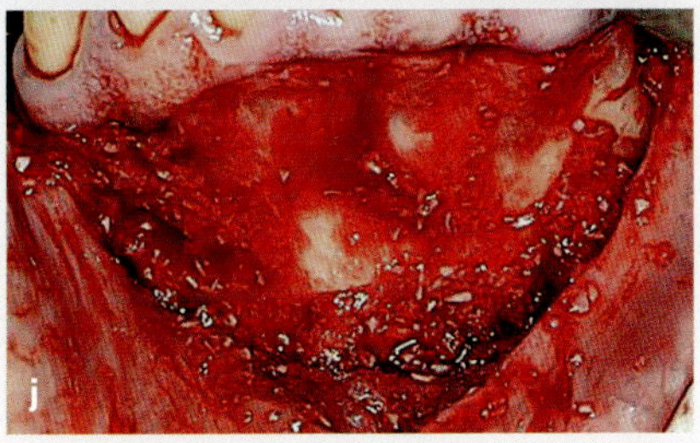

图5-8 （a和b）在下颌联合处翻起全厚瓣，并用直型锯齿状超声骨刀工作尖勾画出两个块状骨。（c~f）通过轻轻敲击凿子，将两个块状骨从供区移除。（g）使用超声骨刀工作尖留下了边界非常清晰的骨缺损。（h）获取块状骨之后，可以将其保存在无菌杯中的生理盐水中。（i和j）供区用将FDBA与PRP液体混合后形成的黏性骨进行移植，并在将瓣复位到适当位置之前，用数层PRP膜覆盖。

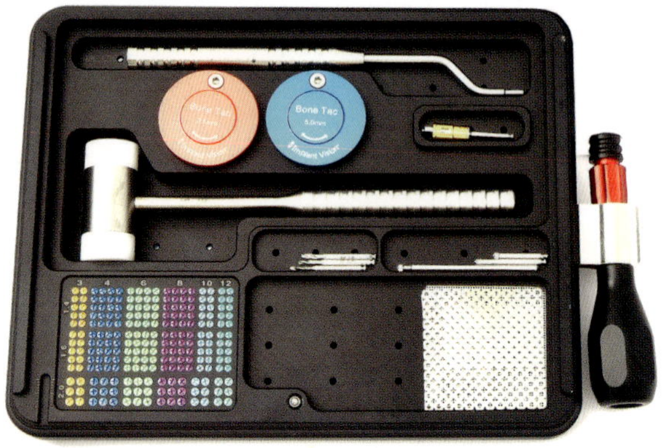

图5-9　需要可靠的固定螺钉和骨块固定套装（Screw Fixation Kit Plus，OsteoLife Biomedical）来有效固定骨板及骨块。

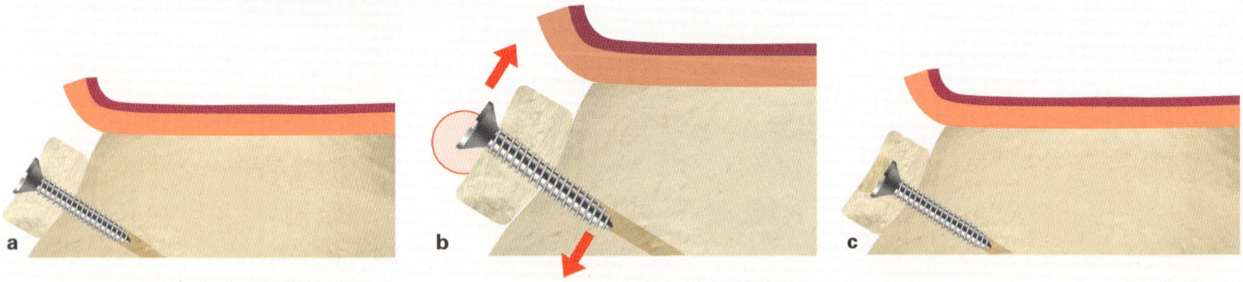

图5-10　（a）为了正确地将固定螺钉放置在移植的骨块中，固定螺钉头部必须与骨外侧皮质骨齐平。（b）如果固定螺钉头部从骨块中突出，它可能会穿透软组织并受到微动的影响，阻止其与受区结合。（c）如果固定螺钉头部过深地陷入骨块中，它将会嵌入松质骨，而没有足够的强度使其与受区结合。

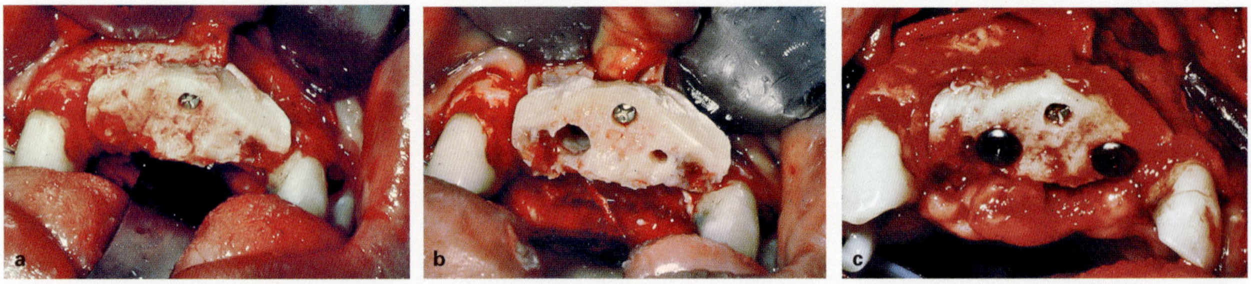

图5-11　在必要时，种植体也可以行使固定螺钉的功能来固定移植骨块。（a）单颗固定螺钉被用来固定从下颌联合获取的骨块，以恢复中线位置上上颌骨前部的骨高度和骨宽度。（b）在所取骨块和预先存在的骨头上为两颗侧切牙位置的种植体做截骨切口。（c）两颗种植体的植入增强了移植物在受区的固位。

宿主骨与移植物之间的接触程度及结构的整体稳定性是影响块状骨融合速度的关键因素（图5-10）。移植物的生物学特性对愈合速度不应有明显影响。实验和临床研究均强调了移植物稳定性对移植融合参数的重要性[38-40]，且这一点不容忽视[41-43]（图5-11）。在动物模型中，当宿主骨-移植物界面紧密贴合并固定时，所有界面都会愈合[44-47]。在稳定的条件下，但没有紧密的宿主骨-移植物接触时，所有界面可能都不会愈合[48-50]。在移植部位不稳定时，几乎没有出现愈合，并且随着移植部位稳定性的下降，愈合的发生率和成熟度也会下降[51-53]。

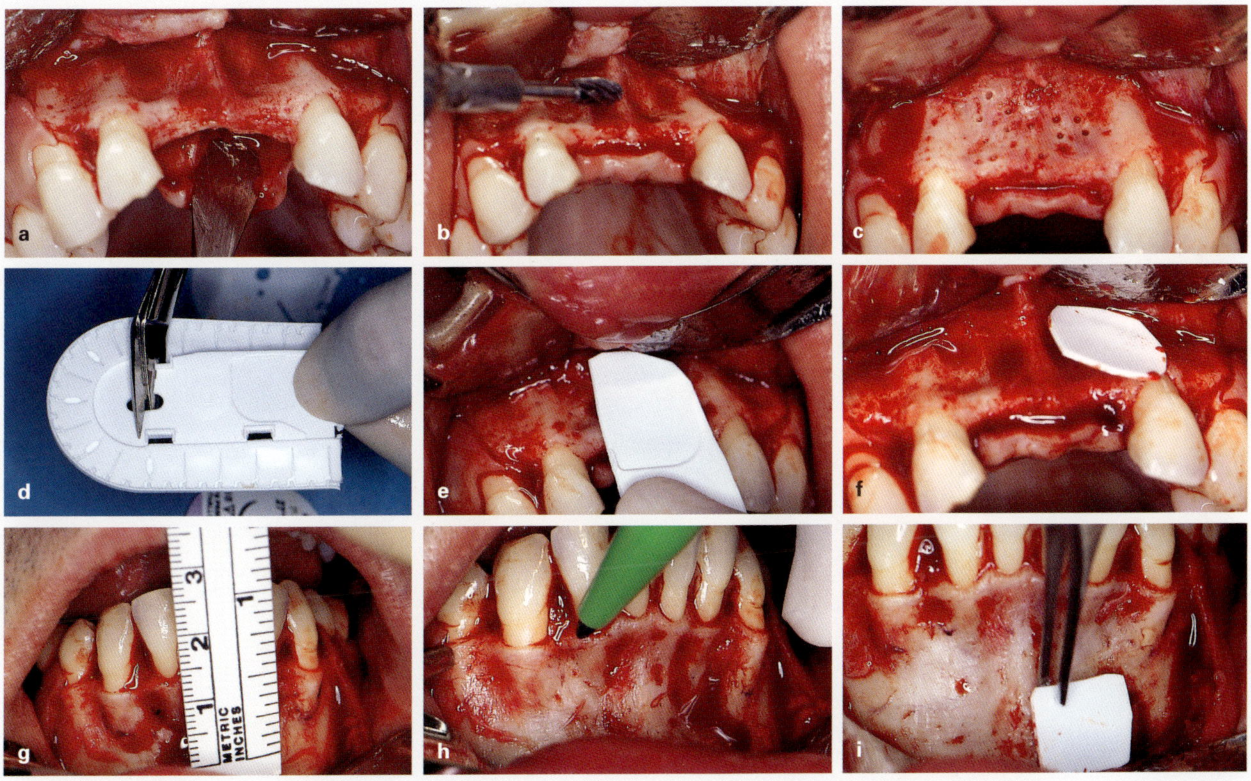

图5-12 自体骨块用于上颌骨前部牙槽嵴骨增量。（a）由创伤导致的牙齿缺失常导致牙槽嵴变窄，因为其无法进行牙槽窝骨移植。（b）使用椭圆形外科钻头稍微重新修整该区域，以获得一个更有利于放置移植物的表面。（c）钻孔有助于通过开口形成血管和细胞迁移，从而实现移植骨和宿主骨的结合。创伤减少了松质骨的量，因此所取骨块应含有一定质量的松质骨，以提供可生长发育的细胞给剩余的唇侧、皮质和腭侧骨。（d）缺损的模具将帮助临床医生尽可能准确地获得适合的骨块。可以使用简易且容易获得的带有缝线的塑料片。（e）将一块平整的无菌塑料片放在缺损处，以帮助可视化所需的骨块大小和形状。（f）模具被适当地切割和塑形。这减少了对骨块的切割和塑形量，同时也最大限度地降低了损伤的风险，并减少了所取骨块相对受区过小或过大的情况。（g）使用尺子来帮助确定中切牙的长度。X线片对此也很有帮助；但必须考虑到放大倍数。（h）可使用无菌外科记号笔标记切牙根尖的位置以及取骨安全区。（i）将之前切割好的模具移至下颌骨前部。

一些研究表明，通过结合自体下颌骨移植和不可吸收膜可以提高牙槽嵴的移植成功率[54-56]。笔者建议，如果移植部位表面积＞50%是颗粒状骨（而非块状骨），则应使用具有4个月吸收窗的屏障膜。如果移植部位表面积＜50%是颗粒状骨，则长吸收窗的屏障膜并不关键，可以使用吸收较快的胶原膜或PRP膜。

其他研究表明，在移植后早期植入种植体可以帮助防止吸收，从而提高移植成功率[57-59]，或者使用同种异体骨材料替代自体骨[60-63]。然而，如果在块状骨移植后过早尝试植入种植体，块状骨很可能会与宿主骨脱离。因此，笔者建议种植体的植入时间不要早于块状骨移植后的4～6个月。此外，笔者的经验表明，自体骨块仍然是“金标准”，但含有生长因子的异体骨块在临床和实验上都显示出良好的效果，可以在不太严重的病例中推荐使用[64-65]。

图5-12～图5-18为病例陈述，展示了从下颌联合取得的块状骨的放置过程。

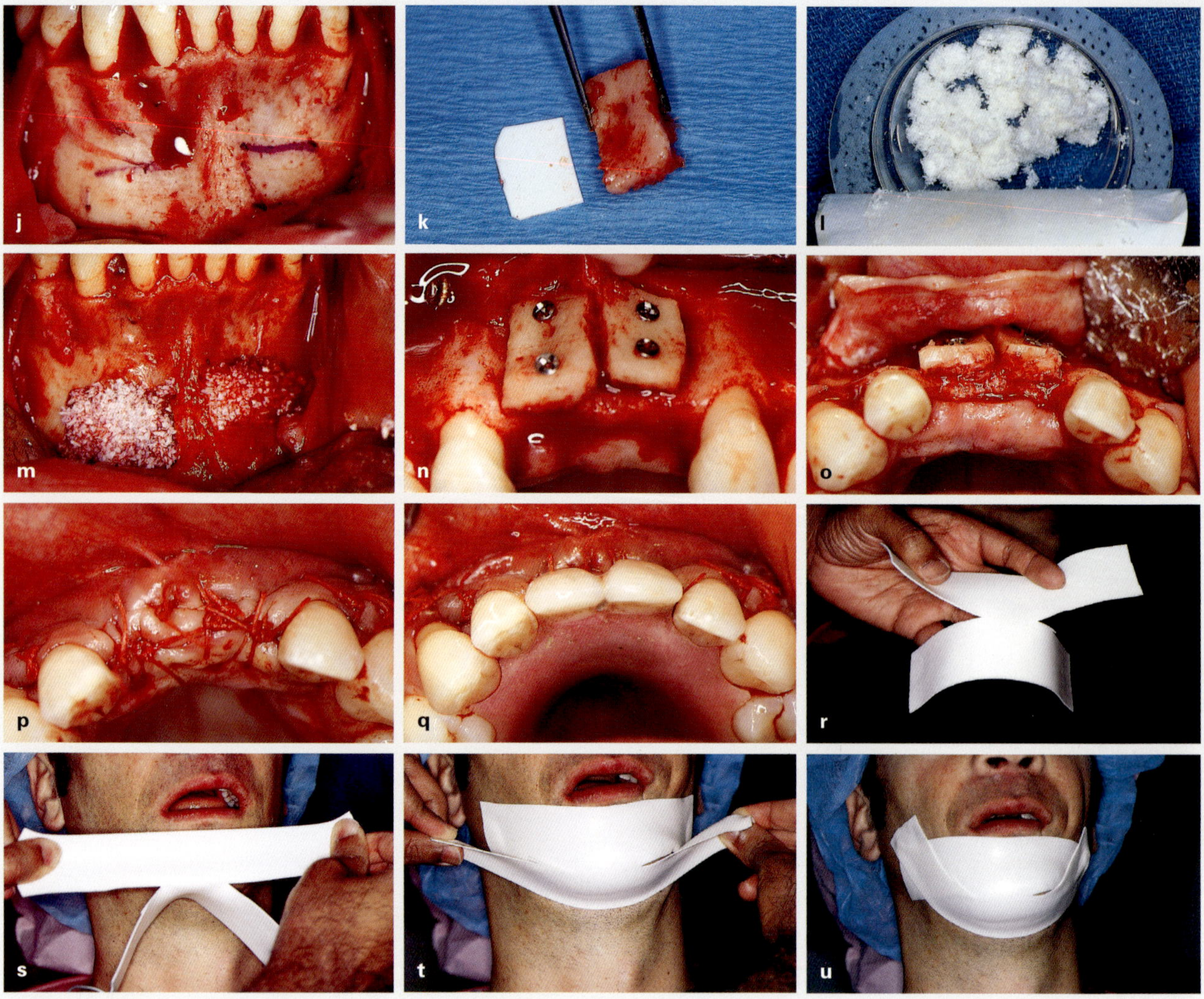

图5-12（续）　（j）使用1701号钻在标记的位置切割骨块直到骨髓。（k）如果仔细遵循步骤，并且骨块被完全和足够深地切割，用凿子应该能轻松地将其一整块取出。最前面的切口应以45° 斜角切割，以便凿子能轻松滑入。最好取出比所需稍大一些的骨块，前提是不增加并发症且相邻的解剖结构条件允许。（l）可以使用胶原止血剂（例如Avitene）来填充供区加以止血。（m）这种可吸收的止血材料可以用组织钳提起，并轻松地填塞到供区。除了其止血作用外，这种材料还有助于创建一个支架，从而增加该区域的体积。如果需要，可以在此时将颗粒状或糊状移植材料放入供区。（n）骨块被放置在正确的位置，并用两颗螺钉固定以防止旋转和微动。（o）殆面照显示了较大的轮廓得以补偿预期的吸收。如果骨块吸收不够并且仍然过大，可以使用大的椭圆形外科钻将其削减至所需的大小。（p）对于该患者来说，良好的皮瓣分离将可拉伸的黏膜与不可拉伸的骨膜分开是非常重要的，轮廓体积增加以及需要初期缝合皮瓣十分必要。（q）殆面照显示上颌骨前部牙槽嵴的轮廓已经恢复到初始形态。根据吸收后的上颌放置临时牙冠其位置更加靠后。种植体将被植入在正确的三维位置上，随后以理想的上下颌关系修复中切牙牙冠。（r~u）将一条约20cm×5cm的可拉伸泡沫胶带纵向切割，中间保留4~5cm。

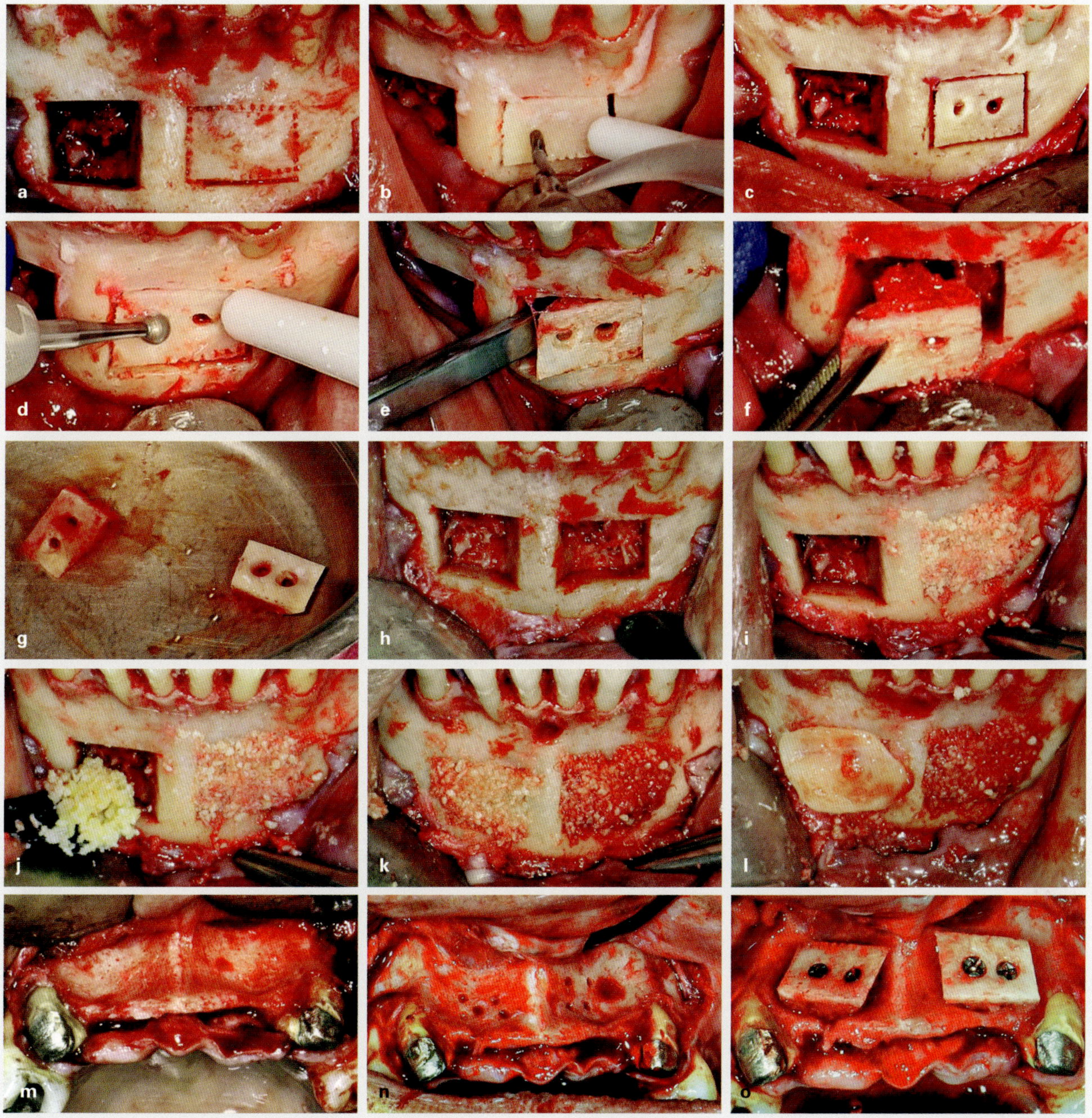

图5-13 （a）在下颌联合处描出两个皮质松质骨块的轮廓以备取骨。（b和c）在移除骨块之前，用固定螺钉钻在每块骨块上钻两个固定螺钉孔。（d）为了使固定螺钉与骨块的皮质外侧齐平，用金刚砂球钻在固定螺钉孔的皮质部分磨出一个底座。（e和f）使用骨锤轻轻敲击骨凿，将骨块从供区移除。（g）取骨后将其保存于无菌杯的生理盐水中。（h~k）用黏性骨完全填充下颌的剩余缺损部位，以再生骨组织、防止术后出血并减少肿胀。（l）移植部位覆盖数层PRP膜。（m）在上颌骨前部翻起全厚瓣，并首先用手术刀片，然后用金刚砂球钻彻底清除受区的任何软组织残留物。（n）在受区的皮质骨上制备数个滋养孔，以促进新血管的形成和骨髓中新细胞的迁移。（o）每块骨块用两颗固定螺钉固定。

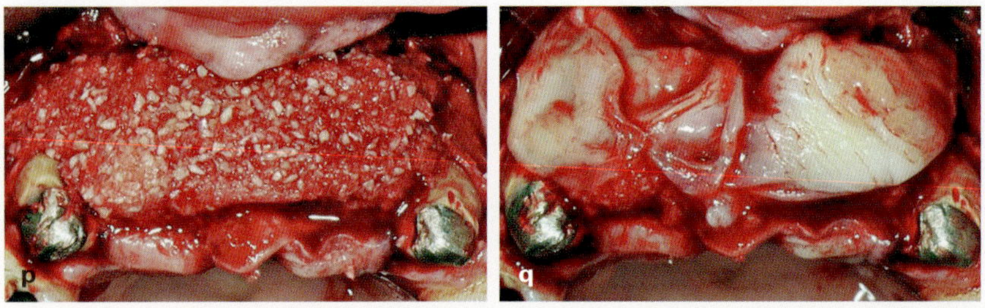

图5-13（续）　（p）将黏性骨置于骨块周围和上方，以进一步增加可用骨的体积和移植的可预测性。（q）在关闭皮瓣之前，用数层PRP膜覆盖移植物，以保护移植物并增加周围软组织的体积。

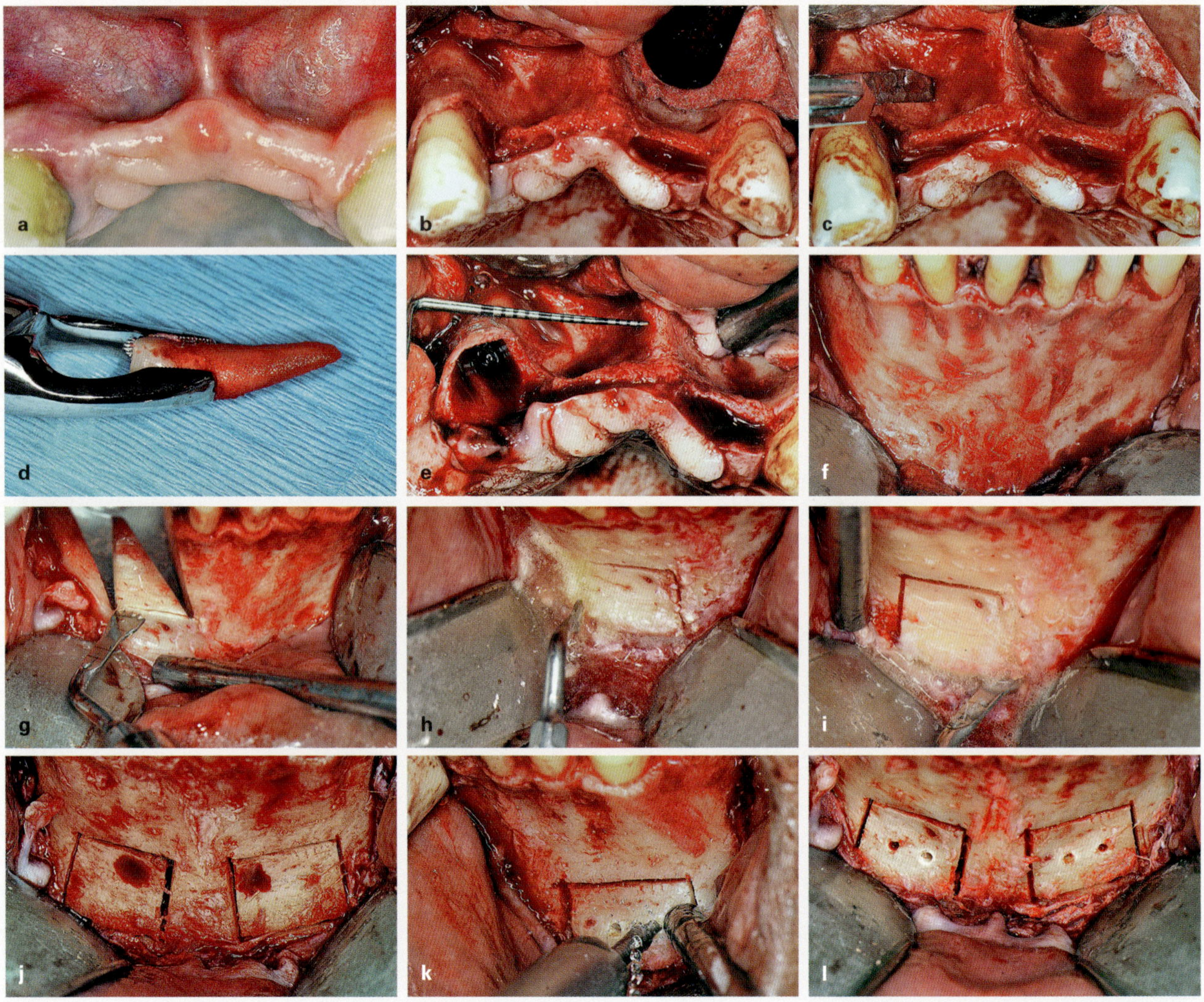

图5-14　（a）上颌缺牙区的术前临床视图，显示唇侧骨板完全塌陷。（b）在牙槽嵴顶做全厚瓣切口同时在双侧尖牙龈乳头远中做松弛切口。（c）使用刀片和金刚砂球钻彻底清除受区的所有软组织残留物。（d）右侧尖牙因龈下深龋而拔除。（e）使用牙周探针来测量所需获取的骨块大小。（f）由于前庭沟浅且颏肌张力高，在供区做沟内切口。（g~i）使用卡尺，借助锯齿状超声骨刀工作尖在供区标记出先前在受区测量出的尺寸。（j）使用超声骨刀工作尖可在皮质骨中快速、平整地切割。（k和l）在移除骨块之前，使用固定螺钉钻在每块骨块上钻两个固定螺钉孔。

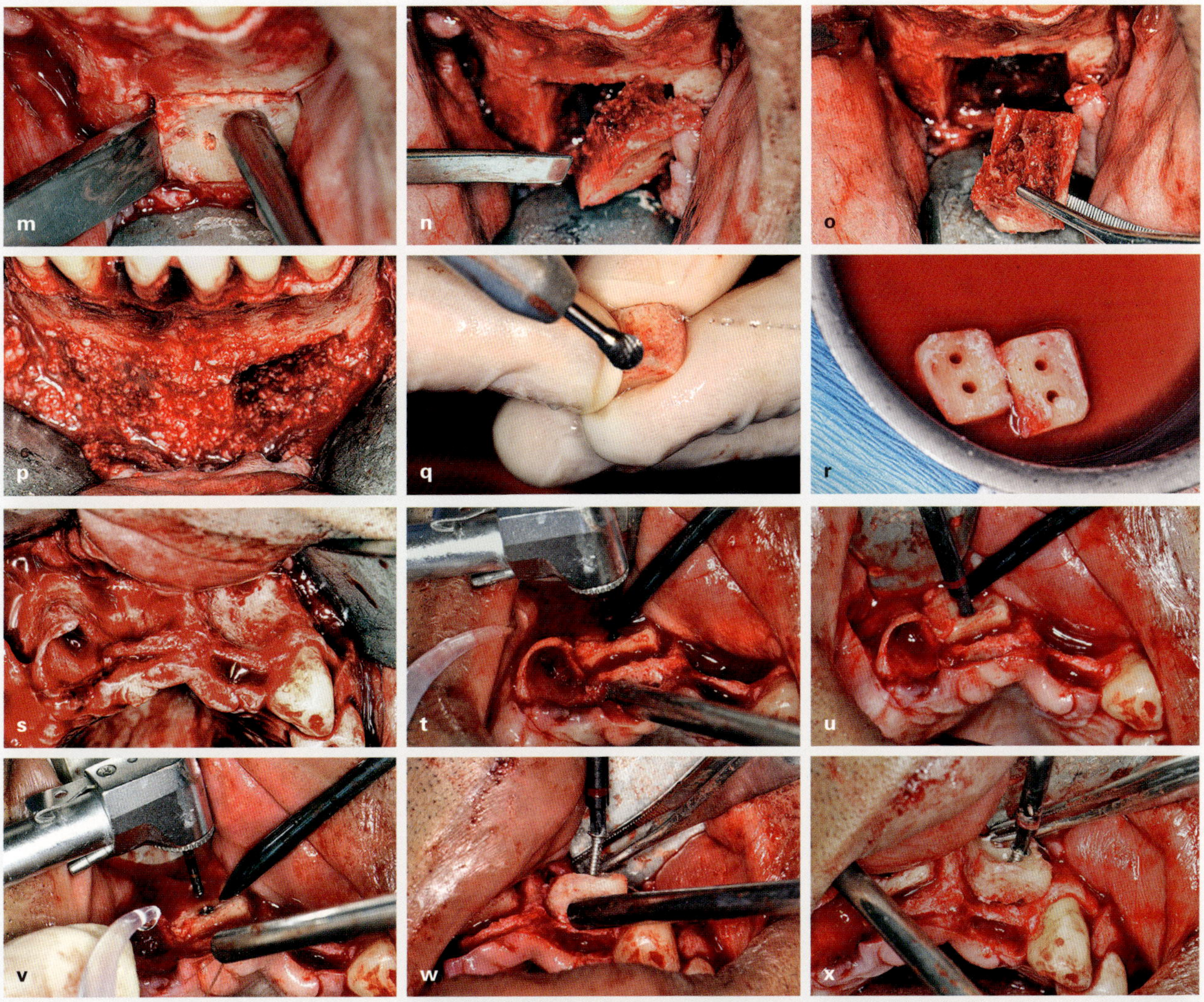

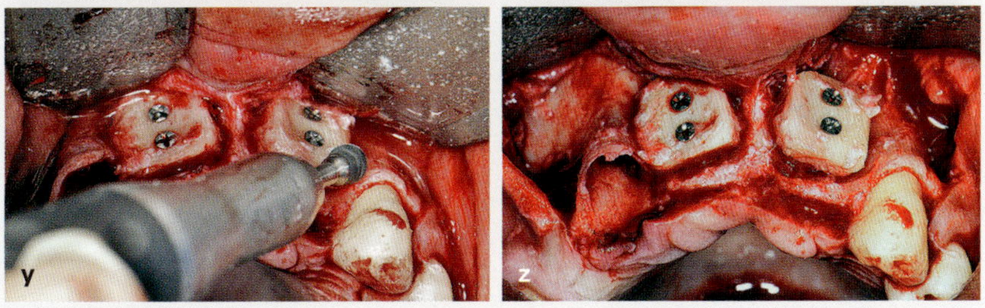

图5-14（续） （m～o）使用骨锤轻轻敲击骨凿，从供区移除骨块。（p）供区使用FDBA和PRP液体混合制作成的黏性骨进行移植，移植物表面覆盖数层PRP膜，在正确位置关闭黏膜瓣。（q和r）使用椭圆形硬质合金钻将骨块的方形边缘磨圆，然后将骨块保存在生理盐水溶液中。（s）在受区的皮质骨上制备数个滋养孔，以促进新血管的形成和骨髓中新细胞的迁移。（t）使用先前在骨块上钻孔的位置，在第一块骨块的受区上钻孔。（u）使用固定螺钉固定第一块骨块。（v）在第一块骨块的受区再钻一个孔，并放置第二颗固定螺钉。（w和x）重复此过程，以固定对侧受区的第二块骨块。（y和z）使用大号硬质合金钻将骨块的大小修整至与相邻骨的曲线相匹配。

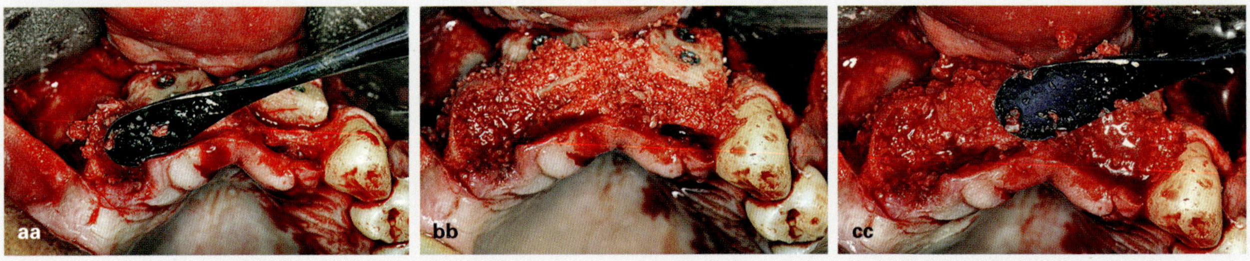

图5-14（续） （aa～cc）将尖牙的牙槽窝和骨块周围的缝隙填充黏性骨，以进一步增加愈合期后的可用骨量。

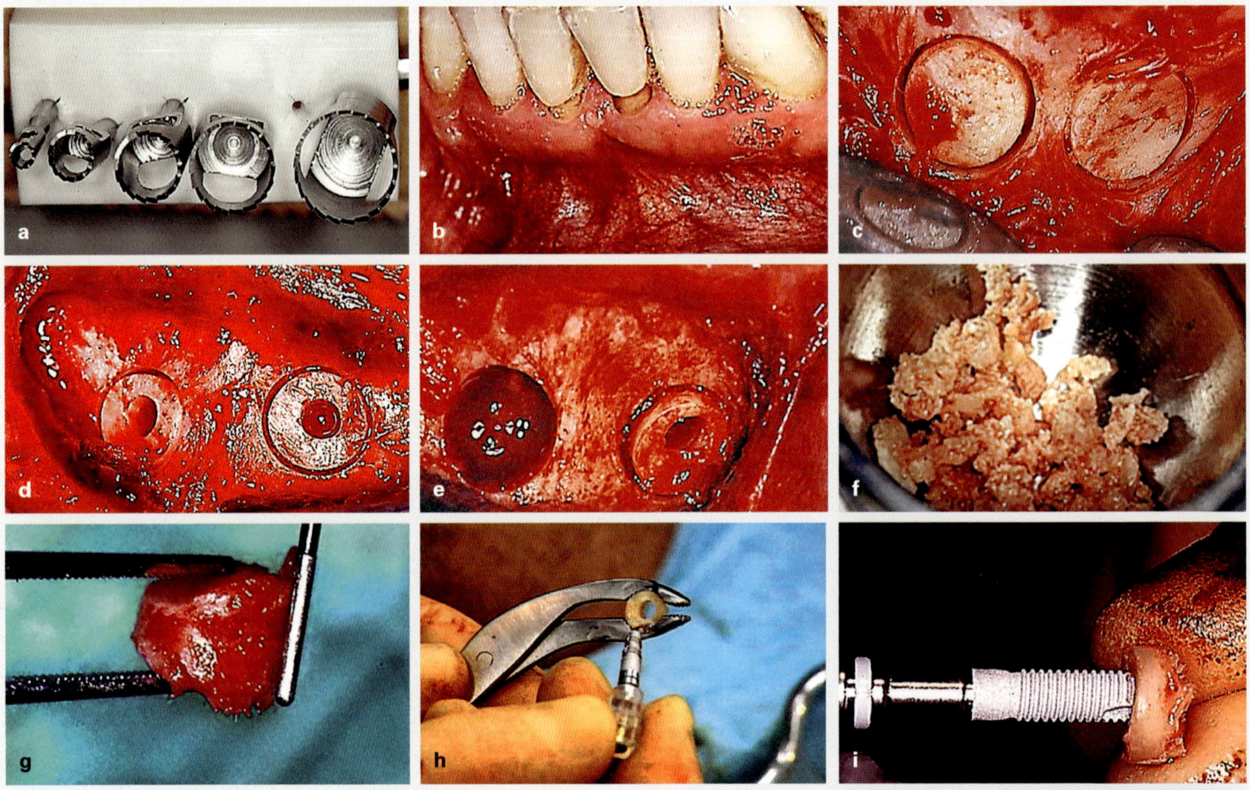

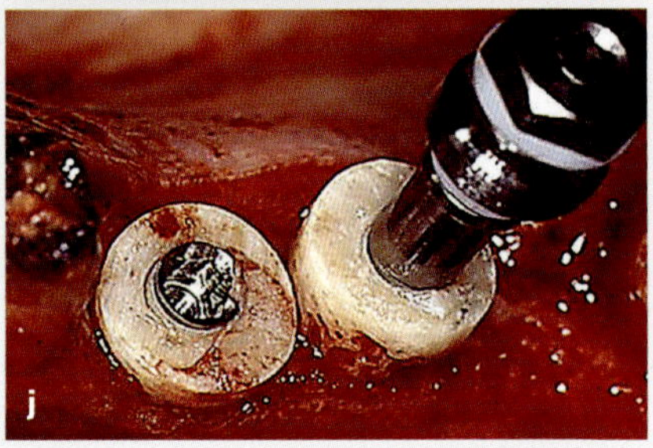

图5-15 （a）环钻非常适合获取圆柱形的皮质松质骨块，这些骨块可用于增加种植体周围的骨高度。（b）供区的术前临床视图。（c）在翻起全厚瓣并暴露下颌联合后，在颏部标记出两个圆形切口。（d）在标记出的圆柱形骨块中心预备一个4mm深的种植窝洞。（e）使用比标记切口稍窄1mm的环钻，完全钻穿这些圆柱形骨块的皮质松质骨全厚度。这使窄的分离器尖端能够进入该空间并从颏部将它们取出。（f）用黏性骨填充骨缺损。（g）圆柱形骨块由2mm的皮质骨和2mm的松质骨组成。（h）这些骨块通过专门设计的夹持器进行操作，以便在手术过程中固定它们。（i）种植体通过先前在骨块中钻出的窝洞插入其大部分长度。（j）将种植体用作固定螺钉，在专门设计的夹持器的帮助下完全固定在受区，并与移植骨块皮质侧的最外侧齐平。

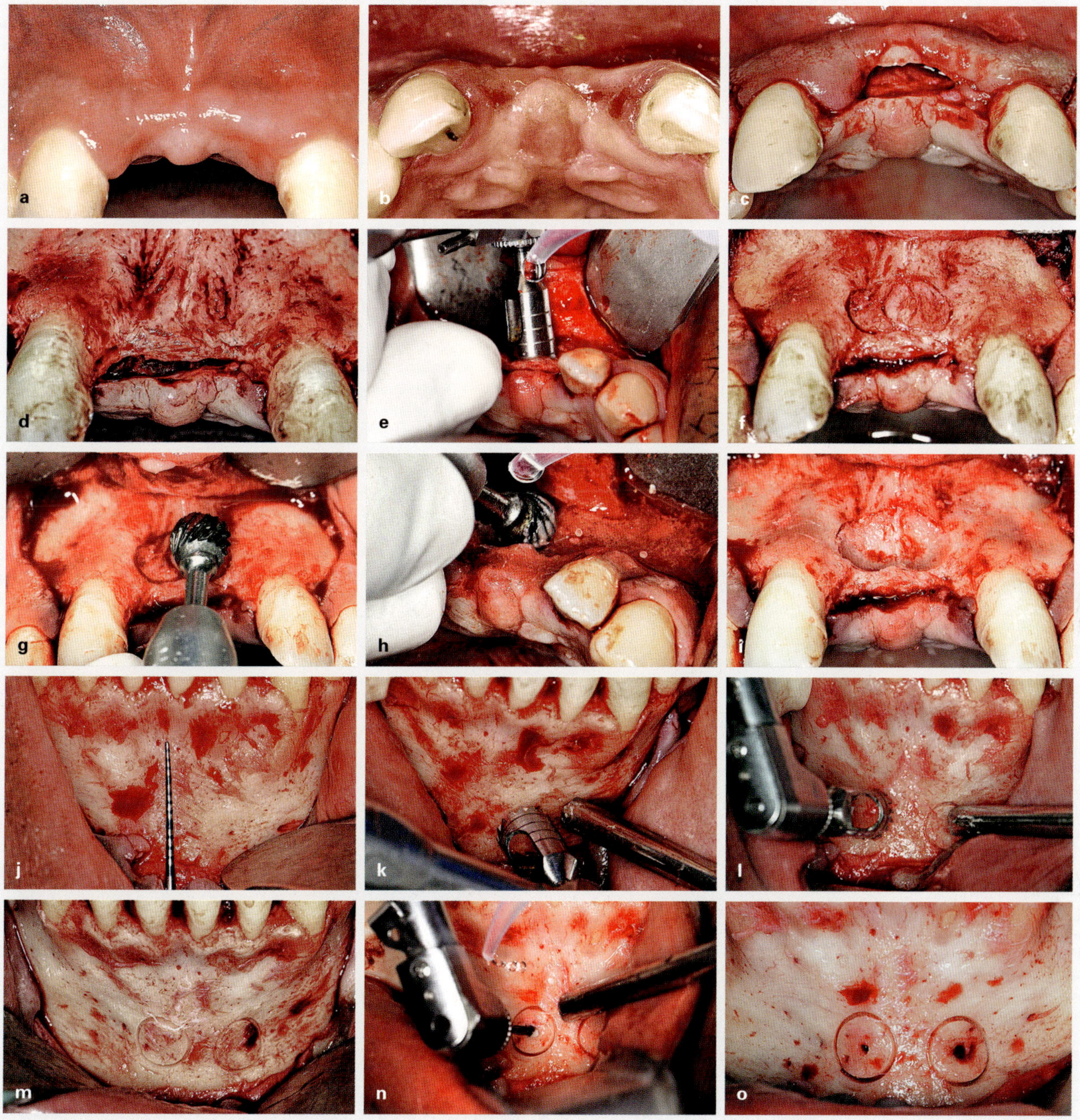

图5-16 （a和b）与上颌中切牙对应的缺牙区的术前临床视图，显示其唇侧有显著的骨吸收。（c）在牙槽嵴顶处做全厚瓣切口并在两颗侧切牙远中做松弛切口，以进入缺损部位。（d）翻起黏膜瓣，充分暴露缺损部位，并彻底清除所有的软组织残留物。（e和f）使用5mm直径的环钻在受区部位勾画出供区的界限。（g和h）在大量生理盐水冲洗下用大号硬质合金球钻移除受区的骨头，使其匹配皮质松质骨块的形状。（i）受区已准备好进行移植。（j）从右侧第二前磨牙到左侧第二前磨牙做一个沟内切口，然后翻起全厚瓣以暴露整个下颌联合，并进行测量以确保所获取的骨块至少距离前牙根尖15mm而不会损害血管神经束。（k～m）使用环钻的尖端勾画出要获取的圆柱形骨块轮廓。（n和o）在骨块的正中心位置钻出固定螺钉孔。

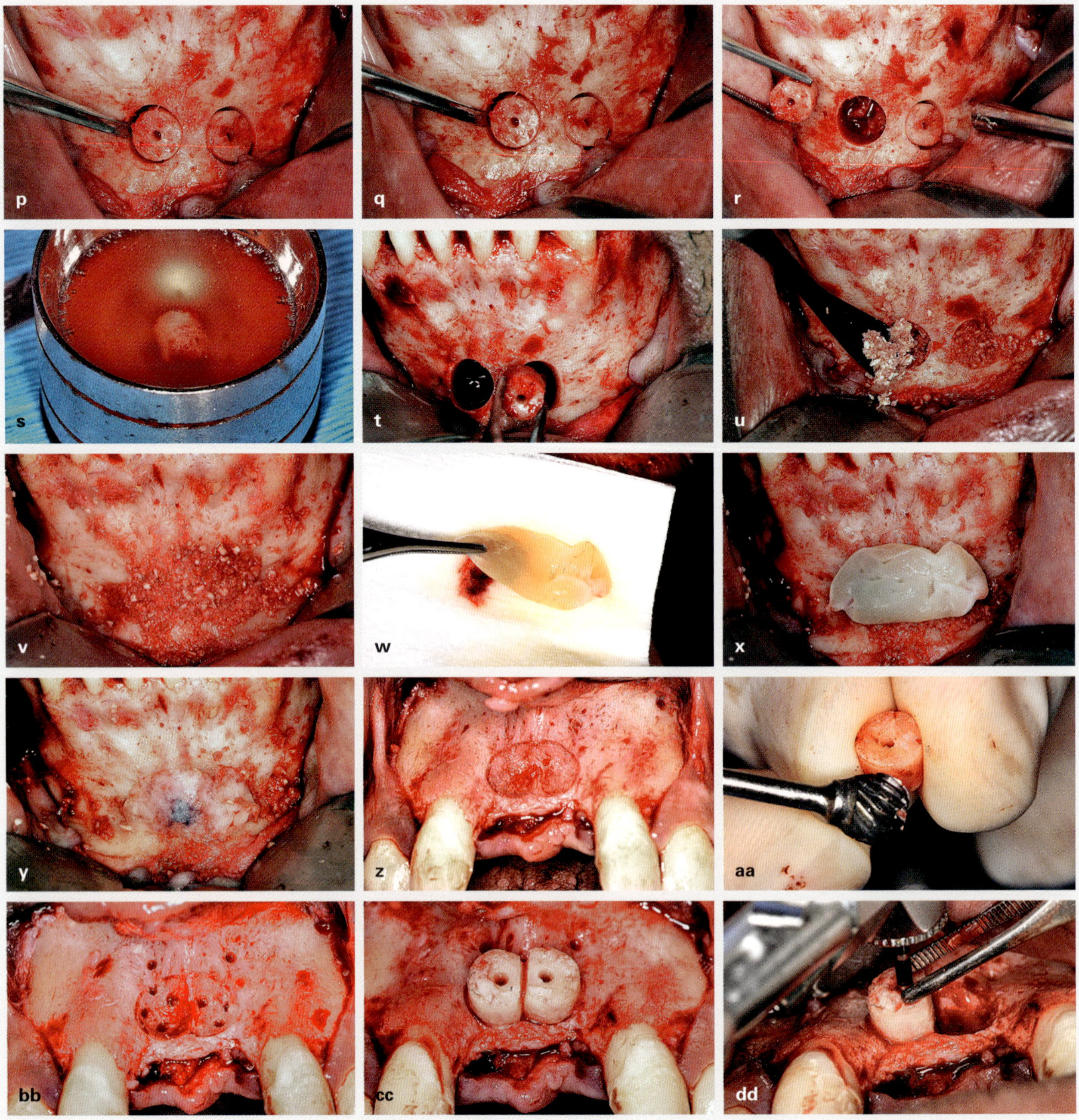

图5-16（续）　（p～r）将环钻定位在之前勾画出的切口上，并插入约10mm深以获得皮质松质骨块。之后使用分离器将第一块骨块从供区取下。（s）将刚获取的骨块保存在生理盐水中以防止其脱水。（t）重复此过程以获取第二块骨块。（u和v）用黏性骨完全填充下颌的两个缺损。（w～y）用数层PRP膜覆盖移植部位。（z）在受区部位制备数个滋养孔，以确保骨块能够与其结合。（aa～cc）用大号硬质合金球钻修整骨块，使其精确贴合受区。（dd）使用直径1.4mm的钻头在受区预备固定螺钉孔，以之前所做的孔为导向。

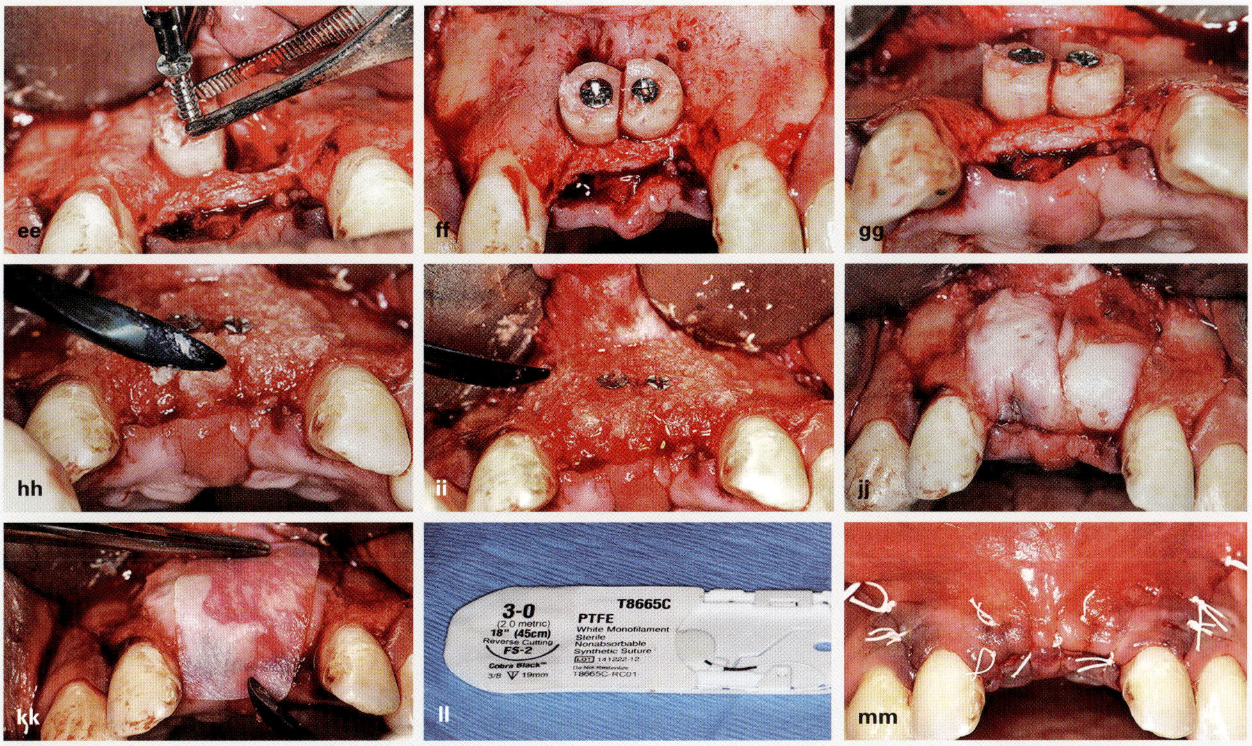

图5-16（续）　（ee和ff）用单颗固定螺钉将骨块固定在受区。（gg）使用骨块纠正了水平向缺损。（hh和ii）在骨块周围使用黏性骨以增加该区域的骨再生。（jj）用数层PRP膜覆盖移植部位。（kk）将一块心包膜修剪后放置在PRP膜上，以提高手术的可预测性。（ll和mm）松解骨膜并向根尖方向牵引组织瓣，然后用3-0聚四氟乙烯（PTFE）缝线进行间断缝合和水平褥式缝合，将瓣重新固定到位。

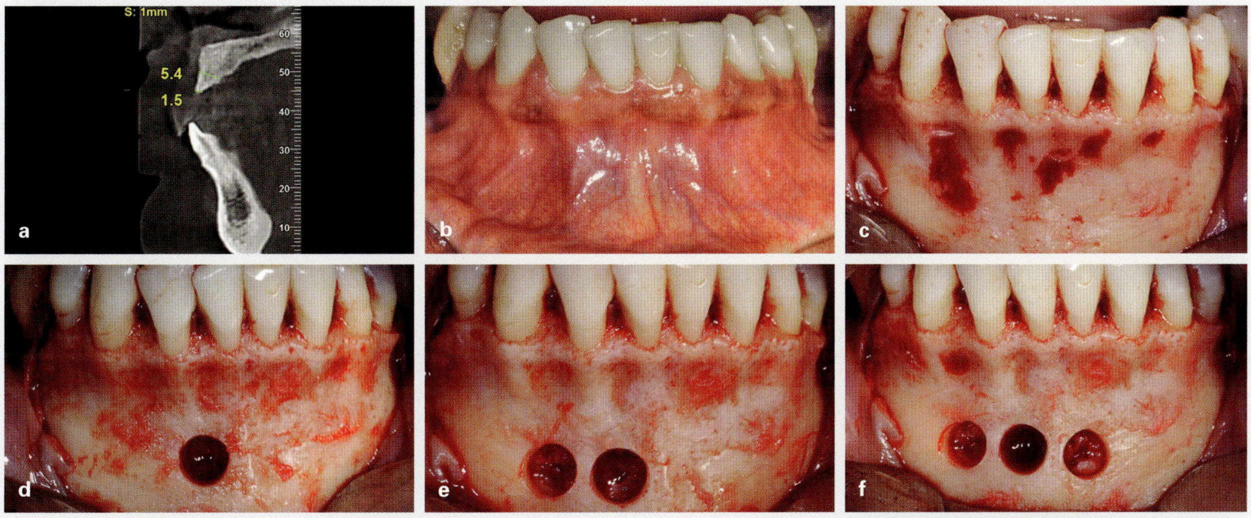

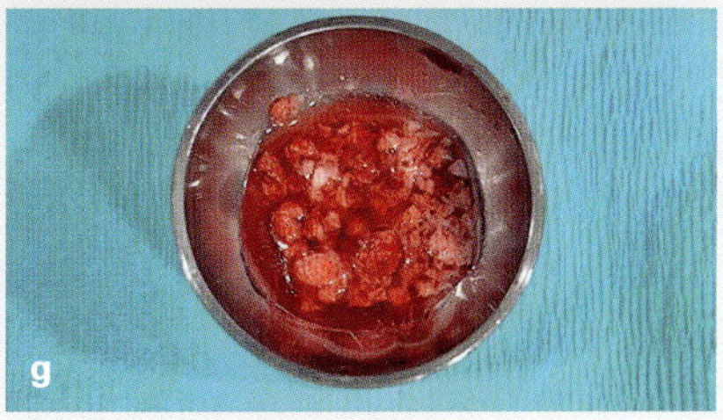

图5-17　（a）术前CBCT扫描并测量患者11区域，显示骨宽度不足以植入种植体。（b）术前下颌联合供区的临床视图。（c）从右侧第一前磨牙到左侧第一前磨牙区做沟内切口，并在两颗第二前磨牙近中龈乳头底部做松弛切口，并向根方延伸至口腔前庭的膜龈联合处。翻起全厚瓣以暴露整个下颌骨前部唇侧骨板。（d～f）使用取骨钻，在距离切牙根尖投影5mm处进行3次穿孔，以获取皮质骨和松质骨。（g）将自体骨放入盛有生理盐水的无菌杯中以防止其脱水。

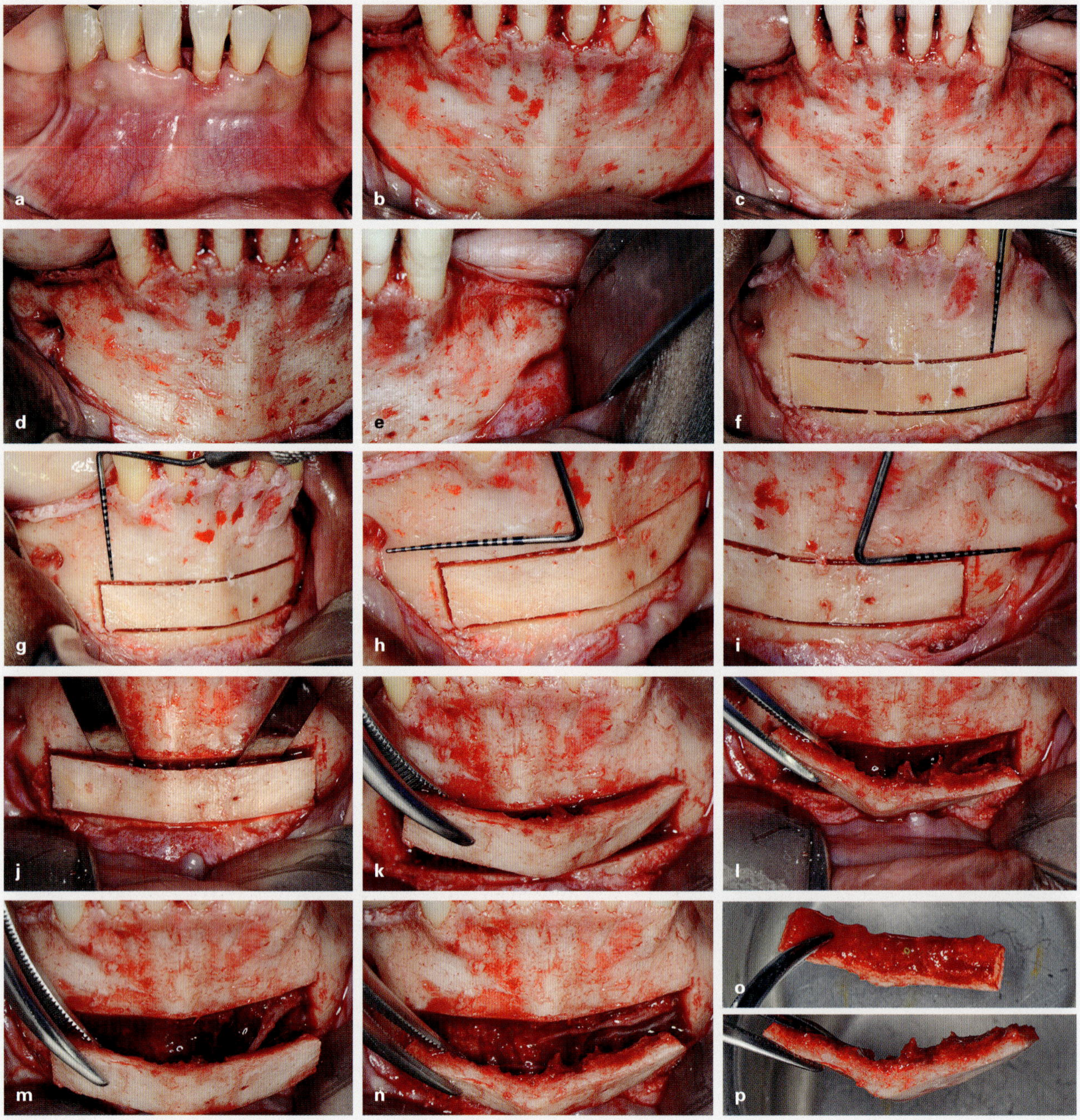

图5-18 （a）下颌联合供区的术前临床视图。（b）从右侧尖牙到左侧尖牙区做沟内切口，然后做两个15mm长的牙槽嵴顶切口。翻起全厚瓣以暴露下颌骨前部唇侧骨板。（c～e）分离后的皮瓣向根尖方向牵拉至下颌下缘，并向侧面牵拉至颏孔处，颏神经清晰可见。（f～i）使用牙周探针进行测量，确保骨块的最上方切口至少距离尖牙根尖体表投影5mm，侧面切口至少距离颏孔10mm。（j～n）使用直型锯齿状超声骨刀工作尖，可以取一块30mm长、10mm宽的骨块，用于重建整个上颌骨前部。如果切口正确，骨块可以使用角度骨凿轻松地从下颌骨中分离出来。（o和p）将骨块切至5mm深，以获得由3mm的皮质骨和2mm的松质骨组成的骨块。

术后

应在术前1小时给予阿莫西林或克林霉素，并在术后继续使用1周。患者还应最好在手术开始时或至少在手术结束时注射地塞米松（肌内注射或静脉注射）。术后应在颏部施加压力数小时，以防止出血并确保颏肌的紧密贴合。可以通过在颏部的皮肤上涂抹安息香酊，然后剪下一块大小适合的可拉伸泡沫胶带覆盖在供区（图5-12r～u）来提供便利的支持。

此外，术后24小时内可在供区应用冰敷。在术后7～14天，患者应每天2次使用氯己定漱口液坚持2周，以减少感染的风险。供区的术后疼痛通常为轻度至中度，如果需要，可使用麻醉性镇痛药加以控制。膜暴露、感染和菌斑控制可以在后续复诊中处理。大范围的膜暴露可能需要重新骨移植或膜移除，而轻微的暴露可能只需要必要时应用局部抗菌剂即可（例如氯己定）。

潜在的并发症

取骨手术后的早期并发症是可以避免的，通过使用压力敷料、局部冰敷、应用抗炎药来减少肿胀；开具镇痛药以控制疼痛；并指导患者注意口腔卫生的重要性。

在大多数情况下，肿胀会在术后前2天迅速减轻，并在1周内完全消退。表5-1列出了其他潜在并发症及其常见原因和减少这些并发症的预防措施。

表5-1　下颌联合取骨的潜在并发症

并发症	常见原因	预防措施
颏下及舌下动脉损伤	下颌舌侧皮质骨严重穿孔	取骨前了解下颌颊舌侧骨厚度；所取骨板的厚度以及骨芯的长度应小于下颌骨厚度
下颌牙齿牙根损伤	前牙牙根长和/或下颌骨前部高度低	准确测量解剖结构并只在安全区内取骨
颏神经感觉异常	取骨时切口延伸到颏孔区；软组织翻瓣或牵拉过度	准确测量解剖结构并只在安全区内取骨，确保在翻瓣和牵拉过程中颏神经的安全
供区切口开裂	术后水肿，颏肌张力过高，血肿，软组织缝合不正确或较差	术后使用压力敷料3天。尽可能分层缝合。在术后5天内，提醒患者尽量减少为了观察该区域而造成组织牵拉
暂时性下颌牙感觉异常	取骨时切口过于靠近根尖；作为常见并发症在术后频繁出现	术前向患者说明该常见术后并发症，如果出现则密切观察
颏下垂	未能保护颏肌附着；将软组织瓣缝合至错误位置	将瓣仔细复位至原位并分层缝合

06

胫骨取骨

Harvesting Bone from the Tibia

胫骨为人体提供了大量高质量的自体骨，这可以通过在诊室或手术室行局部麻醉和静脉镇静或在手术室行全身麻醉获得[1-5]。需要指出的是，根据地区和国家的不同，执行此项程序所需的资格也有所不同。

对于需要20～40mL的颗粒状松质骨的情况，胫骨通常是一个极好的取骨部位[6-9]。从胫骨坪获取的骨组织包括骨活性细胞、矿化松质骨纤维（来自血液凝固）和血块内的血小板。血小板在移植后几小时内脱颗粒，释放出血小板衍生生长因子（PDGF）、转化生长因子-β1和转化生长因子-β2（TGF-β1和TGF-β2）及其他生长因子，以启动骨再生过程[10-12]。

在确定使用哪个供区时，临床医生必须详细了解患者的病史[13-16]、衰老状态和代谢性疾病的情况[17-20]。对于儿童胫骨的获取更需要极度谨慎[21-23]，尽管文献中有相关报告，但笔者不建议此类操作。

胫骨相比其他供区具有多种优势。如前所述，胫骨坪提供最多40mL未压缩松质骨，可在诊所20～40分钟完成获取，过程出血量少，无须放置引流。术后患者可耐受即刻负荷，瘀青少，愈合通常顺利，瘢痕不显著。患者自述术后疼痛和功能障碍较轻。

研究显示，与从髂嵴取骨相比，这种技术的并发症和发病率较低[24-26]。早期研究结果显示，胫骨移植的并发症发生率为1.3%～3.8%，与髂嵴取骨的8.6%～9.2%相比表现出明显优势[27]。一项2018年研究显示，在年龄、性别、获取部位发病率以及术后第1天受区平均视觉模拟量表（VAS）评分方面，髂前上棘组和胫骨近端组取骨之间没有显著差异。术后第5天和第14天的VAS评分表明，胫骨近端组取骨的疼痛程度显著低于髂前上棘组，而在术后第28天和第56天，两组之间没有显著差异。术后第1天，胫骨获取部位的疼痛也明显更低[26]。

对于＜18岁的患者以及有过膝关节损伤或手术史、晚期类风湿或退行性关节炎、代谢性骨病的患者，胫骨近端取骨是禁忌。在需要块状骨的移植手术中，应选择其他取骨部位，因为胫骨近端只提供松质骨髓（颗粒状）骨。

解剖因素

胫骨是胫腓骨复合体中较大的小腿骨，为该部位提供主要的结构支持。无论采用内侧或外侧入路获取骨移植材料，术前均需仔细注意与胫骨相关的关键解剖标志[28-31]。

应对胫骨取骨部位进行全面评估。首先，应触诊膝关节正下方的胫骨髁并标记。在胫骨近端前侧表面的髌间隙处，介于髁之间，有一个卵圆形的突起，被称为胫骨结节，或Gerdy结节。结构上，Gredy结节位于胫骨前外侧，距离关节面1.5～2cm，并位于腓骨头与胫骨干中线之间的2/3处，这二者都易于触及。Gredy结节的上段附着于髂胫束，下段附着于阔筋膜张肌的肌腱上（图6-1）。髂胫束为全身最厚的筋膜，其起自髂嵴，向下止于Gredy结节。在Gredy结节的嵴下方为胫骨前肌。一旦定位到Gredy结节，应该进行触诊并标记。

在切开前，外科医生必须正确识别Gredy结节，以避免侵犯胫骨坪关节面和损伤膝关节（图6-2）。保持这种解剖位置还可以避免侵犯腓骨头，在这个水平上，腓骨头是位于皮下的。定位到Gredy结节后，腓骨头、髌骨、髂胫束、胫骨前肌均应定位、触诊、标记。

胫骨外侧近端附近的小血管首先包括膝上内侧动脉和膝下内侧动脉的分支，其在髌韧带的下方通过；其次包括膝下外侧动脉、腓动脉和胫前返动脉的分支，以及胫前动脉的分支。这些血管出血量少，可通过电凝轻松控制。手术区域内最容易受到损伤的两个血管是胫前返动脉和膝下外侧动脉。为避免损伤这些血管，正确选择切口位置至关重要。

该手术区域的主要肌肉是胫骨前肌，位于胫骨的外侧表面。其纤维垂直走行，在胫骨近端与胫前血管和腓深神经重叠。该神经起于腓骨与腓骨长肌之间的腓总神经分叉处，深达趾长伸肌，止于骨间膜前表面。通过正确选择初始切口，很容易避免对该神经的损伤。

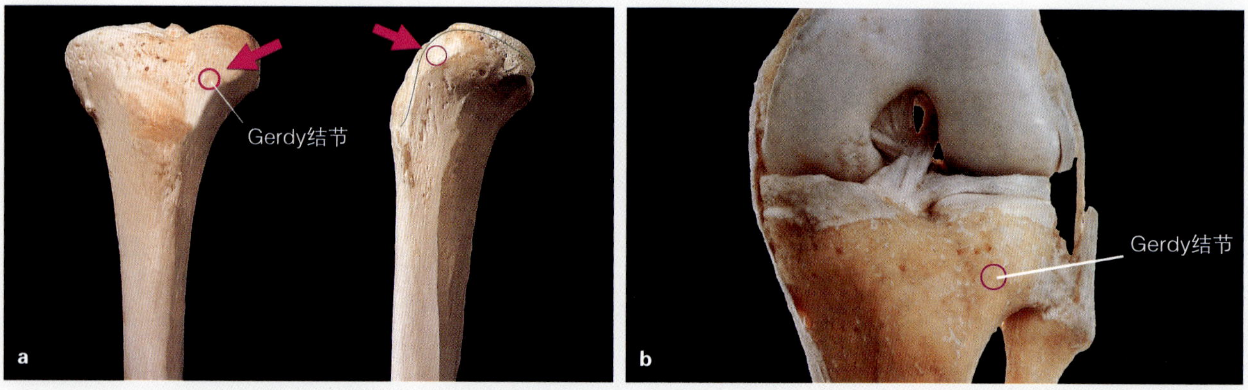

图6-1　在胫骨截骨前，临床医生注意与胫骨相关的关键解剖标志是非常重要的。（a）胫骨前、外侧观。红色圆圈表示Gerdy结节处取骨的可进入区域。（b）尸体标本中的胫股关节和胫腓关节。腓骨头、Gerdy结节（胫骨髁正下方的突起）和胫骨髁在突起上存在差异，在手术开始前应通过触诊明确识别。

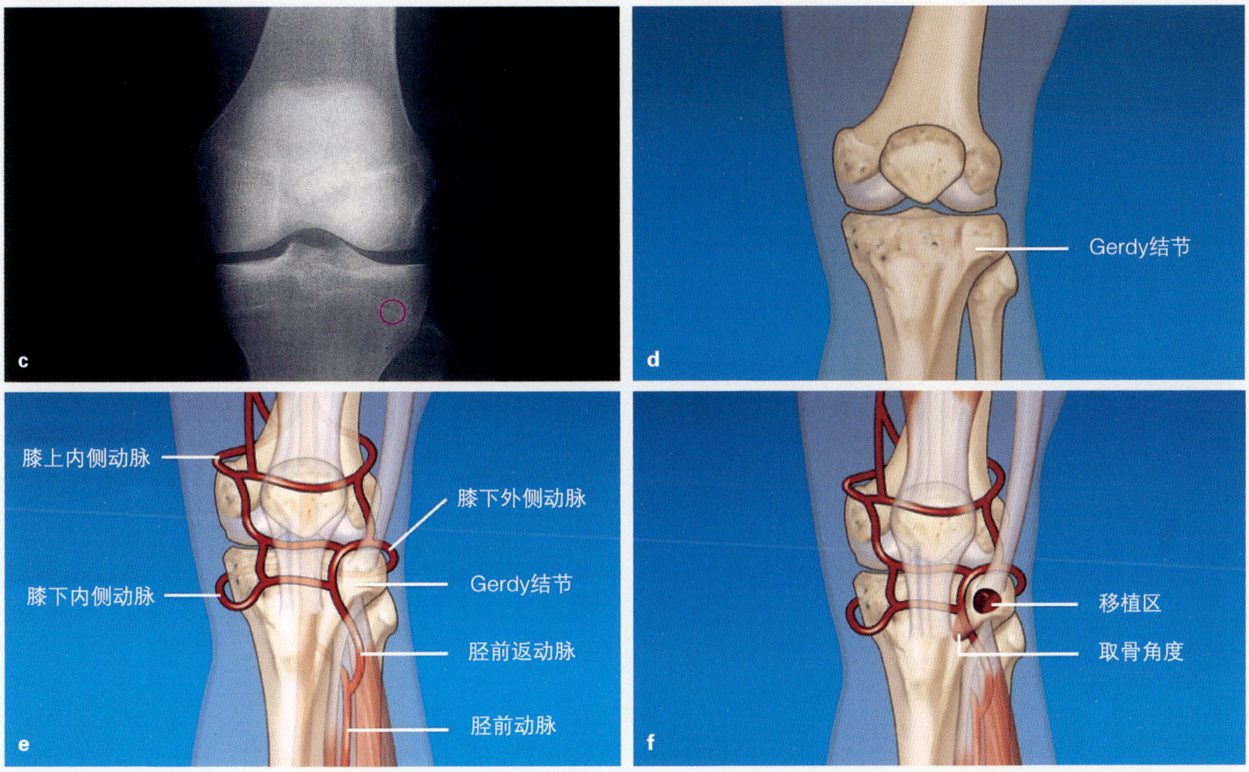

图6-1（续） （c）前位X线片显示Gerdy结节的确切位置和胫骨头内髓腔的体积。（d）取骨区的肌肉和附着物。（e）取骨区血管网。（f）肌肉及附着物、血管网、取骨部位、成角。在此部位和角度取骨可以防止血管网和肌肉的损伤。

图6-2 Gerdy结节的突起得益于附着在其上的肌肉的“牵拉”。从该部位取骨所用的器械应始终朝向内侧和向下。如图所示，在一具解剖的尸体胫骨Gerdy结节上做了一个开口。刮匙被有意地向上指向，以说明外科医生为了进入膝关节而必须有多大的偏角。外科医生还应该牢记，对胫骨的平坦关节面须施加极大的力量来钻孔。

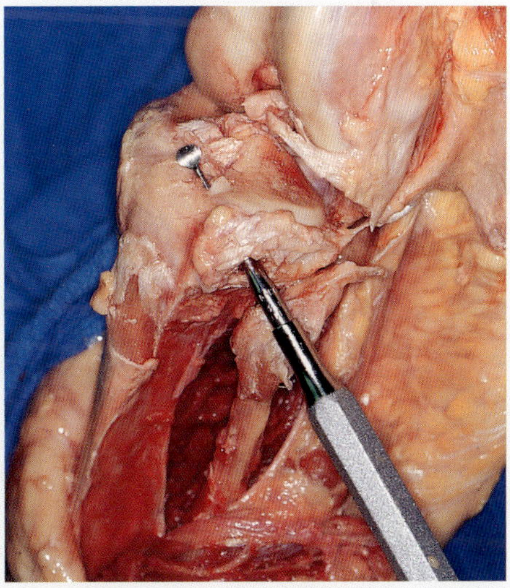

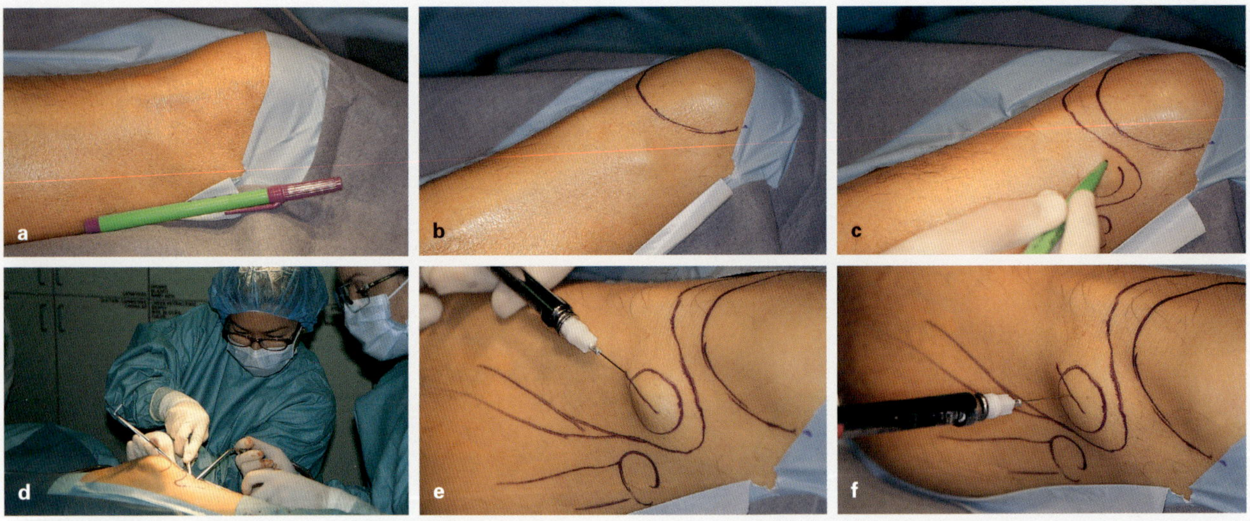

图6-3 胫骨取骨的手术方法和技术。一种新月形膝关节支撑枕，专为膝关节手术而设计，可在胫骨采集时使用于膝关节下方。（a）使用聚乙烯酮碘对皮肤进行消毒，消除表面细菌。皮肤消毒后需要无菌的手术标志物。（b）在皮肤上绘制解剖标志点，以帮助保持适当的方向。（c）在皮肤上标记髌骨、胫骨头、Gerdy结节的位置。其他标志物（例如腓骨、肌肉）也可以进行标记，以获得更高的准确性。（d）对于右利手术者，左胫骨提供了更有利的供区。（e）胫骨部位和口腔受区部位使用相同的带有血管收缩剂的局部麻醉药。该制剂首先放置于皮下，遵循后续切口的方向。（f）然后将针头垂直于该部位，穿透骨膜。

手术入路及技术

患者取仰卧位。虽然一些外科医生在患侧髋关节下方与膝关节下方放置一个滚轮以帮助屈膝和抬高胫骨的前外侧，但笔者发现了一个新月形膝关节支撑枕（Crescent Products）可用于抬高和更舒适地屈膝。为了便于消毒，该支撑枕被医用级乙烯基覆盖，其宽度为16英寸（约40.64cm），几乎覆盖了标准牙椅的整个宽度。支撑底部的夹持材料可以防止移位。

供区剃毛和预备需要使用碘或聚维酮碘溶液及适当的无菌铺巾。需要无菌的Betadine（Crescent Products）或类似的制剂和无菌敷料、手套、手术服。铺巾应相对较宽，以使外科医生能清楚地看到所有相邻和相关的标志点，从而确保适当的移植物位置方位（图6-3a～c）。

通常使用左胫骨，让一名外科医生在患者的左侧取骨，另一名外科医生站在患者头部的右侧附近放置骨移植物。从左胫骨取骨为右利手术者提供了一个自然的角度；对于左利手术者来说，右胫骨则为取骨（图6-3d）提供了更自然的角度。

由于骨膜和皮肤中存在神经纤维，必须对皮肤进行良好的浸润处理，然后才能进入骨膜层。在无菌准备和铺巾后，皮下注射1～2mL含有1：100000肾上腺素的2%利多卡因（图6-3e）。等待1～2分钟，使浅表皮肤麻醉后，外科医生在骨膜层再注射1～2mL（图6-3f）。骨髓几乎没有神经纤维，因此这个区域不需要局部麻醉。

使用15号刀片沿Gerdy结节正上方皮肤及皮下组织层做2～3cm切口（图6-3g）。切口的角度应该使其头侧界限位于胫骨前肌起源的上方略高并向内，尾侧界限位于髌韧带的外侧。切口穿过皮肤、皮下组织、髂胫束筋膜和骨膜（图6-3h）。

接下来骨膜被反映出来可能需要一些努力，因为它与下面的骨面结合得非常紧密（图6-3i）。使用外科手柄和702号直裂隙钻划出直径1～1.5cm的骨窗。为了完成这一目的，周围打出一系列毛刺孔（图6-3j），然后将其连接。开口的直径略大于4号Molt刮匙（MedEquip）尖端的直径。

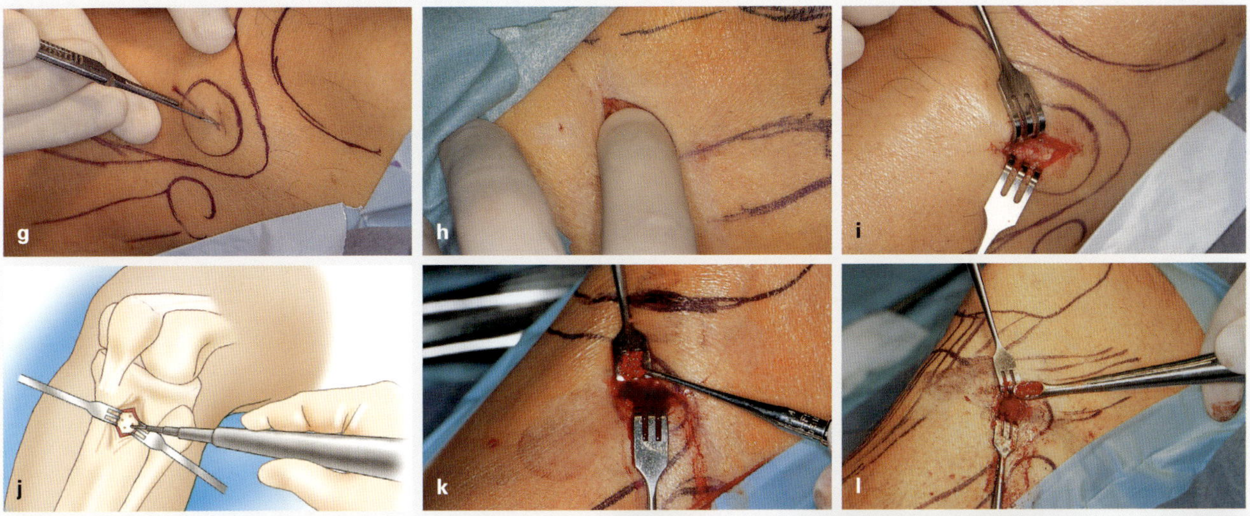

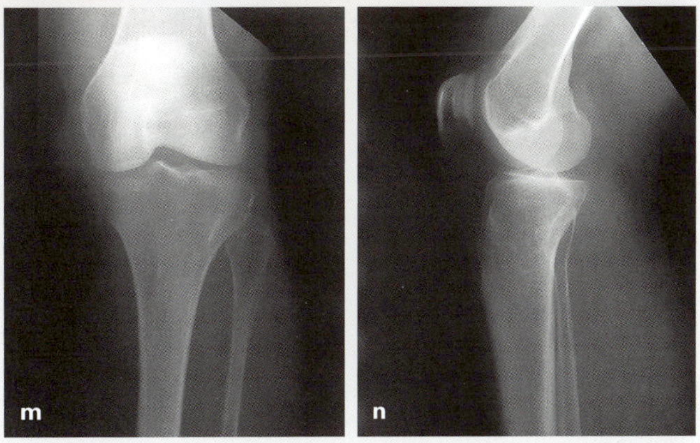

图6-3（续） （g）使用15号刀片做2～3cm的分层切口，依次切开皮肤、皮下组织、髂胫束筋膜和骨膜。（h）切开时连续触诊，确保切口直接在结节上切开。（i）必须使用锋利的骨膜剥离器剥离与骨面紧密贴附的骨膜，暴露骨面。（j）截骨术开始是用一个702号钻（Brasseler）在12、3、6和9点钟的位置钻一系列的孔，形成一个周长不超过1cm的圆圈，然后将这些孔用相同的钻连接起来，最后用4号Molt刮匙取出中央皮质骨块。（k）通过截骨窗，利用4号Molt刮匙的锐缘及勺状结构将松质骨从胫骨取出。（l）在某些情况下，可以使用不同伸入角度的骨科刮匙获取松质骨，但需谨慎操作，因其刚性结构在刮取时易施加更大压力。（m）术后4个月胫骨前部X线片显示整个胫骨头的骨密度良好。（n）术后4个月胫骨外侧X线片未见透射区。

在使用直型（Lorenz 152号和153号）和曲线状（Lorenz 157号）骨科刮匙（Biomet Microfixation）后通过4号Molt刮匙收集所需量的松质骨（图6-3k）。曲线状骨科刮匙还可用于在骨干进一步取骨（图6-3l）。除了从胫骨头中心获取骨髓外，外科医生还应刮取皮质内侧，那里有最集中的间充质细胞。

通常每侧胫骨可以获取20～40mL的松质骨。由于只切除了极少量的皮质骨，并且没有破坏皮质的连续性（这提供了骨骼的强度并使其能够抵抗骨折），这种手术不会削弱胫骨（图6-3m和n）。然而，强烈建议使用手动工具，并且刮匙应该朝向下方和内侧，以避免胫骨坪下方的关节软骨损伤。尽管现有循证医学证据表明，采用微创动力环钻从髂前上棘取骨可获得良好的患者预后与临床疗效，但不建议在该区域使用环钻或其他动力器械[32-33]。

骨移植物处理

骨移植物在获得和移植过程中的存储与处理方法可以显著改变其存活性[34-36]。这种松质骨中的骨细胞相对坚韧，能够在几小时内存活而不丧失显著的活性。然而，对于具有此类松质骨细胞密度的移植物最好在30～180分钟内移植到受区，以保持最佳的细胞活性。此外，受区应具有良好的血供，以便允许营养物质扩散和毛细血管生成。

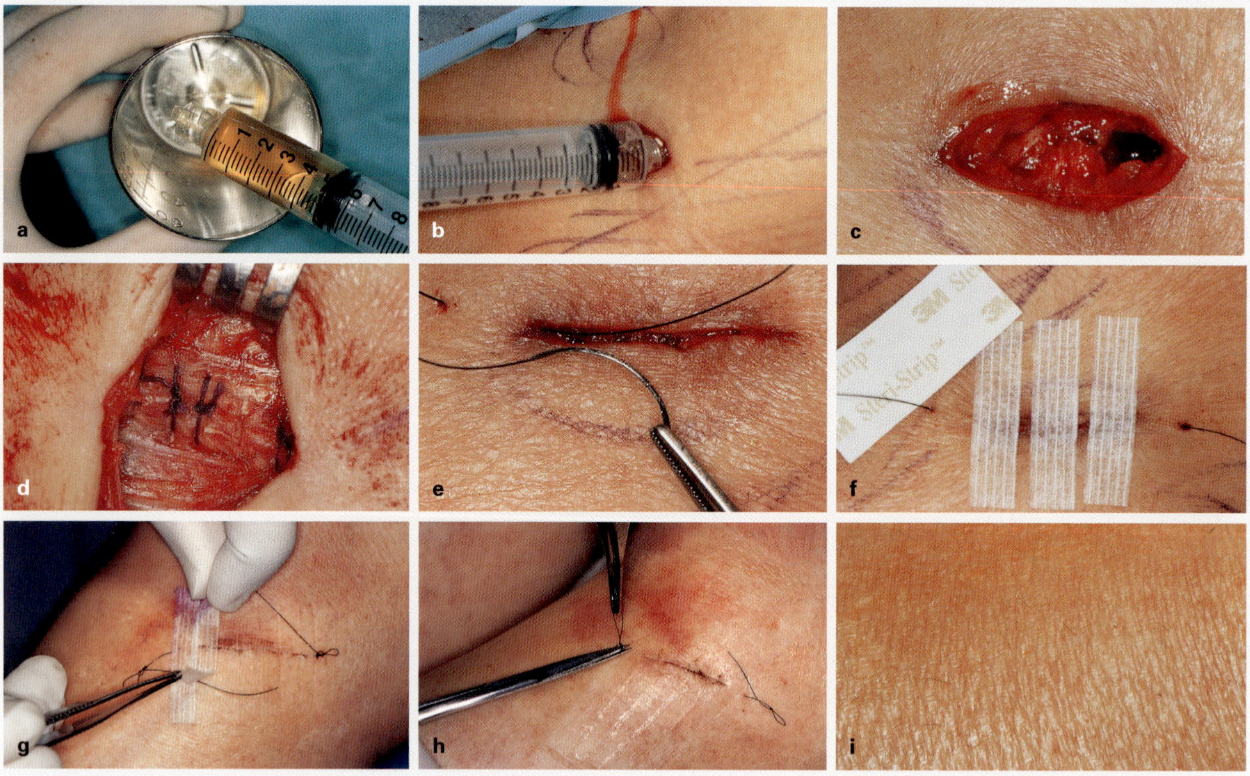

图6-4 术后创口处理包括止血剂、缝合和抗菌软膏。创口不需要引流，也不需要在干骺端无效腔填充同种异体材料。（a）在关闭胫骨供区之前，应在腔内放置止血剂［Avitene、Surgicel、PRP或富血小板纤维蛋白（PRF）］。（b）用塑料注射器将PRP或PRF输送到空腔内是非常有效的。它是一种高性价比的止血剂，具有凝胶状的稠度，可以填充空腔并留在原位。（c）用可吸收缝线（例如3-0 Vicryl）从骨膜开始分层缝合软组织。（d）用4-0铬制肠线缝合肌肉，其吸收速度略快于Vicryl缝线材料。（e）对于皮肤，5-0 Prolene缝线是理想的缝线。采用不同的缝合技术均可获得良好的效果。这里所示的连续皮下缝合技术提供了最佳的美学效果。关闭创口后在创口上涂抹抗菌软膏。软膏应限制在切口线上，以便后续敷料能黏附在皮肤上。（f）在切口线上放置Steri-Strips，有助于创口愈合。术后使用大包扎可起到保护作用。（g）在拆线（约7天）时，应使用过氧化氢清洗该区域，并去除细菌聚集的结痂。无须局部麻醉。（h）拆线后使用抗菌软膏数天。（i）胫骨取骨后遗留的瘢痕因人而异，但精细的技术将有助于减少瘢痕。本病例患者术后4个月获得成功。

因此，根据手术计划，移植材料可以立即制作成黏性骨，或者存放在极少量的无菌盐水或富血小板血浆（PRP）液体中。在已测试的许多临时储存液中，发现简单的室温生理盐水或组织培养基能保持最好的存活能力。冷却存储介质可以延长细胞存活时间，而加热则会缩短室温下的存活时间。无菌水和其他低渗溶液对细胞膜的破坏力强，应避免使用。PRP通常应在取骨后立即加入，以用于短期内手术移植。然而，如果预计移植手术时间较长，则应在将移植物移植到受区之前加入PRP。

术后创口管理

尽管无须用同种异体材料填充干骺端的无效腔，但应在腔内放置止血剂［例如Avitene纤维胶原止血剂（BD）或Surgicel Original可吸收止血剂（Ethicon）］。自体PRP在这些创面中也得到了成功的应用。通常建议在向受区施用足够量后，将PRP用于供区（图6-4a和b）。

创口不需要放置引流，并可以分层缝合。骨膜应使用3-0 Vicryl（Ethicon）或3-0 Violet（OsteoLife Biomedical）缝线缝合，肌肉层使

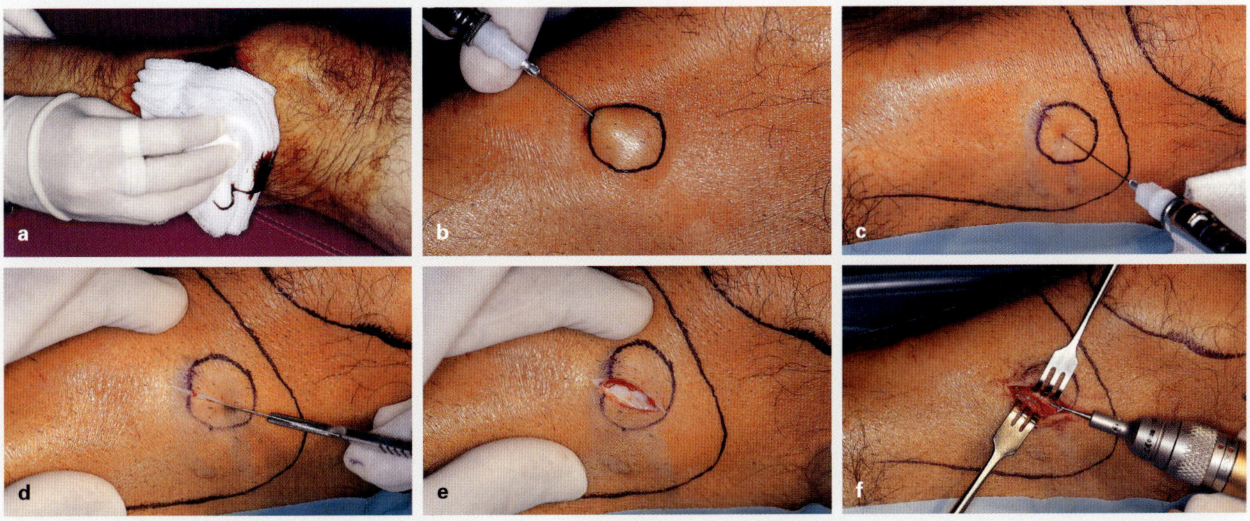

图6-5 胫骨取骨供双侧上颌窦底提升病例。（a）胫骨外侧上方皮肤经备皮后，用聚乙烯酮碘浸湿的纱布从中央开始并向四周进行消毒。聚乙烯酮碘留待干燥。（b）开始麻醉时，首先在皮下组织内注射局部麻醉药，随着麻醉药液渗入，皮下组织肿胀。（c）然后将针头垂直于该部位，将溶液精准注入在骨膜下间隙。（d）在Gerdy结节上做斜切口。（e）切口应长2～3cm，以便达到良好的可视性。然而，由于该区域的皮肤可以自由上下移动，为了确保正确的位置，必须随着切口进入更深的层次而频繁地触诊该区域。（f）骨面剥除后，截骨开始。做一个圆形穿孔，然后连接。

用4-0缝线缝合。皮肤层则使用5-0 Prolene聚丙烯缝线（Ethicon）或5-0 RiverPro聚丙烯缝线（OsteoLife Biomedical）进行连续皮下缝合或皮间缝合，可达到最佳美学效果。然后在切口上涂抹抗菌软膏，接着贴上敷料（例如大号粘贴敷料）（图6-4c～f）。此创口部位不需要进行加压包扎。

所有患者在供区手术后，应完成一疗程的静脉或口服抗生素治疗。患者的术后指导相对简单。术后2天内应卧床休息，仅需进行最小限度的步行（例如去洗手间）。第3天，患者可以返回工作，但需限制步行和站立时间。1周内只能短距离行走，而且在6周内不应进行运动或剧烈活动。患者在淋浴或沐浴时应尽量保持手术区域干燥。术后5～7天拆除皮肤缝线（图6-4g～i）。由于肿胀和瘀斑可延伸至大腿及脚踝，因此应当特别提醒患者，说明这种肿胀和瘀斑完全是预期且正常的。

图6-5和图6-6展示了更多涉及胫骨取骨的病例。

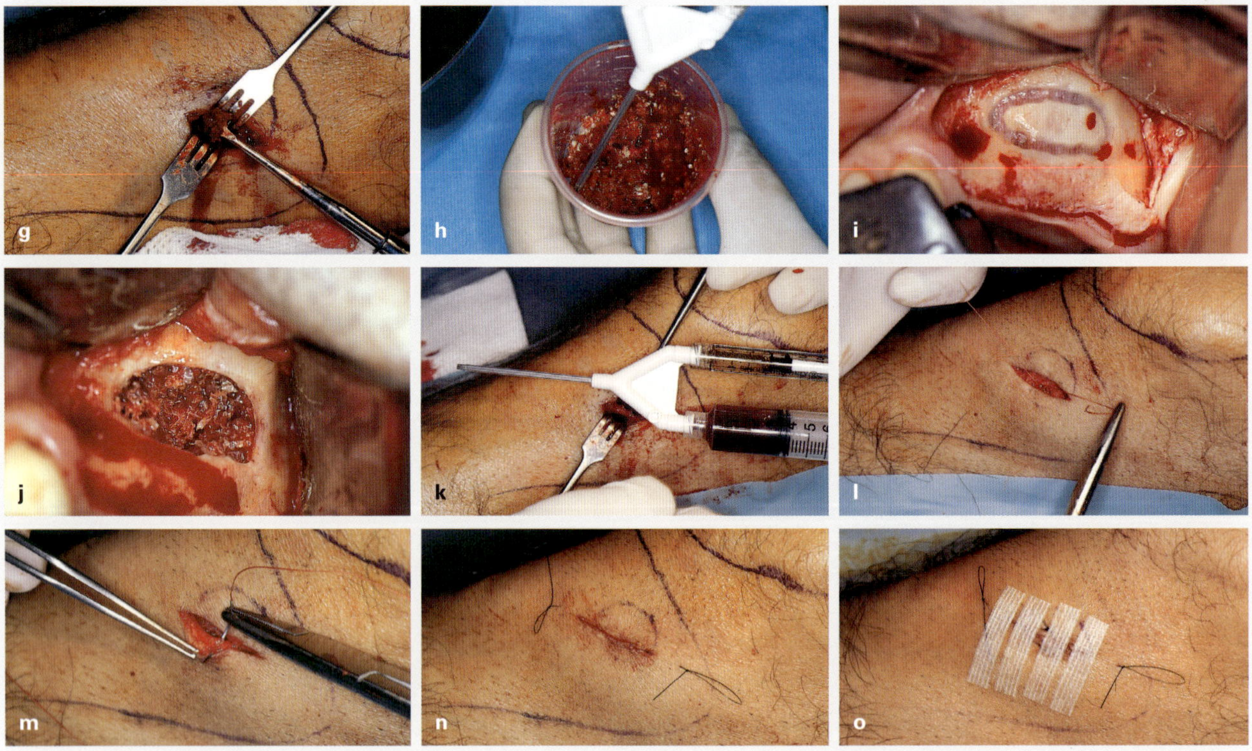

图6-5（续）　（g）使用4号Molt刮匙或不同大小的其他骨科刮匙，用于刮取和挖取骨髓，直到获得所需的数量。（h）双侧上颌窦底提升需要约18mL骨量，加入PRP以增强骨再生。（i）在取骨时，同时进行上颌窦底提升手术。（j）当空腔被完全填充后才能开始关闭胫骨。（k）在移植物内和胫骨中留下的空腔中使用足够的PRP。PRP促进止血，改善愈合。（l）分层缝合。肌肉用3-0 Vicryl缝线缝合。（m）用4-0铬制肠线间断缝合皮下组织。（n）用5-0 Prolene连续皮下缝合皮肤。（o）在切口线上放置Steri-Strips以加强缝线。

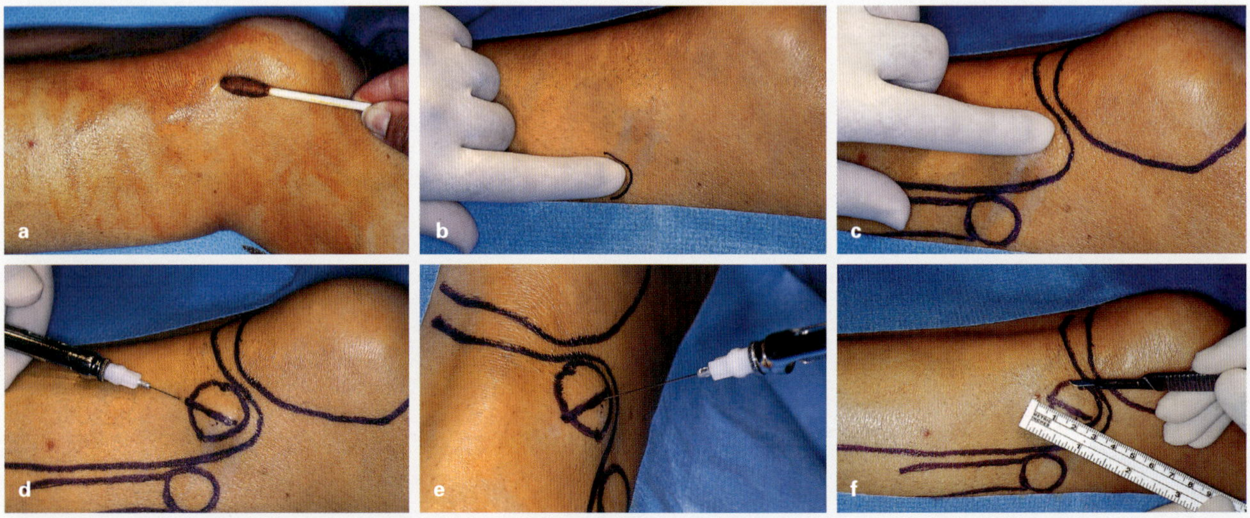

图6-6　从胫骨中获取松质骨，以备移植过程。（a）消毒区域应远远超出切口部位，以提供无菌手术野。（b）手术开始前应仔细标记几个重要的解剖标志。在此，临床医生触诊并标记腓骨头。（c）标记胫骨头，其次是Gerdy结节，这是该手术最重要的标志点。（d）切口位置标记后，局部麻醉药浸润于皮下组织。全程进针，在拔针的同时缓慢涂抹溶液。（e）在胫骨部位进行局部麻醉的最后一步是将针头垂直于皮肤表面，将溶液精准注入在骨膜下间隙。（f）在Gerdy结节突起上方直接做斜切口，切口长度2～3cm。

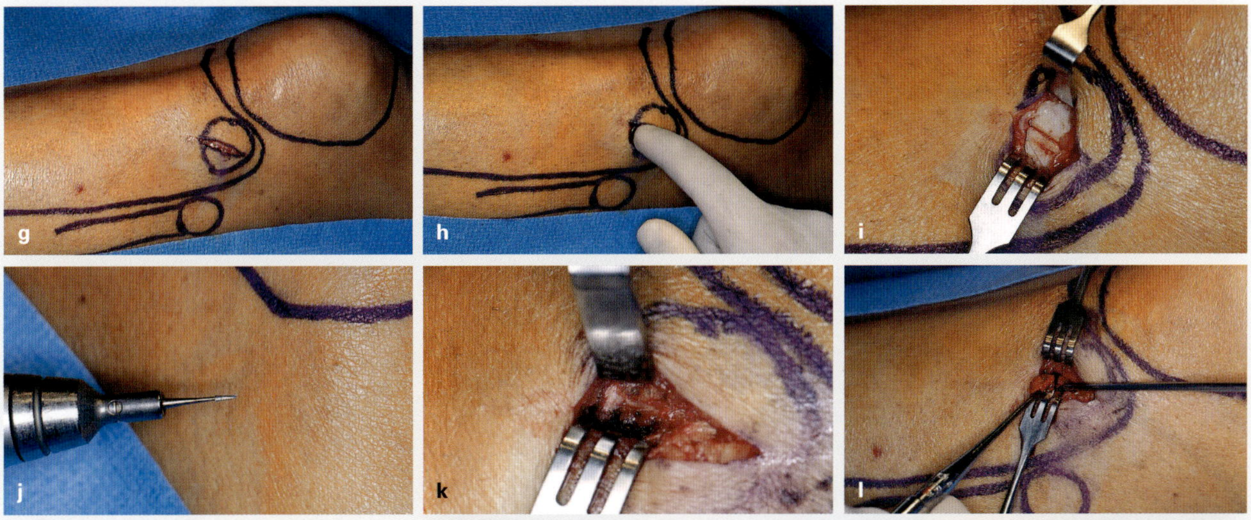

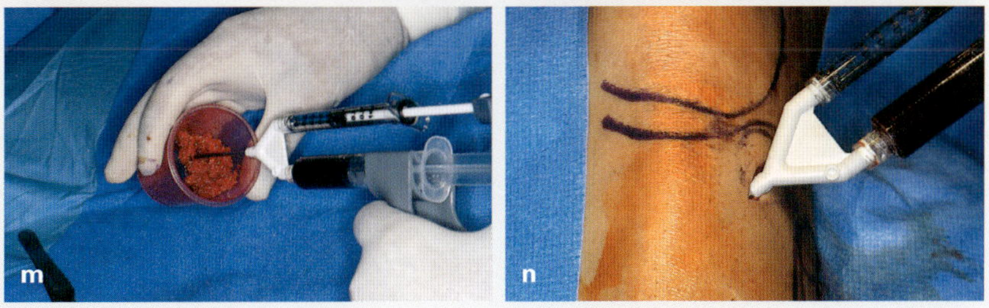

图6-6（续） （g）切口用15号刀片逐层推进。如果需要，可采用烧灼法控制出血。（h）切口位置通过触诊不断确认。（i）Rakes非常适合用来牵开皮肤和暴露皮下组织。骨膜较厚，呈白色，易于辨认。刀片应牢固地压在这个组织上，以便切除。（j）一旦达到骨骼，则进行截骨，并辅以良好的冲洗和吸引。（k）在骨中做一圆形穿孔，然后连接形成1～2cm的窗口。然后将皮质骨取出。（l）用4号Molt刮匙将松质骨刮出骨窗。（m）植骨可同时置入受区。本病例需要PRP，与自体移植物混合后置入受区。（n）缝合前，更多的PRP用于止血和输送生长因子。

潜在的并发症

为预防取骨手术后的早期并发症，应使用加压包扎、局部冰敷和抗炎药以减少肿胀，同时应使用镇痛药以控制疼痛，并告知患者维护口腔卫生的重要性。术后水肿是非常常见的，尽管其程度可能有所不同。在大多数情况下，术后2天内肿胀迅速减轻，完全消退则需约1周时间。表6-1列出了其他潜在的并发症，以及其发生常见原因和减轻并发症的预防措施。

表6-1 胫骨取骨的潜在并发症

并发症	常见原因	预防措施
可能侵犯关节腔	失去标志点的轨迹，将仪器指向不正确的角度，使用环钻或旋转式仪器取骨（它可能意外地、迅速地滑向不适合的区域或角度）	了解Gerdy结节及邻近区域的解剖结构。将采集范围限制在颗粒状松质骨骨髓，并保持仪器以45° 向下
移植物大小和形状受限	因操作经验不足或镇静不充分而犹豫不决；可供取骨的骨质量或数量欠佳者	为手术提供充分的镇静。如果从特定患者获得的骨量不足，则在采集的骨中加入体积扩张剂
进入腓骨头而不是胫骨	将胫骨头标记为Gredy结节	了解Gerdy结节及邻近区域的解剖结构。确定并准确标记所有相邻手术标志点
术后水肿或瘀斑	切取过程中对附着于过度创伤Gerdy结节的肌纤维；大多数情况下这是正常的，并将在2周内消退	最大限度地减少皮瓣的剥离，避免其超出取骨所需的面积。使用冰袋和抗炎药，并考虑术后使用类固醇皮质激素，以最大限度地减轻水肿
巨大或不美观的瘢痕	切口非直线（例如U形切口）；手术闭合不恰当	将切口置于自然皮肤皱褶处，使用皮内缝线和Steri-Strips，如有需要可在切口线上使用PRP

总结

侧面近端胫骨作为种植相关移植手术的骨源，具有低并发症率、患者不适感少、淤青轻微和术后瘢痕有限的优点，是一种实用且可行的选择。虽然异体骨、合成移植复合物和重组移植物的使用可能是可行且具有成本效益的替代方案[37-39]，但对于需要20～40mL自体骨的重建手术，自体胫骨松质骨应在临床医生的移植物选择清单上保持较高的位置[40]。

07

骨形态发生蛋白在骨再生中的应用

Bone Morphogenetic Proteins for Bone Regeneration

目前生物生长因子和骨形成蛋白的应用在骨再生研究中极具前景。一般来说，这些生物蛋白质在调控身体骨骼和其他组织修复过程的诸多事件中起着重要作用（图7-1）。这些事件包括细胞增殖、趋化作用、有丝分裂、分化和基质合成。生长因子结合到靶细胞表面的特定受体上，引发一系列复杂的细胞内级联，最终导致骨形成。通过在创口处临床应用这些促进成骨的“指挥者”，可以启动并可能改善体内正常的骨再生潜力。

注射型移植骨（Medtronic）于2002年初获得FDA批准用于脊柱融合手术。该产品由两个胶原海绵组成，可浸泡在重组人骨形态发生蛋白-2（rhBMP-2）中，并放置于缺损处或插入钛笼用于脊柱手术。2004年，Infuse获得FDA批准用于治疗胫骨干骨折，2007年获得批准用于拔牙后相关的口腔缺损。本章描述了其在骨形成中的功能，并提供了目前研究的最新进展信息。

骨形态发生蛋白

尽管骨形态发生蛋白（BMP）通常被称为生长因子的一类，但它们实际上是一组独特的蛋白质。骨相关生长因子主要存在于骨基质中，在改建或受创时释放。当这种情况发生时，生长因子调节或刺激该区域已经存在的邻近骨祖细胞（分化），诱导和辅助骨形成（图7-2）。然而，由于它们依赖于局部骨祖细胞的存在，生长因子不能在异位位点诱导骨生长。它们在大的骨缺损中的作用也受到限制[1]。

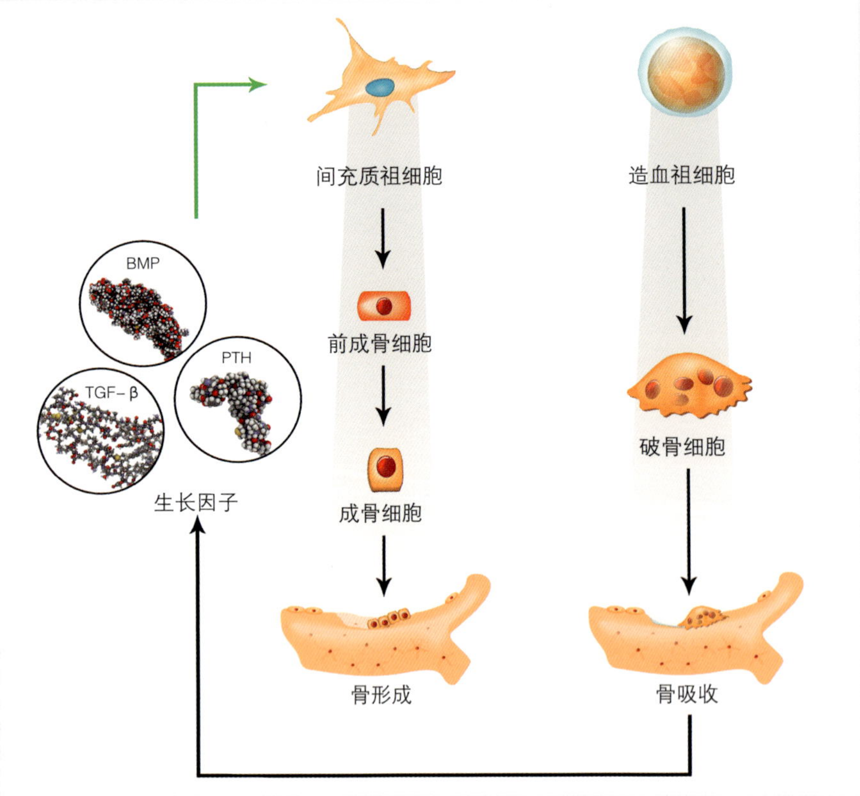

图7–1 发育、改建和修复过程中的骨形成。BMP，骨形态发生蛋白；TGF–β，转化生长因子–β；PTH，甲状旁腺激素。

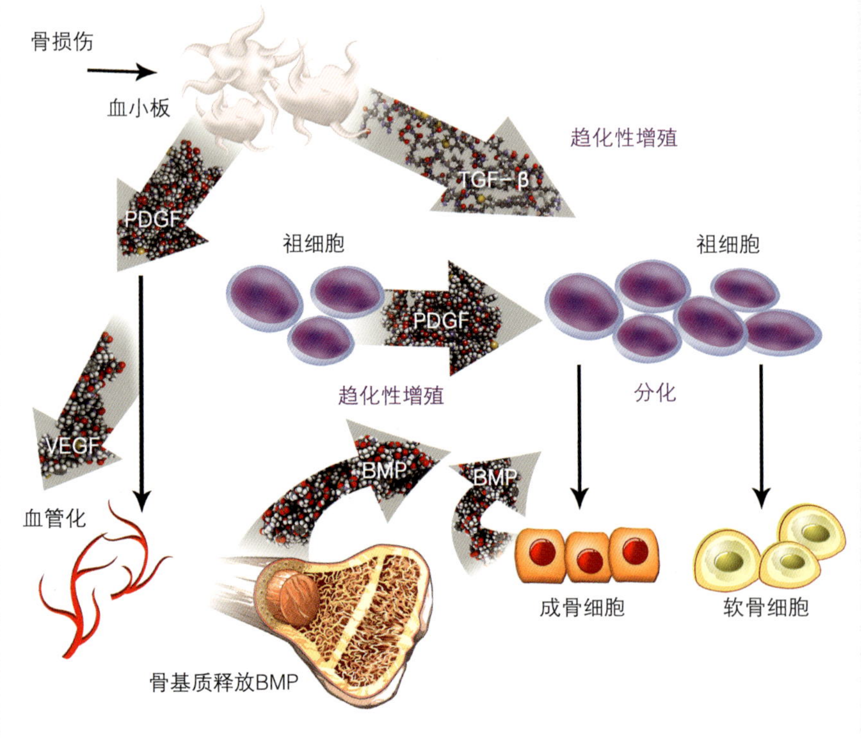

图7–2 骨修复过程中血小板分泌生长因子的级联反应。PDGF，血小板源性生长因子；VEGF，血管内皮生长因子。

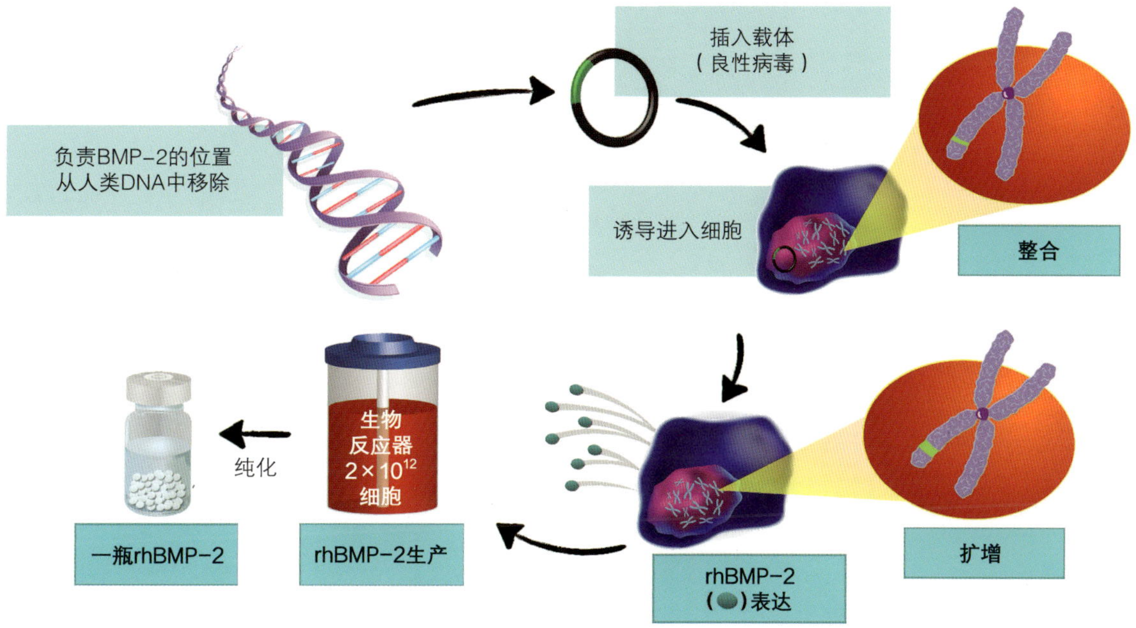

图7-3 rhBMP-2是通过将人BMP-2蛋白插入到良性病毒载体中进行基因工程改造，然后通过扩增产生BMP-2供人使用。

BMP的主要优点在于，它们不需要现有的骨祖细胞来形成骨。BMP是促骨形成因子，可以刺激间充质细胞分化为软骨细胞和骨形成细胞[2]。然而，与真正的生长因子不同，它们对许多细胞和细胞类型没有促有丝分裂作用[3]。在胚胎发育过程中，BMP影响细胞分化的方向，同时也作为位置信号，提供形成生长模式所需的信息，最终以成体形式出现。形成这种模式的能力是否也存在于成人骨再生中尚不清楚，但BMP的性质本质上允许它们创造无限数量的新骨[2]。

骨的发育可以通过两种方式进行。在膜内成骨中，间充质细胞直接分化为骨。这发生在颅面骨骼的扁骨上。在软骨内成骨中，软骨形成未来骨的雏形，随后被骨所替代。这是人类骨骼大部分骨骼的形成方式。BMP似乎能够影响这两种类型的骨形成[4-6]。

Marshall Urist被认为是20世纪60年代最早分离BMP的研究人员。他发现，脱钙骨基质中的这种可提取蛋白在动物体内异位植入时负责诱导骨形成[7]。

早期，由于骨中仅存在微量的BMP，分离和纯化BMP非常困难。1988年，Wang等人鉴定了牛骨中3种不同的BMP，表征了它们的氨基酸序列，并分离了每种BMP的重组克隆，用于筛选相应的人类DNA文库[8]。这导致了rhBMP-1、rhBMP-2a和rhBMP-3的发现（图7-3）。从那时起，已知的BMP的数量至少增加到20个，每个BMP具有略有不同的氨基酸结构[9]。这些BMP大多数是彼此相关的，由于它们的氨基酸序列被归类为TGF-β超家族的一部分。

rhBMP-2

BMP能够刺激新血管的发育，同时促进来自周围组织的干细胞向软骨细胞和骨形成细胞增殖、分化和迁移。如前所述，rhBMP-2的主要作用似乎是将间充质前体细胞分化为成熟的成骨细

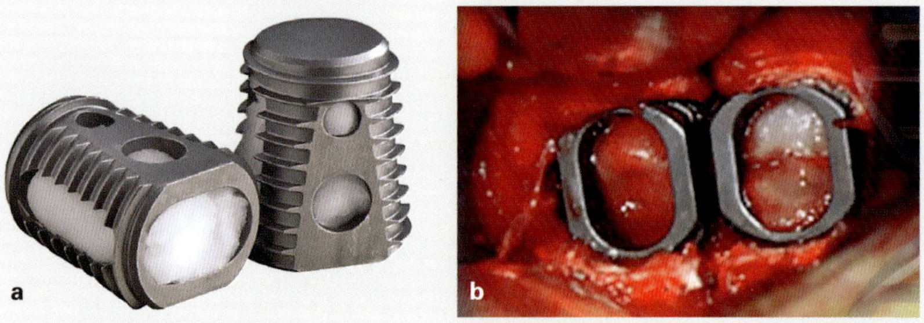

图7-4 （a和b）Infuse Bone Graft，即注射型移植骨，由两部分组成：含有rhBMP-2的溶液和可吸收胶原蛋白海绵（ACS）。该蛋白是体内少量发现的天然蛋白经基因编辑形成。

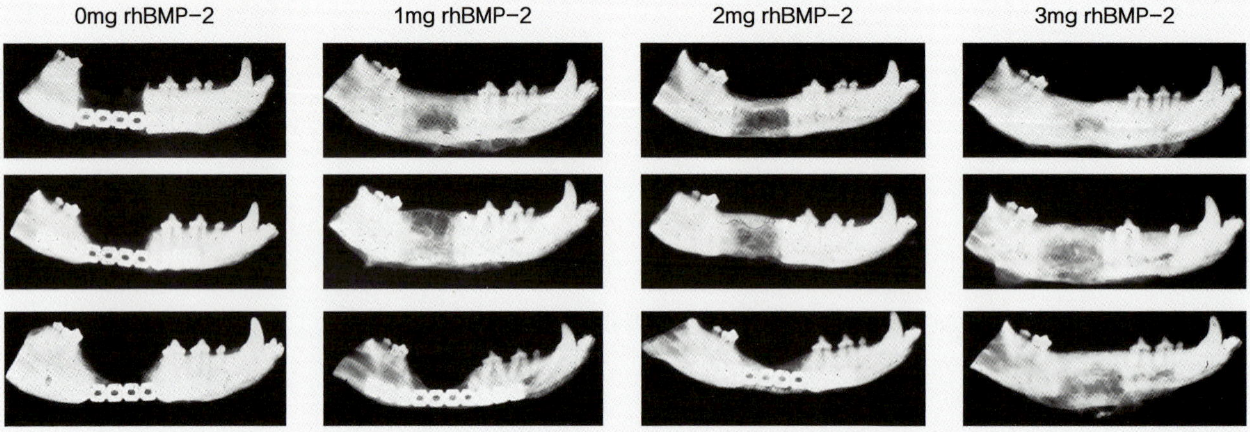

图7-5 犬下颌骨rhBMP-2剂量反应研究。在本研究中，在12只犬的下颌骨中制造了临界大小的缺损，然后用0mg（对照组）、1mg、2mg和3mg的rhBMP-2处理。影像学结果显示，仅3mg rhBMP-2治疗组犬的缺损愈合。

胞或软骨细胞。此外，rhBMP-2对某些成骨细胞具有趋化作用。rhBMP-2已被证明可以诱导与软骨内成骨相关的完整序列。其应用导致创口局部产生软骨，随后被骨和骨髓所替代。其在骨诱导的早期阶段也发挥着尤为重要的作用[10]。随着植入位点rhBMP-2量的增加，成骨所需的时间减少。研究还表明，大量的rhBMP-2会导致软骨和骨的同时形成。这些发现表明，rhBMP-2可能影响直接成骨途径和软骨内骨化[5]。

20多年来，BMP在成骨中的作用已经被广泛研究，体外和体内研究均证明了rhBMP-2的成骨能力。2002年，FDA批准了一种rhBMP-2产品（Infuse），用于前腰椎间体融合手术（图7-4）。Infuse由1.5mg/mL的rhBMP-2输送到牛胶原载体上以供应用。

当时公布的几项临床前研究显示，将rhBMP-2应用于修复口腔和颌面骨缺损，作为自体骨的替代材料是可行的选择[11-13]（图7-5）。此后，多项临床研究证明了rhBMP-2对牙周组织再生、骨增量手术和种植体周围炎缺损以及牙槽窝骨移植及上颌窦底提升的影响。

2003年，Jung等人进行了一项随机对照的临床和组织形态学研究，以检验在引导骨再生（GBR）过程中，在异种骨替代材料中加入rhBMP-2是否会改善骨体积、密度或成熟度。11例部分牙列缺失患者共植入34颗种植体。一半的骨缺损用Bio-Oss（Geistlich），一种牛源骨矿物质进行增强；另一半则使用以rhBMP-2包覆的Bio-Oss。6个月后，试验部位显示出与对照部位相比显著增加的成熟度和移植骨接触[14]。

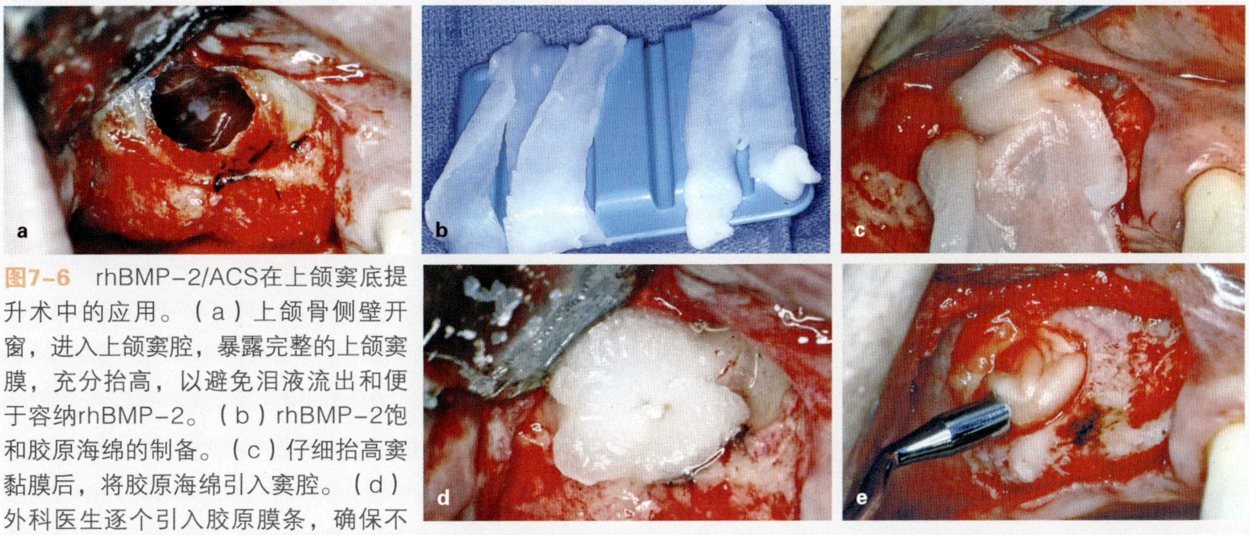

图7-6 rhBMP-2/ACS在上颌窦底提升术中的应用。（a）上颌骨侧壁开窗，进入上颌窦腔，暴露完整的上颌窦膜，充分抬高，以避免泪液流出和便于容纳rhBMP-2。（b）rhBMP-2饱和胶原海绵的制备。（c）仔细抬高窦黏膜后，将胶原海绵引入窦腔。（d）外科医生逐个引入胶原膜条，确保不产生空气袋（空腔）。（e）改良的银汞合金填充器（工作端直径3～5mm）是将负载rhBMP-2的胶原蛋白海绵条塞入腔内的理想材料。

在美国进行的第一项临床研究专注于使用rhBMP-2而非移植材料的上颌窦底提升病例。2005年，Boyne等人对11例以可吸收胶原蛋白海绵（ACS）为载体，应用rhBMP-2行上颌窦内提升术的患者进行了评价。所有患者均经历了诱导骨形成，平均高度增加了8.5mm。经BMP治疗后，11名患者中有8名重建的上颌骨适合植入种植体。在种植体植入时移除的骨柱的组织学分析显示，其密度与天然骨相似[15]。

2007年，FDA批准了Infuse用于上颌窦底提升和与拔牙窝相关的骨移植手术，采用相同的ACS输送系统（图7-6）。目前，BMP-2的研究主要集中在寻找替代的输送方法上。BMP是一种迟发性生长因子，半衰期很短。因为其所有作用都发生在炎症愈合过程完成后，因此必须设计输送系统，以防止其被过快清除。目前，重组BMP-2以蛋白形式与骨替代材料或牛胶原蛋白海绵进行输送。这种输送系统的主要问题与剂量有关。为了在整个愈合期间维持有效浓度，需要超生理剂量。这种高剂量与多种不良反应有关，包括严重肿胀、浆液囊形成、囊性骨病变形成和癌症发展[16-17]。

自1965年被发现以来，BMP因其在医学领域的应用而受到广泛关注。了解它们作为TGF-β家族成员的生化结构和生理作用，有助于阐明它们作为骨生长启动因子的作用。

间充质干细胞

另一种相对较新的基于细胞的治疗模式涉及间充质干细胞（MSC）的新应用。由于它们存在于人体的许多部位（例如肝脏、骨髓、胎盘、羊水和牙髓），因此MSC在细胞治疗方面的研究已经有30多年的历史。移植的MSC具有多能性，已被证明可以改善心肌梗死、肾损伤、肝纤维化和骨关节损伤等情况。人脐带间充质干细胞在细胞移植治疗中比其他来源的（例如骨髓）更受研究人员的青睐，因为它们可以非侵入性地获得，并且容易在体外培养。然而，研究发现，MSC移植后细胞数量仍然非常有限，局部细胞分化不足以支持复杂的病理变化。

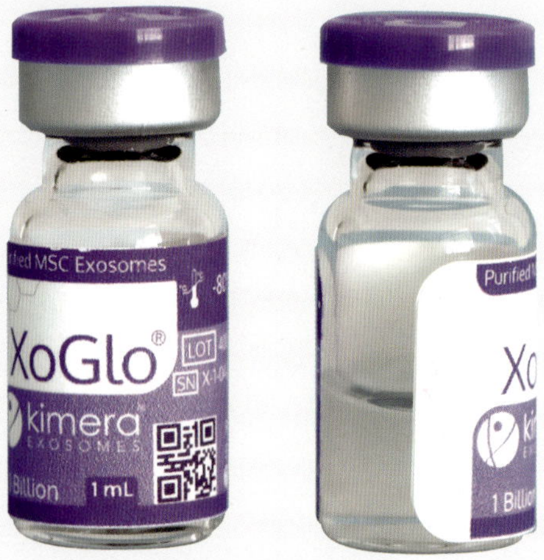

图7-7 许多研究人员已经将焦点从MSC转移到外泌体，作为改变特定调节细胞功能的潜在靶点。XoGlo（Bio Rich Medical）是一种纯化的MSC来源的外泌体产物，含有多种生长因子。

外泌体

近年来的研究表明，MSC衍生的外泌体含有多种生物活性物质，包括细胞因子和生长因子，这些物质影响组织对损伤、感染和疾病的反应。外泌体是细胞内信息的载体和传递剂，许多研究人员已经将焦点从MSC转向外泌体，将其视为改变特定调控细胞功能的潜在靶点。

在骨再生医学领域，来自脐带间充质干细胞外泌体的实验应用引起了广泛关注（图7-7）。在大鼠模型中，外泌体已被证明通过上调血管内皮生长因子（VEGF）促进血管化和骨折愈合，并通过增加VEGF和BMP-2水平减少激素诱导的股骨头坏死，修复软骨缺损，并在小鼠模型中对骨质疏松症具有治疗和预防效果[18]。

总结

BMP密切参与调节体内骨和其他组织修复过程中发生的细胞事件。自2007年以来，rhBMP-2作为自体骨的替代材料被用于修复口腔颌面部骨缺损。临床研究也证实了rhBMP-2对牙周再生、骨增量手术和种植体周围炎缺损的影响。在骨再生医学领域，脐带间充质干细胞和间充质干细胞外泌体的实验应用也备受关注。所有这些生物活性物质都有可能改变组织对损伤、感染和疾病的反应，并可能在某一天完全消除对传统手术的需求。

拔牙后的牙槽嵴保存术

Alveolar Ridge Preservation After Tooth Extraction

08

在拔牙过程中及拔牙后，维持牙槽嵴骨的质量和数量对于良好的功能及美观至关重要，并可避免在种植前进行骨移植手术[1-5]。保留现有的骨有助于种植体的骨结合，并支持固定或可摘修复体。由于软组织轮廓会随硬组织轮廓变化，因此临床医生不仅要采取措施预防骨缺损，还要在治疗初期修复任何已存在的缺损。当需要进行骨移植时，手术结果和最终牙槽嵴轮廓的外观将取决于一系列变量以及良好技术的应用。

牙槽嵴吸收

通常情况下，拔牙后拔牙窝会顺利愈合。然而，在愈合过程中随着拔牙窝的骨质填充，牙槽嵴在高度和宽度上的部分吸收是不可避免的[6-7]（图8-1）。牙槽嵴吸收的显著变化通常发生在拔牙后的前4周，主要与以下3个因素有关：缺乏血供、缺乏对剩余骨壁的功能刺激以及牙周膜的丧失。然而，骨丧失的过程可能会持续到拔牙后1年。骨丧失的量取决于某些解剖学因素，包括唇侧骨壁的厚度和牙齿在口腔中的位置。例如，厚骨壁表型（即唇侧骨壁厚度≥1mm）的患者相较于薄骨壁表型（厚度＜1mm）的患者，通常经历较少的牙槽骨吸收。

上颌前牙区的唇侧骨壁通常较薄，甚至可能完全丧失。已有研究对拔牙前后颊侧/唇侧骨壁宽度进行了测量，发现85%～90%的患者上颌前牙区的牙槽骨壁厚度＜1mm，近50%的患者＜0.5mm[8]。在一项涉及93名患者的研究中，通

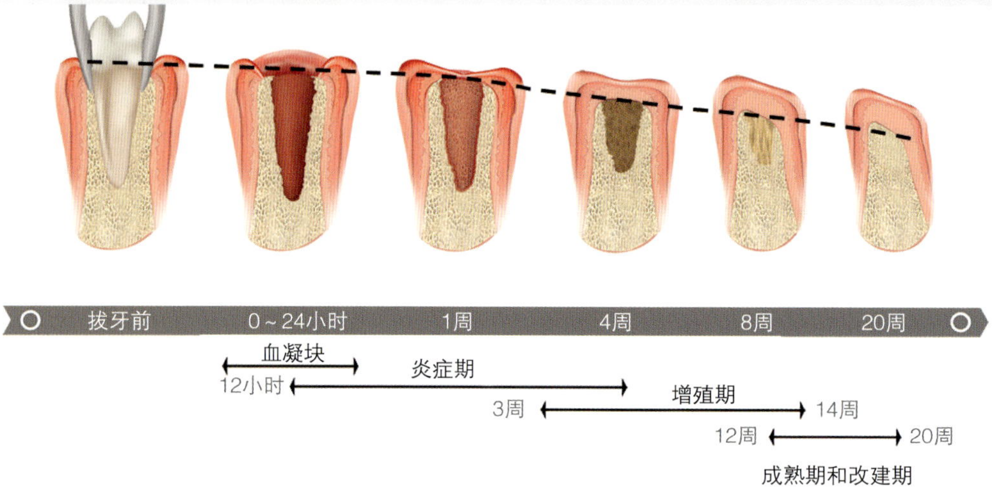

图8-1 拔牙后的愈合过程。

过卡尺测量拔牙后即刻6颗上颌前牙、前磨牙的腭侧和颊侧牙槽骨壁。从尖牙到尖牙，颊侧和腭侧牙槽骨壁的平均宽度为0.8mm，而后牙区（前磨牙区）为1.1mm。在前牙区，87%的唇侧牙槽骨壁宽度为1mm或更小，而3%的宽度为2mm。在后牙区，相应的比例分别为59%和9%[8]。

同样，一项基于对CBCT扫描的回顾性研究发现，在检查的498颗牙齿中，大多数牙齿的唇侧骨壁厚度＜1mm；只有约10%的牙齿唇侧骨壁厚度较厚。在约90%的患者中，上颌前牙区的唇侧骨壁要么缺失，要么较薄。此外，研究还指出，从第一前磨牙到中切牙，唇侧骨壁厚度呈现统计学上的显著减少[9]。

薄的唇侧骨壁主要由板层骨构成，比厚的骨壁更容易出现拔牙后严重的骨吸收。根据一项针对39名患者的CBCT研究，唇侧骨壁厚度为1mm或更薄的拔牙部位骨吸收更严重，导致愈合8周后牙槽嵴垂直向骨丧失的中位数为7.5mm，即唇侧骨壁高度的38%。相比之下，厚骨壁表型的患者垂直向骨丧失的中位数为1.1mm，即9%。研究还发现，在有健康邻牙的单颗牙拔除部位，骨吸收主要局限于牙槽骨壁的中央区域[10]。

另一组研究人员也报告了类似的发现，他们使用CBCT扫描分析了至少愈合1年后上颌拔牙窝的唇侧骨壁厚度。在颊侧牙槽嵴的3个测量点测量了颊侧牙槽骨壁的厚度。发现所有参数均显著下降，其中骨丧失在缺牙区牙槽嵴的唇侧/颊侧和边缘区域最为明显。即牙槽骨的横断面测量值从99.1mm减少到65mm[2]，骨高度从11.5mm减少到9.5mm，宽度从8.5mm减少到3.2mm[11]。

因此，在拔牙前牙槽嵴骨量较少的区域，拔牙后的吸收问题更令人担忧。尤其是上颌前牙区，由于骨壁较薄，且在拔牙过程中易受到不可逆的创伤，会面临更高的风险[12-13]。而在后牙区，由于牙槽骨壁较厚，骨吸收的程度相对较轻。

微创拔牙

“微创拔牙”这一术语并不完全准确。拔牙本质上是一种有创操作，因为它会损伤软组织并破坏血管网络。然而，在拔牙过程中尽量减少组织损伤，有助于避免日后进行骨再生或骨移植手术。此外，硬组织的保存对解决软组织缺损的治疗有益[14-15]。尤其是经过牙髓治疗的脆弱牙齿、牙根严重弯曲的牙齿以及几乎没有冠部可供撬动的折断牙齿可能特别难以拔除。此类病例往往不适合即刻种植。

图8-2 牙周刀有多种尺寸和样式可供选择。

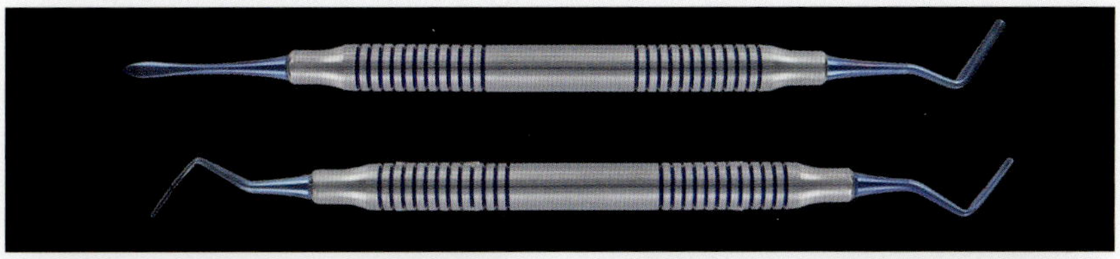

图8-3 （a和b）将牙周刀的薄刃在颊腭向轻轻揳入牙齿与牙周膜之间，并采用摇摆动作切断牙周膜。

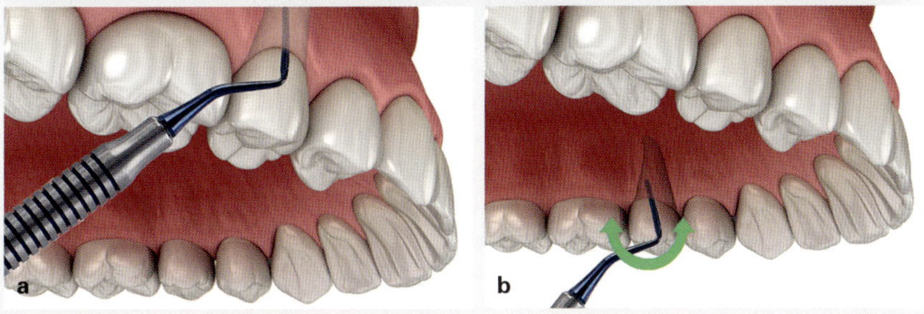

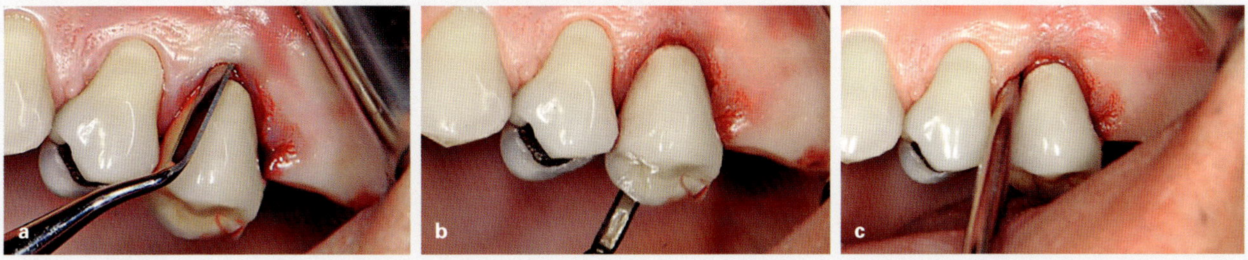

图8-4 上颌第二磨牙的拔除及牙槽窝保存。（a）为避免对软组织造成创伤，拔牙程序的第一步是用锋利的牙周刀切断牙周膜的附着。（b和c）牙周刀沿牙齿360° 环绕一周。

已确立了一些基本准则，以在拔牙过程中最大限度地减少创伤并保留边缘骨：

- 应使用手术刀片或小而锋利的牙周刀切断龈沟的结缔组织纤维。如果不切断这些纤维，拔牙过程中可能会导致软组织损伤。
- 尽量不翻起龈乳头，特别是在美学区。
- 尽量避免翻瓣。骨膜为骨组织提供了超过80%的动脉血供，并回流100%的静脉血。因此，翻起黏骨膜瓣会破坏血供并影响愈合，导致早期愈合的骨丧失比不翻瓣拔牙更多。
- 沿牙齿近远中向减径，以创建拔牙入路，并避免损伤邻牙。
- 对于多根牙，应分根并将牙根分别取出，以避免根折或周围骨裂的风险。
- 操作过程中不应向薄的颊侧/唇侧骨壁施力。
- 一旦牙齿从拔牙窝中拔除，必须清除软组织碎片以及任何病理组织。
- 使用适当的器械和良好的技术以获得尽可能好的结果。

在拔牙过程中，有几种工具可帮助保持软硬组织的完整性。例如，带有非常薄金属刀刃的牙周刀可以揳入牙齿和拔牙窝之间，切断固定牙齿的结缔纤维（图8-2）。然后，通过旋转牙周刀的刀柄，使刀片在拔牙窝中旋转，有助于切断更多的牙周膜纤维[16]（图8-3和图8-4）。超声骨刀是一种于1988年被引入牙科领域的骨手术设备，利用超声技术实现了清洁和精确的骨切割（图8-5）。与传统的手术骨锯相比，该设备在骨切割过程中能够有效避免损伤周围的软组织，包括神经和血管。当拔牙过程中牙根解剖结构决定有必要对拔牙窝进行适度扩展以便顺利拔除牙齿时，还可使用Proximator（一种微创拔牙器械）（图8-6）。

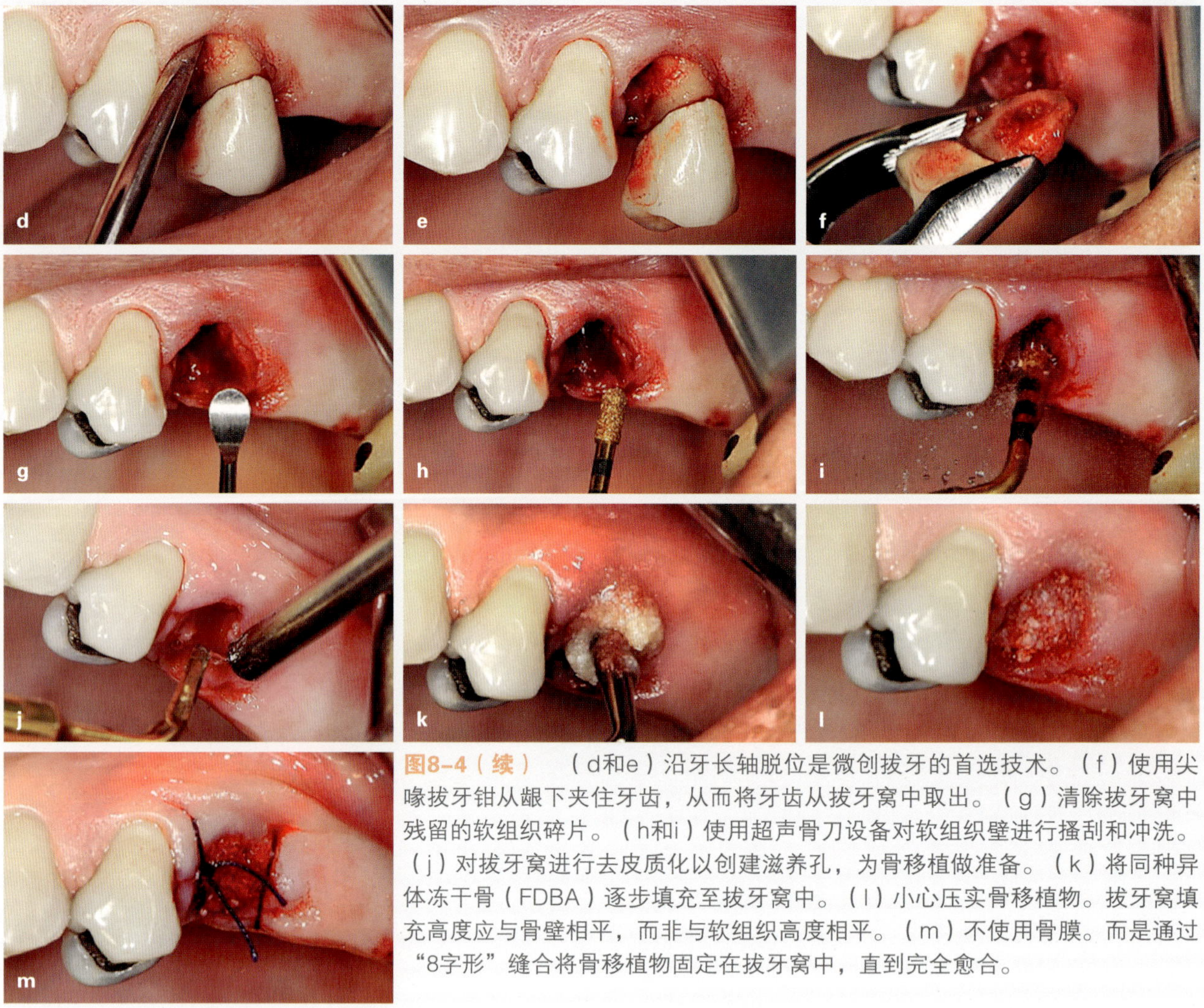

图8-4（续） （d和e）沿牙长轴脱位是微创拔牙的首选技术。（f）使用尖喙拔牙钳从龈下夹住牙齿，从而将牙齿从拔牙窝中取出。（g）清除拔牙窝中残留的软组织碎片。（h和i）使用超声骨刀设备对软组织壁进行搔刮和冲洗。（j）对拔牙窝进行去皮质化以创建滋养孔，为骨移植做准备。（k）将同种异体冻干骨（FDBA）逐步填充至拔牙窝中。（l）小心压实骨移植物。拔牙窝填充高度应与骨壁相平，而非与软组织高度相平。（m）不使用骨膜。而是通过“8字形”缝合将骨移植物固定在拔牙窝中，直到完全愈合。

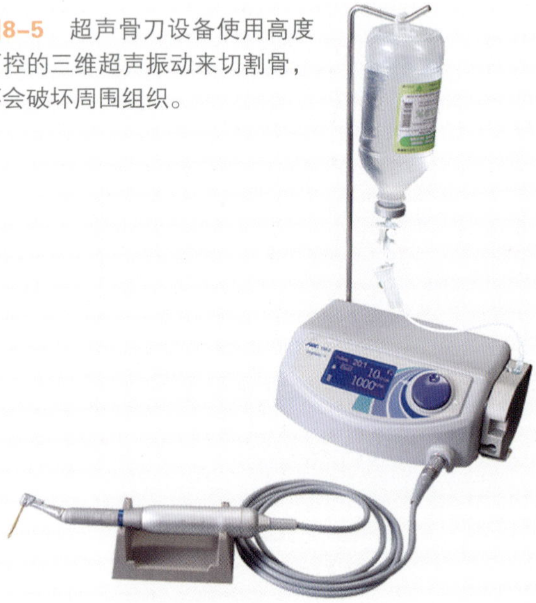

图8-5 超声骨刀设备使用高度可控的三维超声振动来切割骨，不会破坏周围组织。

垂直拔牙器械沿牙长轴从拔牙窝中拔除牙齿，切断Sharpey纤维而不直接对拔牙窝骨壁造成创伤。最近，一项在《美国牙科协会杂志》（JADA）发表的与垂直拔牙器械效率相关的研究报告称，与传统的拔牙技术（包括使用牙挺、牙周膜刀和拔牙钳）相比，垂直拔牙器械显著减少了翻瓣术的需求。该器械在前牙和前磨牙区的成功率较高，但对于多根牙或经过牙髓治疗的牙齿，其效果较差。另一种常用的器械是根尖固位拔牙钳，它能牢固地夹住牙齿和牙根周围，改善牙齿周围拥挤的入路并提高可视性。其锋利且呈锥形的外部轮廓等特征使该器械能够更深入地接触牙根表面[17]（图8-7～图8-10）。

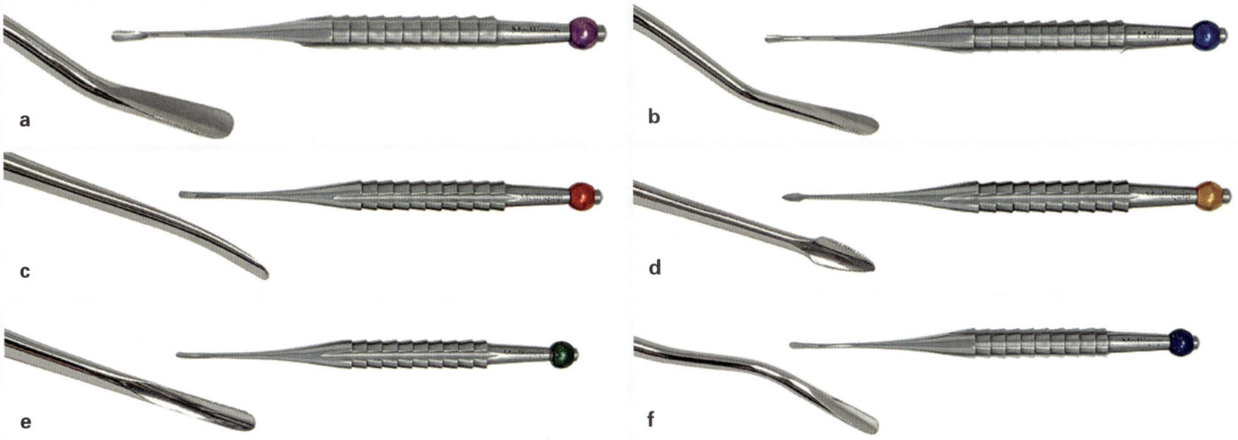

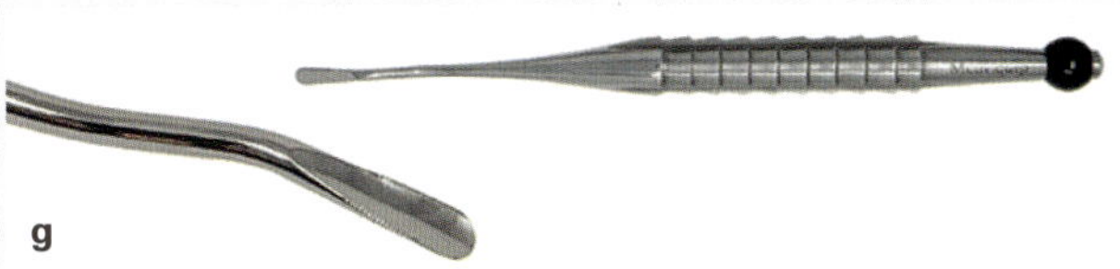

图8-6 当牙根解剖结构决定有必要对拔牙窝进行适度扩展以便顺利拔除牙齿时，可以使用Proximator。（a和b）直型Proximator。（c）5mm近中Proximator。（d）5mm远中Proximator。（e）2.5mm近中Proximator。（f）2.5mm远中Proximator。（g）2.5mm铲形Proximator。

图8-7 拔牙钳套装（OsteoLife Biomedical）。

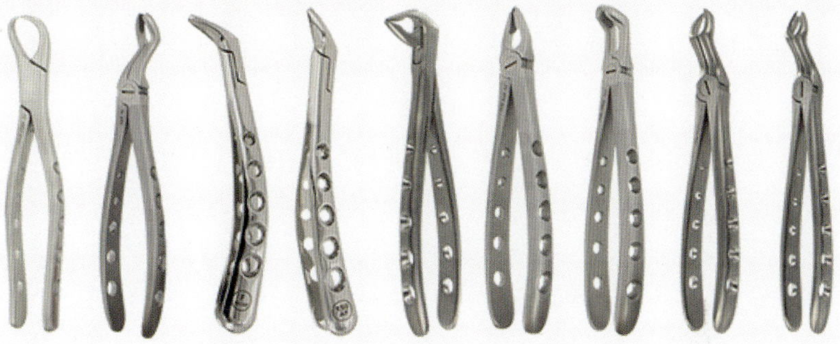

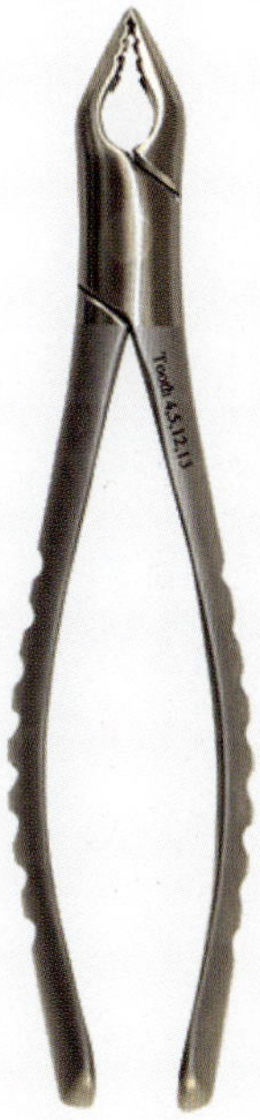

图8-8 本套装中的每把拔牙钳上都刻有其可用于拔牙的牙位数。

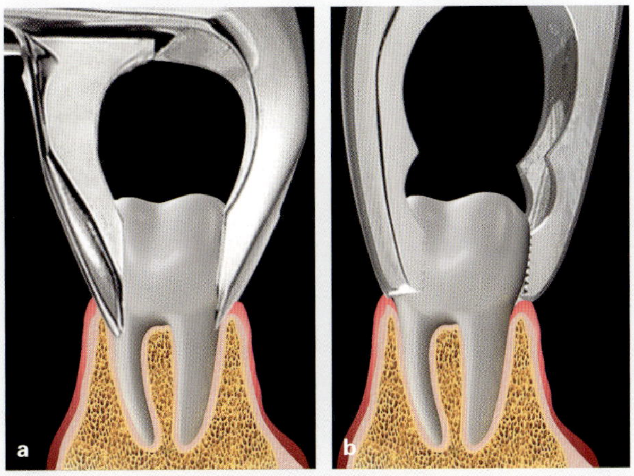

图8-9 （a）每把拔牙钳锋利且呈锥形的外部轮廓能够深入拔牙窝，并牢固地夹住牙齿和牙根周围。（b）钳喙内侧精确切割的纵向锯齿在轴向旋转期间保持接触，在整个操作过程中牢固地夹住牙齿和牙根。

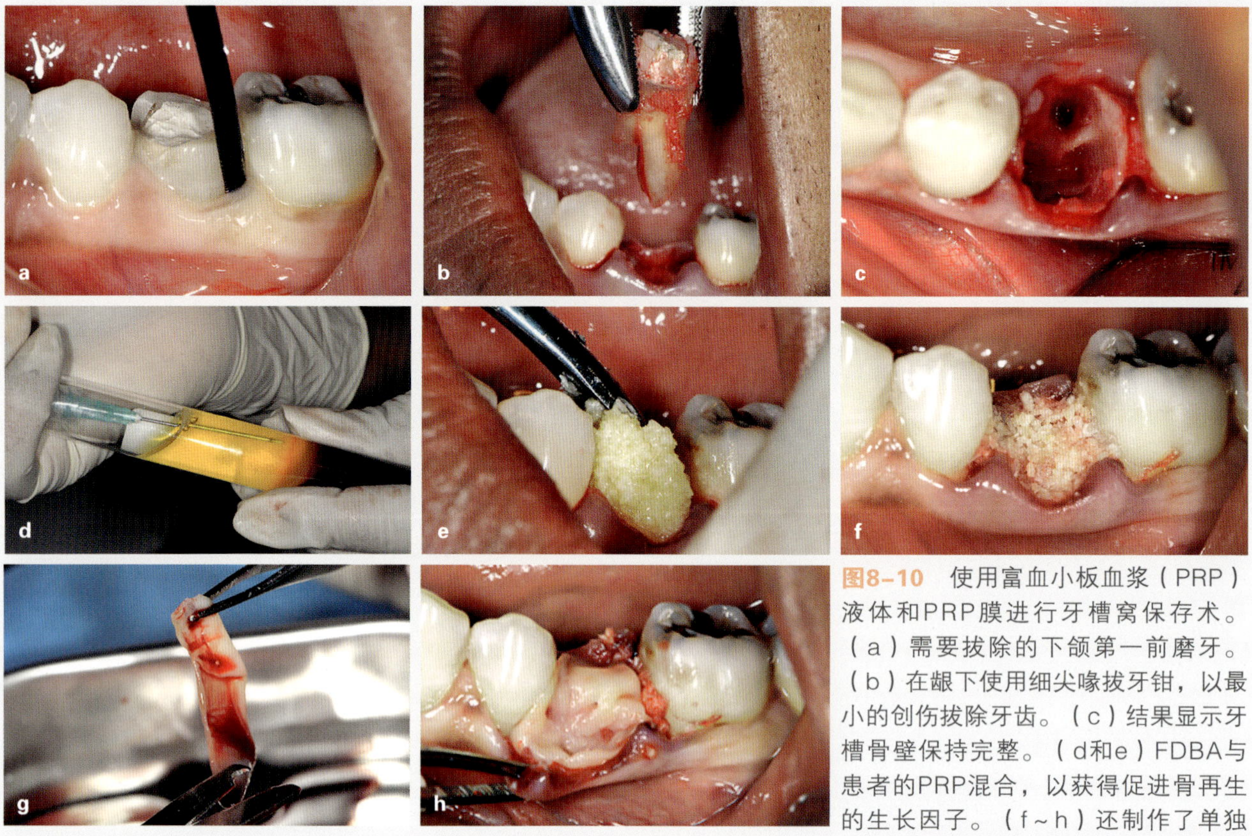

图8-10 使用富血小板血浆（PRP）液体和PRP膜进行牙槽窝保存术。（a）需要拔除的下颌第一前磨牙。（b）在龈下使用细尖喙拔牙钳，以最小的创伤拔除牙齿。（c）结果显示牙槽骨壁保持完整。（d和e）FDBA与患者的PRP混合，以获得促进骨再生的生长因子。（f~h）还制作了单独的富血小板血浆（PRP）膜，放置在骨移植后的拔牙窝上，以容纳骨移植材料并促进愈合。

牙槽嵴保存术

在特定条件下剩余牙槽窝可以顺利愈合，即周围骨量足够，微创拔牙，并且牙槽间隔剩余骨质较厚。在这种情况下，拔牙后即刻种植是可行的[18-19]。尽管拔牙窝在没有缝合的情况下也能愈合，但通常进行缝合是必要的，以避免损伤或不良的龈乳头轮廓改变。当拔牙窝因拔牙或创伤而受损时，可能需要使用具有骨引导或骨诱导性能的骨移植材料来促进其骨壁愈合[20-22]。最后，用小的磨头轻轻在拔牙窝表面环钻以诱导出血，从而确保良好的血供，并提供骨祖细胞来源以促进愈合（图8-11）。

临床医生可以根据每个病例的具体情况，决定是牙槽窝保存同期种植，还是仅仅进行牙槽窝保存后延期种植，直到骨移植物有足够的时间成骨。尽管早期的一项Cochrane系统评价表明，拔牙后同期行骨移植和种植可能无法有效防止牙槽骨吸收，但随后的评价，包括一项2019年的系统评价和荟萃分析得出了相反的结论[23-26]。个体患者的状况将决定何时进行牙槽窝保存同期种植（图8-12）。

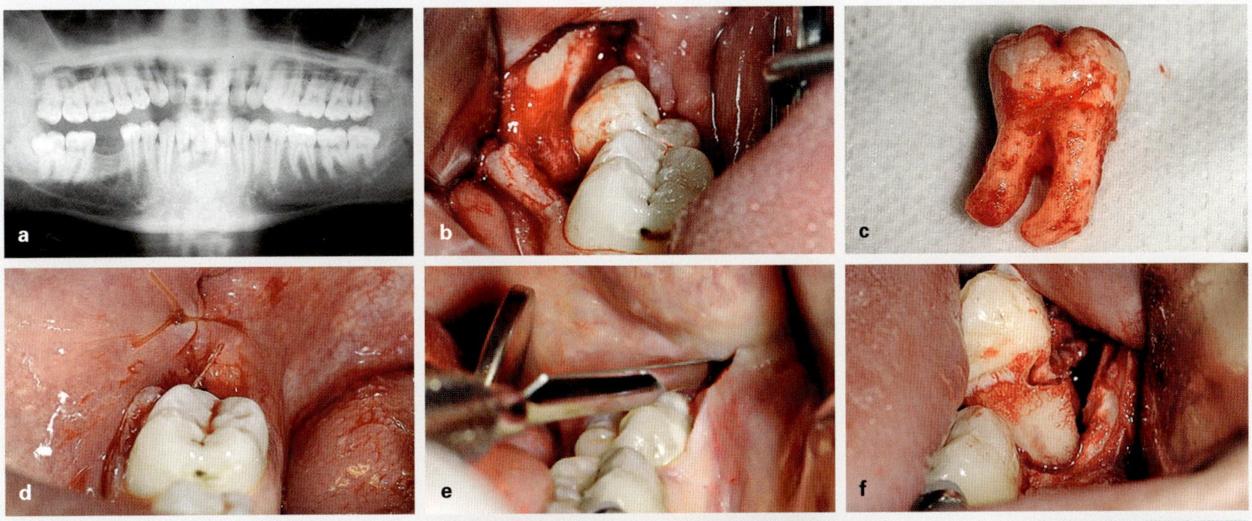

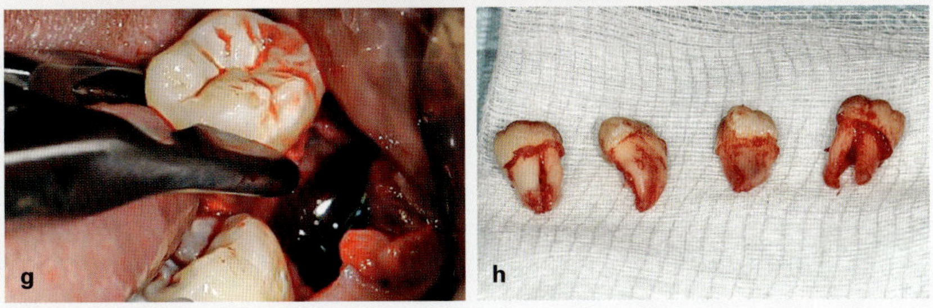

图8-11 第三磨牙拔除后愈合常通过骨引导，而不需要骨移植。（a）全景片显示上颌和下颌第三磨牙的位置。（b和c）翻瓣，完整拔除48。（d）牙槽窝内未放置骨移植材料，缝合封闭。（e～g）在对侧象限重复该步骤。（h）4颗第三磨牙全部拔除。

图8-12 牙槽窝保存同期种植和牙槽窝保存后延期种植的种植体在愈合时间及骨结合方面的差异。

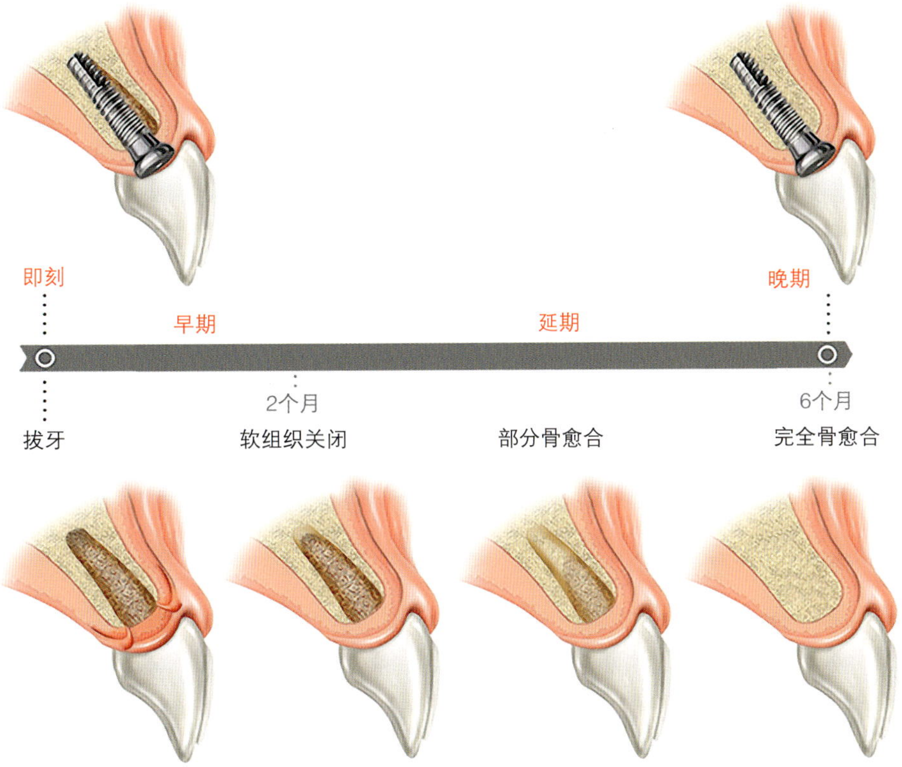

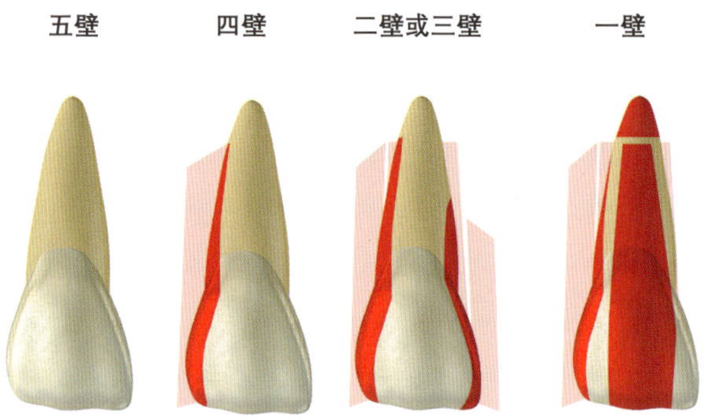

图8-13 根据拔牙窝中保持完整的骨壁数量（从5个骨壁到仅剩1个）对缺损进行分类。

骨移植材料

正如第2章详细讨论并在文献中广泛提及的，骨移植材料分为自体骨、同种异体骨、异质骨和异种骨[27-31]。自体骨，无论是否结合富血小板血浆（PRP）等辅助疗法[32-35]，仍被视为骨移植的“金标准”，其优秀的成骨特性提供了可预测的骨再生，且没有组织相容性问题。在牙槽嵴保存过程中，自体骨通常从口内次要部位采集（例如下颌联合、下颌升支或上颌结节处[36-41]）。尽管对于较小的受区部位不太适用，但自体骨也可以从口外部位采集（例如髂嵴、肋骨、颅骨或胫骨坪[42-47]）。

同种异体骨是从人类尸体中获取的脱矿或未脱矿的冻干骨（DFDBA/FDBA）。它们没有自体骨的成骨特性，但能够通过骨引导、骨诱导或二者结合来促进愈合。由于同种异体骨不需要开辟第二术区，并且在宿主骨与骨移植物比例较大时效果良好，因此它们是自体骨的理想替代材料。

异质骨是由许多不同种类的材料合成的骨替代材料，包括生物活性玻璃、玻璃离子、氧化铝、硫酸钙、磷酸钙、β-磷酸三钙、合成羟基磷灰石（HA）、珊瑚羟基磷灰石以及磷酸钙骨水泥[48-49]。异质骨通过骨引导促进愈合，且已被证明在拔牙位点作为即刻移植物使用时，能够有效防止牙槽嵴吸收[50-51]。

异种骨是从非人类物种（例如牛）中采集的组织，经过脱蛋白处理以去除其有机成分并减少抗原性。与异质骨一样，异种骨通过骨引导促愈合，作为支架使患者的骨通过血细胞的细胞分化生长。异种骨（和异质骨）不具备骨诱导特性，意味着它们本身不会诱导骨生长。牛源异种骨是目前使用最多的一种。

选择一种骨移植材料

骨移植材料的选择在牙槽嵴保存术的结果中起着关键作用。临床医生应根据骨缺损的大小和形状来评估所需的材料，并计算所需的骨替代材料的量。对于较大的缺损，通常选择自体骨，因为自体骨含有通过骨诱导再生新骨所需的蛋白质和细胞，而较小的骨缺损则可以考虑使用同种异体骨、异质骨或异种骨作为替代。

正确识别缺损类型对于制订适当的手术方案至关重要。根据拔牙窝中剩余的牙槽窝骨壁数量（从5个骨壁到仅剩1个），缺损可分为不同类型，每种类型的缺损都需要特定的牙槽嵴保存和治疗方法（图8-13）。拔牙窝骨增量或牙槽嵴保存的最佳时机通常是在拔牙时。如果在初次检查时就能确定骨轮廓缺损的情况，那么只要没有感染、肿瘤、囊肿或其他可能导致感染或骨移植失败的情况，就可以为患者安排拔牙和骨移植。

五壁缺损

具有5个完整厚骨壁的拔牙窝可能不需要进行骨移植，因为此类拔牙窝的条件有利于骨再生（而非修复）：首先，拔牙窝的面积小（根据定义），且5个完整的骨壁能够将血管引入拔牙窝，并在数月内为其提供保护，血液中含有成骨细胞，这些细胞可通过骨诱导促进骨再生（图8-14）。这些情况经常存在于磨牙拔牙窝中，特

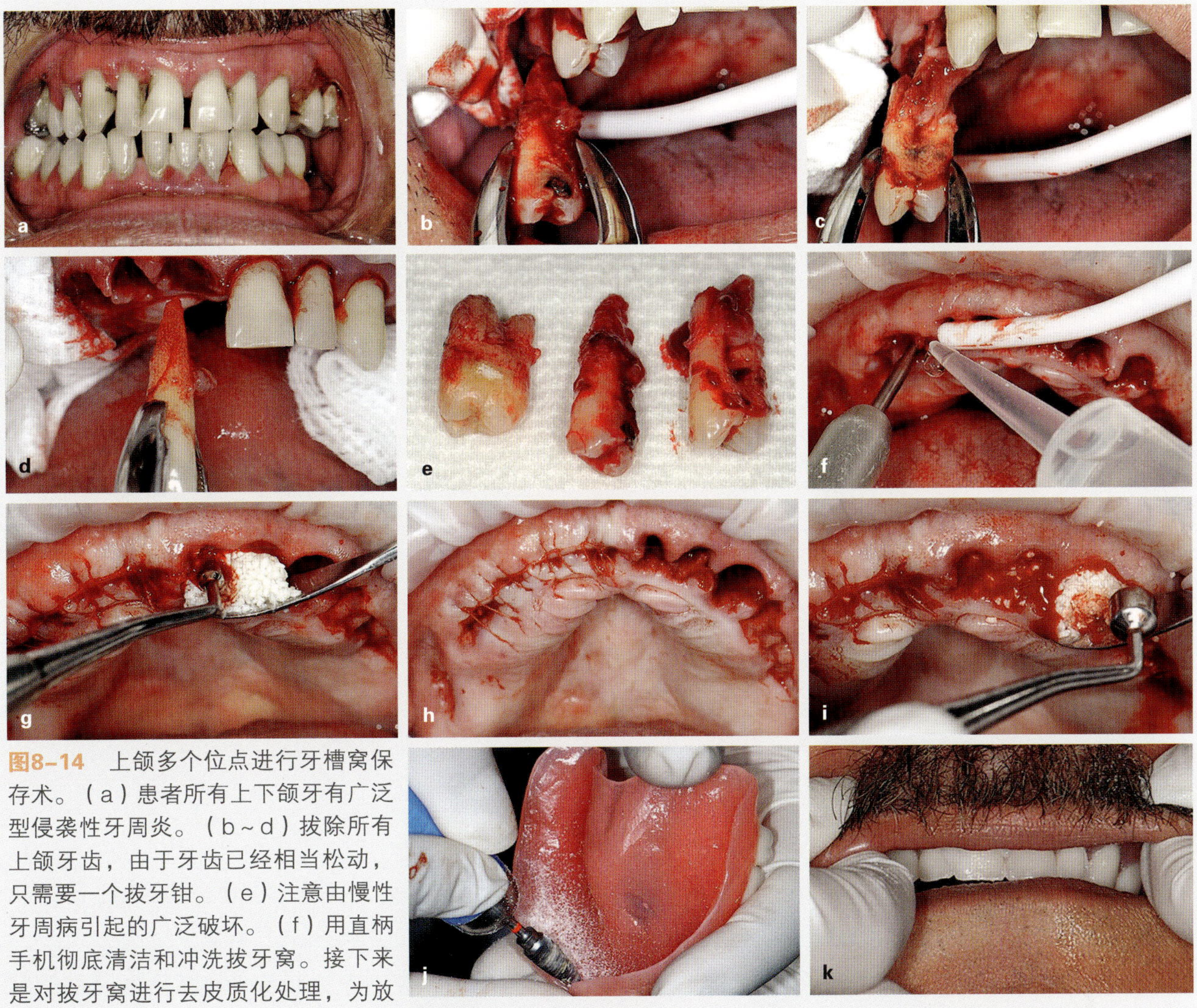

图8-14 上颌多个位点进行牙槽窝保存术。（a）患者所有上下颌牙有广泛型侵袭性牙周炎。（b~d）拔除所有上颌牙齿，由于牙齿已经相当松动，只需要一个拔牙钳。（e）注意由慢性牙周病引起的广泛破坏。（f）用直柄手机彻底清洁和冲洗拔牙窝。接下来是对拔牙窝进行去皮质化处理，为放置移植物做准备。（g）使用颗粒状同种异体骨，以再生骨组织来支持种植体。（h和i）利用拔牙窝周围大的、颊腭侧袋的残留软组织进行一期关闭，即使在后牙区也是如此。这消除了对屏障膜的需求。（j和k）提前制作的即刻义齿用软材料衬里。在植入种植体前至少需要6个月的愈合期。

别是下颌第三磨牙窝，在这些地方，骨形成经常在没有任何干预的情况下发生。

然而，在五壁缺损中有1个壁的厚度或高度不足是在拔牙时进行拔牙窝骨移植的指征（图8-15）。厚度＜1.5mm或颊/唇侧骨壁部分缺失的拔牙窝会存在空间维持、血管化受损以及软组织侵入的问题。对于这种类型的五壁缺损，任何具有膏状或凝胶状质地的移植材料都能提供足够的支持。

一种常见的方法是将同种异体骨或异种骨与水凝胶载体结合，移植入拔牙窝中，这样既能维持组织轮廓，又能促进骨引导愈合。在这个操作过程中，临床医生小心地将骨移植材料从分配器中注入，填充拔牙窝至骨水平。随后，通过推进软组织或使用胶原蛋白塞或屏障膜，确保拔牙窝颈部的良好封闭，通常需要等待2~6个月才能种植。一项2020年对近期骨组织工程研究的综合回顾发现，基于水凝胶的持续释放系统在体外和体

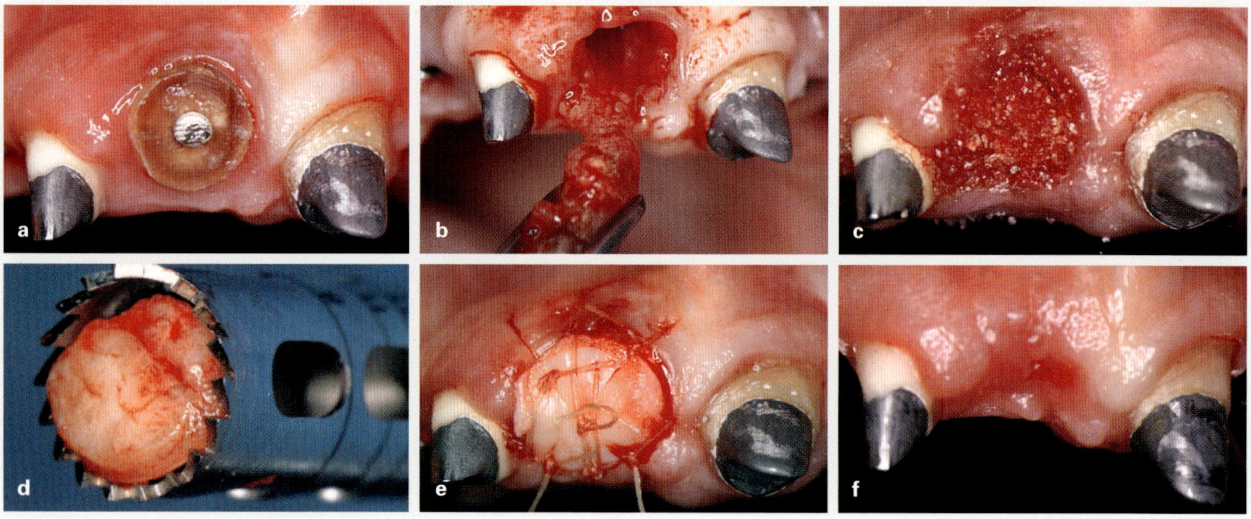

图8-15 桩核拆除后的牙槽窝保存。（a）上颌侧切牙部位的桩核。（b）拆除桩核以显示五壁拔牙窝。（c）将骨移植物放入拔牙窝。（d）拆除桩核期间采集的软组织。（e）将软组织缝合在移植物上以固定。（f）愈合后的外观。

内均能取得令人满意的成骨效果。研究指出，水凝胶为骨祖细胞提供了一种"成骨友好"的微环境，使这些细胞在水凝胶载体中比在其他载体系统中表现出更好的骨再生能力。水凝胶能够高效地保持肽、核酸和其他生物活性分子的活性，这得益于其高含水量、化学惰性以及稳定和隔离的内部环境[52]。

2016年的一项研究评估了由粒径为100～300μm的双相磷酸钙颗粒增强的可塑性壳聚糖-果胶水凝胶的成骨效能。这种水凝胶的多糖成分模拟了骨的细胞外基质，而陶瓷颗粒则促进了成骨细胞的高增殖。此外，这种材料的吸水特性使其能够大量吸附水溶液，从而有效填充骨缺损空间[53]。2017年的另一项研究表明，一种含有生长因子的3层多孔纳米复合水凝胶支架可以作为一种替代的再生方法，以实现同期和完全的牙周再生。该支架由甲壳素-聚乳酸-羟基乙酸共聚物（PLGA）/纳米生物活性玻璃陶瓷（nBGC）/牙骨质蛋白-1组成牙骨质层，甲壳素-PLGA/成纤维细胞生长因子-2组成牙周膜层，以及甲壳素-PLGA/nBGC/PRP衍生生长因子组成牙槽骨层[54]。

四壁缺损

对于缺失1～2个牙槽骨壁或有1个或多个极薄牙槽骨壁的情况，通常建议在拔牙时进行牙槽窝骨移植（图8-16）。如果未对这种类型的缺损进行骨移植，随着创口愈合，骨量往往会发生减少，导致种植体植入时牙槽骨宽度不足。对于四壁缺损，自体骨是一个不错的选择，因为此时需要再生整个骨壁。然而，如果自体骨量不足，可以考虑使用同种异体骨水泥、脱矿骨基质（DBM），或者同种异体骨水泥和自体骨[55-59]（图8-17）。关键在于使用体积足够的移植材料来重建缺失或薄弱的牙槽骨壁（尤其是颊侧牙槽骨壁），并支撑覆盖其上的软组织（图8-18和图8-19）。一些临床医生还使用屏障膜进行引导骨再生（GBR）以增强骨移植效果，并防止软组织向内生长，但通常只推进瓣膜以实现一期关闭已足够达到预期效果。

使用GBR技术的决策应根据骨缺损类型和骨移植材料的选择来制订[60-63]。GBR技术也可单独用于预防牙槽骨量足够的拔牙部位出现牙槽

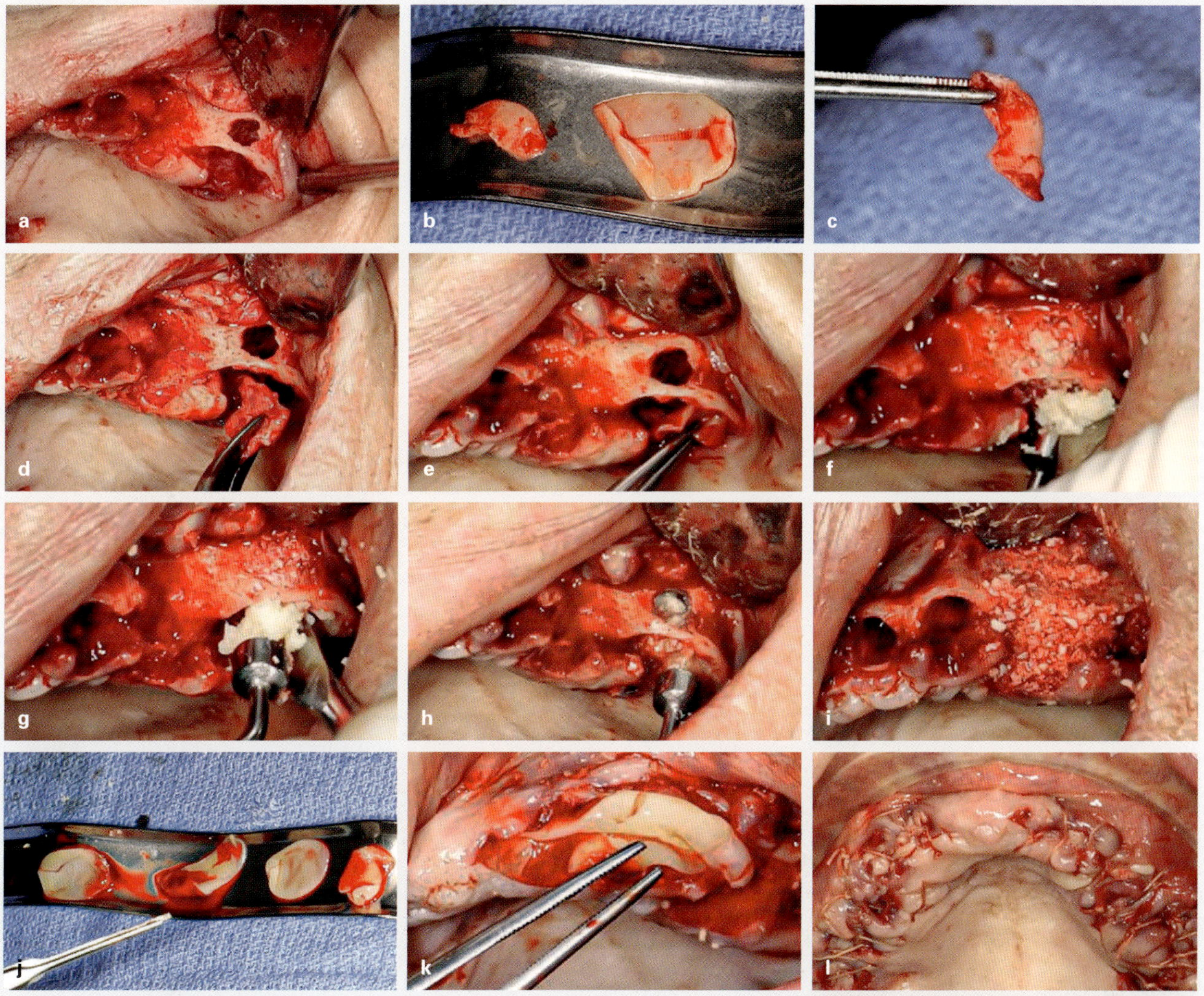

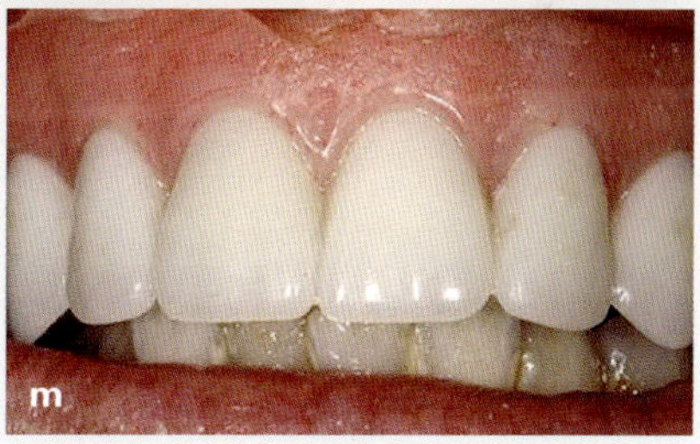

图8-16　上颌所有牙齿拔除后的牙槽窝保存。(a)上颌牙齿拔除后，颊侧骨壁缺失，通过拔牙窝可见上颌窦膜。因此，必须小心地进行牙槽窝保存，切勿将移植材料在拔牙窝中压实过深。(b~e)作为额外的措施以防止窦黏膜穿孔，制备富血小板血浆(PRP)膜并在骨移植前将其放置在拔牙窝中。(f和g)将骨移植物轻轻地压入拔牙窝中。(h和i)一旦骨组织再生，将进行上颌窦底提升术以为后续种植做准备。(j和k)在每个拔牙窝中进行相同的手术操作。(l)为了让骨移植材料得到最佳的封闭环境，进行了一期关闭。(m)即刻修复义齿被放置在缺牙区牙槽嵴上以促进愈合。

嵴畸形。然而，由于自体骨能够较为迅速地再血管化(留给软组织侵入的时间较少)，屏障膜在这种可预测结果的情况下并不总是必要的。尽管如此，一些临床医生仍会在并非必需的情况下使用屏障膜，而另一些临床医生则避免在自体骨中使用屏障膜，因为这种屏障膜会增加创口感染的风险。相反，当使用异种骨或同种异体骨时，愈合过程会较慢，屏障膜有助于维持骨生长的空间(图8-20和图8-21)。可吸收屏障膜虽能降低创口感染的发生率，但也降低了骨移植物体积的可预测性。使用GBR技术时，屏障膜应放置在远离切口的位置(图8-22)。第3章对各种可用的屏障膜材料进行了全面的综述[64-65]。

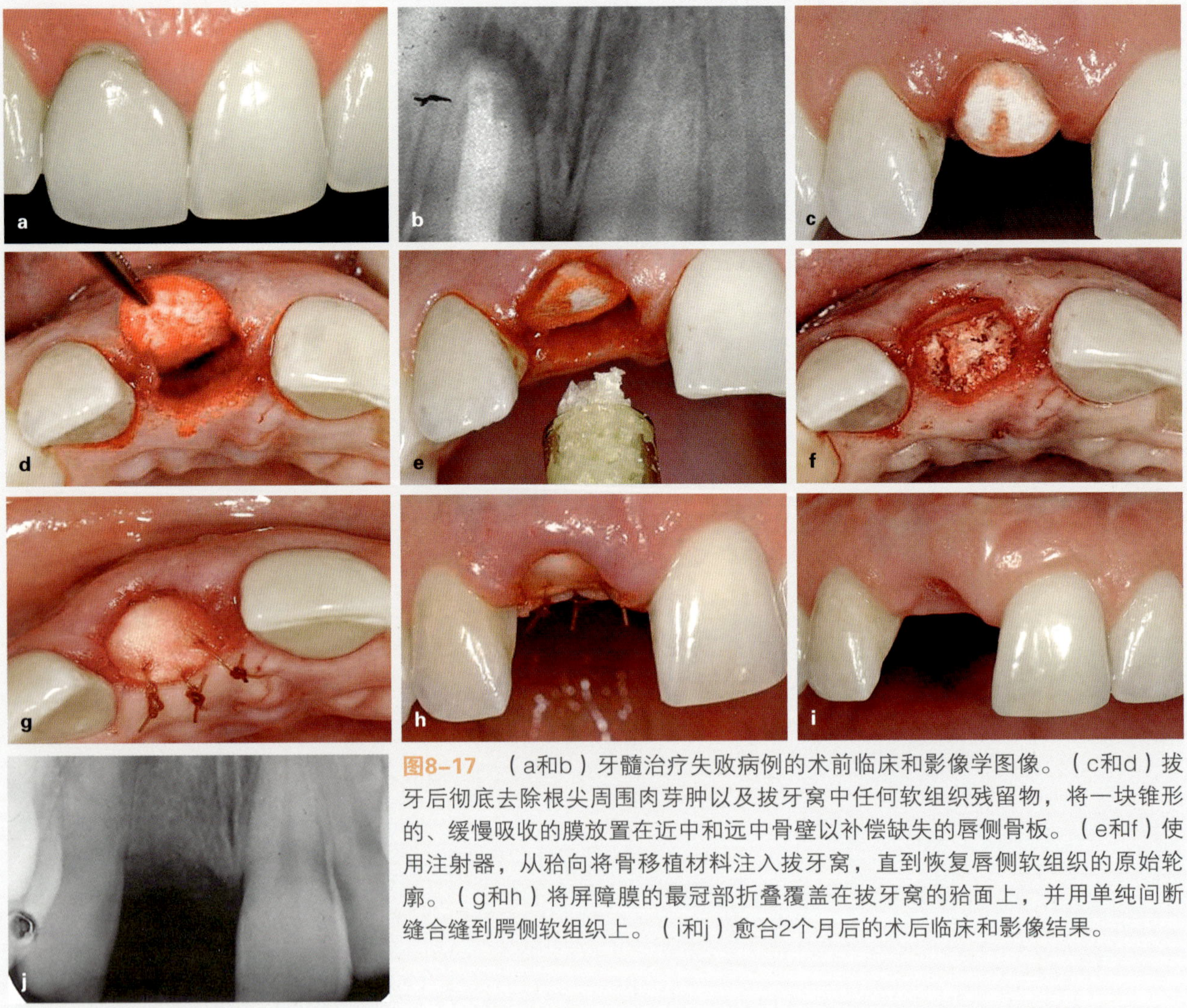

图8-17 （a和b）牙髓治疗失败病例的术前临床和影像学图像。（c和d）拔牙后彻底去除根尖周围肉芽肿以及拔牙窝中任何软组织残留物，将一块锥形的、缓慢吸收的膜放置在近中和远中骨壁以补偿缺失的唇侧骨板。（e和f）使用注射器，从殆向将骨移植材料注入拔牙窝，直到恢复唇侧软组织的原始轮廓。（g和h）将屏障膜的最冠部折叠覆盖在拔牙窝的殆面上，并用单纯间断缝合缝到腭侧软组织上。（i和j）愈合2个月后的术后临床和影像结果。

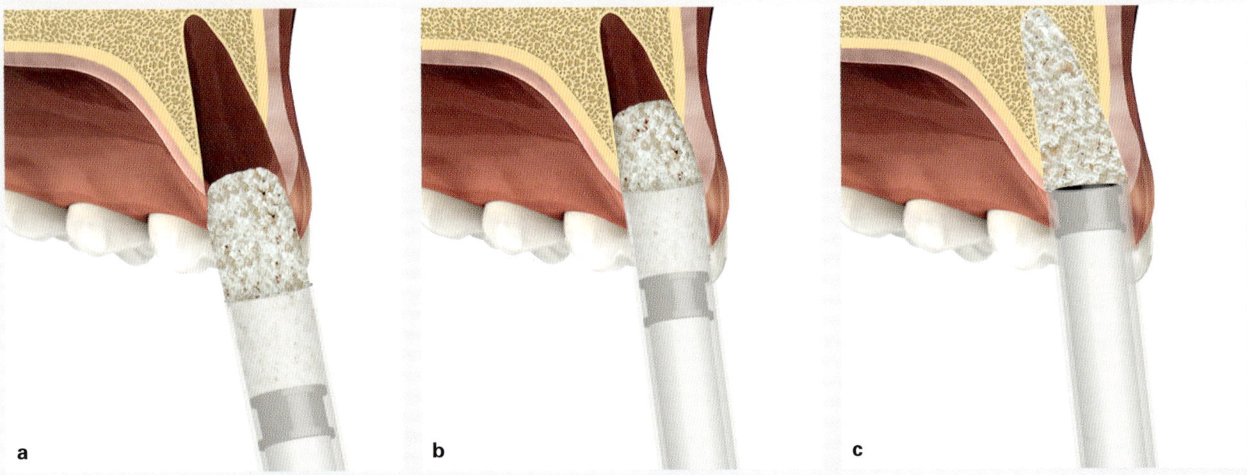

图8-18 在治疗颊侧骨壁缺损时使用骨移植材料固定膜并支撑覆盖其上的软组织的技巧。（a~c）骨移植材料将膜固定在颊侧。

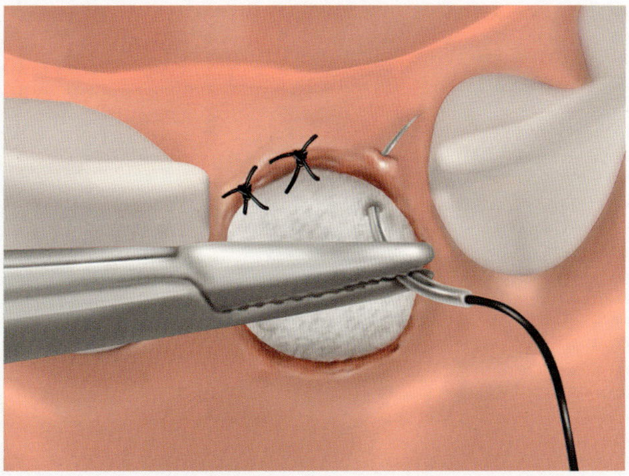

图8-19 用2~3根缝线缝合膜和软组织，以将膜固定在舌侧/腭侧。

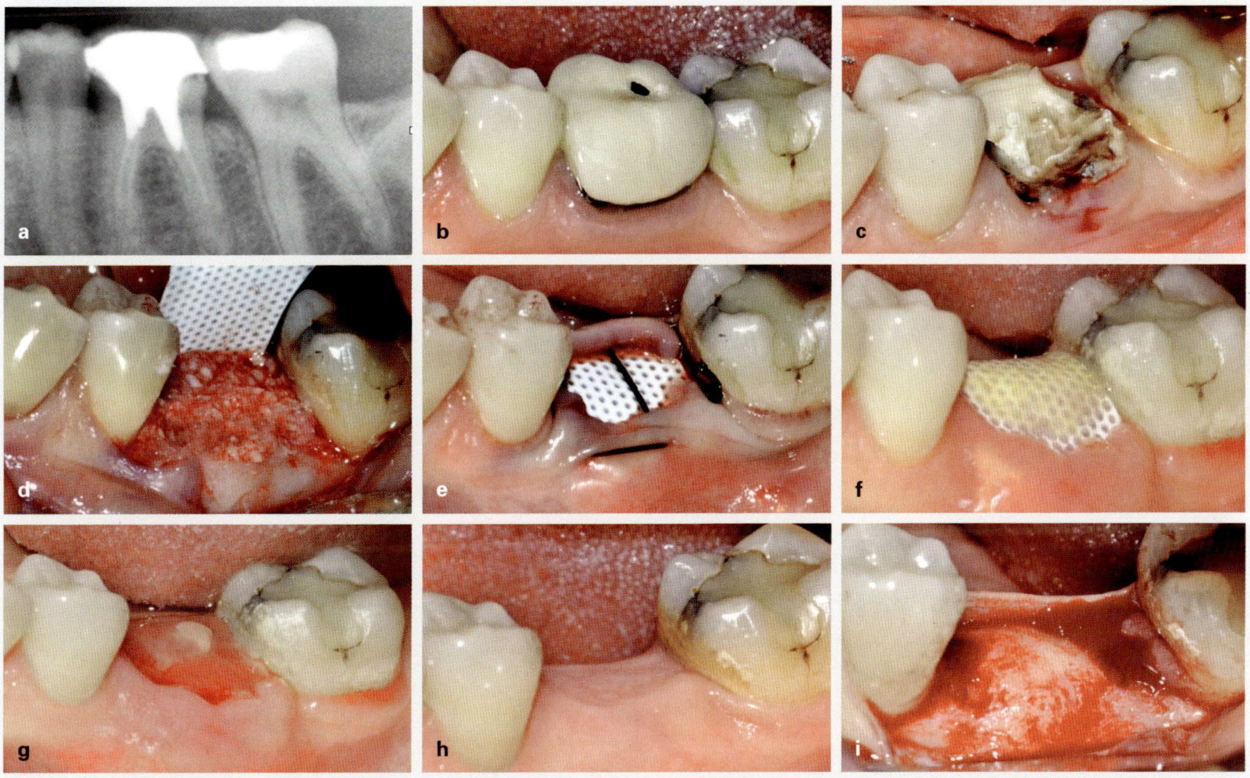

图8-20 拔除牙髓治疗失败的下颌磨牙，随后为准备种植进行牙槽窝保存术。（a）36的术前影像。（b）术前临床视图显示牙冠周围软组织退缩。（c）拆除冠修复体后，发现大部分牙体结构已有继发龋。（d）截根并拔除。拔牙窝用同种异体皮质骨填充，并覆盖一种不可吸收屏障膜（Regentex TXT-200，Cytoplast），屏障膜设计为暴露在外。（e）膜进行适当修剪并塞入舌侧瓣和颊侧瓣下，两个龈乳头复位。在膜的中心额外加了一条水平褥式缝线，以确保其在愈合第1周内的稳定性。（f）术后30天的临床视图，膜移除前的即刻视图。（g）成熟的结缔组织在膜下形成，完全覆盖移植材料。（h）软组织在4个月时的临床视图，种植体植入前的即刻视图。（i）翻瓣显示该部位有良好的骨再生。

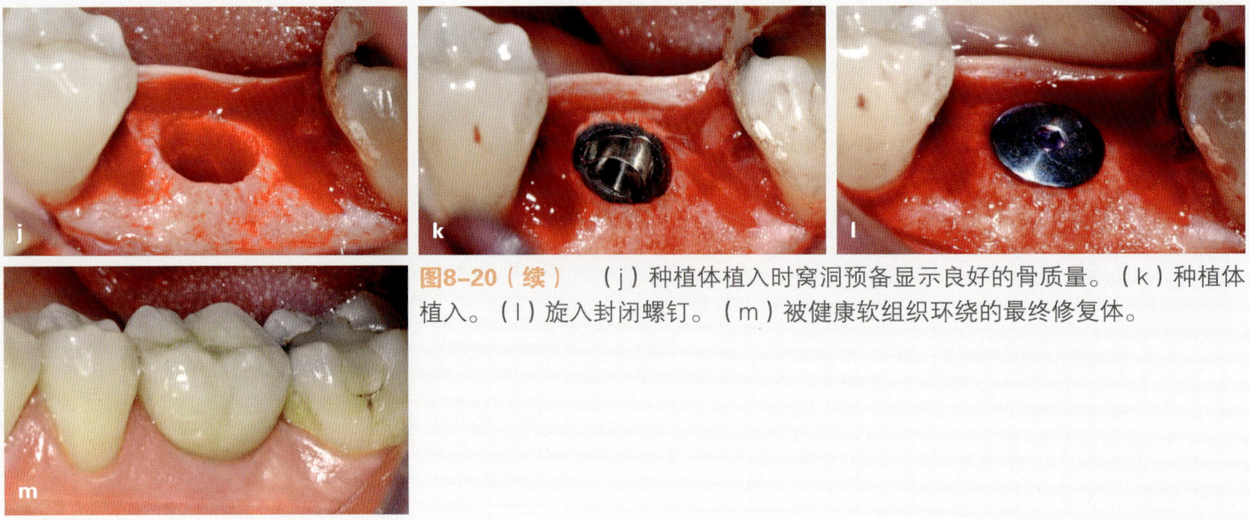

图8-20（续） （j）种植体植入时窝洞预备显示良好的骨质量。（k）种植体植入。（l）旋入封闭螺钉。（m）被健康软组织环绕的最终修复体。

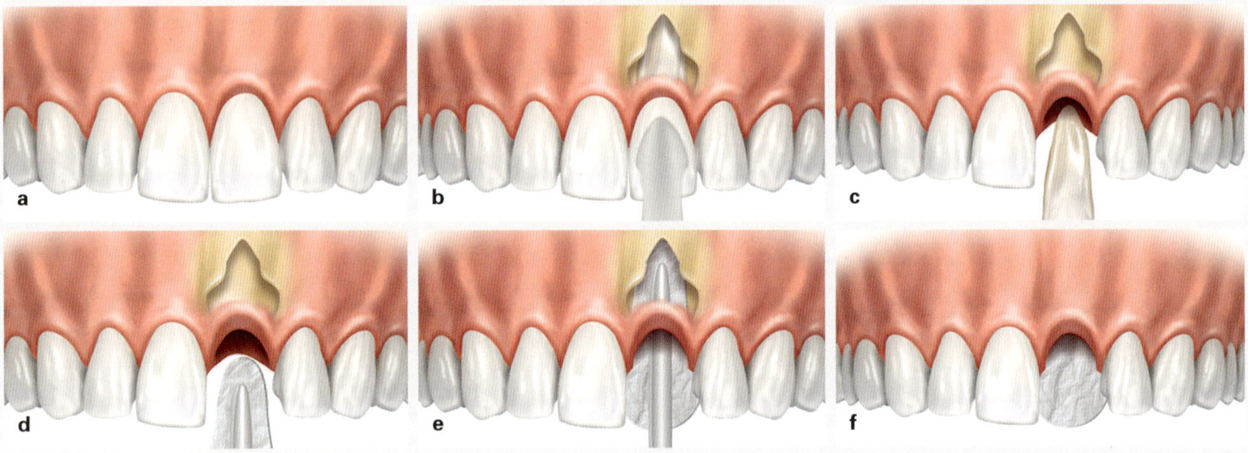

图8-21 （a~f）拔牙后将不可吸收膜正确置入拔牙窝的技术。

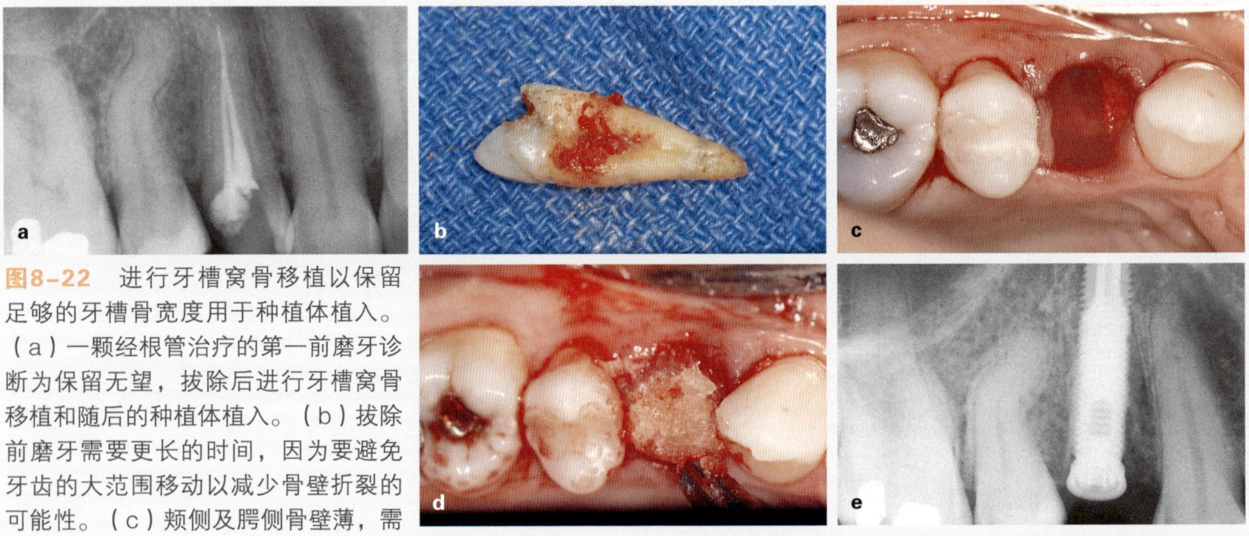

图8-22 进行牙槽窝骨移植以保留足够的牙槽骨宽度用于种植体植入。（a）一颗经根管治疗的第一前磨牙诊断为保留无望，拔除后进行牙槽窝骨移植和随后的种植体植入。（b）拔除前磨牙需要更长的时间，因为要避免牙齿的大范围移动以减少骨壁折裂的可能性。（c）颊侧及腭侧骨壁薄，需要骨移植。（d）对于较大的拔牙窝，可以在拔牙窝内进行骨移植，从最根端的部位开始，使用宽的银汞合金填充器将骨移植材料压实，骨移植材料为OrthoBlast II（SeaSpine）。（e）注意种植体植入6周后周围的理想骨高度。

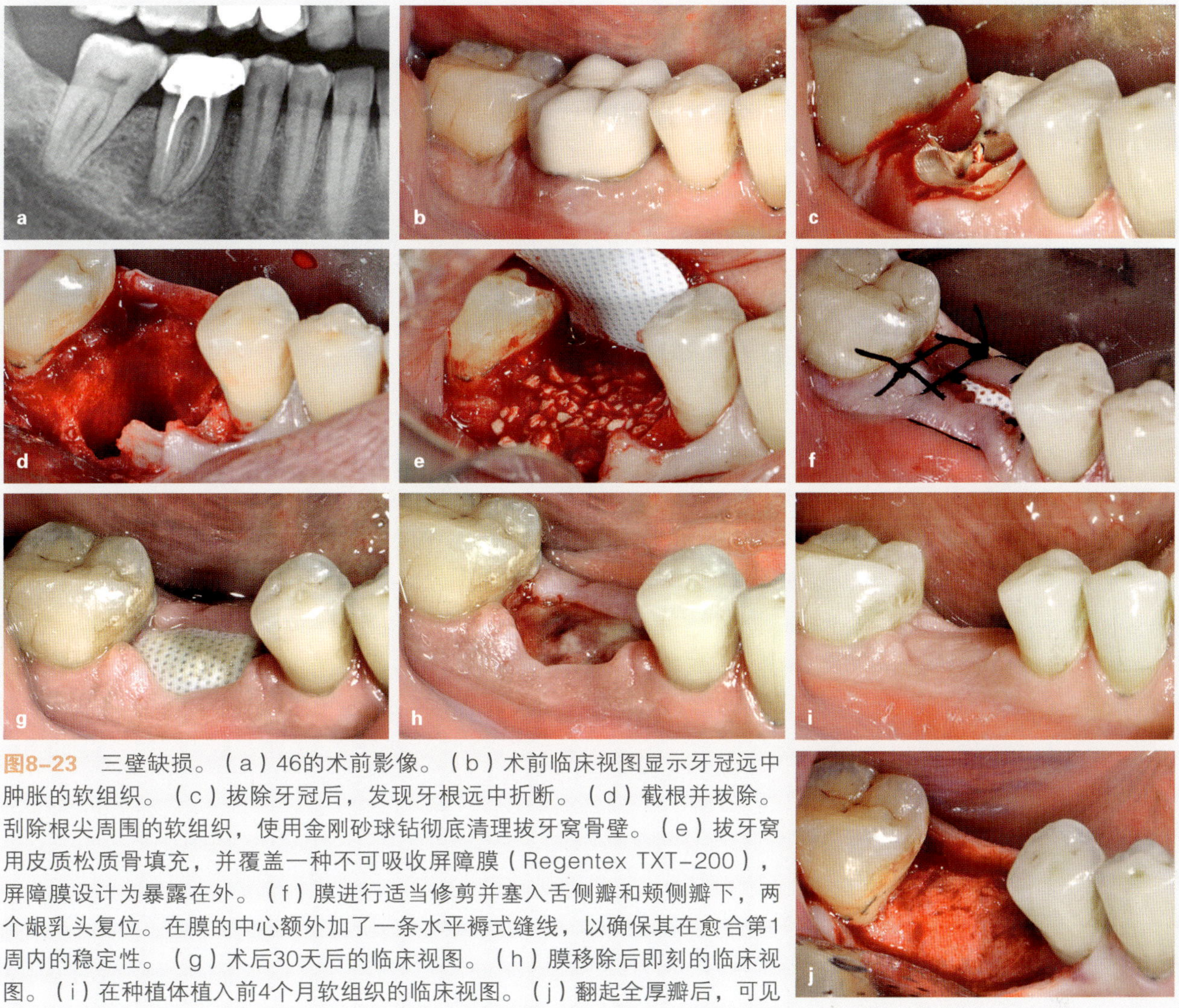

图8-23 三壁缺损。（a）46的术前影像。（b）术前临床视图显示牙冠远中肿胀的软组织。（c）拔除牙冠后，发现牙根远中折断。（d）截根并拔除。刮除根尖周围的软组织，使用金刚砂球钻彻底清理拔牙窝骨壁。（e）拔牙窝用皮质松质骨填充，并覆盖一种不可吸收屏障膜（Regentex TXT-200），屏障膜设计为暴露在外。（f）膜进行适当修剪并塞入舌侧瓣和颊侧瓣下，两个龈乳头复位。在膜的中心额外加了一条水平褥式缝线，以确保其在愈合第1周内的稳定性。（g）术后30天后的临床视图。（h）膜移除后即刻的临床视图。（i）在种植体植入前4个月软组织的临床视图。（j）翻起全厚瓣后，可见骨的完全再生。

一期关闭是理想的选择，但在新鲜拔牙位点并非总是可行的。对于大多数拔牙窝，简单地用缝线缝合龈缘就已足够。然而，对于磨牙的拔牙窝，建议松弛切口并向前推进皮瓣，或者通过软组织移植来获取更多的软组织。然而，无张力关闭始终是优选[66-68]。良好的软组织缝合有助于成纤维细胞生长和最佳愈合。通常在种植体植入前需要等待3～6个月。

三壁缺损

对于丧失2个骨壁或有≥2个极薄骨壁的拔牙窝，强烈建议进行拔牙窝骨移植。与四壁缺损一样，如果不进行骨移植，拔牙窝在愈合过程中往往出现骨量丧失，导致牙槽骨宽度不足以容纳种植体。自体骨仍然是这类缺损的首选材料，尤其是在整个骨壁需要再生的情况下。如果自体骨量不足，可以使用同种异体骨块，并与骨水泥或颗粒状骨结合，放置在拔牙窝的边缘和内部（图8-23）。当使用同种异体骨块时，应将其放置在缺损上方和周围，随后使用同种异体骨水泥或颗粒状骨填充缺损区，并封闭空隙和边缘。一些临床医生会使用屏障膜来增强骨移植并诱导骨再生，防止软组织向内生长（图8-24），但通常简单地推进皮瓣并进行一期关闭已足够。同样，同

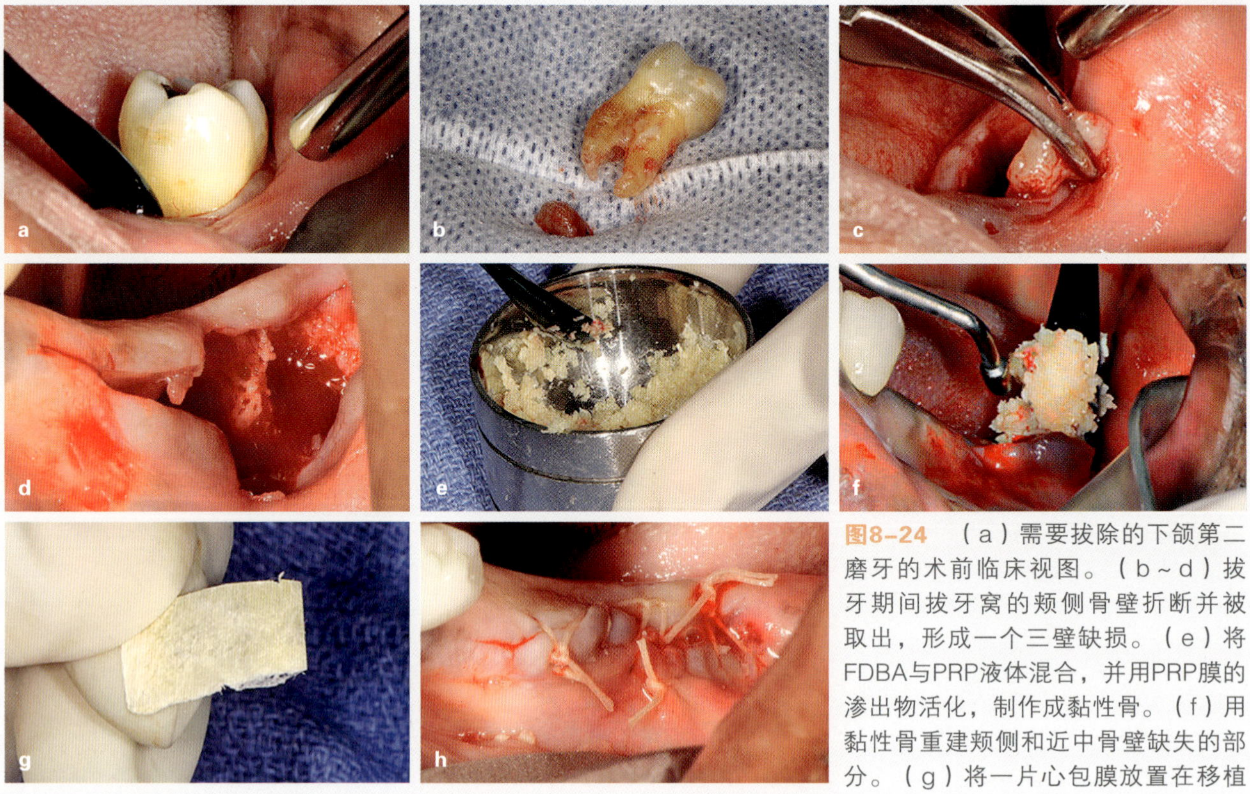

图8-24 （a）需要拔除的下颌第二磨牙的术前临床视图。（b～d）拔牙期间拔牙窝的颊侧骨壁折断并被取出，形成一个三壁缺损。（e）将FDBA与PRP液体混合，并用PRP膜的渗出物活化，制作成黏性骨。（f）用黏性骨重建颊侧和近中骨壁缺失的部分。（g）将一片心包膜放置在移植物上，以增加手术的可预测性。（h）切开颊侧瓣的骨膜并冠向拉伸，以实现移植物上方的一期关闭。无张力单纯间断缝合复位瓣膜。

种异体块状骨的稳定性是成功的关键。根据其稠度，可能需要通过螺钉固定或悬吊缝合来确保稳定性。通常在种植体植入前需要等待5～7个月。

二壁缺损

导致二壁缺损的拔牙通常需要采用骨移植技术两阶段治疗。对于这类患者，首选的移植材料是颗粒状自体骨，通常结合膨体聚四氟乙烯（ePTFE）或其他硬屏障膜，并通过固位钉或螺钉固定（图8-25）。这种骨移植手术需要详细的手术规划，软组织瓣的设计是首要考虑因素[69]。这种手术通常需要使用环钻从相邻部位或结节区域采集少量自体骨。如果需要更大的骨量，可以考虑口外部位，如第6章所述。确保初始稳定性至关重要，通常可以通过适当地复位骨膜来实现。使用屏障膜有助于提高这种移植的可预测性。缝合时必须确保一期关闭通过完全无张力的缝合来完成（图8-26）。通常在种植体植入前需要等待5～6个月。

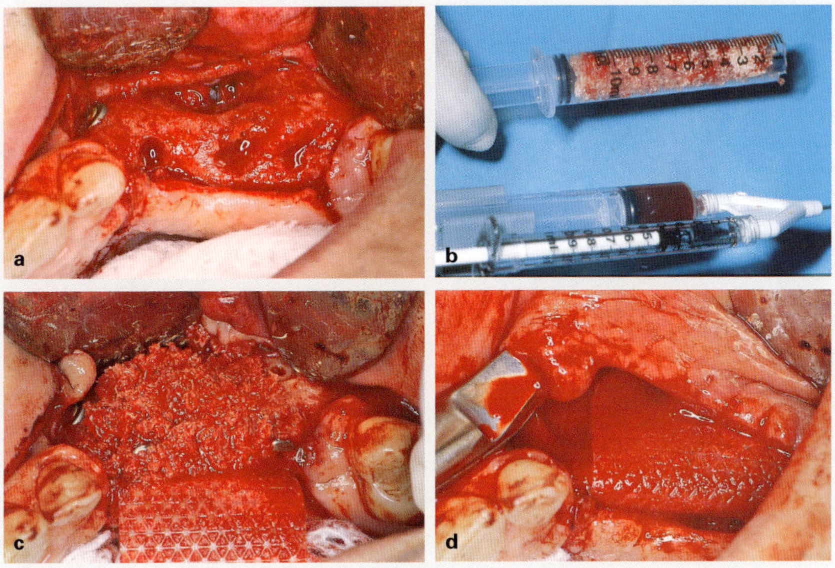

图8-25　二壁缺损需要采用骨移植技术两阶段治疗。首选材料是带屏障膜的颗粒状自体骨。（a）在翻瓣和根尖拔除后，可以检查剩余骨。由于牙槽骨的缺失和拔牙需求，需要使用颗粒状自体骨和带钉固定的屏障膜。（b）将用于移植的颗粒状自体骨放入无菌塑料注射器中，以便压实并输送到受区。用活塞压实骨后切断注射器的尖端。将这种移植物与富血小板血浆（PRP）混合，以促进愈合和增强可塑性。（c）放置移植物时轮廓会有一定的过量，因为预计会有一定程度的吸收。屏障膜必须较硬，并且腭侧已经固定好。（d）用硬屏障膜包被移植物，并在颊侧固定到位。

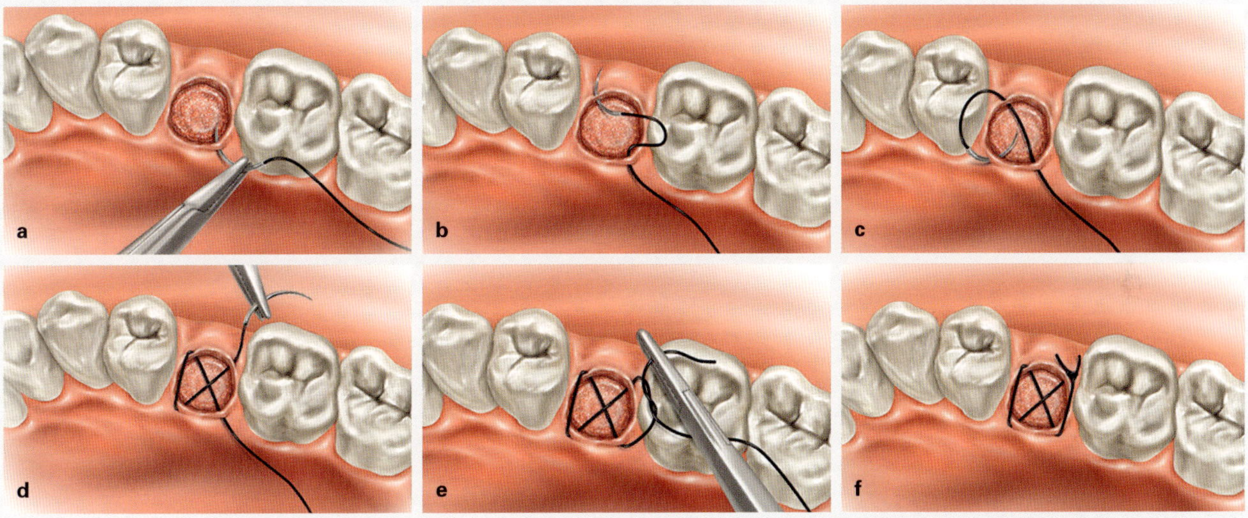

图8-26　采用“8字形”缝合技术进行无张力缝合。（a）放置第一针时，针穿过邻牙间隙（不穿透组织）到达预定位置的近中。（b）针和缝线随后穿过邻牙近中的牙间隙，不刺穿软组织。针的方向与进入腭侧瓣的方向相同，约在第一根线的出口点远中2mm处进入，约在该点近中2mm处穿出。（c）针和缝线接下来在腭侧瓣外侧穿行，针应在腭侧瓣尖端远中至少3mm处穿透腭侧瓣。（d）缝线交叉，再次穿出远中牙间隙，在本病例中为待治疗牙远中。（e）缝线再次交叉，针穿过牙间隙远中，不刺穿软组织。（f）在牙齿的外侧打一个完整的外科结，以获得第二个固定点。这允许对移植拔牙窝的深层组织加压。

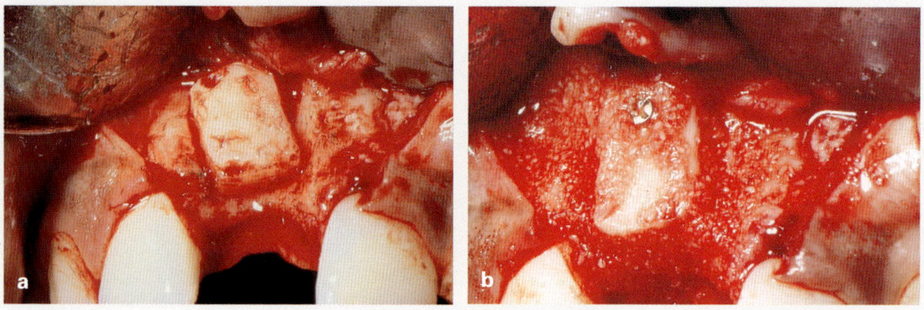

图8-27 （a）对于拔牙后的一壁缺损，恢复至适合种植的最佳体积的唯一可行方法是用来自下颌联合或下颌升支或异体骨的块状骨进行移植。在这种情况下，也可使用来自下颌联合的单皮质骨块。（b）将骨块固定到位，并用颗粒状骨对周围区域进行填充修整。

一壁缺损

一壁缺损通常被称为刃状缺损，通常需要采用骨移植技术进行两阶段治疗。对于这类患者，最佳的骨移植材料是块状自体骨，通常取自患者的下颌升支或下颌联合。骨移植物以块状而非颗粒状放置以增加结构支持。皮质骨固定螺钉用于维持骨移植物的稳定性（图8-27）。同样，这种骨移植物需要详细的手术规划，软组织瓣的设计是手术过程中最关键的部分。必须采集足够大小且厚度均匀的块状自体骨，并将其正确置入缺损区（见第5章）。骨移植物的初始稳定性对于实现可预测的治疗效果至关重要。骨移植物必须进行一期关闭，并在进一步治疗前需要5~6个月的愈合期。

牙槽嵴保存术的修复体管理

一旦拔牙手术完成，并通过初次或二次手术修复牙槽嵴，对覆盖的修复体进行适合的管理很重要。一个贴合良好的临时修复体，无论是固定的还是可摘的，都有助于塑造最终的组织轮廓。许多患者会佩戴某种可摘临时修复体，这些修复体通常设计为贴合牙槽嵴边缘或卵圆形桥体形状以适应拔牙部位。设计为贴合牙槽嵴边缘的修复体制作必须避免对组织造成压力并破坏牙槽嵴的轮廓。卵形桥体设计通常更受青睐，因为它能让修复体更好地适应拔牙窝部位，并适当地压实移植材料，从而减少大范围缝合的需求。

修复的目标应该是模仿天然牙的轮廓。修复体的稳定性至关重要，因为任何移动都会干扰骨组织的充分愈合，增加骨移植失败的风险。修复体与邻牙的接触点应比邻间牙槽骨水平高出约5mm，以实现最佳的骨和软组织成熟、良好的美学效果和更高的可预测性。应尽量减少垂直和水平向的移动。

另一种临时修复的方法是树脂粘接固定局部义齿。使用拔除牙的牙冠可以满足必要的美观和功能要求。大多数患者对这种方法特别满意，因为它不需要佩戴可摘义齿。其缺点是局部固定义齿的制作和放置较为复杂，软组织轮廓的监测也更困难，且可能导致软组织撕裂。

最后，为了优化牙槽嵴以适应未来的种植体植入，临床医生不仅要保护和维持硬组织结构，还要关注软组织的保护和维持。因此，拔牙过程应尽可能微创，保护和维持骨及软组织结构。在拔牙窝进行骨移植后，通常使用缝线将瓣膜轻轻拉拢，但如果使用凝胶或膏状材料时，则可以暴露几毫米的区域。然而，如果使用的移植材料是颗粒状而不是膏状或凝胶状，或者拔牙窝较宽，则软组织一期关闭至关重要。这种创口关闭可以通过翻瓣和推进瓣膜，或使用采集的结缔组织移植物来实现（图8-28）。

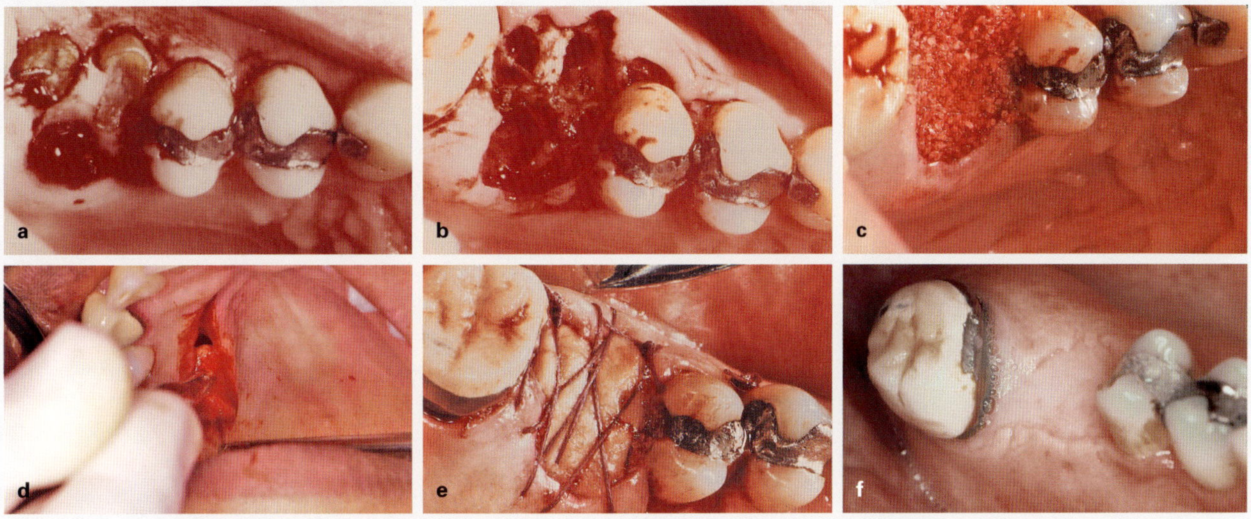

图8-28 缝合后如果骨移植的拔牙窝暴露超过几毫米，则需要进行软组织移植。这样可以最大限度地减少移植材料的丧失，并使软组织轮廓和颜色恢复良好。（a）上颌第一磨牙残根需要拔除。（b）拔牙窝需要进行骨移植。并且软组织缺损。（c）尽管拔牙窝已经完全填充，但由于软组织缺损无法进行有效的软组织缝合。（d）从腭部采集结缔组织移植物。（e）将结缔组织移植物放置在骨移植物上方，位于拔牙窝的颊腭瓣下方，并用几根缝线固定。（f）拔牙窝体积得以维持，并且形成了附着龈，颜色匹配良好，为未来种植体植入提供了良好的软硬组织基础。

种植体植入过程中的牙槽嵴保存

一旦牙槽嵴准备或维持工作完成，种植体植入是整体治疗计划中的最后一步。切口技术和瓣设计对于取得最佳效果至关重要。手术区域的血流状况将直接影响瓣设计的成功，进而决定种植体的骨结合效果。因此，通常采用牙槽嵴顶正中切口和全厚黏骨膜瓣来进入该区域。这种技术能够提供截骨区的最佳视野，并使种植体植入在良好的骨轮廓上。切口设计可以包含或不包含龈乳头，但必须考虑垂直向上瘢痕形成的风险。

第二次手术的时机取决于骨移植物的稳定性——即必须有足够的软组织和致密的骨组织。切口设计应允许在种植区进行一期关闭，并确保软组织的紧密缝合，为种植体提供最佳的早期骨结合环境。

维持角化组织对保护种植修复体和保持良好的卫生至关重要。任何减少角化组织的手术都有可能对种植修复体造成不利影响（图8-29～图8-31）。一些临床医生提倡采用盲穿技术（图8-32）；然而，由于视野受限，这种技术可能会造成软硬组织轮廓的相关问题，并导致骨开裂或骨开窗。这种方法也可能导致角化组织的丧失。但是，如果剩余牙槽骨的厚度足够（通常，颊腭向宽度＞10mm），并有足够的附着龈，这种方法可以简单且高效地完成手术。

总结

目前，尽管不同研究结果之间存在显著差异，对于拔牙后牙槽嵴保存术在减少水平向和垂直向骨丧失方面的有效性已达成广泛的共识。正如本章所述，牙槽嵴保存术涉及数十种临床变量，比较每种方法的临床效果对研究人员来说是一个重大挑战。然而，基于对21项研究（包括17项随机对照试验）的荟萃分析，Bassir等人得出结论，牙槽嵴保存术在减少拔牙窝的骨量丧失方面

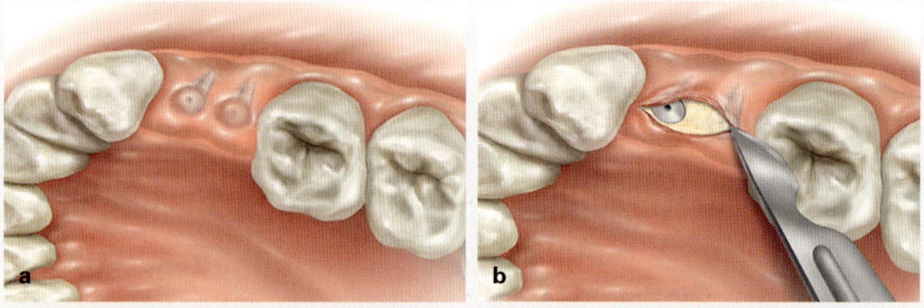

图8-29 在愈合期后（a）暴露软组织覆盖的种植体的标准技术是使用锋利的手术刀片做牙槽嵴顶正中切口（b）。

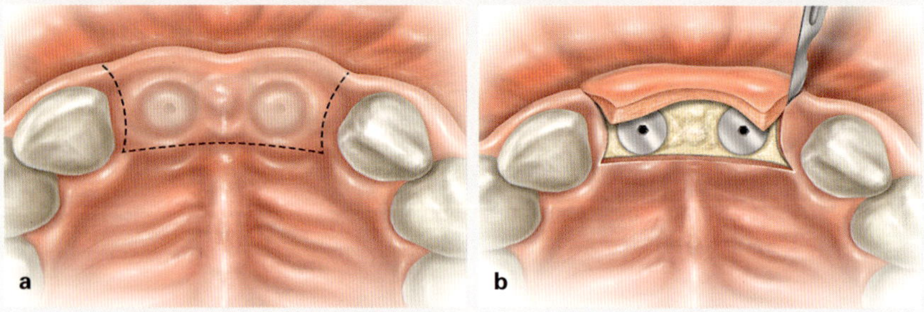

图8-30 （a）腭部切口设计旨在增强瓣膜形成并创造额外的角化组织，这有助于移植组织的成功整合，并促进有效愈合。（b）瓣膜翻转可用于附着龈区域增量或形成邻间隙龈乳头，这二者都是自然、美观且功能良好的种植修复关键要素。

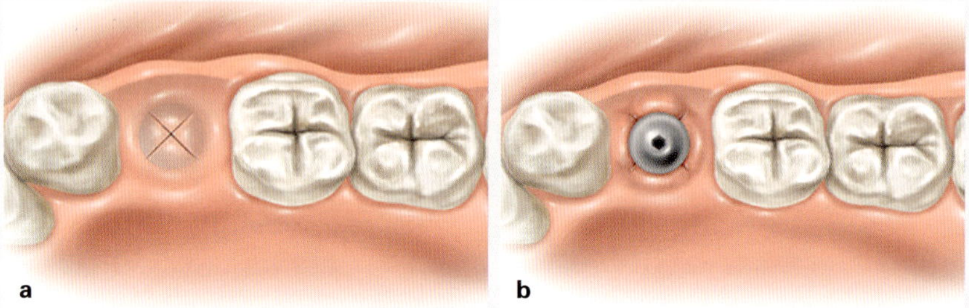

图8-31 （a和b）由笔者开创，X切口用于在单颗种植体上创建一个4点的皮瓣，可以增加邻间软组织的量和高度，从而促进龈乳头形成。颊侧和腭侧的小三角点可以重新缝合由机体重新塑形，也可以由外科医生手工修整以获得最佳形状。

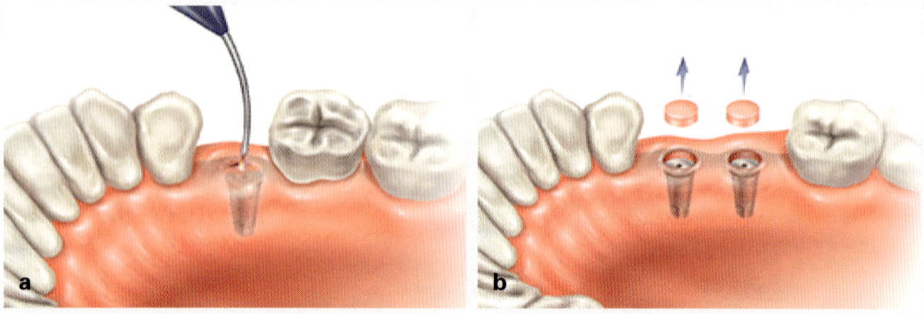

图8-32 （a）激光辅助技术用于清除种植体上的所有角化组织。这种技术通常应用于有足量附着龈，并且能精确知晓种植体确切位置的种植病例。激光的使用确保了精度，最大限度地减少组织损伤，同时促进快速愈合。（b）组织钻孔技术，用于去除种植体上的角化组织。与激光技术类似，这种方法也广泛应用于临床。

是有效的，并且使用屏障膜可提高临床效果[3]。他们还发现，与自体骨或同种异体骨相比，采用异质骨（即合成材料）制成的移植物的临床效果较差[3]。

进一步的研究仍然十分必要，特别是扩大传统屏障膜或其他产品（例如硫酸钙）的使用范围。一些研究人员认为，整体的再生研究，尤其是骨再生研究，将通过涉及干细胞移植和组织工程的研究而得到进一步推进。

新发现和开发的自体蛋白质技术与移植材料结合使用时，可以增强移植效果并缩短其成熟时间。此外，基因工程可以提供能诱导牙拔除后局部缺损处骨生长的骨蛋白。这些蛋白质可以在初期骨缺损形成时应用，并能诱导宿主骨壁的细胞重新生长骨，完全填充缺损，这些进展为通过骨愈合和骨移植进行牙槽嵴保存及增量的未来提供了巨大的希望。

09

用于口腔种植的上颌窦底提升术

Maxillary Sinus Grafting for Placement of Dental Implants

在牙槽嵴宽度不足和/或上颌窦气化患者的上颌后牙区种植是充满挑战的，因为上颌窦气化会导致上颌窦底和牙槽嵴顶很贴近[1-6]。上颌窦气化会让种植所需垂直向的骨部分或全部吸收，这种情况随着年龄的变化而发展（图9-1）。在这些患者中牙槽嵴黏膜和上颌窦之间的骨可能只有1mm[7-9]（图9-2）。

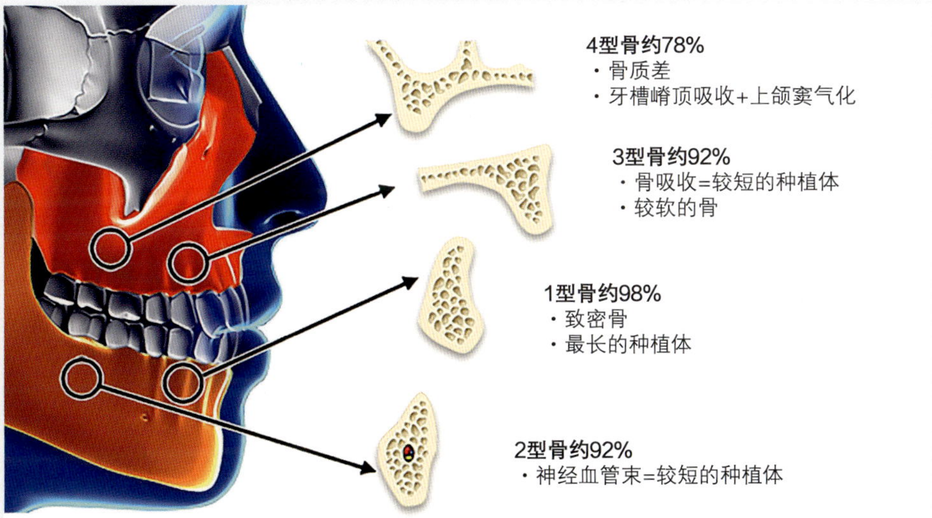

图9-1 颌骨不同部位的骨质和特定的解剖特点对种植体的长期成功有显著影响。

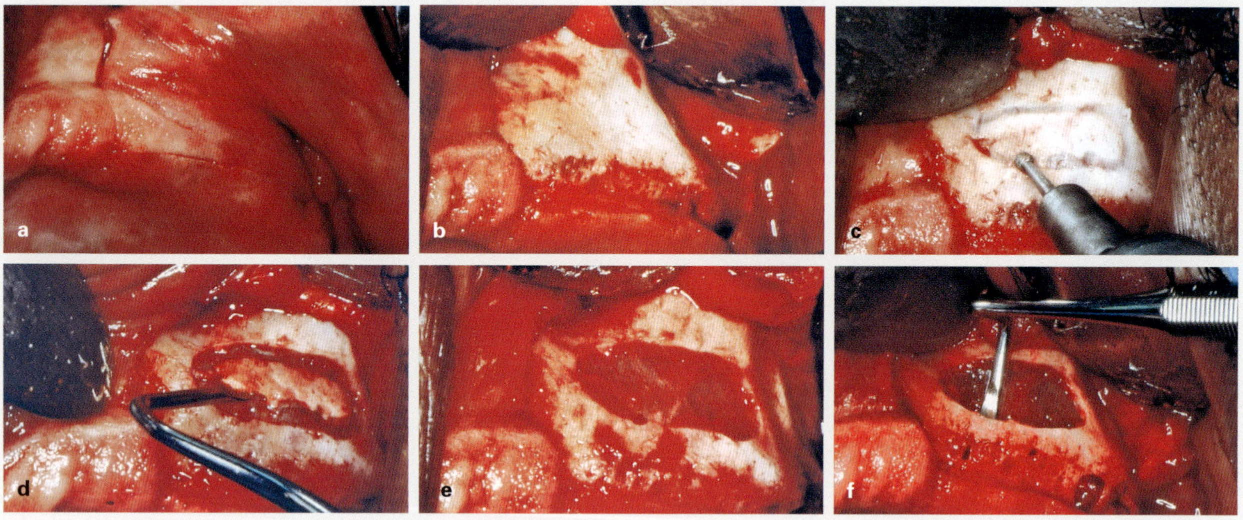

图9-2 上颌窦气化会造成在上颌窦种植所需的垂直向骨减少或丧失，需要上颌窦底提升增加垂直骨高度和改善骨质。（a）上颌牙槽嵴显示种植体植入的宽度足够，但由于上颌窦腔过度气化，骨高度不足。上颌窦侧壁和底壁厚1～2mm。用锋利的15号刀片切开至骨面，在组织内形成一个清洁切口。（b）用锋利的骨膜剥离器翻开黏骨膜瓣，避免黏膜或骨膜撕裂。垂直切口可使翻瓣后上颌侧壁有适当的视野。（c）根据上颌窦腔的活动情况制备骨窗形状。这一步应该仔细操作，因为不同的患者骨厚度差别很大。（d）仔细剥离骨切开后剩余的骨岛。剩余骨的阻力是不同的，所以应缓慢操作以防止或最小化撕裂。注意骨的最小厚度。（e）暴露上颌窦膜准备提升。平滑的边缘有助于进行下一步操作。（f）上颌窦膜提升使用的是特殊设计的刮匙。注意剩余牙槽嵴的某些区域厚度＜1mm。

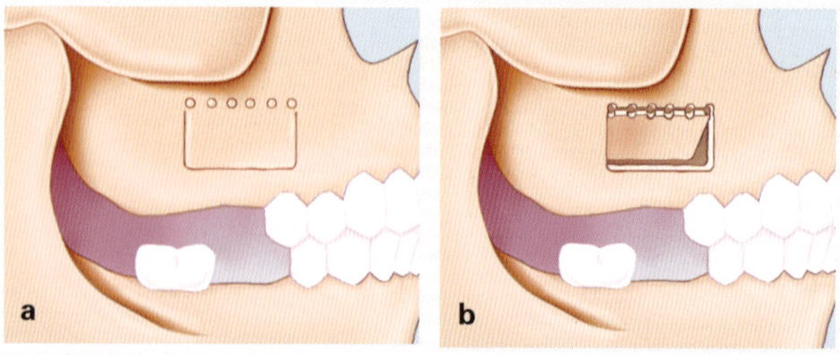

图9-3 （a）上颌窦底提升的经典骨窗设计。制备成矩形或梯形，上部不连续。下方的上颌窦膜保持完整。本章后面将介绍改良和推荐的技术。（b）用骨凿和锤子敲击折断骨岛并向上提升，同时提升下方的上颌窦膜。

对于存在上颌骨后部严重萎缩的患者，通过上颌窦底提升增加垂直骨高度和改善种植所需骨的质量，是一个证据充分和可预测的治疗方法[10-13]。一项早期（1994年）研究发现，骨移植部位与正常骨相比，往往具有更高的骨-种植体接触率和更大的拔除阻力[14]。最近的一项研究（2016年）发现，尽管吸烟和缺乏专业维护与种植体脱落增加显著相关，种植体植入在原生骨或骨移植部位时，种植体留存率没有差异[15]。因此，在骨量不足或骨密度不佳，以及存在种植失败史的位点（例如在上颌骨中）进行种植体植入时，建议提前或同期进行骨移植。

在1970年，Tatum首次提出上颌窦底提升术，通过牙槽嵴入路进入上颌窦[16-19]。他随后开发了一种改良的Caldwell-Luc程序，包括使上颌骨侧壁骨折（图9-3）获得进入上颌窦的入路（图9-4），然后进行上颌窦膜提升，将自体骨置入在上颌窦下1/3的区域。上颌骨后部骨增量足以满足

图9-4 上颌骨侧壁。注意眶下孔和上颌窦区域的关系。还要注意颧骨与开窗区域的位置关系，这是在设计骨窗时可以利用的标志。重要的是要保持骨窗在颧骨下方，以降低钻头或拉钩损伤眶下神经的可能。

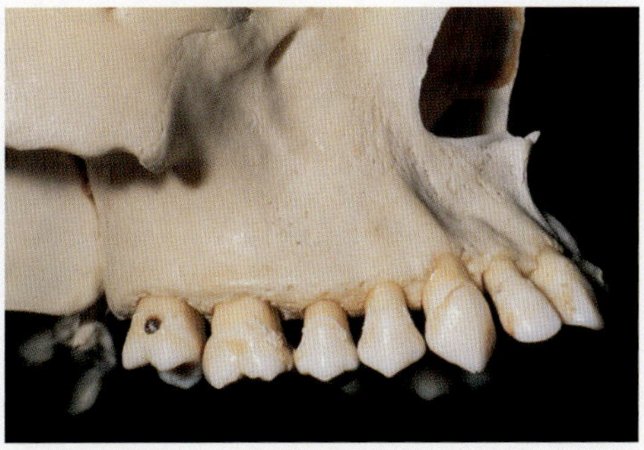

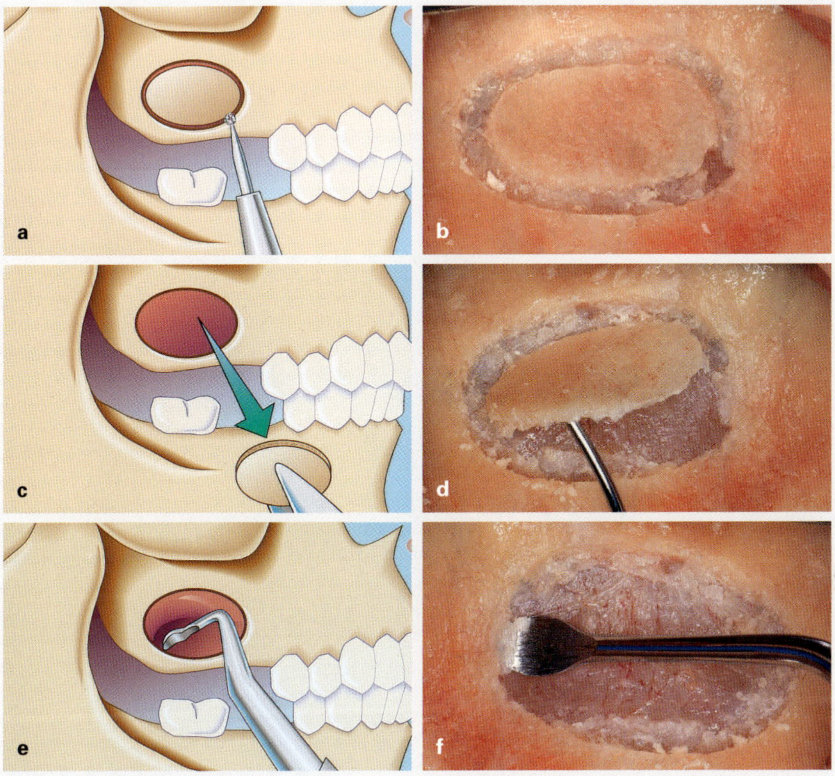

图9-5 使用粗糙表面的种植体和改良骨窗形态与设计的上颌窦底提升术。（a）理想的骨窗形态为连续的卵圆形。这种方式相比矩形或梯形锐利的转角，会降低上颌窦膜穿孔的可能。（b）在大体标本上进行骨窗预备。根据上颌窦的轮廓制备骨窗的大小和形态。（c）移除骨岛。操作应轻柔，减少下方黏膜穿孔的可能性。（d）在大体标本上剥离骨岛。（e）使用特殊设计的刮匙提升上颌窦膜。应使用锋利的刮匙，膜应该从骨面上剥离，而不是简单地从骨面上推开。（f）大体标本上用刮匙进行上颌窦膜提升。

种植体的植入。

虽然Tatum的基本方法是现在的标准操作，但该技术已经在几个重要的方面进行了改良。1980年，Boyne和James描述了一个类似的临床程序，并证明了自体骨髓和松质骨在上颌窦内的成骨[20]。1984年，Misch改良了此技术，通过相同的临床程序完成上颌窦底提升和叶片状开口种植体的植入[21]。1997年，Garg和Quiñones进一步改良了该技术，他们描述了利用个性化的器械改良骨窗的形态与设计，同期完成上颌窦底提升与粗糙表面种植体的植入[22]（图9-5）。这些临床程序在初始的手术入路、骨移植材料类型的选择和种植体类型的应用等方面有很多不同。

很多学者报道了通过一步法[23-29]或两步法[30-35]完成不同程序的上颌窦底提升术和种植体植入都有良好的初期结果。在牙槽骨宽度足够、上颌窦部分气化的患者中，上颌窦底提升术和种植体植入可以同期完成。通过避免第二次手术，一步法

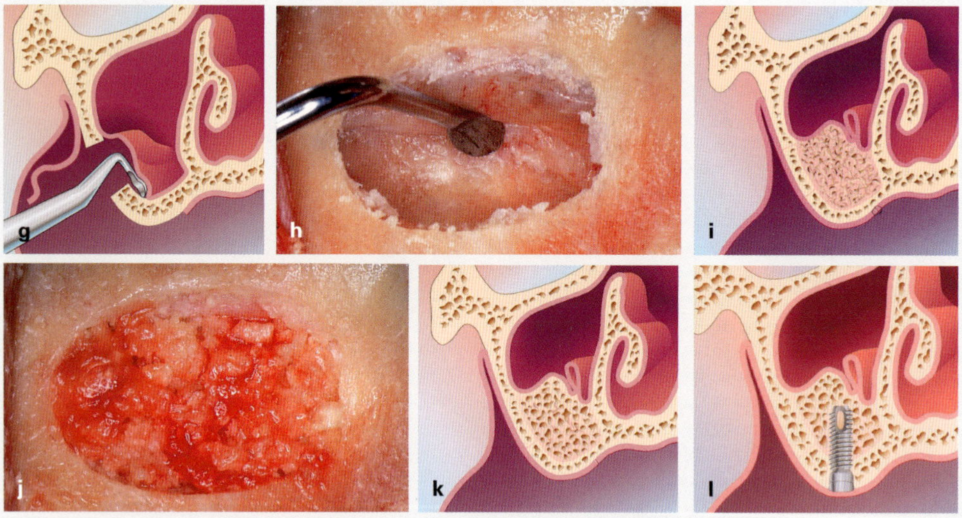

图9-5（续） （g）上颌窦底提升术的冠状面视图。注意骨窗的下方距离上颌窦底约3mm。这使术者在提升上颌窦骨窗时能够避开一些1～2mm的上颌窦隔，并保留一小块骨嵴帮助稳定骨移植材料。骨窗上部取决于将要植入的种植体型号。骨窗上部应从牙槽嵴顶测量，同时应与该区域计划植入种植体的高度一致。（h）在大体标本进行上颌窦膜提升。（i）窦腔内的骨移植量需要满足未来种植体植入的需求。注意不要填满整个窦腔。（j）在大体标本上，窦腔内的骨移植材料恢复了上颌窦侧壁的原始轮廓。（k）上颌窦腔骨移植材料成熟后的冠状面视图。（l）位点完成种植后和种植体周围有充足的骨包绕的冠状面视图。

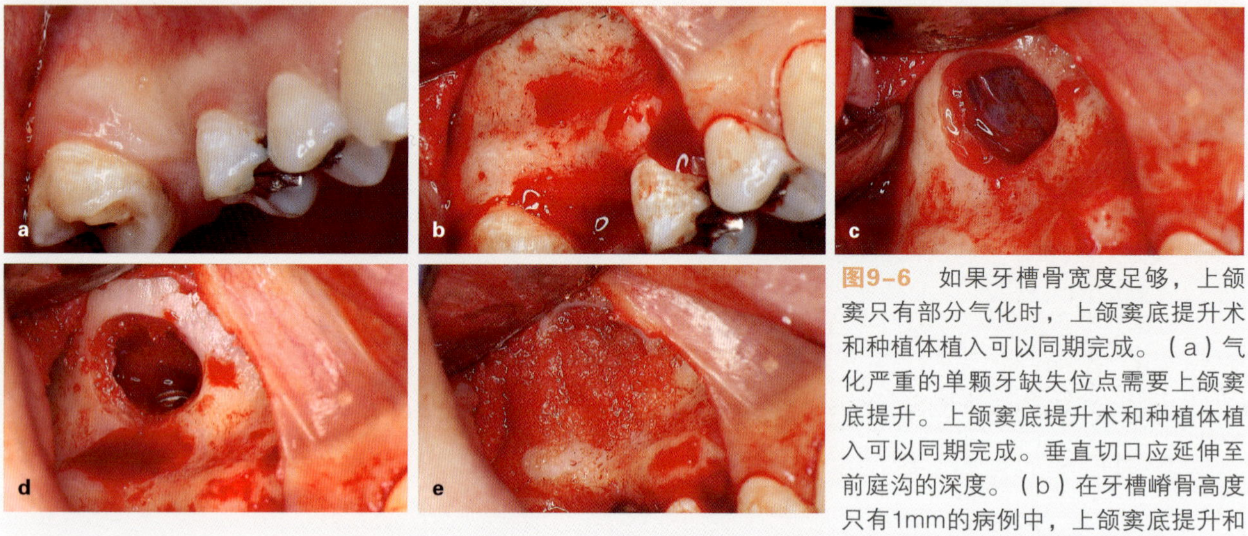

图9-6 如果牙槽骨宽度足够，上颌窦只有部分气化时，上颌窦底提升术和种植体植入可以同期完成。（a）气化严重的单颗牙缺失位点需要上颌窦底提升。上颌窦底提升术和种植体植入可以同期完成。垂直切口应延伸至前庭沟的深度。（b）在牙槽嵴骨高度只有1mm的病例中，上颌窦底提升和种植体植入同期完成，必须由经验丰富的医生操作，同时最小的骨宽度要求为8mm。（c）在本病例中，制备了一个小的骨窗以避免邻牙的损伤。建议使用平滑的边缘以利于剥离。（d）上颌窦膜的完整性可以通过要求患者进行几次深呼吸来评估。此时进行种植窝洞预备，窦腔的中间部分进行骨移植，并植入种植体。（e）然后将窦腔填满，与现有的轮廓平齐。将可吸收胶原膜向骨窗四周边缘延伸3mm放置，将瓣一期关闭。

具有缩短治疗周期的优势，同时骨移植材料可以在种植体周围协调骨结合（图9-6）。

过去，原始骨高度测量＜5mm时，被认为不足以机械维持骨内种植体。这种情况下，种植体需延期到骨移植后4～6个月植入。这一理念受到了一步法完成上颌骨后部牙槽嵴骨高度只有1mm的报告的挑战。现今，普遍的共识认为关键因素不是牙槽嵴的高度而是牙槽嵴的宽度，以及是否可以支持特定种植体的植入[36-39]。

上颌窦底提升的最新创新之一是使用上颌窦侧壁开窗工具（LWS，Implant Vision）。这个套装中钻头使用了个性化钻头止动装置，这样设计

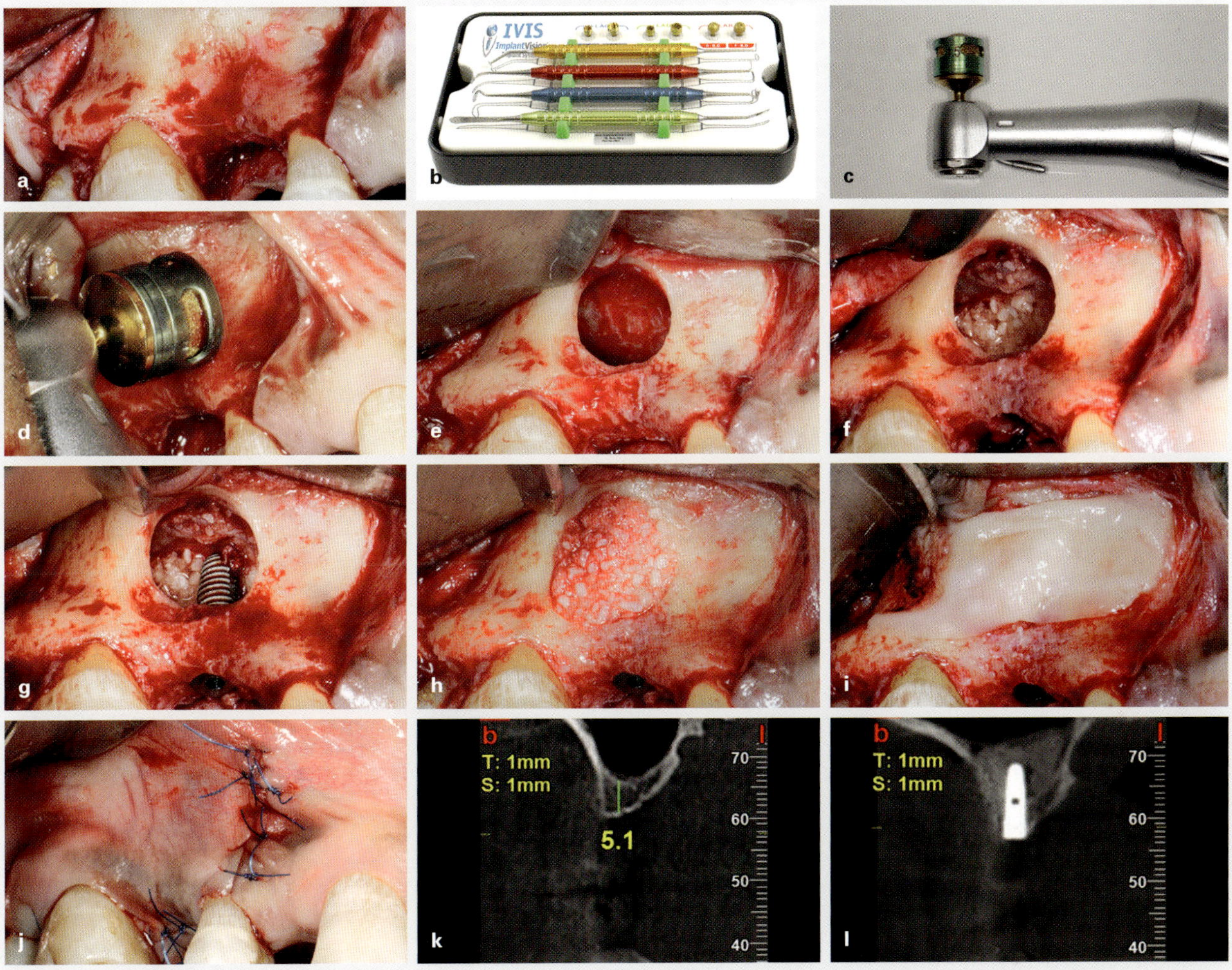

图9-7 涉及单颗上颌牙齿的病例是使用专门上颌窦侧壁开窗工具（LWS）的理想指标。（a）在缺失牙齿部位的侧壁进行位点准备。需要进行上颌窦底提升以恢复骨高度，为同期进行种植体植入做准备。（b和c）上颌窦侧壁套装提供了一系列带有可选钻头止动装置的钻头，这些钻头是为在窦的侧壁进行截骨而个性化设计的，不会穿透窦黏膜。（d）将上颌窦侧壁钻头和钻头止动装置连接到直柄手机上，用于进入上颌窦。（e）使用带有钻头止动装置的上颌窦侧壁钻头创建上颌窦骨窗。（f）上颌窦膜被抬起，种植体植入的截骨已经准备就绪。（g）通过骨窗可见种植体植入。（h）骨移植材料被填充在种植体周围，填满窦腔的轮廓，直到达到骨窗边缘。（i）在骨窗上放置富血小板血浆（PRP）膜，以包被骨移植颗粒。（j）无张力缝合位点，以实现一期关闭。（k和l）CT扫描显示术前骨高度不足的情况以及术后种植体延伸到骨移植上颌窦内的影像。

是为了安全高效地创造一个没有上颌窦膜穿孔的侧壁开窗（图9-7）。它还包括一组用于提升上颌窦膜的刮匙。

由于手术位点很少有重要的解剖结构侵入，与上颌窦底提升中骨移植相关的风险可以忽略不计。术后并发症可以通过药物或外科干预相对容易地治疗，发病率较低。从愈合部位取出的骨组织的组织学检查显示，移植骨和新骨似乎会根据功能负荷进行改建。修复治疗方案也是可预测的，在种植体与上颌窦移植的骨发生骨结合后，可在其上进行安装固定、固定-可摘或可摘的修复体。

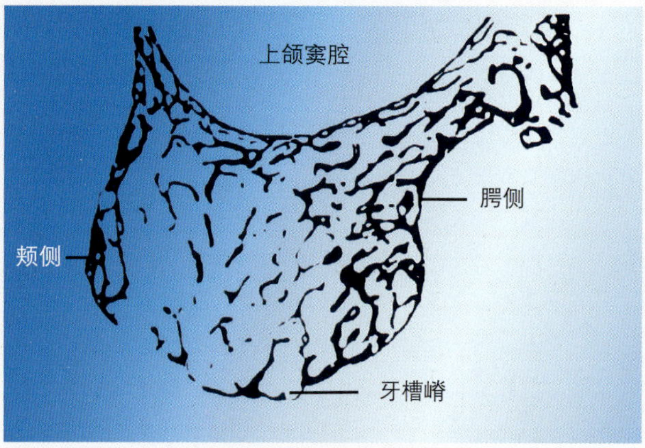

图9-8　冠状面的上颌骨牙槽嵴骨组织学脱钙切片及其与上颌窦腔的关系。请注意这个区域骨的海绵状特性。

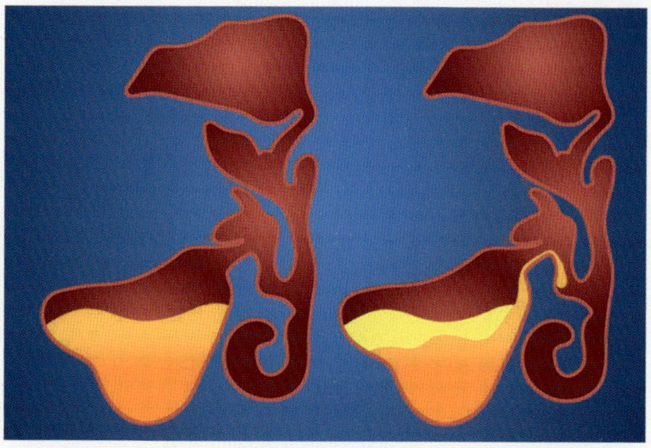

图9-9　在已吸收的上颌牙槽嵴植骨（同时作为鼻腔的底部）时，理解当上颌窦膜发生穿孔时，颗粒（例如骨移植材料）如何进入鼻腔非常重要。与直觉相反，上颌窦向上引流，首先进入上颌窦开口，然后进入鼻腔。任何限制或阻塞开口的情况都会引发一系列导致上颌窦炎的事件。

上颌窦解剖

上颌骨后部主要由松质骨组成（图9-8），这种骨质孔隙多呈海绵状。其密度远低于上颌骨前部或下颌骨中的骨质。外层的皮质骨虽然致密，但通常非常薄，与下颌骨周围的皮质骨相比，提供的强度很小。由于松质骨的海绵状特性，必须在骨内种植体周围建立一个应力承载面，以使其能够保持稳定并传递生理负荷到支持骨[40-43]。

上颌窦在2～3岁开始形成，到8岁时形成过程几乎完成。上颌窦内侧壁上部有一个非生理性的出口（上颌窦口），与鼻腔中鼻道相通。这个开口被认为是非生理性的，因为它是一个引流排出口，而不是一个完整独立的排出系统（图9-9）。上颌窦是鼻旁窦中最大的（图9-10）。气体空间平均约为15mL，尽管实际大小取决于已经发生的骨吸收量。上颌窦的形状像一个斜坡状的镇纸，其最大且唯一的平面部分构成内侧壁（也是鼻腔的侧壁）。上颌窦隔可能将窦腔分成2个或更多个腔室，这些腔室可能相通也可能不相通。

除了前壁和有牙齿个体的牙槽嵴外，窦腔的骨壁很薄。在牙列缺失的患者中，牙槽骨经常萎缩到可能只有1～2mm厚，不论是进行适当的植骨或不植骨斜行种植，通常这样的区域不适合作为种植体植入的位点[44-46]。因此，传统上颌窦底提升的目的是通过植骨恢复足够的牙槽骨量，以实现种植体的植入和骨结合。

上颌窦的内衬黏膜由假复层柱状上皮（旧被称为施耐德膜）构成。在上皮下是一层松散的细胞层，薄而高度血管化的组织（图9-11）。在这层组织之下，整个区域都是骨膜。上颌窦腔脆弱的黏膜附着在骨面的骨膜上。然而，在上颌窦底提升术中这一特征并不是成骨的重要来源。一层薄的呼吸道上皮覆盖在上颌窦膜上，无法与紧密附在骨上的骨膜区分开。

上颌骨的血供来自3个主要动脉：上唇动脉、筛前动脉和（主要的）上颌动脉。上颌窦底提升手术部位的血供主要来自上颌动脉的分支。窦底部分的血供来自腭大动脉和腭小动脉以及蝶腭动脉的终末支切牙动脉（上颌动脉的另一部分），

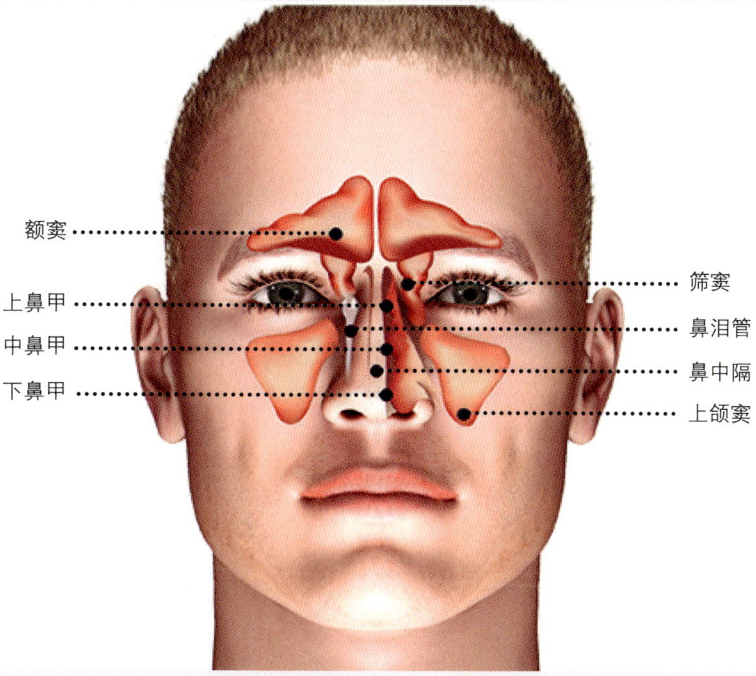

图9-10 上颌窦是4个鼻旁窦中最大的。然而，由于上颌骨的吸收，它们的大小会显著减小。

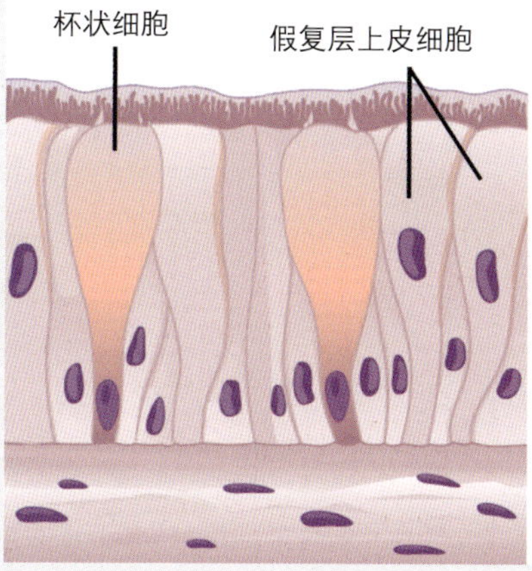

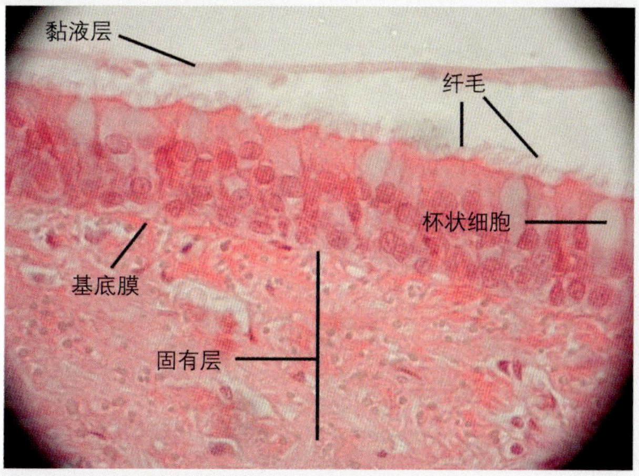

图9-11 上颌窦膜的功能是保护和润滑窦腔，由假复层柱状上皮构成。显微镜下，它的组成成分有杯状细胞，它们分泌黏液来捕获灰尘和微生物（必要时还有黏膜穿孔后的骨移植物颗粒）；还有具有微管的纤毛细胞，它们将捕获颗粒的黏液向上移动通过上颌窦口排出；还有基底膜和固有层，它们为上颌窦膜提供强度。

这些血管穿过腭部骨，分支进入到窦底及其内外侧壁。另一个血供是上牙槽后动脉，它在上颌骨的上颌结节区进入，供应大部分上颌窦后壁和侧壁。上颌动脉的眶下分支有助于向上颌窦的上外侧区供血。筛前动脉是颈内动脉系统的终末支（通过眼动脉），供应上颌窦的内侧区域（图9-12）。

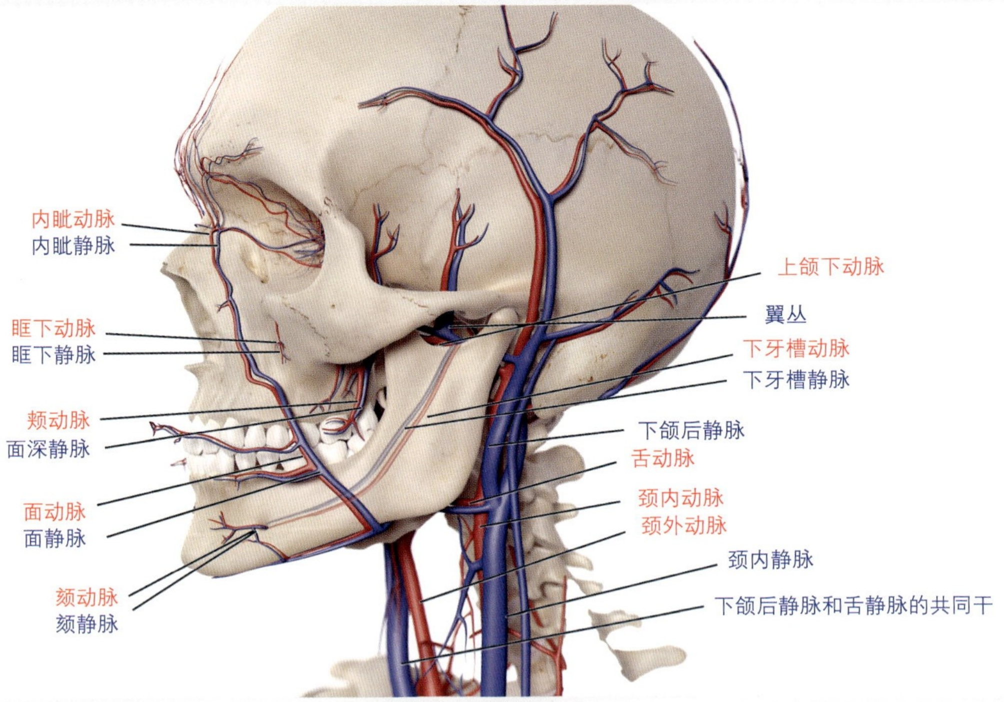

图9–12 （红线）血液从颈总动脉开始供应到上颌窦。（蓝线）来自面部区域的静脉回流。

上颌窦生理学

上颌窦主要功能是温暖空气和声音共鸣。通过自然选择的进化过程，上颌窦也辅助头皮静脉和颅内静脉窦散发代谢活跃的人类大脑产生的强烈热量。此外，它还有助于减轻颅面部复合体的重量。

健康的上颌窦通过体位引流和纤毛上皮细胞的活动（即将细菌推向窦口）自我维持。窦腔还产生含溶酶体和免疫球蛋白的黏液。上颌窦膜的血管丰富，通过让淋巴细胞和免疫球蛋白进入上颌窦膜及窦腔来辅助维持健康状态。健康的窦腔有自己的正常菌群，其中以嗜血杆菌属最为常见。其他常见的菌群可能包括链球菌、厌氧革兰阳性球菌和需氧革兰阴性杆菌。

骨移植的机制

骨移植物是不可以原位愈合的实心骨块[47]。移植成骨，也就是骨移植，强调了骨是动态的，通过细胞再生形成，分泌类骨质并最终矿化。成骨是指由骨活性细胞形成和发育的骨。成骨的移植材料（来源于或由参与骨自然生长和修复的组织构成）可以在软组织中促进成骨，并且可以刺激加快种植位点的骨生长的速度。骨移植也可以通过骨诱导和/或骨引导来实现[48–56]。

骨诱导是通过从周围自然骨中招募细胞来激活成骨的过程，这些细胞随后分化成骨形成细胞。骨诱导性的移植材料可以加强骨再生，有时甚至能在通常没有骨再生的部位促进骨的延伸或生长。骨引导是一个过程，移植材料作为一种非活性支架让患者的天然骨在其表面和内部生长。骨引导移植材料有利于骨生长，利于现有骨的附着，但移植在软组织中时，它们不会产生或触发骨形成。

骨移植材料

理想的骨移植材料应无毒、非抗原性、非致癌性、强度高、弹性好以及价格低廉，还应易于加工，允许组织附着，抗感染以及容易获取。很多不同类型的材料已被应用于上颌窦底提升，包括自体骨[57–62]、同种异体骨[63–66]、异质骨［例如β–磷酸三钙（β–TCP）[67–70]、可吸收和不可吸收的羟基磷灰石（HA）[71–73]、牛源性骨矿物质[25,74–75]以及生物活性玻璃[23,76–77]（关于这些和其他可用骨移植材料的详细回顾，请见第2章）］。迄今为止，尚无官方共识确定哪种移植材料或材料组合最适合在上颌窦底提升的窦腔内植骨。

自体骨

自体骨一直被认为是骨移植材料的“金标准”，因为它具有高度的成骨性、骨诱导性和骨引导性，这些特性在其他任何骨移植材料中都没有发现。这些特性使骨组织快速形成，在需要大量的骨增量或修复骨组织的情况下尤为重要。2018年，一项关于不同类型骨移植材料用于上颌窦底提升的结果的系统回顾和荟萃分析比较了长期（定义为5年+）种植治疗效果[78]。根据综述，上颌窦底提升的自体骨移植5年后种植体留存率为97%，而同种异体冻干骨（FDBA；Bio–Oss，Gesitlich）移植的留存率为95%；两种治疗方法中上颌窦植骨垂直高度的降低是相同的。非比较研究表明，无论选择什么骨移植材料，上部结构和种植体的留存率都很高。荟萃分析表明，患者的种植体留存率总体估计为95%（可信区间0.92～0.96）。非比较研究显示，种植体稳定系数和患者满意度较高，因为种植体周围边缘骨吸收较少。然而，学者指出，他们的回顾结果应谨慎解读，因为该分析缺乏对不同治疗方式的长期随机对照试验（RCT）的比较。

颗粒状松质骨，无论是来自髂嵴还是胫骨坪，都是自体骨移植材料的极佳选择（关于从胫骨坪采集骨的细节，请见第6章）。口内部位（例如下颌联合、上颌结节、下颌升支、外生骨疣）以及种植体植入备洞时获取的骨屑都是良好的自体骨来源。据报道，下颌骨移植物比髂嵴移植物吸收少，而且在诊室静脉镇静和局部麻醉下，就可以很容易地获取。因为不需要术后住院，该手术的成本更低且患者的接受度更好。

与髂嵴或胫骨坪供区相比，口内部位的缺点是获取的骨体积更小。一个常规的上颌窦需要4～5mL的骨体积（当然，所需的总移植量取决于患者进行手术时发生的上颌窦气化和牙槽嵴吸收的程度）。通常，5mL骨可从下颌联合获取，下颌升支可以取得5～10mL，胫骨坪可获取20～40mL，髂前上棘约70mL，髂后上棘约140mL。

供区的选择通常取决于所需骨的体积和类型。对于非常健康、上颌窦轻微吸收和不接受口外获取骨移植物的患者，临床医生可能希望通过结合其他骨移植材料（例如同种异体骨或异质骨）来增加自体骨的体积。2014年的一项研究分析了来自供区的自体骨与无机牛骨混合用于上颌窦底提升术细胞的成骨潜力[79]。具体来说，该研究比较了从下颌升支获取的细胞与从上颌窦内获取的细胞的体外成骨潜力，后者在种植体植入前使用无机牛骨混合从下颌升支获取的骨进行移植。骨移植后的上颌窦内的骨与下颌升支获取的骨相比，骨培养后显示出显著降低的成骨潜力，细胞增殖逐渐增加，成骨细胞标志物减少，碱性磷酸酶活性和钙含量降低。因此，暴露于GenOx Inorg（Baumera SA）的下颌升支骨原代培养抑制了碱磷酸酶活性，表明长期使用GenOx Inorg与骨屑结合用于上颌窦底提升可能会抑制种植位点的成骨细胞分化。

2018年的一项研究比较了上颌窦底提升术中，生物活性玻璃（Biogran，Biomet）与自体骨1：1比例混合使用，以及自体骨单独使用的骨吸收率、组织形态学和免疫组织化结果[77]。研究发现，两种材料组的抗酒石酸酸性磷酸酶免疫染色显示骨吸收活性均较低，这可能表明它们都处于改建阶段。两组在原始骨、中间区域和根尖区域的新骨形成以及移植材料体积维持方面的相似性表明，生物活性玻璃与自体骨按1：1比例混合使用，可以作为上颌窦底提升的安全的骨替代材料。

同种异体骨

皮质和松质的同种异体冻干骨（FDBA）及同种异体脱矿冻干骨（DFDBA）来源于经过彻底无菌处理并储存在骨组织库中的尸体骨。通常情况下，对新鲜的同种异体骨进行冷冻或冻干处理，可以显著降低移植材料的抗原性。

移植材料成骨的机制——骨诱导、骨引导或二者的结合是一直争论的主题。早在20世纪60年代末，Urist等人就提出同种异体骨通过骨诱导成骨，因为它们含有被称为骨形态发生蛋白（BMP）的骨诱导蛋白[80]。然而，同种异体冻干骨和同种异体脱矿冻干骨中骨形态发生蛋白的含量通常不足以解释骨引导。脱矿处理去除了移植骨中的矿物相，并明显释放了下方的骨胶原和生长因子，特别是骨形态发生蛋白[81–87]。虽然脱矿的过程释放生长因子，但它也破坏了同种异体冻干骨中约一半的生长因子。此外，脱矿过程去除了移植材料的矿物质部分（HA），这对于维持骨移植部位的基质和提供骨引导至关重要。一些学者基于同种异体脱矿冻干骨的不可预测性对这一理论提出了质疑，他们认为这些同种异体骨可能因为处理和加工技术等因素而导致骨形态发生蛋白水平不一致甚至不足[88–92]。一些研究表明，将同种异体脱矿冻干骨与羟基磷灰石混合后使用可能会提高其有效性[93–95]。这种担忧是合理的，因此笔者建议用同种异体冻干骨，而不是同种异体脱矿冻干骨来进行骨移植。这种偏好的基本原理在第2章中有更详细的讨论。

辐射暴露的松质骨也被用作自体骨的骨替代材料[96–98]。然而，通过同种异体冻干矿化骨，可以为移植物提供局部的矿物基质，在脱矿过程中不会破坏骨形态发生蛋白。Jensen和Greer发现，辐射暴露的矿化同种异体骨移植物用于上颌窦底提升联合螺纹状种植体和膨体聚四氟乙烯（ePTFE）屏障膜使用，比脱矿的同种异体松质骨的骨化更可预测[99]。他们得出结论，这种骨移植材料是除了自体骨以外的最佳选择。

同种异体骨的优点包括容易获得，减少从患者身上获取的自体骨量，减少麻醉和手术时间，减少失血量和并发症的发生[100–101]（图9–13）。缺点主要是与自体骨相比，同种异体骨骨生成的能力较弱，以及从其他个体移植组织可能在理论上存在缺点（尸体骨可能像其他移植的组织或器官一样发生排斥反应）。技术问题包括插入大块同种异体骨所需的精度，为了与自体骨成功愈合进行刚性固定的必要性，以及高感染、不愈合和移植骨骨折的高发生率。由于同种异体骨没有成骨性，将其加入自体骨中，意味着成骨过程比纯自体骨更慢，成骨体积更小（图9–14）。同种异体脱矿冻干骨用于上颌窦底提升，机体通常不会完全将其改建，并且即使使用了保护膜也不总能获得数量充足和优质的新骨。

异质骨

异质骨只能通过骨引导愈合[54–55,102]。最常用的异质骨是生物活性陶瓷（图9–15），其中包括合成磷酸钙材料（例如HA）和来自天然来源的材料（例如脱有机牛骨）。由羟基磷灰石（HA）制成的陶瓷是安全的，耐受性良好，但缺乏促进新附着的能力。此外，通常不建议将不可吸收的羟基磷灰石（HA）用于为种植体植入而进行的上颌窦底提升术。磷酸氢钙陶瓷主要是填充材料；

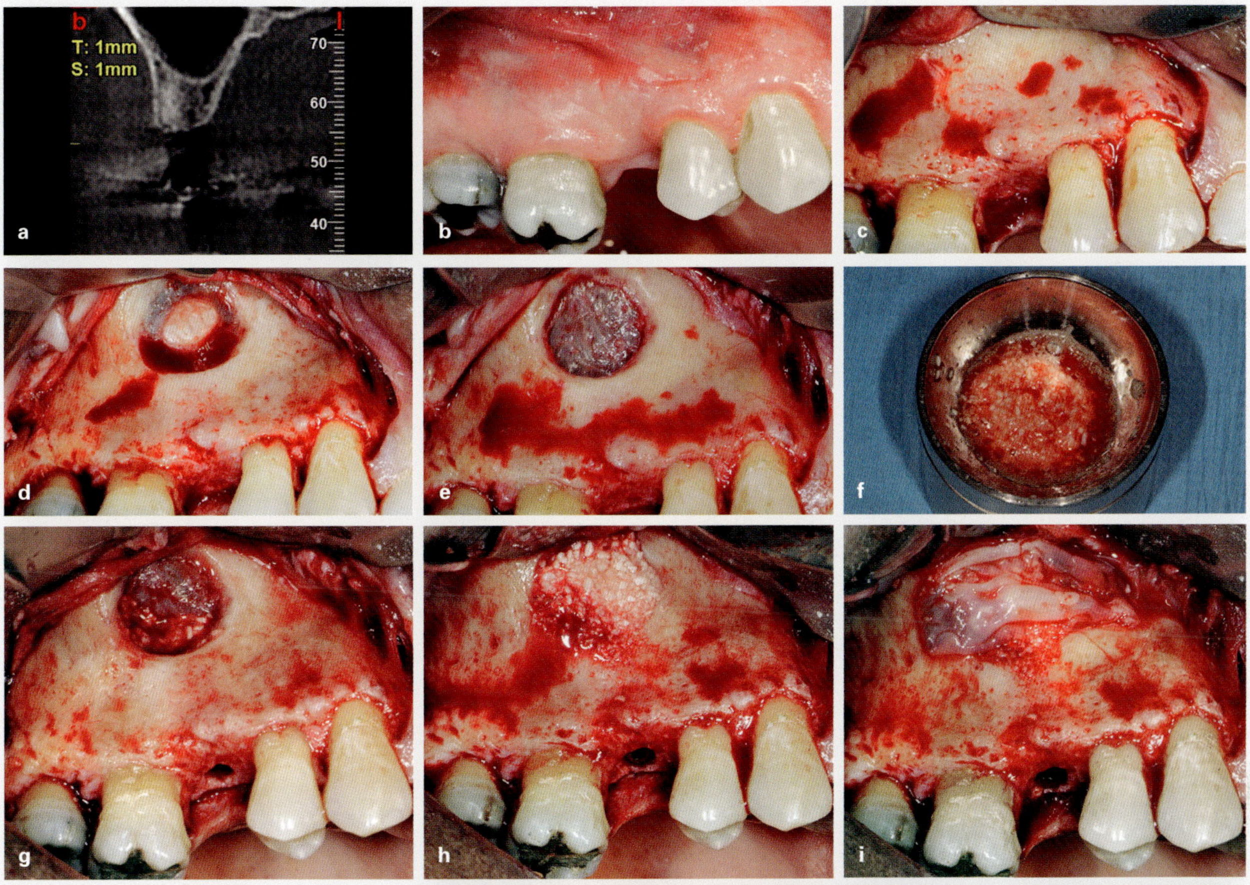

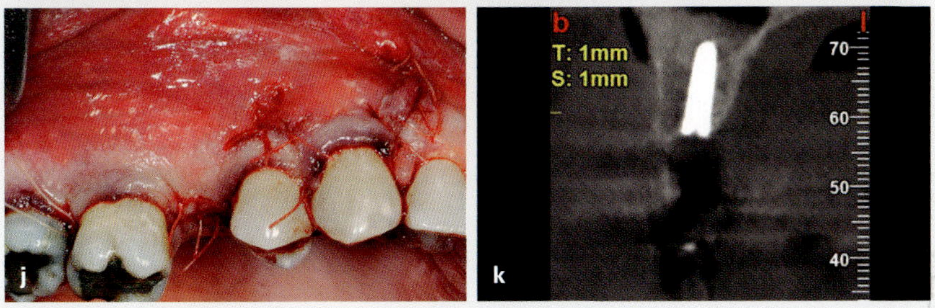

图9-13 种植体植入同期上颌窦底提升。（a）16位点术前CBCT切片显示对于11.5mm长度的种植体来说，可用骨高度仅为9mm。（b）临床视图显示该区域磨牙天然间隙由于牙齿移动减少为前磨牙大小。（c）翻全厚瓣获得进入上颌窦侧壁的入路。（d）依据窦底的位置，球钻向上移动12～15mm。（e）骨磨除完成后，将骨岛从下方窦膜上轻柔取下。（f）将同种异体冻干骨（FDBA）与PRP混合制成黏性骨。（g）完全剥离上颌窦膜后，按常规方式行种植窝洞预备。然后用一些移植材料填充部分上颌窦腔，在种植体植入之前重建腭侧骨壁。（h）种植体腭侧骨壁重建完成后，植入种植体，填充剩余腔体，使移植材料与原始骨齐平。（i）放置数层PRP膜以完全覆盖受区。（j）通过无张力单纯间断缝合将瓣复位。（k）术后CBCT切片显示种植体根方完全被移植材料包绕。

它们允许新骨沿着其表面形成，并作为增强骨组织修复和生长的支架。同种异体骨或异质骨与自体骨混合可减少上颌窦底提升术所需取骨量（图9-16），但如前所述，与单独使用自体骨相比，新骨形成可能会不太完整或生成速度较慢。

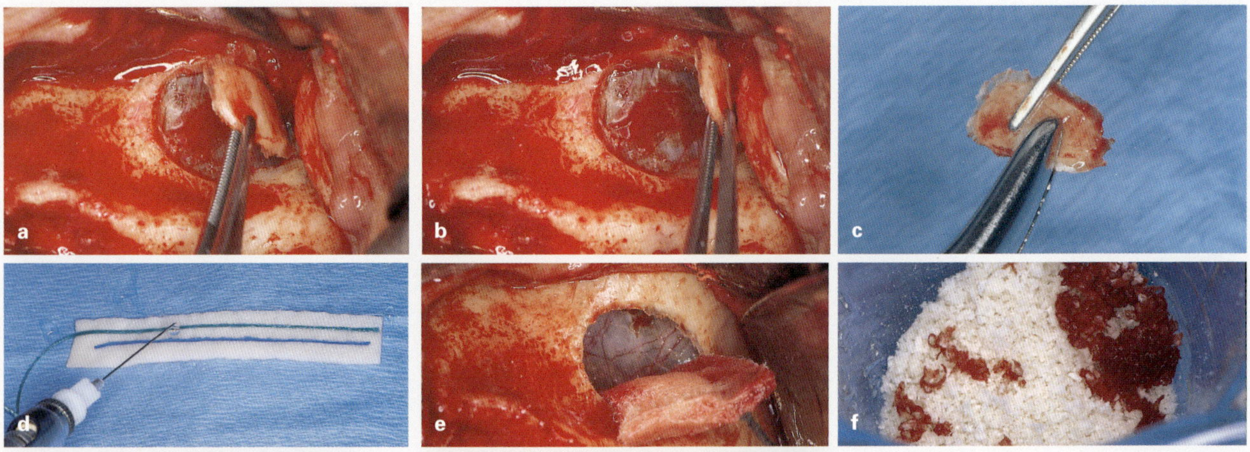

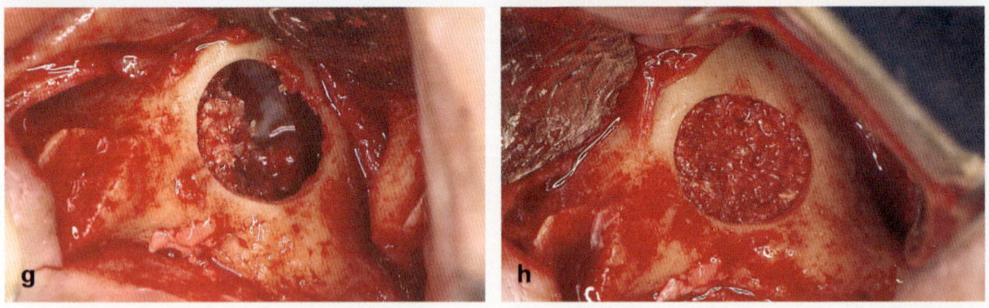

图9-14 使用复合骨移植物提升双侧上颌窦底，为种植体植入中度吸收的上颌牙列缺失病例提供所需的高度。（a）骨开窗完成后，可以小心地将骨岛从下方的上颌窦膜中分离出来。在极度粘连的情况下，可以将其保留附着，膜和骨一起翻开。当骨岛不摘除时，手术难度加大，上颌窦可视化范围降低。如果小心而轻柔地摘除，剩余的骨很容易从膜上剥脱，没有撕裂的危险。（b）应缓慢而小心地取出这片骨；在完全分离之前快速或猛烈的拉扯可能会导致窦膜的撕裂。（c）可粉碎颊侧骨板作为移植物的一小部分。（d）将含有1：50000肾上腺素的利多卡因浸泡Cottonoid棉条至饱和，用以止血。（e）轻柔小心地取出Cottonoid棉条，以避免撕裂上颌窦膜。（f）将一些自体骨屑与同种异体骨移植材料混合制成复合移植物。（g）在开始植入移植材料之前，重要的是要花时间评估窦底提升腔隙的体积，并确保种植位点充分翻开以进行植骨。（h）移植材料应小心有序地包装，以避免在移植物区域留下任何空隙，并确保移植物与宿主骨良好接触。

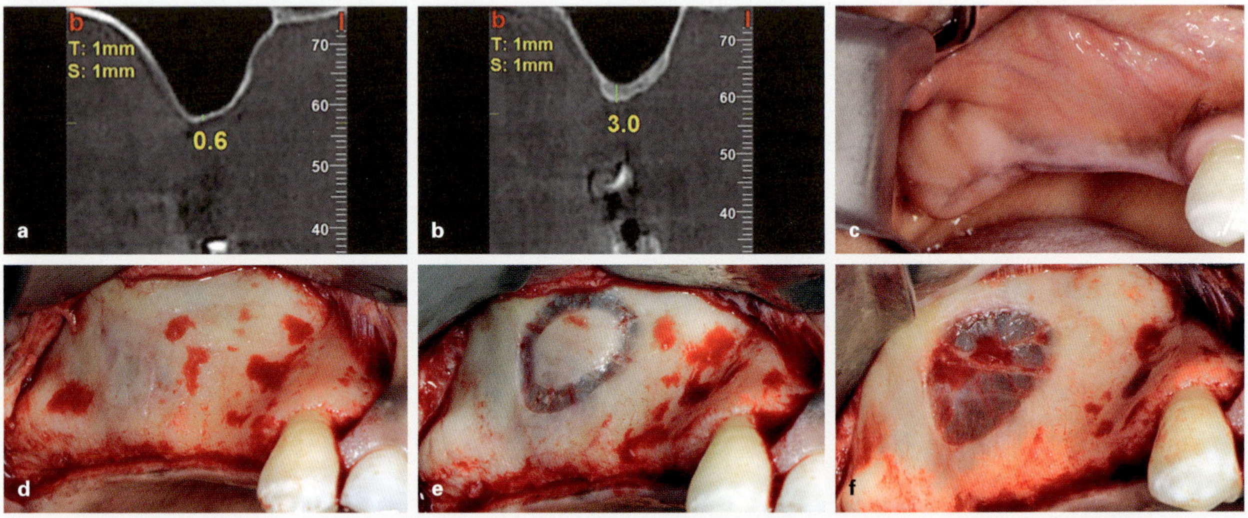

图9-15 使用同种异体移植材料的大范围上颌窦底提升术。（a和b）术前CBCT测量严重气化的右侧上颌窦，可用骨高度范围为0.6～3mm。（c）14-18缺牙区术前临床视图。（d）在第三磨牙区做一个3mm的颊侧松弛切口，翻全厚瓣提升到颧骨支柱的顶部。（e）在上颌窦外侧壁中央行卵圆形截骨。（f）小心地剥离骨岛后，可见蓝色半透明的窦膜及纤细的血管。

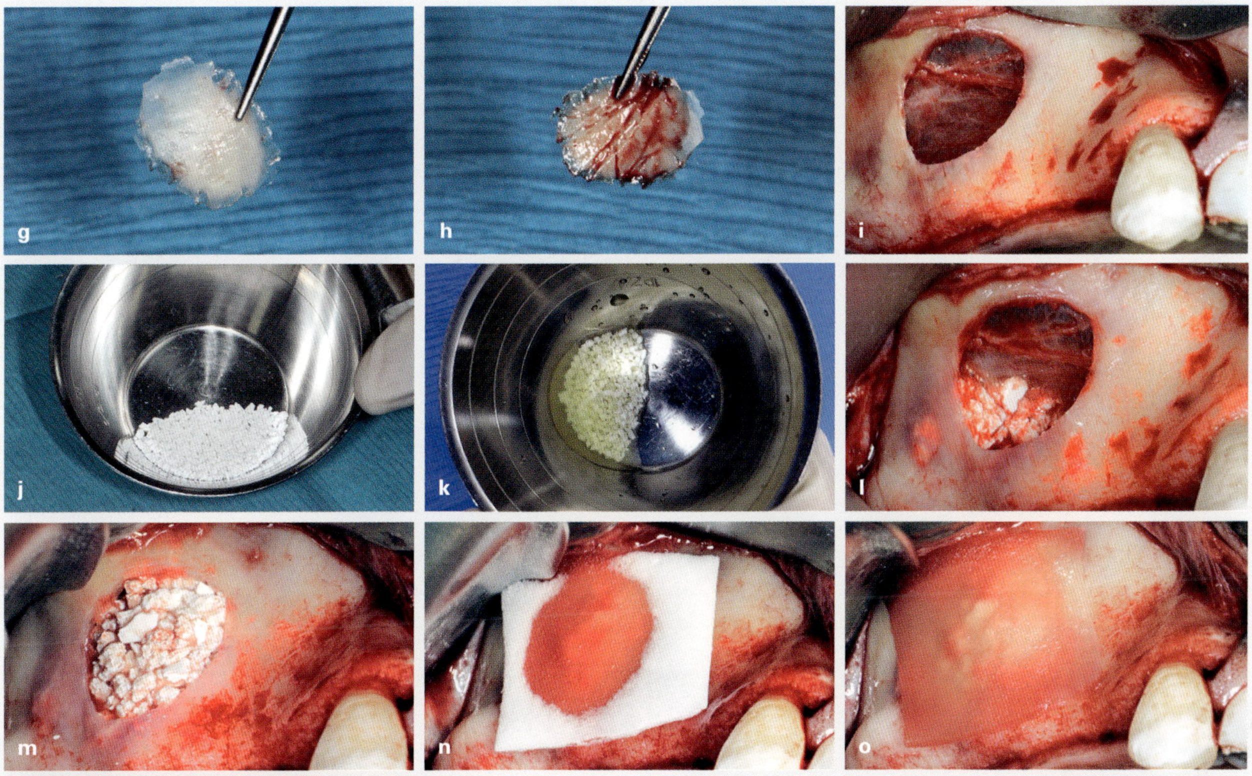

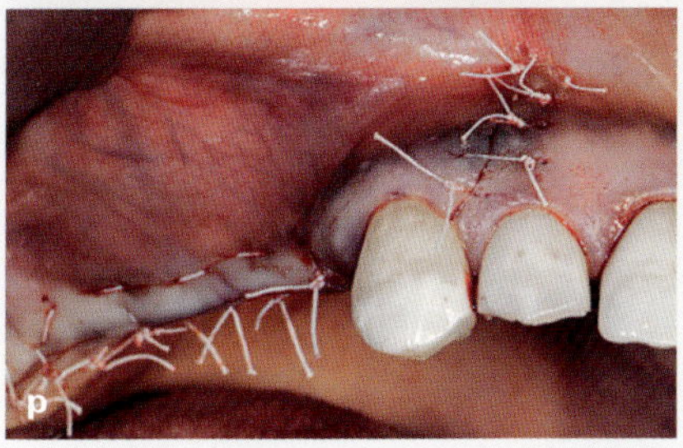

图9-15（续） （g）可见骨岛的外层蛋壳状特征。（h）骨岛的内侧显示出压在其上的小血管的切迹。（i）当上颌窦中间的骨壁完全暴露时，窦膜被完全剥离。（j和k）将人工合成的骨替代材料置于无菌骨杯中，与富血小板血浆（PRP）混合制成黏性骨。（l）将骨替代材料送入窦腔内，向各个方向轻轻按压，不留下空隙。（m）上颌窦腔被骨替代材料全部填满，避免过度填充。（n和o）使用一片OsteoFoam（OsteoLife Biomedical）覆盖骨替代材料以保护它。（p）瓣复位到位，使用单纯间断缝合联合松弛切口和牙槽嵴顶区域水平褥式缝合无张力关闭创口。

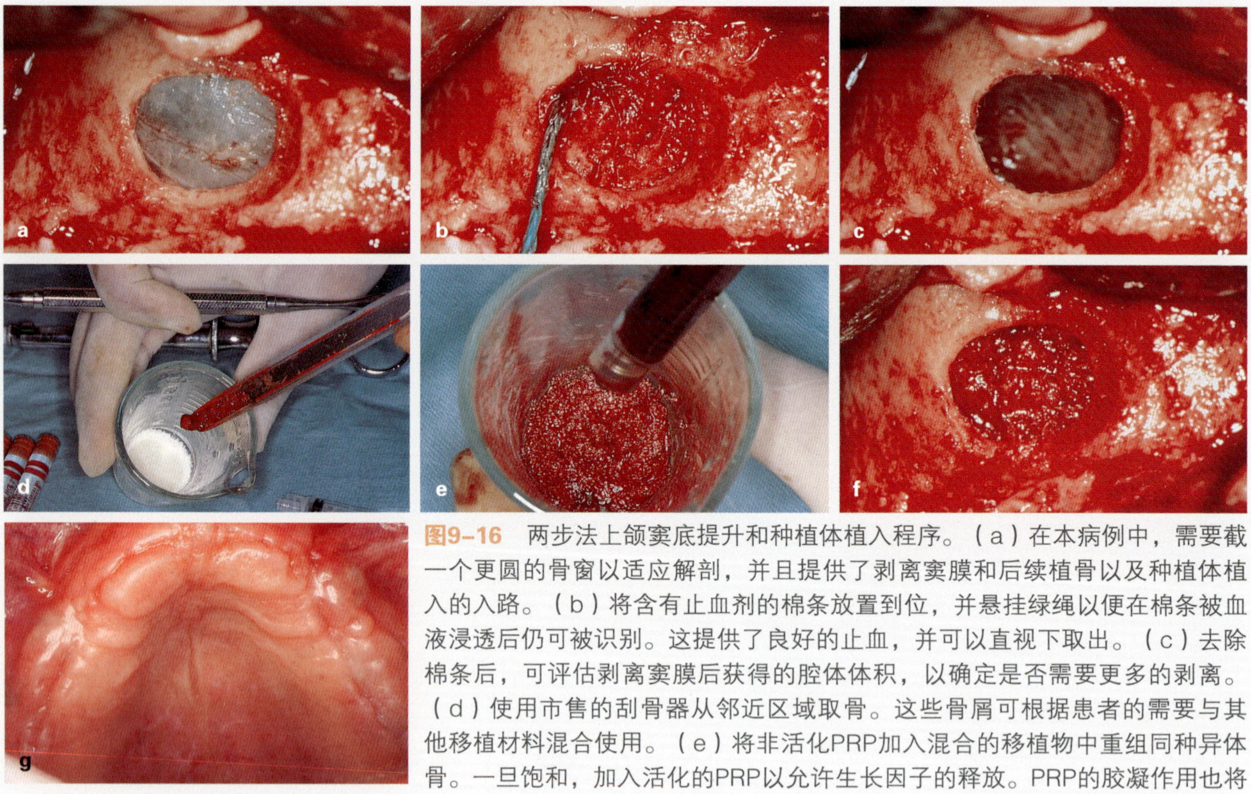

图9–16 两步法上颌窦底提升和种植体植入程序。（a）在本病例中，需要截一个更圆的骨窗以适应解剖，并且提供了剥离窦膜和后续植骨以及种植体植入的入路。（b）将含有止血剂的棉条放置到位，并悬挂绿绳以便在棉条被血液浸透后仍可被识别。这提供了良好的止血，并可以直视下取出。（c）去除棉条后，可评估剥离窦膜后获得的腔体体积，以确定是否需要更多的剥离。（d）使用市售的刮骨器从邻近区域取骨。这些骨屑可根据患者的需要与其他移植材料混合使用。（e）将非活化PRP加入混合的移植物中重组同种异体骨。一旦饱和，加入活化的PRP以允许生长因子的释放。PRP的胶凝作用也将简化手术对材料的操作及其在窦内的放置。（f）完成上颌窦底的填充。放置可吸收膜，并关闭创口。（g）上颌窦骨移植2周后牙槽嵴愈合良好。患者在术后立即继续佩戴义齿，所以牙槽嵴的轮廓没有改变。在垂直松弛切口的区域可见少量的瘢痕。

生物生长因子和骨移植

目前，在骨再生领域正在进行的一些最有前景的研究涉及生物生长因子和骨形态发生蛋白（BMP）的应用。总体而言，这些生物蛋白在调节体内骨骼和其他组织修复过程中发生的细胞事件起着至关重要的作用。这些事件包括细胞增殖、趋化作用、有丝分裂、分化和基质合成。生长因子与靶细胞表面上的特异性受体结合，导致一系列复杂的细胞内变化，最终促成成骨。基本理论是，通过在临床手术部位（例如上颌窦）额外应用这些构建骨骼的“指挥者”，它们实际上可能启动甚至提高身体的正常骨再生潜力。一些研究人员甚至推测，在不久的将来，生长因子和骨形态发生蛋白最终可能会使其他骨移植材料（甚至自体骨）的使用变得过时。还可能存在使种植体获得更早且更好的骨结合的潜能。

骨形态发生蛋白（BMP）可以刺激创口新血管的发育，以及促进周围组织的干细胞增殖、分化和迁移为软骨和成骨细胞。其应用导致创口局部产生软骨，随后被骨和骨髓所替代。其在骨诱导的早期阶段也发挥尤为重要的作用。随着植入位点重组人骨形态发生蛋白–2（rhBMP–2）量的增加，成骨所需的时间减少。20多年来，BMP在成骨中的作用已经被广泛研究，体外和体内研究均证明了rhBMP–2的成骨能力。

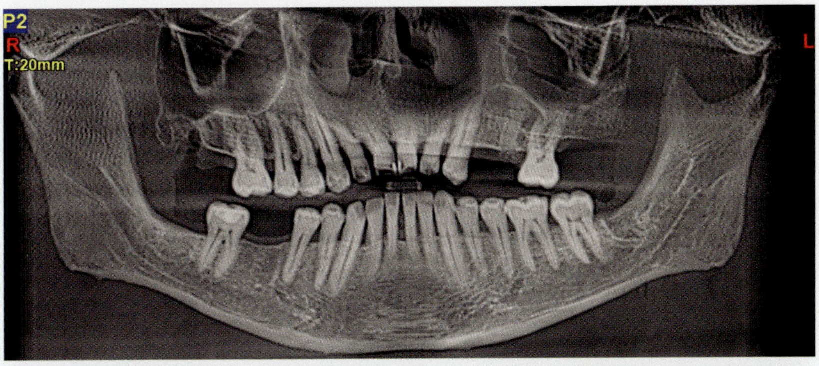

图9-17　这张标准分辨率的全景片表明上颌左侧有一个潜在的种植位点。此外，在进行更详细的检查和分析之前，同一区域可能也适合进行上颌窦底提升术。根据这张全景片，一些临床医生会进行种植手术，可能进行或不进行上颌窦底提升手术。

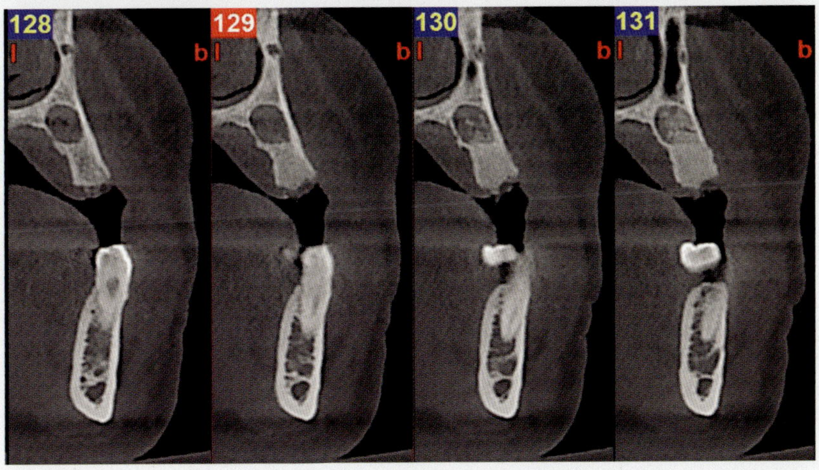

图9-18　图9-17中同一患者的锥形束计算机断层扫描（CBCT）显示同一区域存在囊肿样病变，需密切关注。这一异常似乎起源于上颌第二磨牙，因此排除了该区域进行即刻种植的适应证，而是强调进行治疗干预的必要性。一个特别值得注意的观察结果是，上牙槽后动脉明显沿着上颌窦外侧壁走行。这一视图还表明，在该区域进行侧壁开窗上颌窦底提升术需要复杂、精确的手术精度和仔细的规划。

美国进行的第一项临床研究关注的是在需要上颌窦底提升的病例中使用重组人骨形态发生蛋白-2（rhBMP-2）而非骨移植材料。2005年，Boyne等人评估了12名患者中的11名，这些患者使用可吸收胶原蛋白海绵（ACS）为载体的rhBMP-2进行了上颌窦底提升术[103]。所有患者均经历了骨诱导形成，平均高度为8.5mm。在11名患者中的8名中，BMP治疗后再生的上颌骨被认为适合植入种植体。在植入过程中取出的骨柱的组织学分析显示，其密度与原生骨相似。2007年，美国食品药品监督管理局（FDA）批准了Infuse（Medtronic）用于上颌窦底提升和与拔牙窝相关的骨移植手术，这些手术使用了相同的ACS输送系统。目前关于BMP-2的大部分研究都集中在寻找可替代的输送方法上。

术前评估

在进行上颌窦底提升术或移植手术之前，临床医生必须获取患者完整的系统病史[104-106]。特别是，应对患者进行季节性过敏、过敏性鼻炎或醒后鼻窦充血的评估，因为这些情况可能提示存在潜在的鼻窦病变。患有鼻窦炎、鼻窦疾病或侵袭性病变的患者应在术前转诊给适当的治疗专家进行治疗。作为病史的一部分，应询问患者是否吸烟。尼古丁会影响骨愈合，降低成骨细胞功能，诱发自体骨移植的发病率，并降低移植物的生物力学特性[107-109]。吸烟患者必须同意在术前、术后戒烟。

影像学检查包括全景片（图9-17），并辅以上颌窦X线片和CT扫描（图9-18）。这些研究有

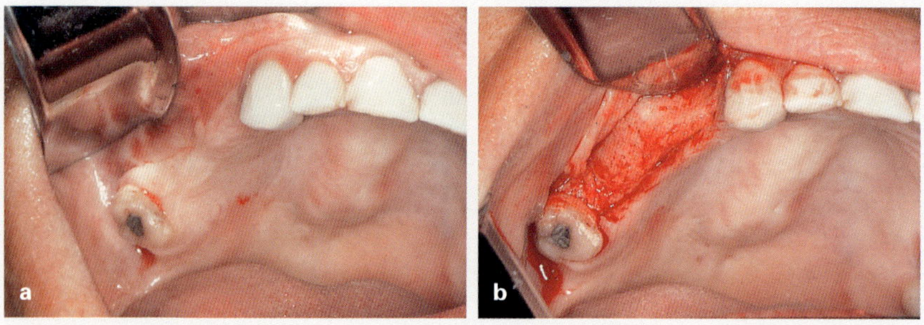

图9-19　牙槽嵴解剖形态、牙槽嵴宽度和附着龈量是开始切口之前要考虑的一些因素。（a）切口通常位于牙槽嵴顶正中偏腭侧3mm处，但这可能会因上述因素而异。（b）垂直松弛切口位于截骨区的近中。切口应使底部比顶端宽。该切口的延伸主要取决于截骨区，但通常是止于前庭沟的深度。一个小的远中垂直松弛切口通常有助于实现充分翻瓣。

助于临床医生确定可用的上颌牙槽骨高度、窦底的卷曲/间隔的位置以及手术切口的位置。术前，麻醉光棒也有助于照亮上颌窦并引导上颌窦壁骨切开的放置[10,110]。术中，光棒被放置在鼻腔内或腭区，以评估移植材料的密度，并在关创前照亮显现窦内任何空隙或不平整的移植物。

评估缺牙间隙以确定牙龈与正常殆平面之间的垂直空间量。如果用于修复重建的垂直空间＜5mm，则需要进行牙龈切除术、上颌骨后部牙槽突垂直向截骨术和/或下颌平面的矫正。相反，如果修复重建的垂直空间＞20mm，则应考虑进行牙槽嵴骨增量以及上颌窦底提升术。临床医生必须评估上颌窦腔是否有任何活动性疾病或紊乱的迹象（例如急性鼻窦炎、残留的根尖、窦腔息肉、肿瘤或囊肿）。研究表明，牙周病患者上颌窦疾病的发病率增加，可能对种植体的留存率产生负面影响[111]。此外，还应对所有剩余的上颌牙齿进行评估，以确定是否存在从牙齿延伸至上颌窦的牙周病。在纠正这些问题之前，任何发现都是手术的禁忌证。一旦完成患者相关的准备工作，即可进行手术。

外科技术

应在术前使用对需氧菌和厌氧菌均有效的适当抗生素，并在术后7～10天继续用药[112]。手术可在静脉（IV）镇静下进行，除非骨移植材料取自髂嵴，这需要全身麻醉。将含血管收缩剂的局部麻醉剂注入上颌手术部位和任何口内移植物供区以止血。或者手术可在上牙槽后神经和腭大神经阻滞联合浸润麻醉下进行。也可以使用从腭大管入路的第二神经分支阻滞麻醉。

在上颌牙列缺失的牙槽嵴顶或腭侧做水平切口，切口超出骨开窗区域，并需考虑到牙槽嵴附着龈的量。切口向前延伸至上颌窦前缘（图9-19）。在尖牙窝区域做至前庭深度的垂直切口，有助于翻瓣和骨面暴露，并确保软组织在骨面上良好关闭。为了暴露上颌骨的外侧壁，黏骨膜瓣向上翻转至颧牙槽嵴水平。应尽量减少种植位点附近骨膜的剥离，以保护牙槽嵴的血供。骨膜应向上翻转至预期上颌窦开窗上缘高度之外（大约位于颧骨水平）。

一旦上颌骨外侧壁完全暴露，使用低速高扭矩的8号金刚砂球钻在上颌窦外侧壁做椭圆形骨磨除（图9-20）。如果上颌壁较厚，可以使用8号碳化钨球钻开始截骨（以更快地进行切割）。然而，当接近上颌窦膜时，应使用金刚砂球钻替换碳化钨球钻，以最大限度地降低穿孔的风险。

截骨术的轻微变化已被描述。一些学者提出了一个U形截骨术，截骨术的垂直臂平行截骨术的轻微改良已被描述。一些学者创建了U形截骨

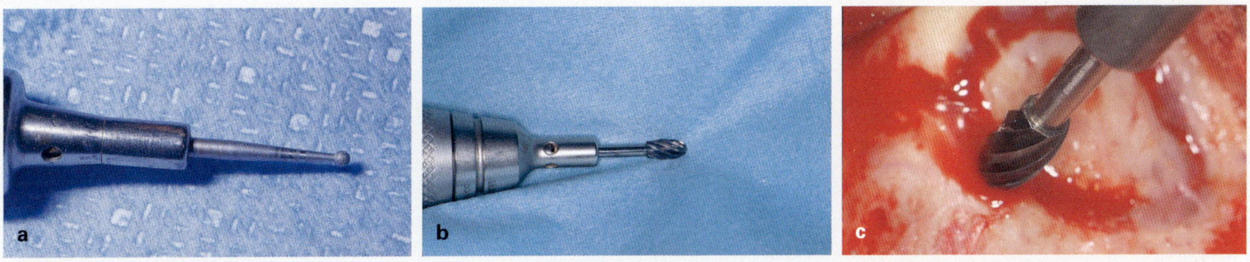

图9-20 上颌窦侧壁厚度、外科医生偏好及经验将决定用于上颌窦外侧壁截骨的钻的类型。（a）对于正在学习此手术过程的医生或针对薄壁和相对较小的窗口，8号金刚砂球钻是一个不错的选择。（b）对于厚壁和大窗口以及经验丰富的医生而言，4号椭圆形钻（Brasseler）是一个很好的选择。（c）骨窗的形状通常为椭圆形；这取决于上颌窦的轮廓。随着截骨的进行，钻孔区域骨头变薄时，骨膜将开始显现。偶尔暂停评估接近骨膜的程度以避免穿孔。

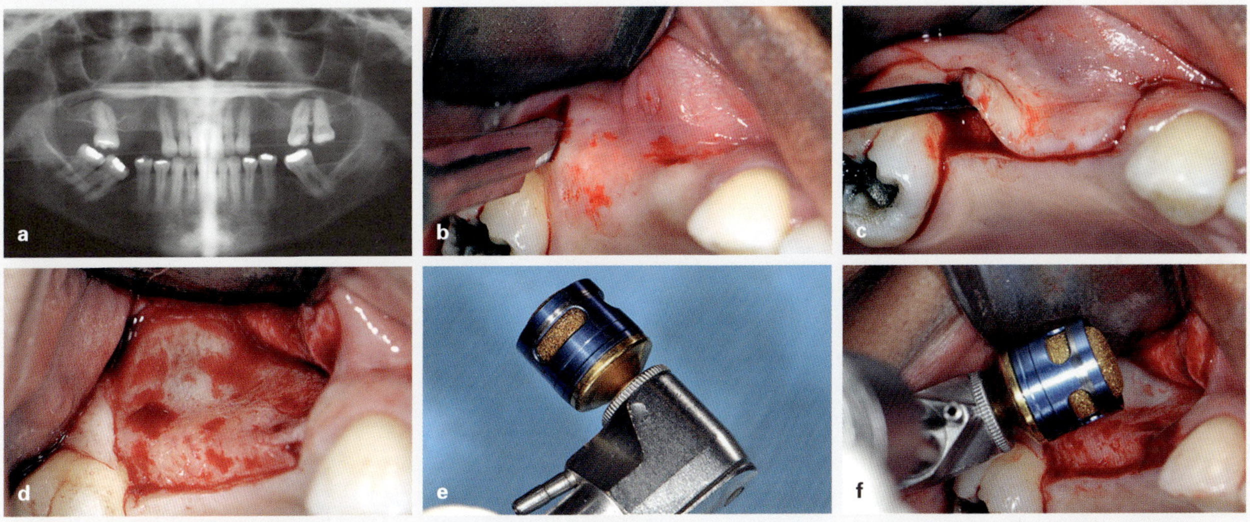

图9-21 使用特殊钻头的上颌窦侧壁开窗术。（a）术前全景片。为了在16位置植入种植体，必须先进行上颌窦底提升术。（b）在缺牙区做牙槽嵴顶正中切口，然后在尖牙远中和第二磨牙近中做松弛切口，向前庭膜龈联合的根方延伸。（c和d）翻开全厚瓣，暴露上颌窦颊侧壁。（e和f）在大直径、平头特殊金刚砂钻上安装一个0.5mm的止停器，进行圆形骨窗截骨。

术，截骨术的垂直臂平行以促进骨折，而另一些学者则提出了梯形截骨术，使用1701号裂钻。笔者建议采用椭圆形骨磨除，以避免产生可能撕裂窦膜的锐利边缘（图9-21）。类似地，建议使用圆头钻头以最大限度地减少窦膜的穿孔。使用“刷划”触摸来穿透骨骼，同时避免窦膜。为了确保它一直穿透椭圆形骨磨除周围，临床医生应该轻轻敲击骨骼，并注意引起的任何移动。这种椭圆形的骨头可以被推入，从而作为移植物的顶，也可以被移除以创建一个更好的可视化和入路窗口。如果将一个间隔（或多个间隔）连接到骨窗上，可以将该窗向下钻取并消除，以便通过间隔将上颌窦分成2个或多个较小的腔室（图9-22）。

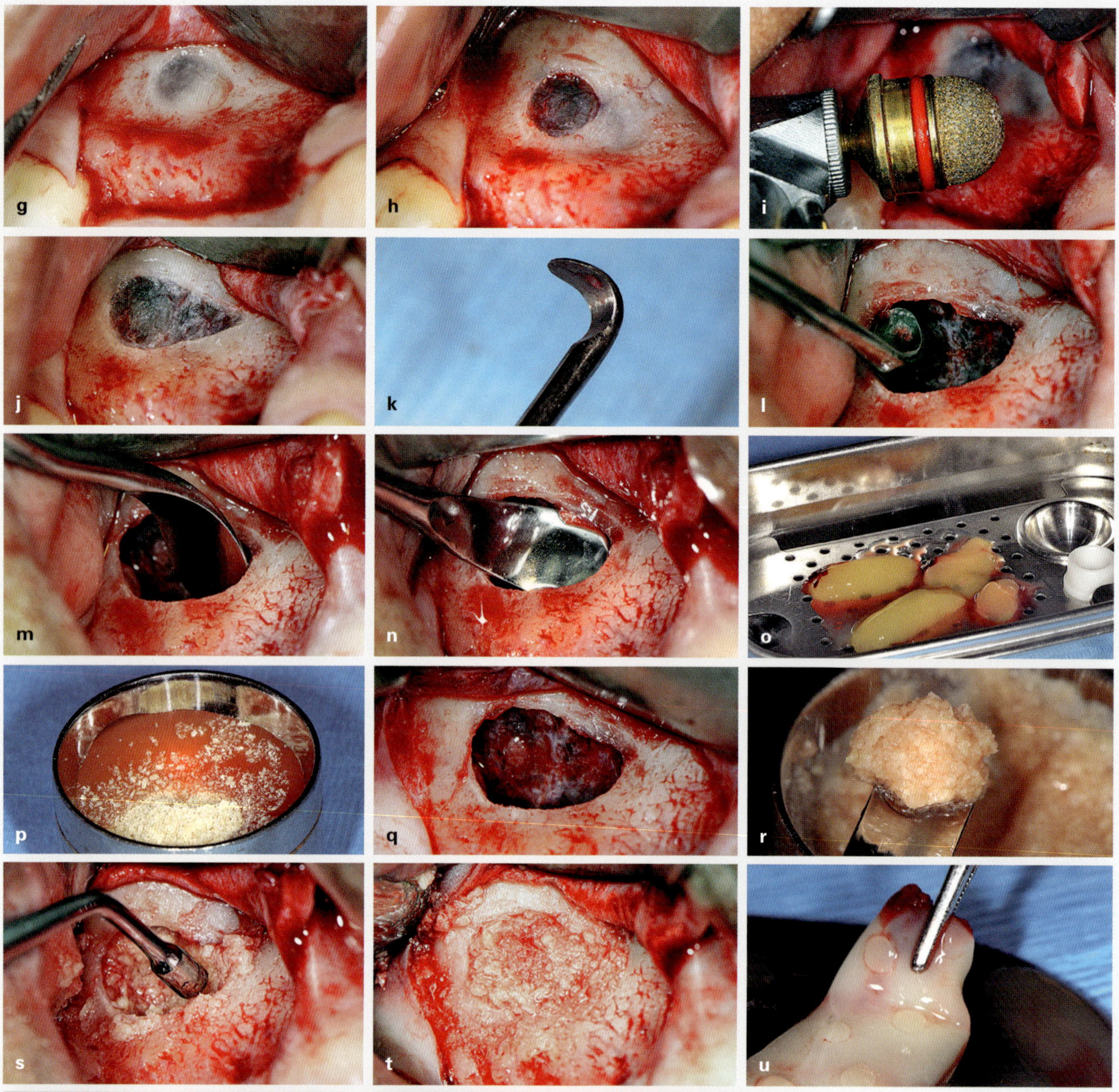

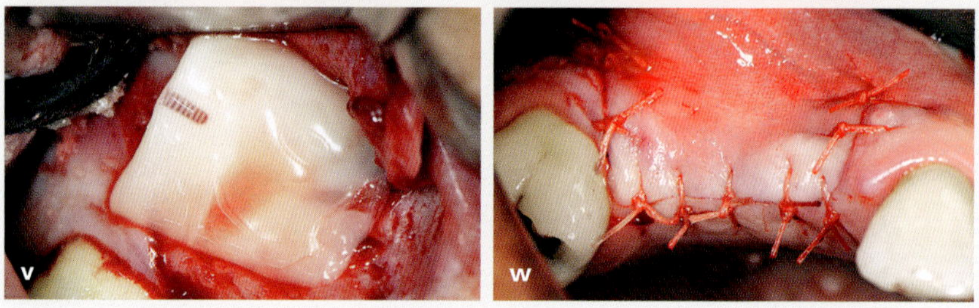

图9-21（续） （g）使用0.5mm止停器对上颌窦侧壁进行初步截骨开窗。（h）将0.5mm止停器更换为安装在同一钻头上的1mm止停器，并将其应用于先前的骨窗上，以完全去除轮廓初始窗口的骨。（i和j）使用大型圆头钻头，根据上颌窦的解剖结构扩大初始骨窗。（k和l）使用小角度的上颌窦刮匙，将骨膜从初始骨窗周围均匀分离4mm。（m和n）使用大角度的上颌窦刮匙，将骨膜完全分离，直到获得足够的空间以容纳适量的骨移植材料。（o和p）将FDBA与PRP液体混合，并用通过压缩PRP凝胶产生的渗出液进行活化，以制成黏性骨。（q~s）将一些黏性骨送入窦腔，并用骨填充器在各个方向上轻轻填充。（t）重复此过程，直到腔体填满且没有空隙。（u和v）移植部位用数层PRP膜覆盖。（w）将瓣复位，并在牙槽嵴顶和松弛切口处无张力单纯间断缝合。

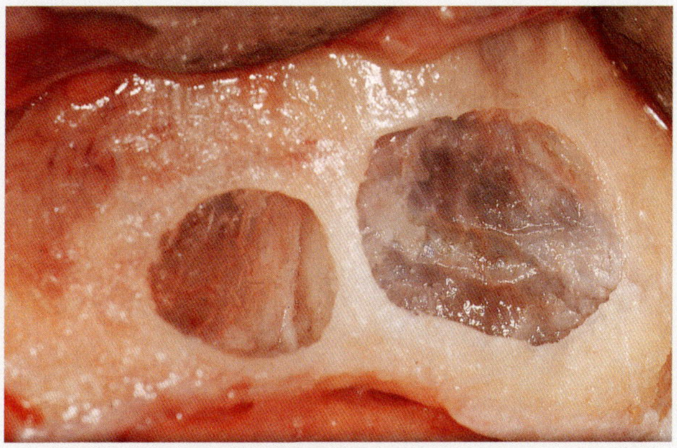

图9-22　在一些患者中，可能会遇到上颌窦间隔。如果间隔不是很高，可以用一个开窗绕过它。如果间隔过高，如图所示，可以在较大间隔前后做两个开窗，以方便剥离上颌窦膜。

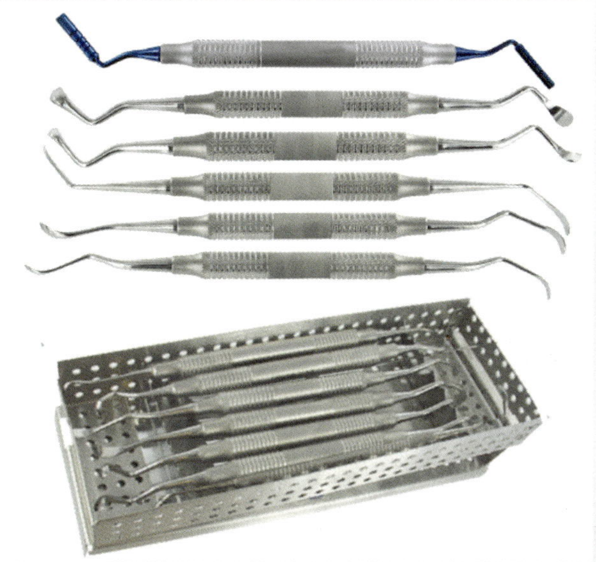

图9-23　在进行上颌窦膜剥离时，应配有不同尺寸、不同角度的刮匙便于在解剖学上多样的窦腔中使用。刮匙的边缘应锋利，并始终贴紧骨面。剥离的动作可以被描述为“刮推”。器械套装应包含一个宽面的填充器，用于将移植物移动到正确的位置并将其压实。

这时，将暴露下面的窦膜。务必小心地剥离窦膜避免穿孔。为了剥离窦膜，刮匙应沿着创建的骨窗边缘轻柔进入，弯曲部分朝向窦膜，锐利边缘贴在骨面（图9-23）。围绕窗口的边缘360°滑动，沿着骨面滑动刮匙。

然后通过开窗部位小心地将窦膜从底壁下方、向前和后方抬高。如果骨窗非常小，则应该用足够小刮匙进行操作。对于常规的骨窗大小，应使用尽可能大的刮匙，以降低窦膜穿孔的风险，并最大限度地提高膜剥离过程的效率。

手术中窦膜穿孔最常发生在外侧壁折断时，也可能发生在从底壁和近中骨壁提升窦膜时。最常见的穿孔区域位于骨窗的下缘、青枝骨折的位置（如果使用），以及骨窗下内侧的位置。对于上颌窦膜的小穿孔，可以用小的胶原膜覆盖在穿孔区域，以封闭穿孔并给其时间进行愈合和修复。对于较大的穿孔，应使用坚固、持久的胶原基膜进行塑形呈圆顶状，然后放置在窦腔中以封闭穿孔和稳定移植物。重要的是确保全部上颌窦膜已经从上颌窦底剥离，这样骨移植物不是放在上皮上，而是在新鲜骨面上[25,113-114]（图9-24）。

上颌窦间隔和/或上颌根尖弯曲不一定需要

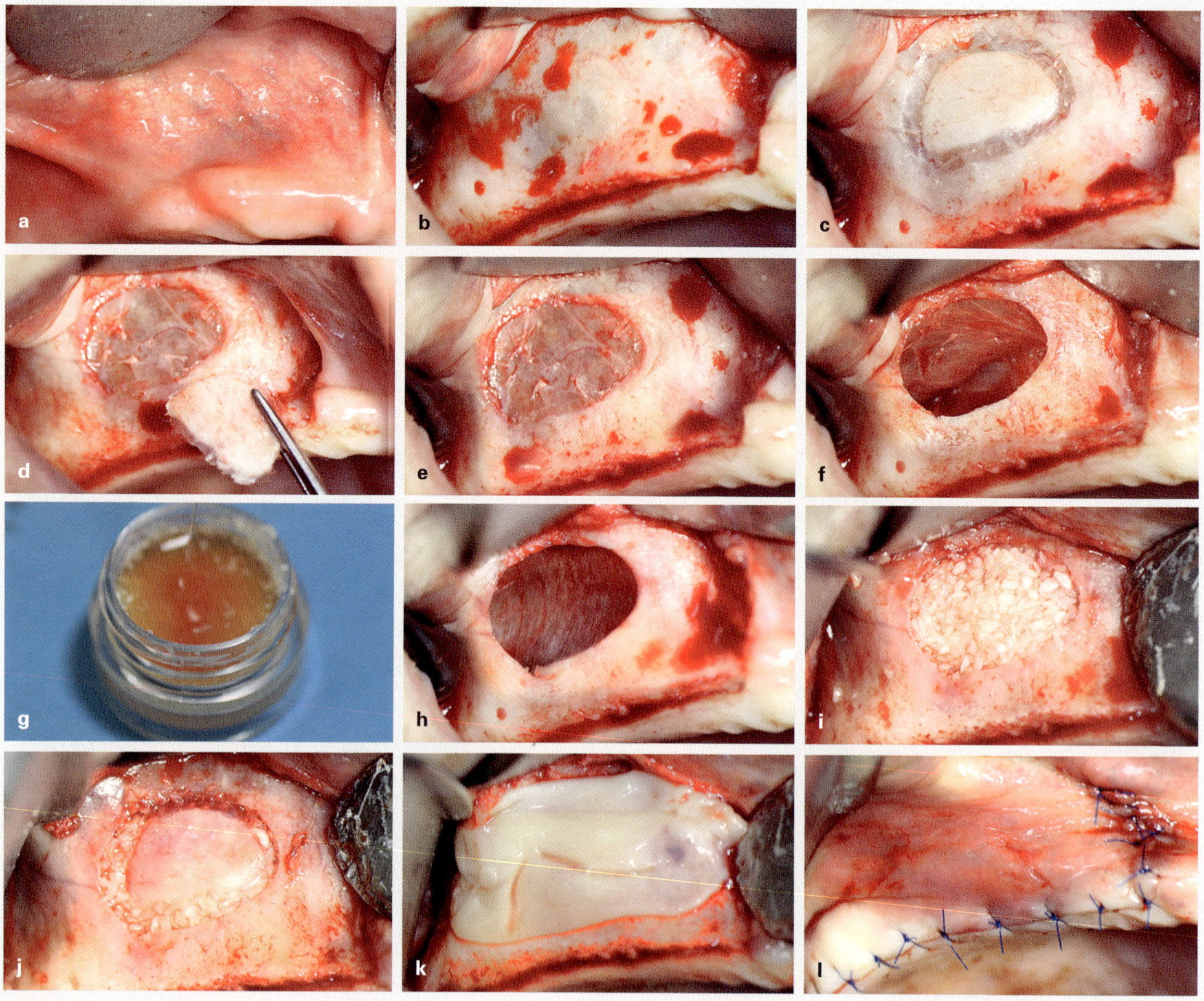

图9-24 大范围牙缺失的上颌牙槽嵴。（a）术前临床视图。（b）翻瓣暴露右侧上颌窦外侧壁。（c）勾画出椭圆形边缘的骨窗以暴露上颌窦膜。（d）小心地移除骨岛，防止损伤脆弱的黏骨膜。（e）在骨岛被移除后，可见通过许多细小血管网给上颌窦膜提供丰富的血供。（f）适当剥离上颌窦膜应到上颌窦的内侧壁。（g）在植骨前，骨移植材料与PRP混合制作成黏性骨。（h）植骨前OsteoFlex膜就位（OsteoLife Biomedical）。（i）上颌窦腔完全用黏性骨填充，直到移植材料与原始外侧壁的水平一致。（j）原来的骨岛被小心地放回原位，以保护骨移植物。（k）使用数层PRP膜几乎完全覆盖整个位点。（l）通过无张力的单纯间断缝合将瓣复位。

改变。不同数量的间隔会将上颌窦底分成独立凹陷，这可能会使上颌窦底提升术复杂化[115-116]。大部分的间隔位于第二前磨牙和第一前磨牙之间的区域。间隔的形成可能是由于拔牙后牙槽嵴空缺，上颌窦气化的不同阶段所致。为了降低间隔引起并发症的可能，临床医生应在窦底至少3mm以上的位置设计骨窗的下缘，从而避开它。如果间隔高度＞3mm（术前应注意，因为会影响手术），椭圆形骨窗可以通过2个垂直切口分成3个部分，一个在间隔前，一个在间隔后。此操作会将在间隔左右各形成一个骨窗（可被提升），在间隔上形成一个骨窗（不可提升），后者用钻头和金刚砂车针磨平。

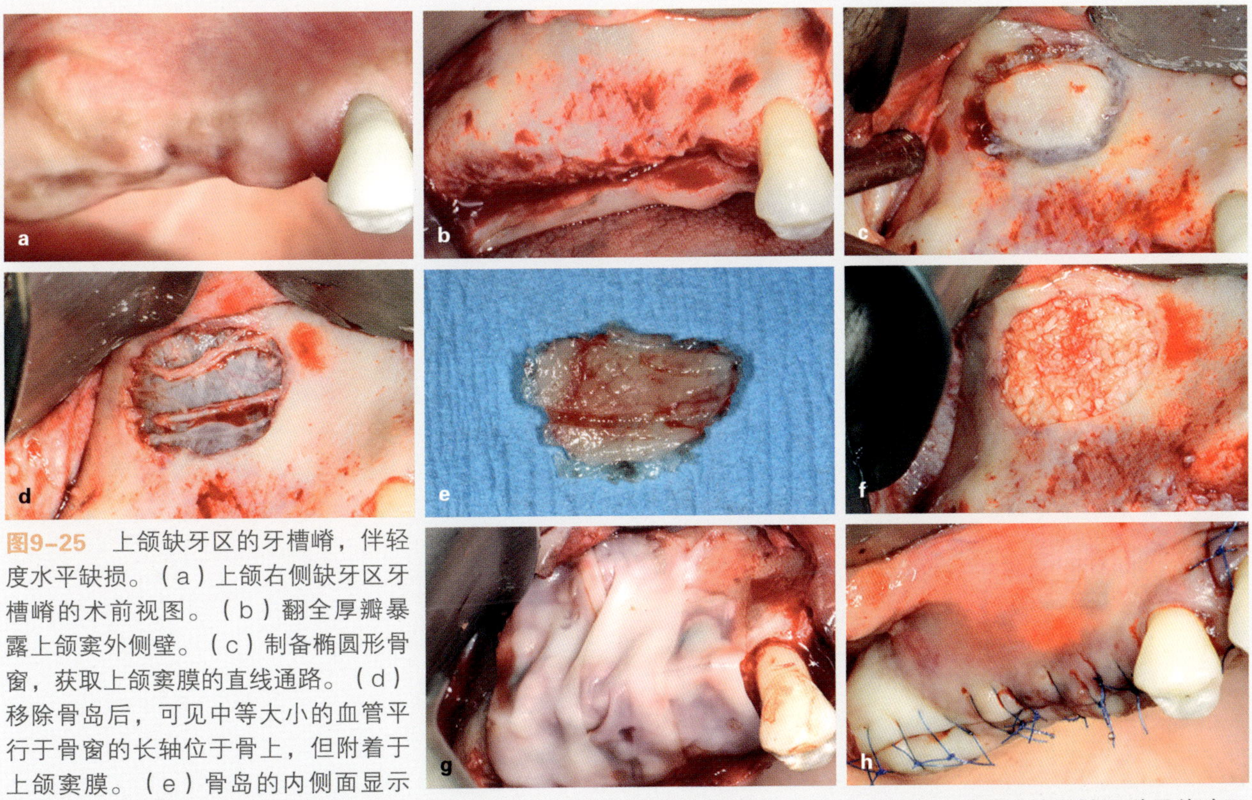

图9-25 上颌缺牙区的牙槽嵴，伴轻度水平缺损。（a）上颌右侧缺牙区牙槽嵴的术前视图。（b）翻全厚瓣暴露上颌窦外侧壁。（c）制备椭圆形骨窗，获取上颌窦膜的直线通路。（d）移除骨岛后，可见中等大小的血管平行于骨窗的长轴位于骨上，但附着于上颌窦膜。（e）骨岛的内侧面显示了动脉在上颌窦外侧壁的内侧走行的切迹。（f）在适当剥离黏骨膜后，上颌窦腔和部分牙槽嵴缺损被同种异体冻干骨和PRP混合后的黏性骨完全填充。（g）移植的部位被数层PRP膜完全覆盖。（h）通过无张力的单纯间断缝合将瓣复位。

术中出血

手术区域除血管外没有其他主要血管（图9-25）。连接到上颌骨和上颌窦的血供可能是上颌窦手术容错度高及快速愈合的原因。然而，血管可能会发生术中活跃性渗血，这通常与患者的全身血压或有局部炎症有关，很少与出血性疾病或凝血功能障碍有关。绝大多数凝血功能障碍的患者在达到需要进行上颌窦底提升的年龄前已经确诊了。对于主诉是“易出血者”或有可疑出血问题病史的患者，应进行简单血液检查，包括全血细胞计数（CBC）、血小板计数和白细胞分类计数、出血时间测试、凝血酶原时间和部分凝血酶时间。这一系列的检查将会确诊出绝大多数的出血性疾病[117–118]。

在术中发生的出血通常是由于软组织毛细血管或骨的渗出引起的。如果术中出现活跃性的术中出血，需要检查患者的血压。控制高血压通常通过加强局部麻醉，反复安抚患者，必要时用额外的镇静剂来控制高血压。在极少的情况下，患者出现无法控制的高血压，可能需要停止手术。局部对创口暂时性填塞压迫对活跃性出血来说是最好的控制方法（图9-26）。用2%利多卡因和1：100000的肾上腺素或4%液态可卡因浸润填

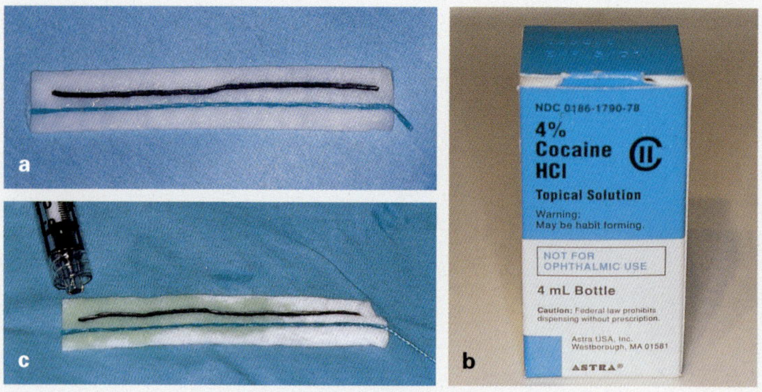

图9-26 活跃性的术中渗血最好通过暂时性填塞压迫来控制。（a）上颌窦腔内的止血可以用Cottonoid棉条来完成，一个薄的0.5英寸×3英寸的高吸收性条带，带有长的绿色线以便于在被血浸湿后辨别，如果需要也可以在影像学检查时通过深色的阻射条带来辨别。（b）在Cottonoid棉条放入上颌窦内前，应预先用液态的止血剂（例如4%的可卡因溶液）浸润。（c）Cottonoid棉条已饱和。4%可卡因溶液的替代品是含有1：50000肾上腺素的利多卡因；肾上腺素为止血剂。

塞物有时会辅助止血，特别是软组织的渗血。如果渗血来自骨面，而不能用暂时性填塞压迫来控制，将骨蜡压在该区域通常是有效的。此外，微纤维牛胶原蛋白（Avitene，BD）是一种优良的可吸收和生物相容性好的凝血剂，可促进血凝块的形成。另两种“留置”剂——医用性明胶海绵（Pharmacia和Upjohn）和止血纱布（Johnson & Johnson）也可以促进血凝块的形成及止血。然而，最有效的控制方法是使用Avitene来控制上颌窦底提升缓慢的骨渗血，用骨蜡控制较快的渗血。第2章讨论了PRP的止血特性；当可使用时，是首选的止血剂。

外科程序

在上颌窦底提升过程中，自体骨从预先选择的部位获取，与其他骨移植材料混合。然后将混合物压实装入1～3mL的注射器中备用。

一阶段方案

在一阶段方案中，同期进行上颌窦底提升和种植体植入。这种方法需要一些手术改良，包括宽的侧壁开窗，使用骨磨使骨移植材料均质化，仔细地压缩骨移植材料，以及进行临床测量确保种植体的平行度。种植位点可使用手术导板引导钻孔。在此过程中，保护上颌窦膜是很重要的。临床医生预备完种植位点后，需用剪刀切断注射器的顶部，将混合后的移植物注入上颌窦腔内，并压向完整的内侧壁。

当上颌窦的内侧部分完成骨移植后，种植体就可以植入了。然后将骨移植材料紧贴上颌窦前壁，围绕种植体进行塑形，高度为10～12mm（图9-27）（注：在此过程中，要保持种植体的正确位置非常重要，以避免影响修复效果）。接下来，应将手术部位的外侧部分用骨移植材料紧

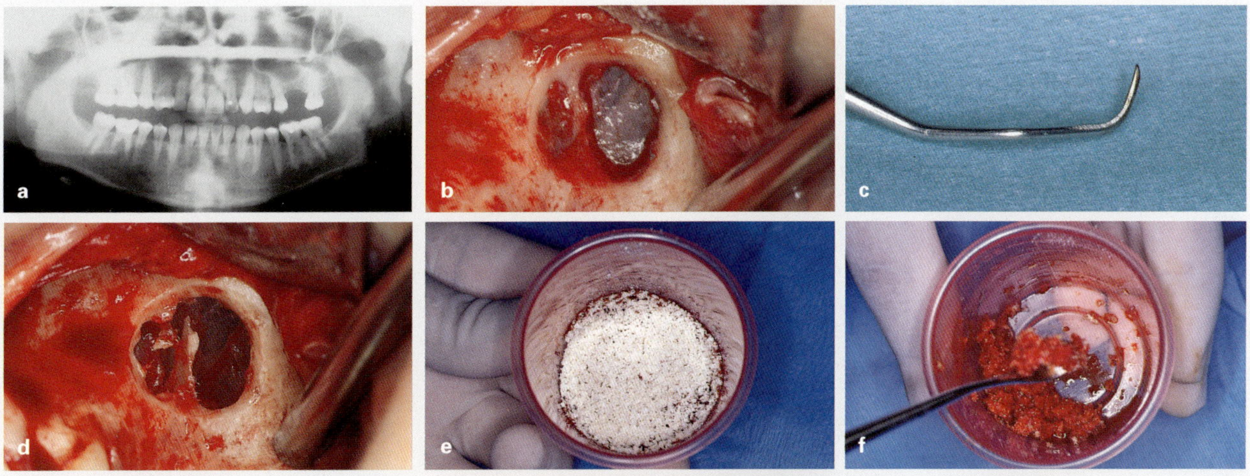

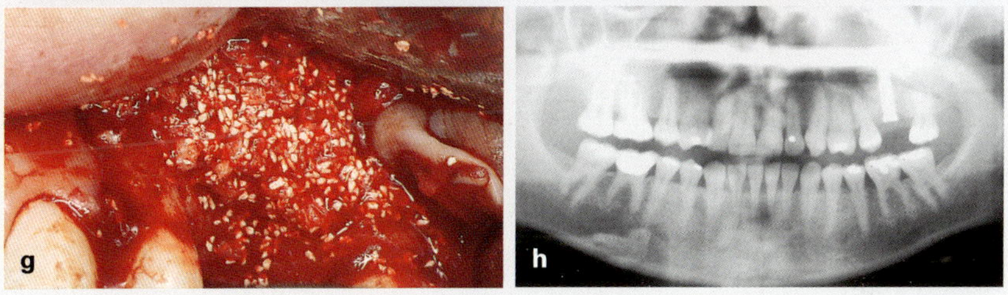

图9-27　经常遇到涉及单颗牙的病例，如果患者希望保持邻牙的完整性并不想选择局部义齿，则上颌窦底提升和种植体植入是理想的选择。（a）该患者的牙槽嵴骨高度约为4mm。（b）上颌窦腔内常遇见骨间隔。它们通常在影像学中可以看到。临床医生可以提前计划，选择适合的器械，尤其是像这样小的骨窗尤其重要。（c）对于小的骨窗（特别是有间隔时），可以使用非常小的器械［例如Gracey牙周刮匙（Hu-Friedy）］。（d）剥离间隔上方和周围的黏骨膜可见这个区域是相连的。（e）本病例使用的是同种异体骨和PRP混合的移植材料。（f）混合之后很容易操作，颗粒会聚集在一起。（g）在立即植骨和植入种植体的病例中，上颌窦内侧壁已经植骨，种植体完成植入，该区域的外侧壁完成植骨。在某些病例中，如上图所示，上颌窦外侧壁需要过增量，以弥补该区域的凹陷。（h）种植体和骨移植材料同期植入。注意种植体根方周围的骨。同期进行骨增量和种植体植入可以使临床医生将骨精确地置入在种植体需要的位置。

密填充。如果种植体的直径大于牙槽嵴的宽度，应在窦腔外侧种植体的表面植入并固定骨移植材料。骨窗的外侧用屏障膜覆盖，以防止软组织生长。最后，将黏骨膜瓣重新定位，间断缝合关闭创口。

两阶段方案

在两阶段方案中，分阶段进行上颌窦底提升和种植体植入（图9-28）。在开始植骨程序之前，医生必须确定位点所需的种植体的长度，以及确保足够骨移植材料能覆盖它。植入骨移植材料后，骨窗用可吸收屏障膜覆盖（跟一阶段方案中一样），重新定位黏骨膜瓣，用可吸收缝线间断缝合关闭切口（图9-29）。

骨移植材料成熟需要4～12个月。时间取决于所使用的骨移植材料、骨移植材料的大小和患者的全身健康状况。如果骨移植材料已经成熟，应评估确保有足够的骨高度植入种植体。然后，种植体根据相应系统规定的手术方案植入在骨移植的位点，进行骨结合。

图9-30～图9-32为完整的病例，展示了本章中描述的程序。

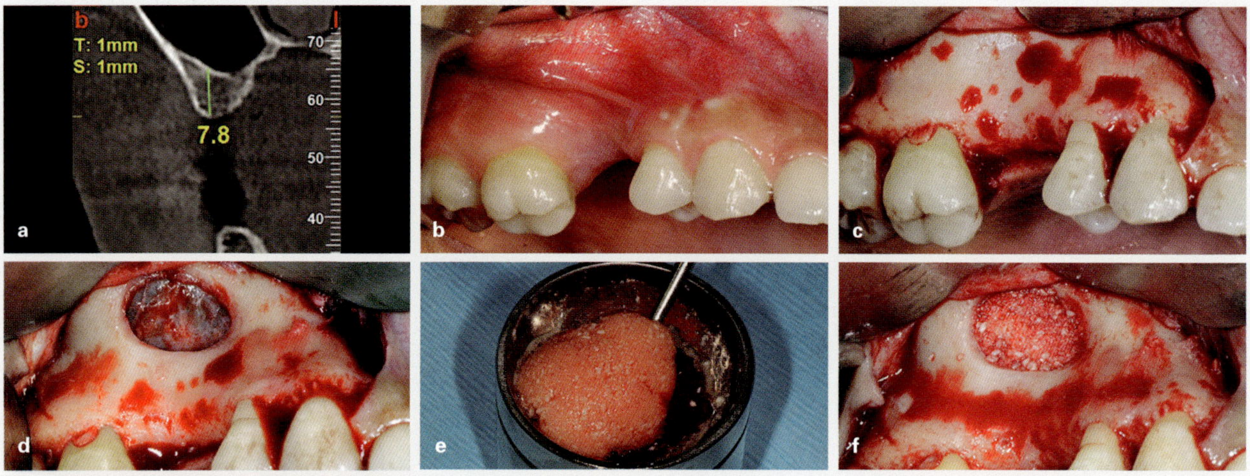

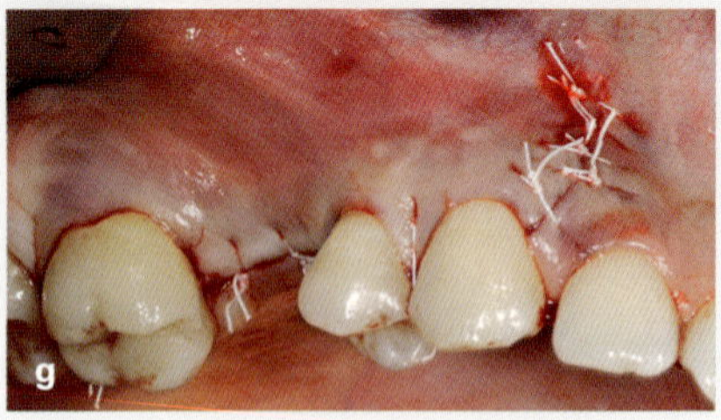

图9-28 两阶段上颌窦底提升术。(a)术前CBCT断层。测量上颌右侧后牙区对应的第一前磨牙，结果显示骨高度不足以进行种植体的植入。(b)该区域术前临床视图。(c)翻全厚瓣暴露上颌窦外侧壁。(d)将上颌窦膜从上颌窦内侧壁剥离到适当的高度。(e)同种异体冻干骨与PRP混合制作成黏性骨。(f)上颌窦腔用黏性骨完成植骨，直到骨移植材料与原始侧壁水平一致。(g)然后通过无张力的单纯间断缝合将瓣复位到原位。

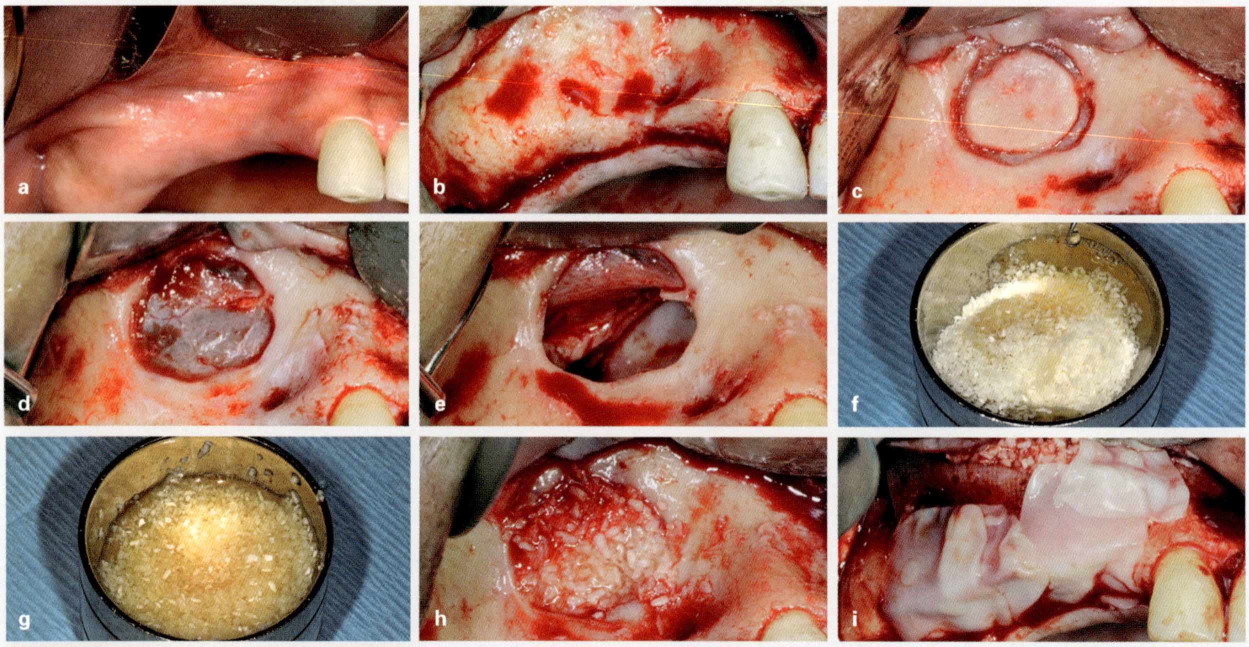

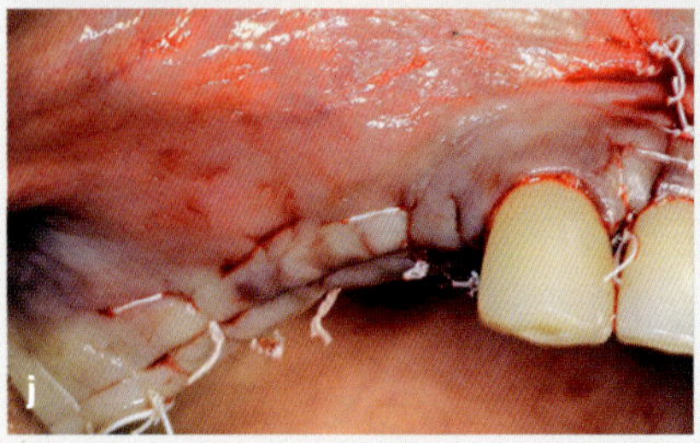

图9-29 用同种异体冻干骨和PRP混合进行上颌后牙缺失的上颌窦底提升的两阶段程序。(a)上颌骨后部缺牙区明显骨吸收的术前视图。(b)翻瓣后暴露上颌窦的外侧壁，骨吸收更加明显。(c)用金刚砂钻制备圆形骨窗的边缘。(d)轻柔地移除骨岛，没有发生上颌窦膜穿孔。(e)上颌窦膜被抬起，为上颌窦底植骨创造了空间。(f和g)为了促进骨生长和加速愈合，将同种异体骨颗粒与PRP混合，形成复合骨移植材料。(h)将骨移植材料填充到上颌窦膜下方已预备的部位(至骨轮廓处，但不超过骨轮廓)。(i)用数层PRP膜覆盖位点，以稳固骨移植材料颗粒。(j)将黏骨膜瓣重新调整覆盖位点，实现无张力的一期关闭。

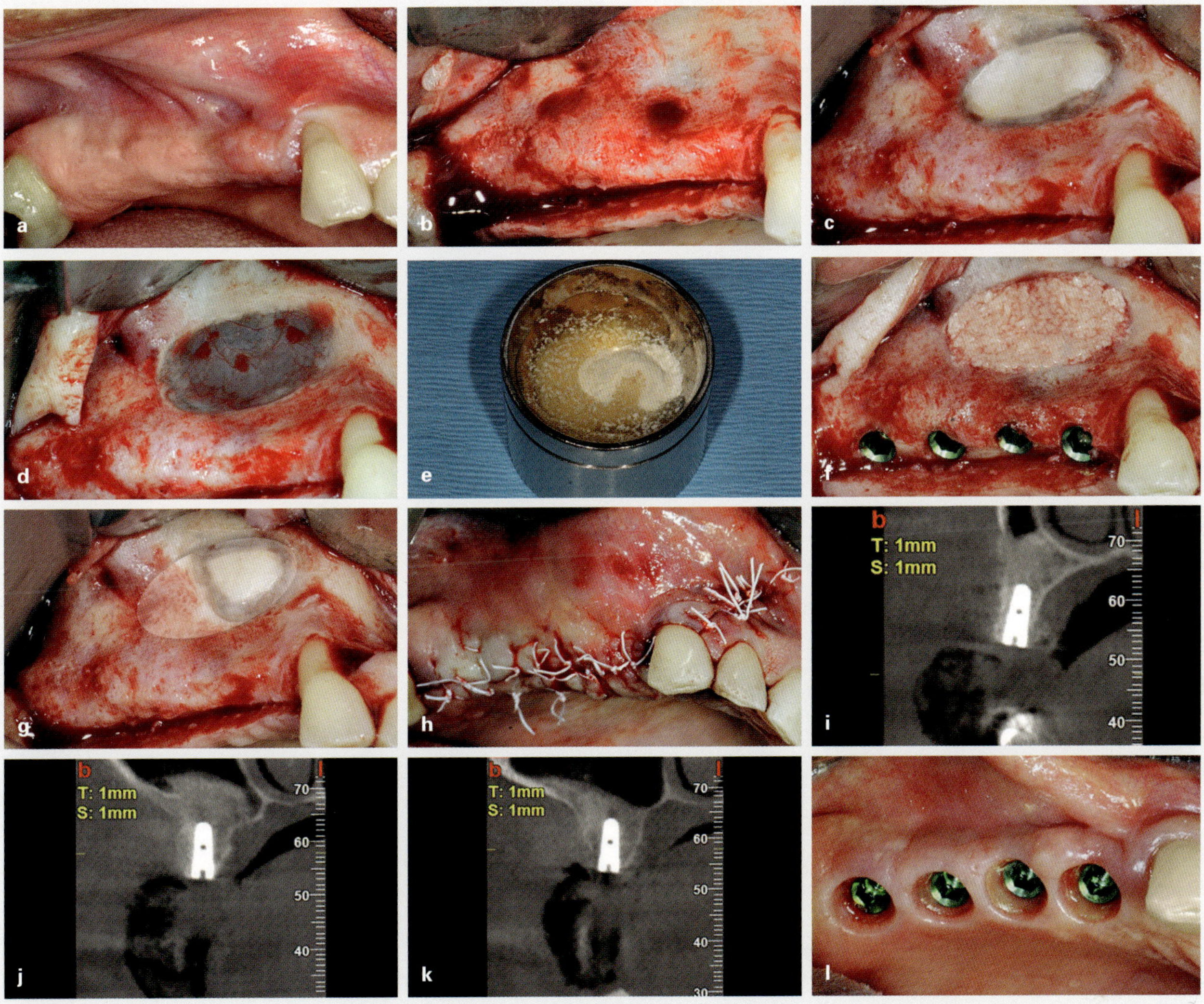

图9-30 一阶段上颌窦底提升，同期植入种植体，使用同种异体冻干骨和PRP混合制作成黏性骨。（a）上颌右侧后部的术前临床视图。（b）翻全厚瓣暴露上颌窦的外侧壁。（c）上颌右侧前磨牙区制备椭圆形骨窗，以暴露上颌窦膜。（d）小心地移除骨窗，开始剥离上颌窦膜。（e）从患者自己的血液中提取浓缩的PRP液体，并混合到同种异体冻干骨中，制作成黏性骨。（f）种植窝洞预备按照常规的方式操作，将黏性骨填充入上颌窦内，重建第一和第二前磨牙部位的腭侧。所有的种植体都以常规的方式植入，然后在窦腔内填充额外的骨移植材料，直到与原始骨面平齐。（g）用异种胶原蛋白制成的OsteoFoam覆盖上颌窦及种植术区，以保护植骨部位并增加种植体周围软组织的宽度。（h）然后通过无张力单纯间断缝合将瓣复位到原位。（i~k）术后CBCT扫描显示，所有种植体的周围都有足够的骨高度。（l）修复体粘接前种植体周围软组织的临床视图。

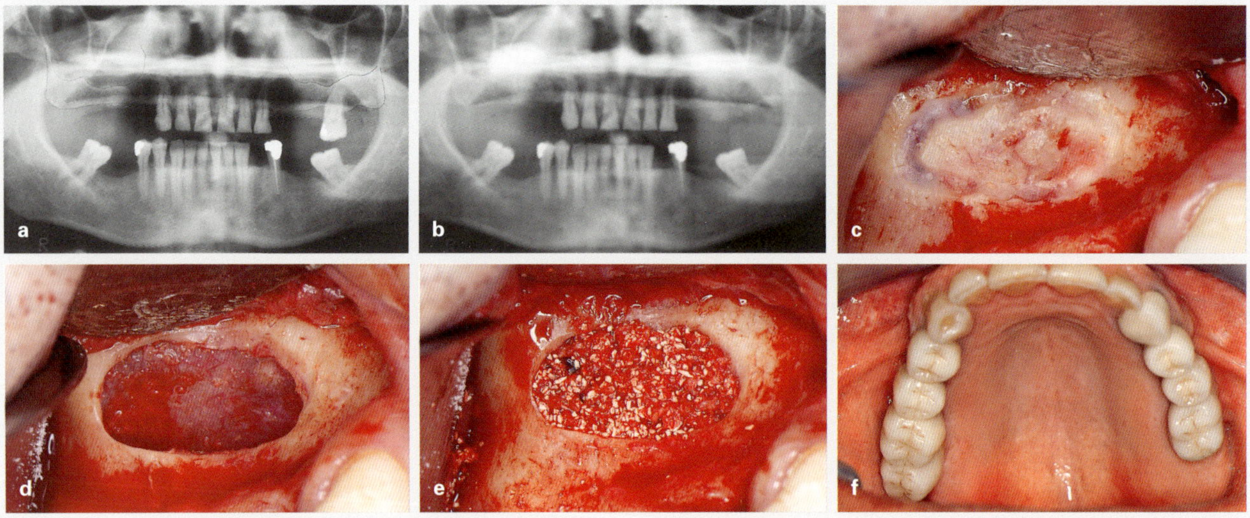

图9-31 上颌窦过度气化的患者进行双侧上颌窦底提升以便后续种植体植入。（a）全景片显示双侧上颌窦气化。（b）可见窦腔内骨量的增加。X线片中的穹隆状表明上颌窦膜保持了完整性，提升区域完全被填满。（c）骨窗的大小和形状取决待植骨的上颌窦以及将要植入种植体的数量与位置。提前计划并准确知道种植体在高度、近远中方向和颊腭侧方向所占的区域非常重要。（d）骨岛移除后，上颌窦膜可以被剥离。（e）在充分剥离、放置和去除Cottonoid棉条后，将骨移植材料植入在受区，用填充器填充到正确的位置，然后适当地压实。完全填充的上颌窦腔恢复了上颌窦外侧壁的初始轮廓。（f）成功的结果。

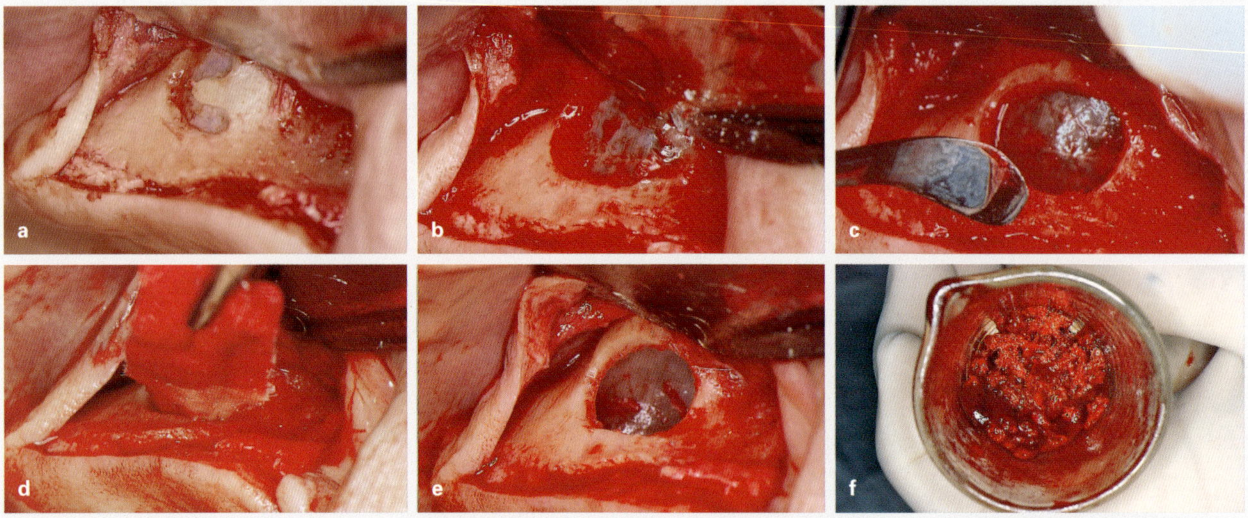

图9-32 上颌窦过度气化的患者进行上颌窦底提升。（a）骨窗制备呈C形，以便定位和确认上颌窦间隔的位置。位置确定后，继续进行骨窗制备。（b）骨窗制备和上颌窦膜剥离过程中，良好的剥离、吸引和冲洗都非常重要。（c）让患者用鼻子吸几口气然后憋住几秒钟，有助于剥离上颌窦膜。这也有助于确定上颌窦膜是否被撕裂，因为当患者吸气时，撕裂的上颌窦膜不会抬起。（d）约5分钟后取出Cottonoid棉条。（e）上颌窦膜已被适当提升，准备用骨移植材料填充上颌窦腔。注意，由于用了Cottonoid棉条止血，可以清晰地看到该区域。（f）骨移植物应放置在口腔附近，便于从容器转移到上颌窦腔。应避免唾液污染。

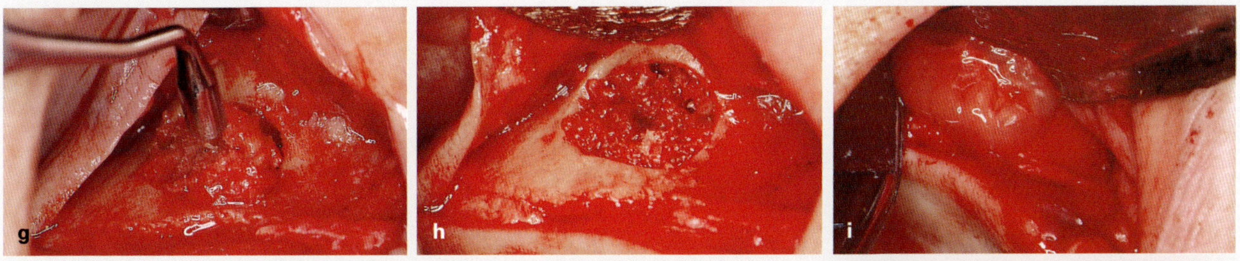

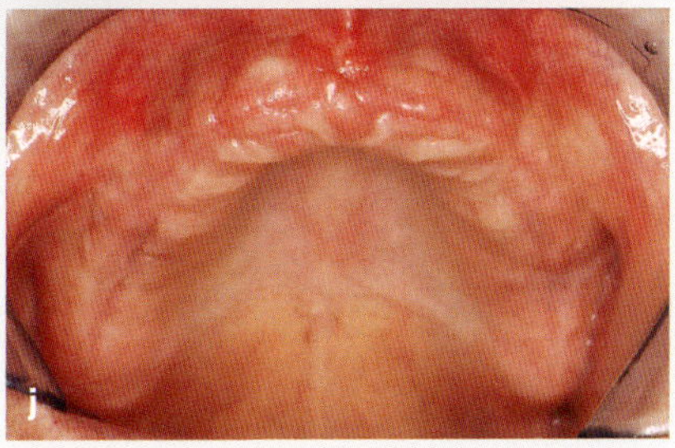

图9-32（续）　（g）用填充器填充移植物时，应小心地向骨壁方向施加压力。力量过大或朝向上颌窦膜会导致上颌窦膜撕裂，并将移植物推出上颌窦膜。（h）骨移植材料植入到与颊侧骨壁同一水平。（i）PRP膜覆盖于骨窗。因为其有适当的韧性，允许这种类型的操作。（j）术后2周的愈合情况。

术后注意事项

上颌窦底提升术后注意事项与大多数口腔手术和鼻窦手术类似。术后1周开始，建议每天使用氯己定漱口水2次，持续2周，以降低感染的风险。在术后至少2周内，应避免擤鼻涕、用吸管喝水、吸烟，以及所有可能产生负压的行为。咳嗽或打喷嚏应张开嘴来减轻压力。建议冰敷、仰头、休息和在手术部位施加压力。镇痛药应用于控制术后疼痛和不适。此外，还可以使用抗炎药和抗组胺药。术前应预防性使用抗生素［例如500mg的阿莫西林克拉维酸钾（GlaxoSmithKline）或类似适合的抗生素］，术后继续使用，每天3次，持续7～10天。对于鼻塞，应开具鼻腔减充血药物［例如Sudafed（Pfizer）］，按照规定每天30～60mg，并根据需要使用Afrin鼻喷剂（Bayer）。

根据骨移植材料和机体的成骨潜力，骨移植材料和种植体的骨结合通常需要3～12个月，才可进入修复阶段。在这期间，患者可以佩戴用软性材料衬垫的传统修复体。如果在口内供区取骨，通常需要1～2周恢复，而愈合过程中的疼痛患者通常可以忍受。

潜在的并发症

术后可能发生的并发症包括窦腔充血、骨移植材料感染、创口愈合不良、在植骨位点成骨量不足或骨质量不佳[119]。窦腔充血和疼痛应通过使用减充血剂及镇痛药进行治疗。骨移植物感染相对罕见。如果发生感染，应完全清除骨移植材料，行根治性上颌窦切除术去除上颌窦膜，充分冲洗手术区域，并使用抗生素。通常不需要进行鼻窦切除术。牙槽嵴软组织愈合和影像学显示上颌窦腔清晰后，可以重新进行上颌窦底提升。

如果组织的血供中断或受阻，可能会导致创口愈合不良和骨移植物或种植体的早期丧失。如果切口没有正确关闭，应清除剩余的移植物，检查上颌窦膜是否穿孔，并冲洗窦腔。适当使用抗生素，使创口二期愈合。

如果骨移植物不能形成足够的质量或数量的新骨来支持种植体，可以重新进行上颌窦底提升。暴露上颌窦腔外侧壁后，移除骨移植材料，检查手术缺损区，然后用不同组合的材料重新进行上颌窦底提升。在种植体愈合过程中的创伤或修复过程中的病理性负荷也会导致种植体过早脱落。上颌种植体的脱落会造成口鼻瘘，可能需要手术闭合。

10

上颌前牙区牙槽嵴骨增量术与移植材料

Augmentation and Grafting of the Maxillary Anterior Alveolar Ridge

上颌前牙区因其突出位置和可见性成为牙列中最具挑战性的修复部位之一[1-5]。为了获得持久且美观的修复效果，进行骨移植以支持种植修复体和软组织是关键。在涉及2颗或更多颗牙齿的病例中，难度更高。种植体的骨结合，特别是在上颌前牙区，依赖于足够的松质骨密度、牙槽嵴的高度和宽度以及全身骨骼健康状况[6-8]。临床医生必须在术前评估所有这些因素，以确保种植体在功能期间能够维持骨结合。此外，需要利用所有可用的临床技术、技工室技术和沟通工具，以满足患者的功能和美学需求[9-12]。

当伴随前牙缺失的骨吸收阻碍了种植体的正确植入时，就需要进行骨增量[13-15]。通常情况下，种植体的直径超过天然牙的直径，这会对牙冠颈部的美学效果带来挑战。在上颌前牙区，还有一些独特的问题可能限制种植体的理想植入位置，包括因牙周病导致的吸收或因拔牙导致上颌牙根唇侧皮质骨板折裂、与鼻腔和上颌窦腔的距离过近、切牙管的横向延伸、唇侧塌陷，以及因衰老或代谢性疾病导致的骨代谢减缓和骨健康状况下降（这些问题可能在种植后才显现）（图10-1）。要获得健康且美观的软组织效果，包括自然的穿龈轮廓，可能需要软组织移植以及骨移植[16-29]。因此，成功修复上颌前牙区需要制订全面的治疗计划，使外科医生、技工室技术人员和修复医生能够在治疗开始前预见最终效果。

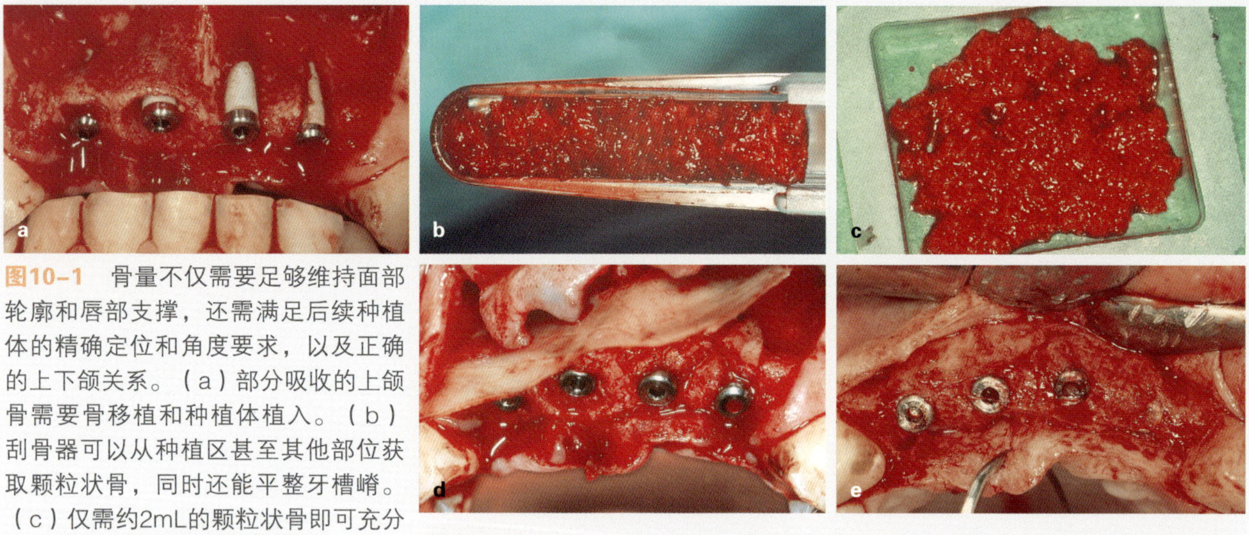

图10-1 骨量不仅需要足够维持面部轮廓和唇部支撑，还需满足后续种植体的精确定位和角度要求，以及正确的上下颌关系。（a）部分吸收的上颌骨需要骨移植和种植体植入。（b）刮骨器可以从种植区甚至其他部位获取颗粒状骨，同时还能平整牙槽嵴。（c）仅需约2mL的颗粒状骨即可充分覆盖2颗暴露种植体的唇侧表面。（d）一块薄片层状同种异体骨可放置于种植体上方，用以固定颗粒状骨，并防止软组织细胞侵入仅期待骨生长的区域。（e）术后6个月，种植体表现出被完美覆盖；在手术的第二阶段，可以从第四颗种植体的顶部移除多余骨量。

组织评估以决定移植需要

在上颌前牙区进行种植体植入治疗规划的第一步是分析缺牙区牙槽嵴的形态，特别关注切龈方向和唇腭方向的情况。可用的骨量必须足以容纳所需种植体的数量和尺寸，以支持计划的修复体以及软组织结构。根据临床检查和影像学检查的结果，可能需要进行CT或螺旋断层扫描，以获得三维图像[6,30]。这种影像技术可与CAD/CAM技术相结合，用于种植体基台的三维定位，从而满足患者在功能和美学上的需求[31-32]。此外，还可以要求技工室制作牙槽嵴和缺失牙的蜡型。

种植修复的计划方法将取决于是修复单颗牙还是多颗牙，以及种植体的植入是即刻还是延期[33-48]。如果缺失两颗以上的牙齿，通过减少种植体的数量可以改善美学效果，因为这有助于在桥体区域保留种植体周围的软组织结构[49-51]。随后，临床医生可以采取措施塑形种植体间的龈乳头。当种植体以1：1的比例对应缺失牙植入时，制造龈乳头的视觉效果会更加困难[52-55]。

前牙区牙槽嵴骨增量术

关于是否以及如何增量上颌牙槽嵴的决定，部分取决于牙冠-种植体比例以及切缘相对于种植体的位置。缺损形态也决定了应使用哪些技术或移植材料。为适应上颌前牙区的种植体植入，已开发出多种牙槽嵴骨增量术，包括鼻底提升术并移植骨移植材料（见第11章）、利用骨凿进行牙槽嵴扩张（见第13章）、自体皮质松质骨块移植（见第15章）以及引导骨再生术（见第14章）。表10-1根据牙槽嵴缺损的严重程度对增量术进行了分类。通常，当牙槽嵴宽度在4～10mm时，可以考虑多种门诊手术；而严重吸收或其他明显缺损的牙槽嵴通常需要更进一步的治疗（图10-2）。

在上颌前牙区修复病例中，可能需要进行膜龈重建。如果牙槽嵴缺损的水平向和垂直向距离其原始轮廓在3mm以内，可以通过软组织增量术获得良好效果。例如，使用带蒂结缔组织移植或从腭黏膜获取的游离外置/内置结缔组织移植。这些移植手术可以在种植之前或潜入式愈合阶段进行[56-60]。

表10-1 牙槽嵴骨增量术分类

牙槽嵴宽度（mm）	手术
8～10	引导骨再生（GBR）
7～8	颗粒状骨移植和钉固定屏障膜
6～7	骨凿牙槽嵴扩张
5～6	同种异体骨块移植或牙槽嵴劈开
4～5	自体骨块移植
1～4	上颌截骨术或钛网（都使用自体骨）或牵张成骨术

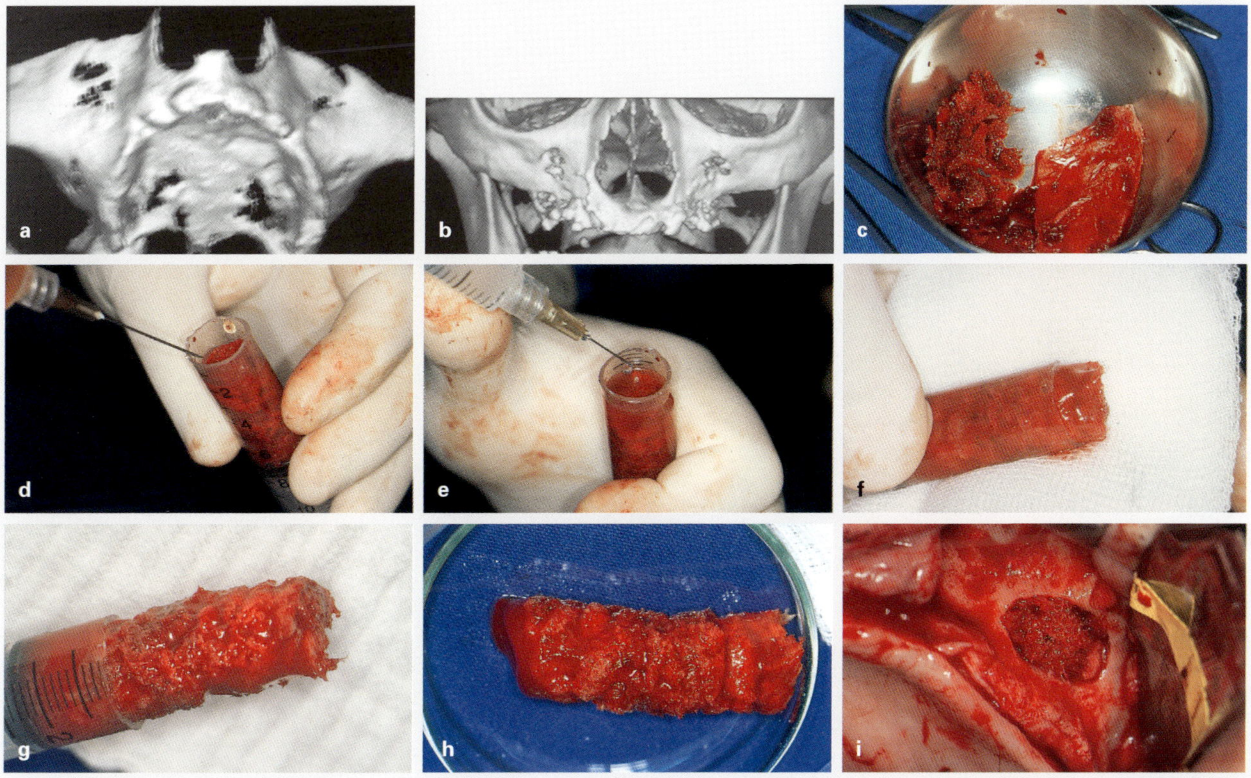

图10-2 用于种植体植入的颗粒状骨和块状骨移植，适用于严重牙槽嵴吸收的患者。（a）数字化三维断层扫描显示上颌骨平均嵴顶骨宽度为2mm。（b）上颌骨前部和后部的牙槽嵴几乎吸收到接近鼻底，仅剩2～3mm的嵴顶骨高度。（c）该患者的骨量流失不仅需要颗粒状骨，还需要块状骨移植。由于所需的骨量和形状复杂性，骨移植材料在全身麻醉下于手术室从髂嵴采集。（d）颗粒状骨被装入一个去掉尖端的5mL注射器中。这是一种经济、易得且无菌的方法，可将骨材料输送到受区，同时便于测量骨量并用注射器推杆压实骨移植材料。随后加入非活化的富血小板血浆（PRP）以浸透颗粒状骨。（e）当非活化的PRP完全浸透移植材料后，注入活化物质。这一步骤在将移植材料放置到受区之前立即进行。（f）通过注射器将移植材料挤出。（g）为了演示，将移植材料挤到无菌毛巾上。在临床操作中，材料会直接以这种方式输送到受区。（h）由于PRP的胶凝作用，移植材料即使完全从注射器注射出来也能保持黏合状态。（i）首先填充上颌窦腔，然后使用压实器将骨移植材料压入上颌窦的所有必要区域，并充分压实。

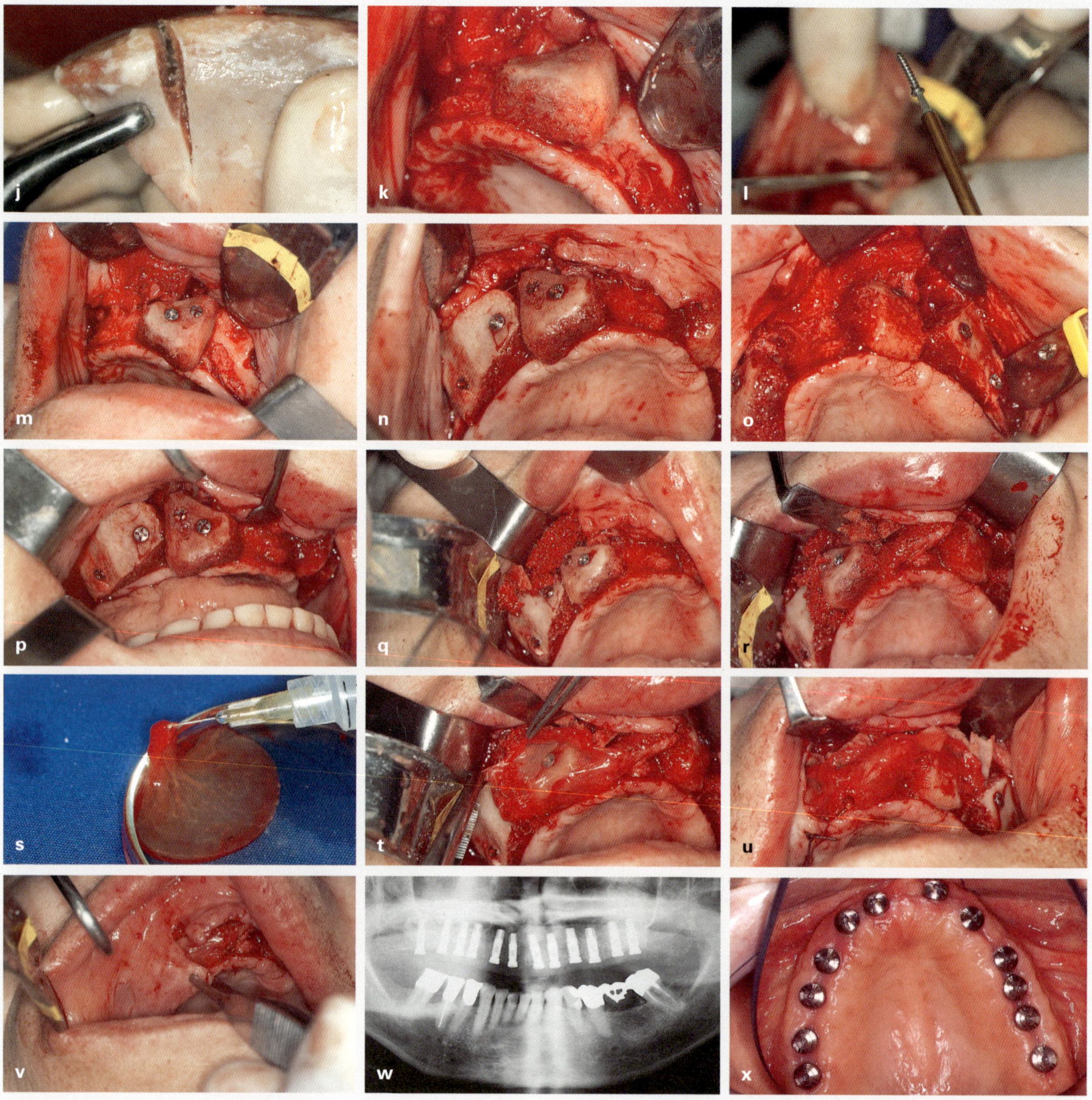

图10-2（续） （j）采集的骨块被仔细切割成较小的块，并测量以贴合牙槽嵴缺损区。（k）骨块和牙槽嵴都需进行修整和塑形，以实现良好的贴合和稳定性。骨块的位置应能够形成理想的牙槽嵴宽度，以支持种植体的植入，并确保理想的上下颌关系。（l）用于固定骨块的螺钉必须质量高且具有适当的长度和直径，并配备适合的螺丝刀。（m）每块骨块通常应使用至少2颗螺钉固定，以防止旋转或移动。（n）骨块放置后继续修整，以填充空隙。（o）骨块被固定后，其边缘可以进一步修整。（p）在骨块放置过程中需检查上下颌关系，以确保形成适当尺寸的牙槽嵴。（q）使用颗粒状骨填充骨块之间的空隙，以创造更平滑、更密实的轮廓。（r）制备富血小板血浆（PRP）膜备用。由于移植区的主要表面由皮质骨块组成，而非颗粒状骨，因此无须使用传统的引导骨再生膜。（s）通过将一小片活化的PRP置于光滑的无菌表面上形成PRP膜。（t）将PRP膜覆盖在骨块上。（u）移植的整个区域应被膜完全覆盖。（v）应彻底分离颊侧瓣，以允许黏膜充分拉伸并确保完全且无张力的一期关闭。重要的是，瓣膜应仅包含黏膜，而不包含颊肌或口轮匝肌纤维。这种策略可在微笑和咀嚼时最大限度地减少瓣膜的张力和移动。如果需要，可在稍后进行前庭成形术。（w）在牙槽嵴高度和宽度移植前仅为2～3mm的患者中，成功植入了12颗具有适当长度、直径和位置的种植体。（x）二期手术后临床图像显示12个愈合基台周围环绕着健康的附着龈。

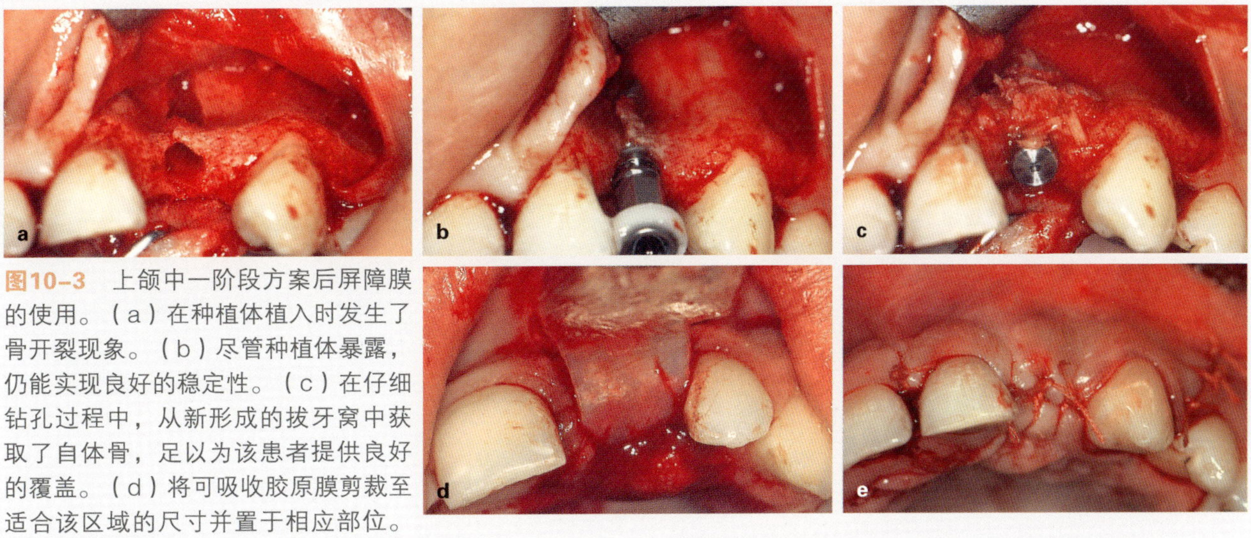

图10-3 上颌中一阶段方案后屏障膜的使用。（a）在种植体植入时发生了骨开裂现象。（b）尽管种植体暴露，仍能实现良好的稳定性。（c）在仔细钻孔过程中，从新形成的拔牙窝中获取了自体骨，足以为该患者提供良好的覆盖。（d）将可吸收胶原膜剪裁至适合该区域的尺寸并置于相应部位。（e）将组织瓣复位到原位，并且无张力缝合以确保实现一期关闭。

引导骨再生

如果牙槽嵴的唇腭向宽度至少为8～10mm，并且上下颌牙槽嵴的关系适合，通常可以充分地将种植体植入骨内。有时，为了美学效果或覆盖种植体的一些暴露螺纹，可能需要进行一定的移植。在这种情况下，可以考虑使用钛增强的屏障膜。临床经验和已有文献表明，对于这种宽度的牙槽嵴骨缺损，无须使用骨移植材料，仅通过引导骨再生（GBR）即可有效治疗。事实上，这种方法的结果非常可预测，以至于软组织处理往往成为在前牙区实现成功种植体支持式修复的最大挑战。

在上颌使用屏障膜进行引导骨再生（GBR）时，可以采用一阶段或二阶段方案。如果骨量足够用于种植体植入，并且初始稳定性不是问题，则可以采用一阶段方案，将屏障膜和种植体同时放置，用于处理任何轻微的骨开裂或骨开窗。屏障膜约6个月后可移除，随后可开始修复治疗。当局部上颌骨不足以进行种植体植入，因而无法满足患者的美学和功能需求时，可首先放置屏障膜，以促进缺损区的骨再生。钛增强的屏障膜可以安全地覆盖骨缺损，同时有效防止膜与骨直接接触[61–63]。屏障膜约9个月后可移除，并在第二阶段手术中植入种植体。种植体植入后约3个月可开始修复治疗。

颗粒状骨移植和钉固定屏障膜

如果牙槽嵴的唇舌向宽度至少为7～8mm，应考虑使用含有颗粒状骨移植材料的膜。骨移植材料可以由自体骨、同种异体骨［例如脱矿或矿化冻干同种异体骨（FDBA）］或异质骨/异种骨组成。如第2章所述，自体骨可以再生骨组织，而异质骨和异种骨提供骨引导性支架以促进骨再生。含有胶原蛋白或其他类型可吸收膜（包括固定的生物可吸收膜）的同种异体骨也可用于牙槽嵴增宽[64–69]（图10-3）。然而，文献表明，即使在与种植体同期植入时，使用不可吸收膜通常能获得更可预测的结果[70–72]（图10-4）。当种植体的植入推迟数周且仅放置单颗种植体时，可获得最佳结果[73–77]。一些研究人员还证明，即使在更严重的骨丧失情况下，GBR（引导骨再生）也能有效应用[78–79]（图10-5）。

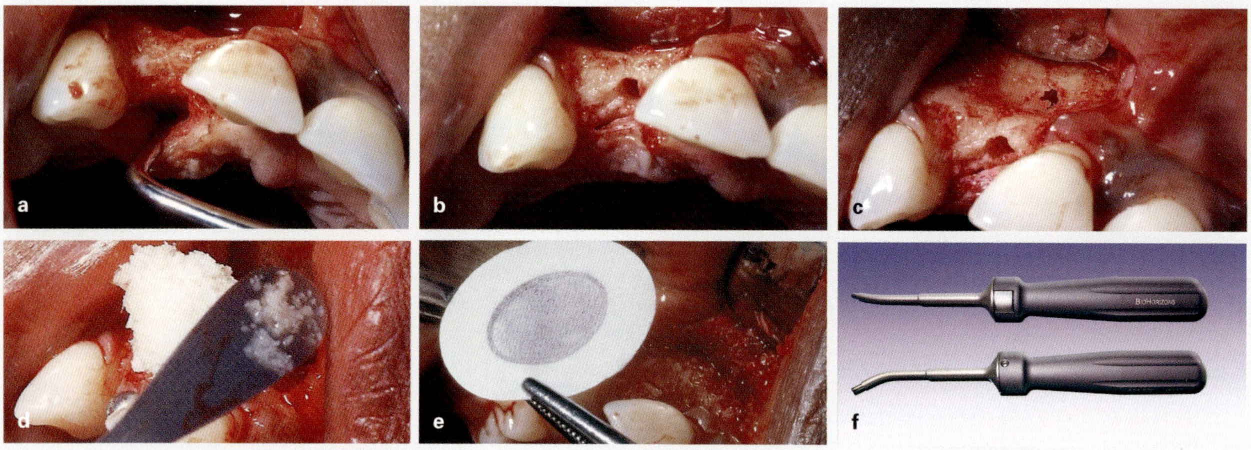

图10-4 如果牙槽嵴的唇腭向宽度至少为8～10mm，可以使用GBR膜（使用或不使用骨移植材料）来修复骨开裂。（a）上颌骨前部的单颗牙缺失区域在骨高度和宽度方面具有挑战性，同时需要与对侧区域保持对称。（b）单颗牙缺失区域即使在触诊时也可能呈现出良好的骨宽度和高度的假象，因为塌陷区域被结缔组织填充。（c）尽管外观上显示骨量充足，但翻瓣后可见一个深的塌陷区域，在钻孔过程中出现骨开裂。（d）在该患者中，选择将同种异体颗粒状骨与膜结合使用。（e）为该患者选择了Gore-Tex膜，因为其在该区域提供了良好的贴合性和覆盖效果。这种不可吸收膜将在手术第二阶段中移除。（f）使用AutoTac系统（BioHorizons）与可吸收或不可吸收的骨钉（tack），是帮助保持膜不移动的理想选择。

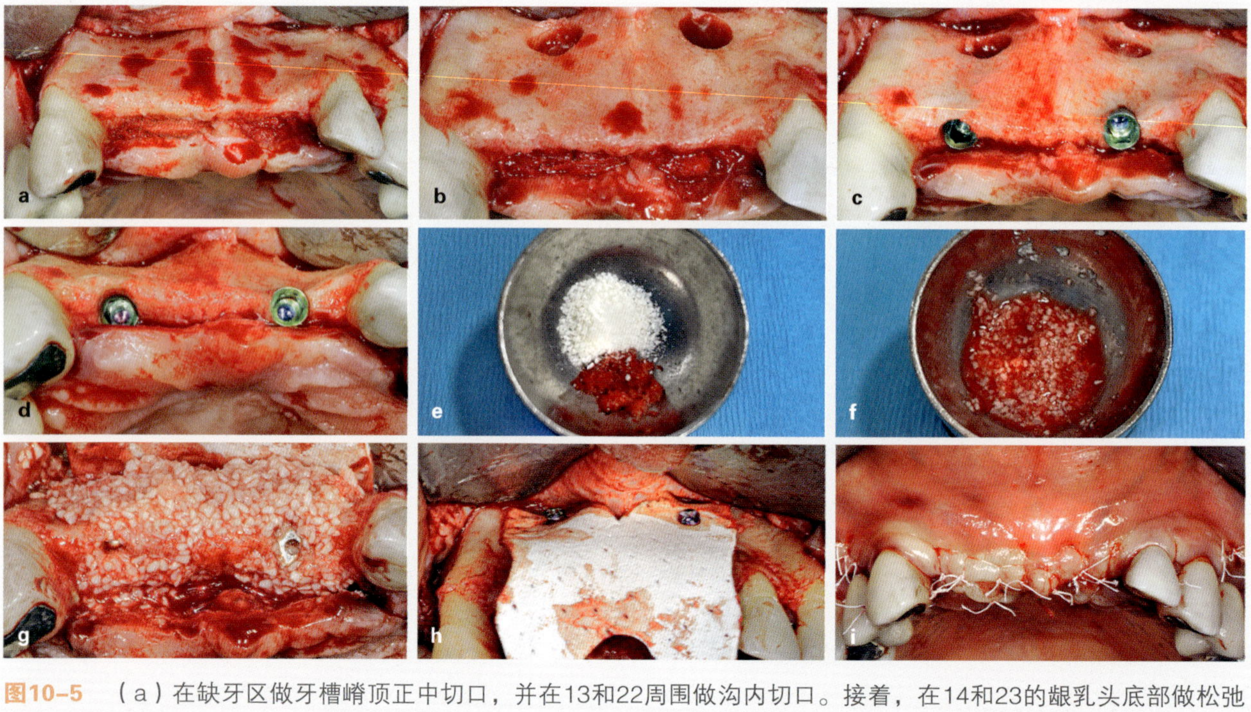

图10-5 （a）在缺牙区做牙槽嵴顶正中切口，并在13和22周围做沟内切口。接着，在14和23的龈乳头底部做松弛切口，并向膜龈联合处延伸。最后，唇侧和腭侧翻全厚瓣，暴露整个区域的唇侧骨板和腭侧骨板。使用金刚砂球钻彻底清理骨膜的所有软组织残留物。（b）使用取骨钻从种植体下方的区域获取自体骨。（c）按照三单位桥的标准钻孔流程，将2颗种植体植入12和21的解剖位置。（d）种植体植入后，可见其唇侧和腭侧均存在骨宽度不足的情况。（e和f）通过加入等量的FDBA并混合形成均匀的移植材料来扩充自体骨。（g）将复合移植材料填充到缺损区，直到达到所需的骨量。（h）使用缓慢吸收的膜（OsteoDerm Enhanced），将其修剪并用2颗固定螺钉固定在唇侧骨板上。（i）将膜贴合至腭侧并插入腭侧瓣下。切开唇侧瓣的骨膜并冠向拉伸，以确保移植物上方的一期关闭。然后，使用无张力的单纯间断缝合和水平褥式缝合将瓣固定回原位。

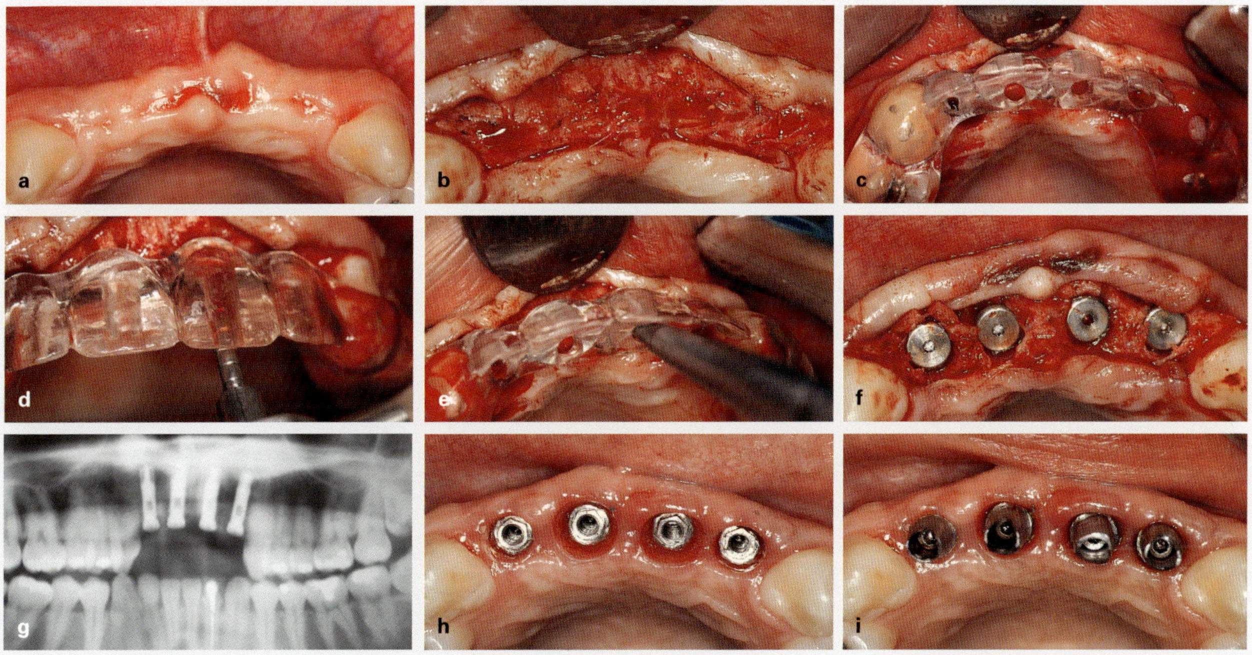

图10-6 骨凿可用于扩张和增量牙槽嵴，从而提供适当的骨支持以满足功能需求。骨凿通过压实和重新定位骨组织而非移除骨组织，从而提高种植体留存的可能性。逐渐增大的骨凿直径（0.3～0.6mm）可用于创建适合特定种植体的牙槽嵴劈开术。（a）术前视图显示上颌前牙区牙槽嵴菲薄，缺失4颗切牙。翻瓣以获得手术入路和视野。（b）翻开并牵开组织瓣以暴露牙槽嵴。（c）放置手术导板以确定适当的牙槽嵴劈开术位置。（d）首先使用特定种植体系统中最小直径的钻头钻孔，以达到种植体所需的深度，然后选择种植体。（e）在钻孔位置插入与牙槽嵴劈开直径相同或稍大的骨凿（例如略大于钻孔直径0.3mm以内）。根据拟植入种植体的尺寸，逐步使用直径更大的骨凿达到适当深度。骨凿可通过手动缓慢旋转或使用锤子轻轻敲击插入。最终的骨凿应接近种植体的形状和直径。（f）种植体应具有自攻设计。图中显示了3.75mm×15mm的种植体。（g）术后X线片显示种植体已到位。（h）从牙槽嵴的殆面照可见骨凿扩张后增加的唇腭向尺寸。（i）放置用于固定修复的种植体基台，准备进行固定修复治疗。

骨凿牙槽嵴扩张

如果牙槽嵴的唇腭向宽度至少为6～7mm，可以采用骨凿来扩张和增宽牙槽嵴，以恢复功能并提供良好的美学效果[80-81]。在种植体植入前使用骨凿来扩张狭窄的前牙区牙槽嵴，为临床医生提供了一种非常灵活的方法。其主要优点包括：钻孔少或无须钻孔、保留骨组织、改善骨密度，以及形成更致密的种植体-骨界面。传统上，当牙槽嵴主要由致密骨构成时，种植窝洞通常使用直径逐渐增大的钻头制备，最后一个钻头的直径和长度与种植体相当。然而，当预定种植部位主要由低密度骨构成时（这种情况在上颌骨最常见），应采用更保守的方法。在这种情况下，可以使用直径逐渐增大的骨凿推入或敲入牙槽嵴中，实际起到压实和紧密骨组织的作用。种植部位的低密度骨不会像钻孔那样被移除，而是被有效重新分布，从而提高种植体植入后的留存率（图10-6）。牙槽嵴扩张的其他适应证包括：改善美学效果、减少上颌骨下凹、调整种植体的穿龈角度，以及与对颌标志相匹配。

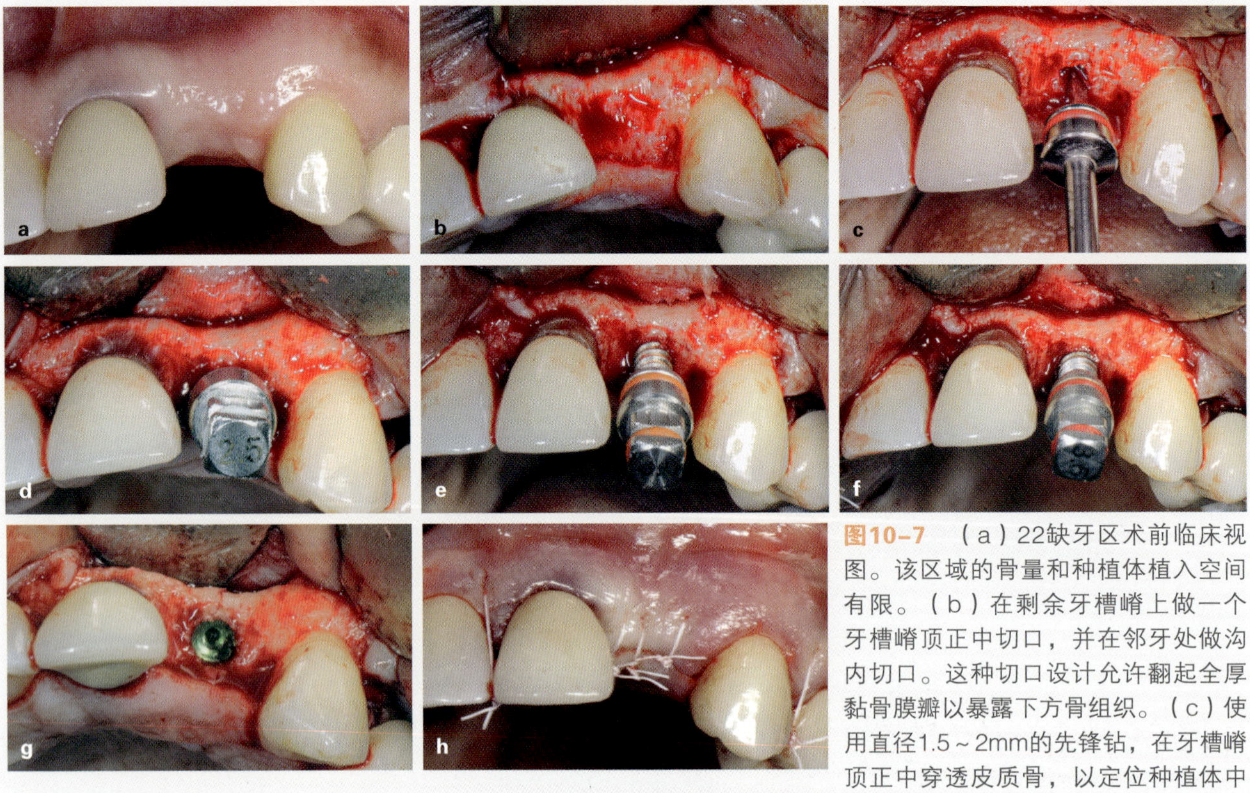

图10-7 （a）22缺牙区术前临床视图。该区域的骨量和种植体植入空间有限。（b）在剩余牙槽嵴上做一个牙槽嵴顶正中切口，并在邻牙处做沟内切口。这种切口设计允许翻起全厚黏骨膜瓣以暴露下方骨组织。（c）使用直径1.5～2mm的先锋钻，在牙槽嵴顶正中穿透皮质骨，以定位种植体中心。（d）在骨切口内插入直径2.5mm的第一个骨扩张器，轻柔旋转以开始扩张牙槽嵴。在达到计划种植体长度后，骨扩张器保留3分钟。（e）移除第一个骨扩张器，并换上3mm直径的第二个骨扩张器。（f）移除第二个骨扩张器，并换上直径3.5mm的第三个骨扩张器。（g）在扩张几分钟后，移除第三个骨扩张器，并植入直径3.7mm的种植体。（h）翻起的黏骨膜瓣通过无张力的单纯间断缝合复位。

牙槽嵴扩张和牙槽嵴劈开

牙槽嵴扩张和牙槽嵴劈开是用于增宽牙槽嵴缺损的额外治疗方法，可以在常规门诊操作中完成，且手术复杂性较低。外科医生应根据术前牙槽嵴水平向缺损的宽度来决定采用哪种技术。对于宽度为5～6mm的牙槽嵴，通常可以通过牙槽嵴劈开术成功治疗，而牙槽嵴扩张术则要求至少6mm的牙槽骨宽度（图10-7和图10-8）。两种手术均要求牙槽骨的垂直高度至少为10mm。

由于这些手术通常可以在一次手术内完成且无须开辟第二术区，与传统技术相比，它们对患者的创伤较小，费用也更低。骨凿和骨扩张器主要用于上颌骨区域，因为该区域的骨密度较低，骨质相对较软。牙槽嵴劈开工具（例如骨凿、骨锯和超声骨刀）可以用于下颌骨（以及在某些情况下的上颌骨），以在牙列缺失或牙列缺损患者中实现“理想”的种植体植入。关于这些手术的分步指导，请见第13章。

同种异体骨块移植

如果牙槽嵴的唇腭向宽度至少为5～6mm，应考虑使用同种异体冻干骨（FDBA）进行骨移植。如第2章所述，同种异体骨多年来已被用作自体

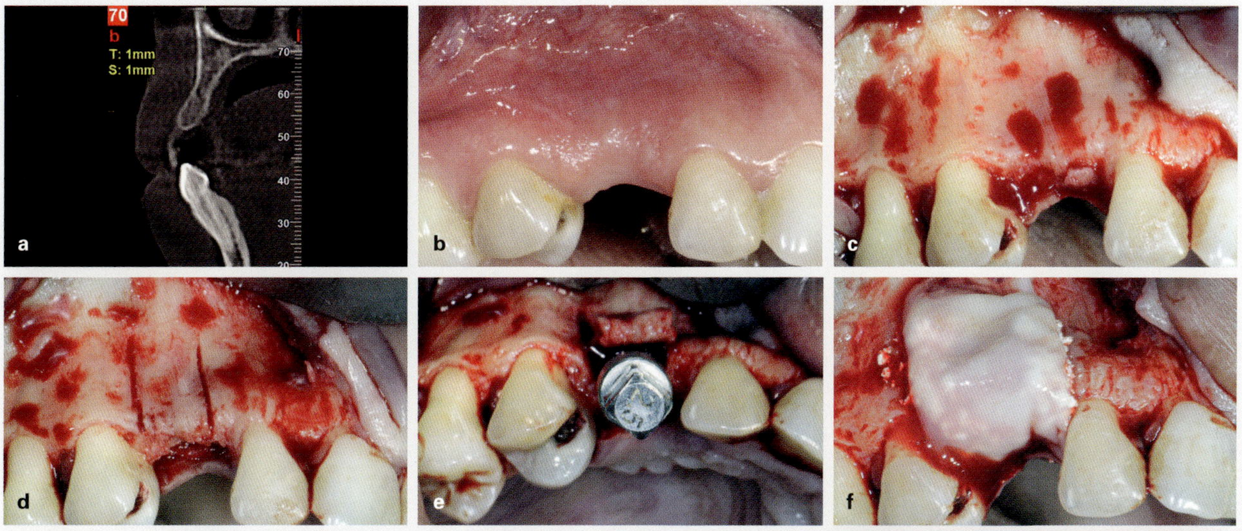

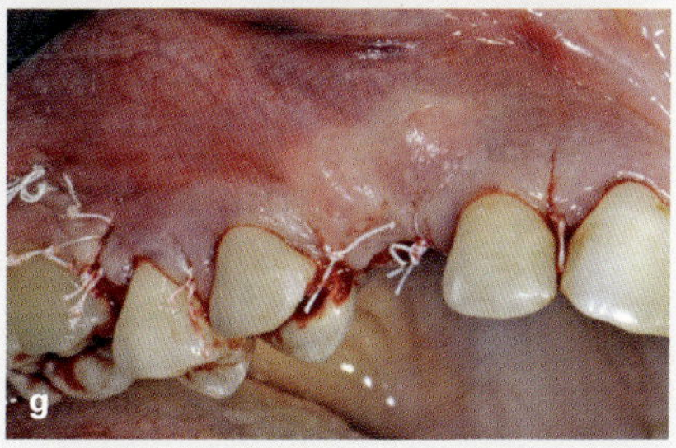

图10–8 （a）上颌前牙区术前CBCT切片及测量结果。可用骨的宽度范围为4.1～4.3mm。（b）13术前临床视图，可见唇侧骨板存在中度塌陷。（c）在缺牙区做牙槽嵴顶正中切口，并在邻近的侧切牙和第一前磨牙周围做沟内切口。在第二前磨牙的龈乳头底部做一个松弛切口，向前延伸至前庭沟的膜龈联合处。随后翻起全厚黏骨膜瓣，暴露整个区域的唇侧骨板。（d）使用直型锯齿状超声骨刀工作尖，在剩余牙槽嵴顶正中做2mm深的切口。在尖牙区的唇侧骨板上，用相同的工作尖做两个10mm长、2mm深的切口。（e和f）将直径2.5mm的第一个骨扩张器轻轻旋入嵴顶切口之间的间隙，开始分离唇侧骨板和腭侧骨板。随后使用3mm直径的第二个骨扩张器重复此过程。经过几分钟的扩张后，换上直径3.5mm的第三个骨扩张器。扩张的间隙用FDBA与PRP液体混合成黏性骨材料进行填充。扩张后的牙槽嵴由数层PRP膜完全覆盖。（g）切开唇侧黏骨膜瓣的骨膜并冠向拉伸，以确保移植物上方的一期关闭。随后，通过无张力的单纯间断缝合以及水平褥式缝合将黏骨膜瓣固定复位，包括在剩余牙槽嵴、相关邻牙的龈乳头以及松弛切口处进行缝合。

骨移植的可行替代方案。它避免了自体骨移植的许多缺点，包括创伤、骨量有限以及采集时间等问题。在需要良好结构支持的情况下（例如在牙槽嵴骨增量中），可以使用同种异体骨块作为支架，这些骨块最终会被吸收并被宿主骨替代（图10–9）。

优先选择含有骨组织中胶原蛋白和矿物成分的同种异体骨。例如，Puros Allograft Block和Puros Allograft Cancellous Block（RTI Surgical）均经过特殊处理，以去除细胞、水分、脂肪和类脂物质，同时保留胶原蛋白和矿物成分（图10–10）。通常情况下，同种异体骨块移植的适用标准与自体骨块移植相同，但有以下例外：

- 当使用同种异体骨块时，受区和骨块移植物都应进行去皮质化处理。
- 在自体骨块移植中，如果超过50%的表面为颗粒状，则需要使用屏障膜；而在同种异体骨块移植中，无论情况如何，都建议使用屏障膜。
- 自体骨块不需要进行水合处理，但同种异体骨块在使用前需要进行水合处理。最好使用非活化的富血小板血浆（PRP）进行水合处理。

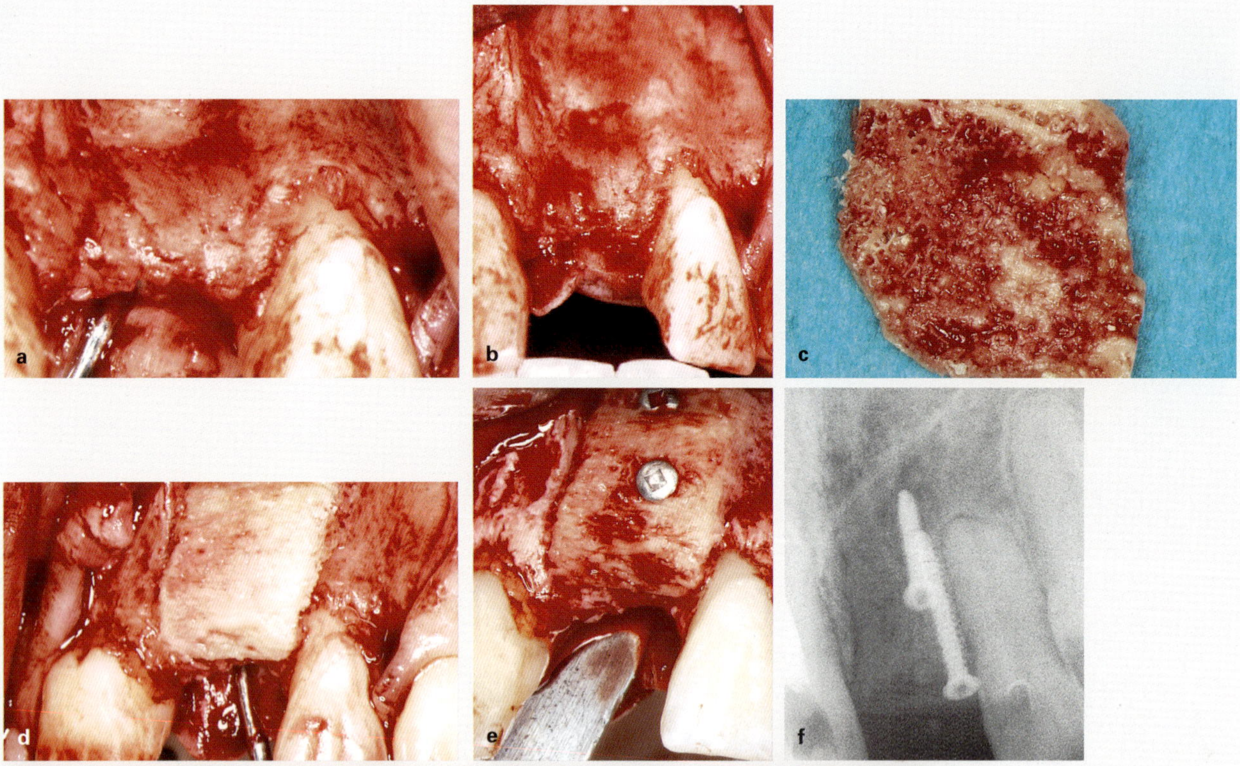

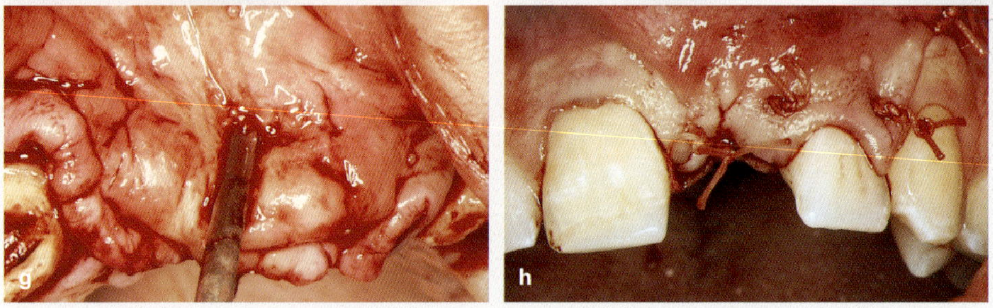

图10-9　在术前规划阶段，颗粒状自体骨、颗粒状同种异体骨或异质骨，以及自体骨块或同种异体骨块均是可行的选择。通过分析和评估患者骨缺损范围内的愈合潜力，可决定最佳方案。（a）翻起经过充分松解的全厚黏骨膜瓣，以便直视并移植至缺损区。（b）有缺损的牙槽嵴一侧与对侧在骨体积和解剖结构上应保持一致。（c）对骨块进行塑形，以尽可能适合缺损区。（d）将骨块置于缺损区进行贴合度检查，并根据需要进行修整以确保良好的贴合和初始稳定性。（e）无论何种类型的骨块移植，都应加以稳定，并用螺钉固定，最好使用多颗螺钉，以尽可能增加与宿主骨的贴合度并减少旋转或微动。（f）固定螺钉（通过影像显示）将在种植体植入时取出。（g）软组织剥离可提供无张力的黏骨膜瓣，减少因邻近肌肉牵拉导致的软组织开裂风险。（h）经过仔细剥离后，将唇侧黏骨膜瓣复位，使其无张力。设计和缝合时确保双侧龈乳头完整无损。

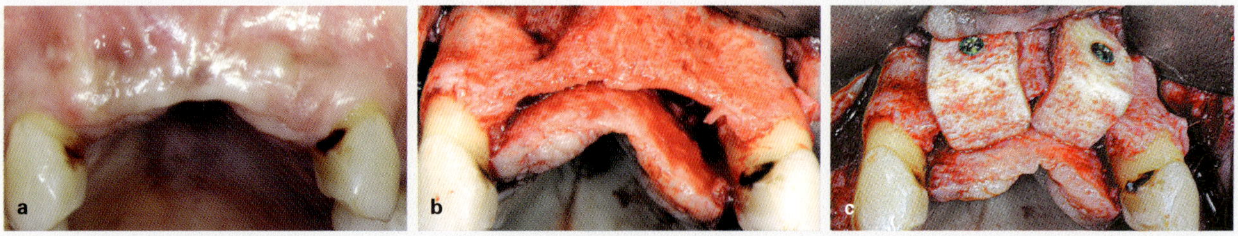

图10-10　（a）上颌骨前牙的牙区术前临床视图，可明显看到骨宽度和高度不足。（b）为进入缺损区，在所有缺牙区做牙槽嵴顶正中切口，并在双侧尖牙周围做沟内切口。唇侧和腭侧翻全厚瓣后，暴露整个区域的唇侧骨板和腭侧骨板。（c）使用手术刀片和金刚砂球钻对受区进行彻底清创，包括去除骨面附着的所有骨膜软组织残留物。为增加唇侧骨板和腭侧骨板的宽度及剩余牙槽嵴的高度，使用了含两块皮质松质骨块的同种异体骨（Puros），并将其修整以适应缺损区。随后，用直径1.6mm的钻头在每块骨块上钻孔，用于固定螺钉的置入。

图10-10（续） （d）骨块与受区之间的间隙填充了同种异体冻干骨（FDBA），以提高手术的可预测性。（e）切开唇侧和腭侧黏骨膜瓣的骨膜并冠向拉伸，以确保移植物上方的一期关闭。随后，通过无张力的单纯间断缝合和水平褥式缝合，将黏骨膜瓣复位到剩余牙槽嵴处。

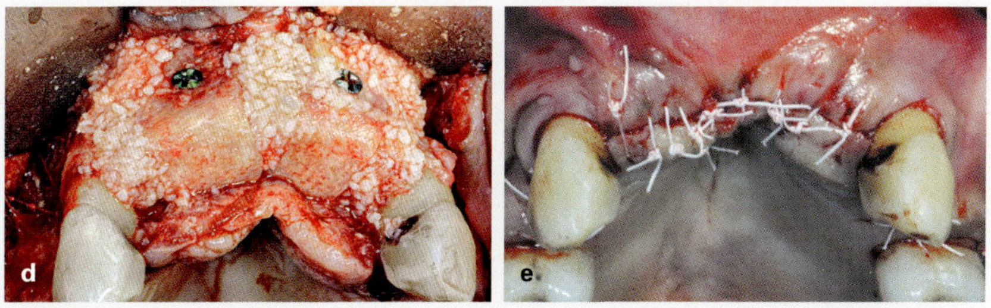

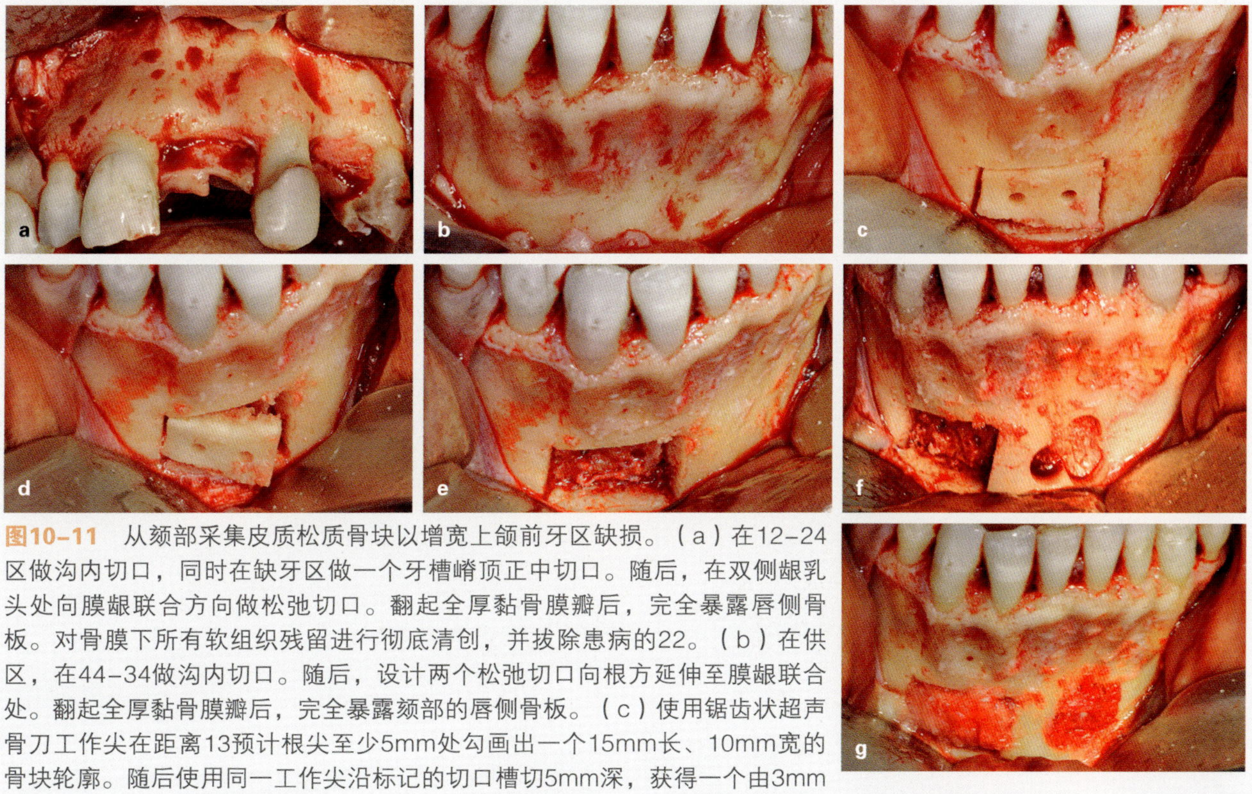

图10-11 从颏部采集皮质松质骨块以增宽上颌前牙区缺损。（a）在12-24区做沟内切口，同时在缺牙区做一个牙槽嵴顶正中切口。随后，在双侧龈乳头处向膜龈联合方向做松弛切口。翻起全厚黏骨膜瓣后，完全暴露唇侧骨板。对骨膜下所有软组织残留进行彻底清创，并拔除患病的22。（b）在供区，在44-34做沟内切口。随后，设计两个松弛切口向根方延伸至膜龈联合处。翻起全厚黏骨膜瓣后，完全暴露颏部的唇侧骨板。（c）使用锯齿状超声骨刀工作尖在距离13预计根尖至少5mm处勾画出一个15mm长、10mm宽的骨块轮廓。随后使用同一工作尖沿标记的切口槽切5mm深，获得一个由3mm皮质骨和2mm松质骨组成的骨块。之后，用2mm直径的钻头在骨块上钻两个孔以便固定螺钉的置入。（d和e）如果切割正确，可以使用角度骨凿轻松从下颌骨中取下骨块。（f）使用取骨钻在皮质骨上进行多处钻孔，以获得一些颗粒状皮质骨，用于与骨块结合后填充受区。（g）两个缺损部位均填充了一些骨颗粒，以促进骨修复。

皮质松质骨块移植

如果牙槽嵴的宽度至少为4～5mm，应使用自体骨块[82-87]。对于嵴顶宽度＜6mm的牙槽嵴，通常在种植治疗前需要进行骨移植。在唇侧和舌侧，种植体周围至少需要2mm的骨；因此，直径为4mm的种植体需要8～10mm的唇腭向骨床。虽然异质骨可用于上颌后牙区和下颌牙槽嵴的增宽，但对于需要增加超过4～5mm宽度的上颌前牙区缺损，强烈建议使用来自下颌联合或下颌升支的自体骨（图10-11）。从下颌升支（见第4章）或颏部（见第5章）获取的皮质松质骨块通常可以提供足够的骨量，用于解决上颌前牙区的宽度缺损（可延伸至多达4颗牙的区域），或在1～2颗牙的区域同时增加骨的高度和宽度[84,88-92]。

2012年的一项研究发现，自体皮质松质骨

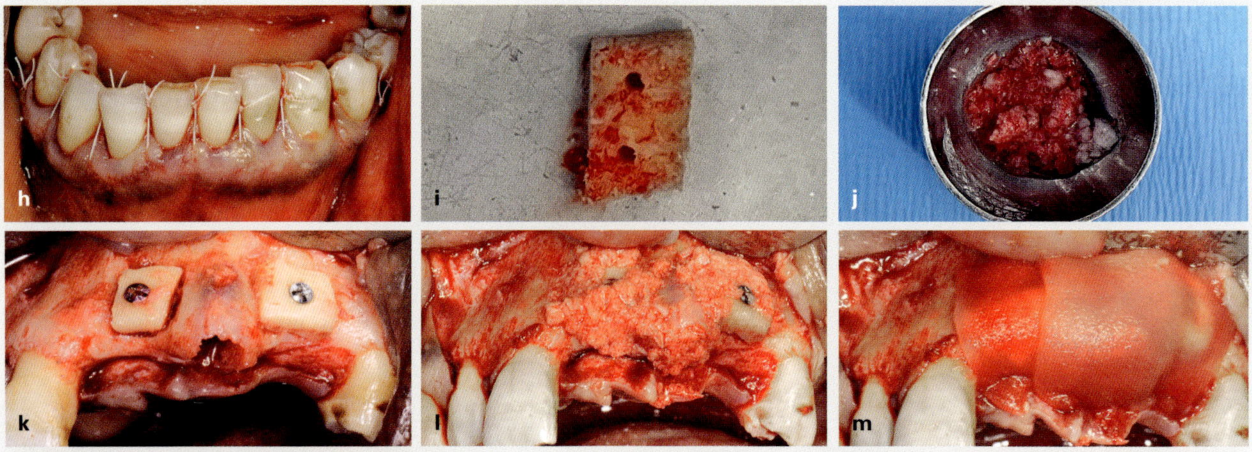

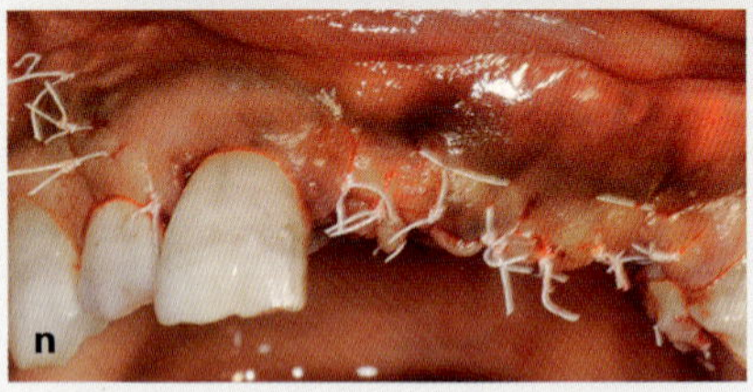

图10-11（续）　（h）翻起的黏骨膜瓣通过无张力的单纯间断缝合复位到位。（i和j）在处理受区时，骨块和颗粒状皮质骨保存在生理盐水中以保持湿润。（k）使用盘状锯片将原始骨块切成两部分，并用直径1.4mm的固定螺钉将每块骨块固定到受区。（l）对骨块的锐利边缘进行打磨，使其变圆滑，并用颗粒状皮质骨填充骨块周围的间隙及侧切牙拔牙窝。（m）移植物表面覆盖数层胶原膜（OsteoTape，OsteoLife Biomedical），以增加软组织的厚度。（n）切开唇侧黏骨膜瓣的骨膜并冠向拉伸，以确保移植物上方的一期关闭。随后，通过无张力的单纯间断缝合和水平褥式缝合，将黏骨膜瓣复位到位。

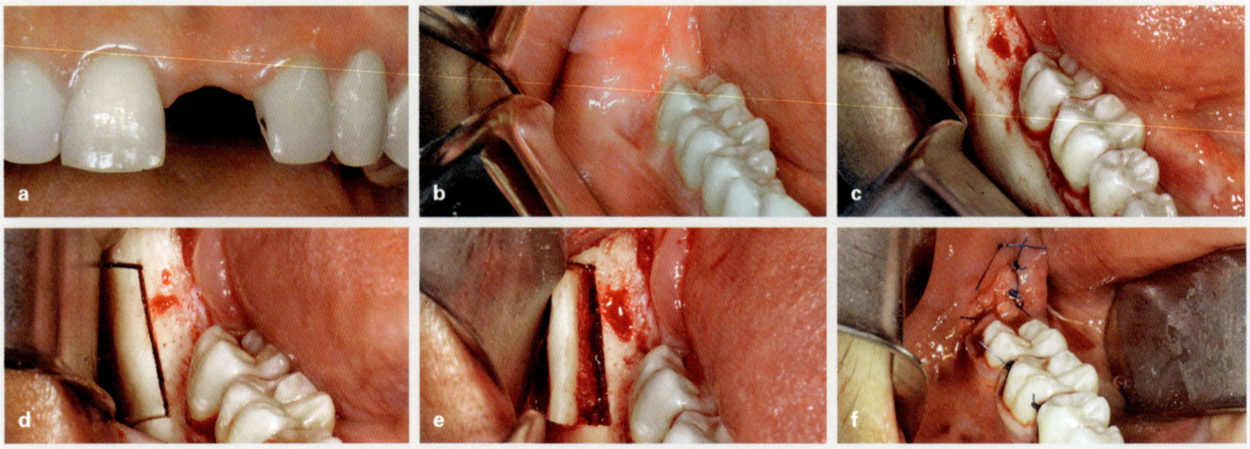

图10-12　使用自体骨片和同种异体骨片对缺失的21区域的缺损进行水平重建。（a）21区域术前临床视图，明显缺乏支持种植体所需的骨宽度。（b）右侧下颌升支区术前临床视图，该区域将作为供区。（c）在供区，从第二磨牙远中2cm处开始做牙槽嵴顶正中切口，并在第二磨牙、第一磨牙和第二前磨牙周围做沟内切口。翻起全厚黏骨膜瓣，暴露右侧下颌升支水平的外斜线区域。（d）使用直型锯齿状超声骨刀工作尖，在邻牙牙长轴平行的下颌升支水平上做一个15mm长、3mm深切口。使用同一工作尖，在下颌升支外侧做两个10mm长切口。最后，使用角度锯齿状超声骨刀工作尖，平行于第一个切口做最后一个15mm长切口，将前两个切口连接起来。（e）使用直型骨凿将皮质骨块从供区分离。（f）翻起的黏骨膜瓣通过无张力的单纯间断缝合重新固定到位。

块可以安全、有效地用于萎缩性上颌前牙区的增量，提供足够的骨高度和宽度以支持种植体的植入。尽管与髂嵴供区相比，口内供区提供的骨移植材料体积较小，但由于其靠近受区，具有更便捷的手术通路、较短的手术时间，并且可以在门诊环境下完成[93]（图10-12）。2015年的一项研究报告显示，当将自体骨块（来源于髂嵴或下颌升支）与颗粒状异种骨结合使用，并覆盖可吸收

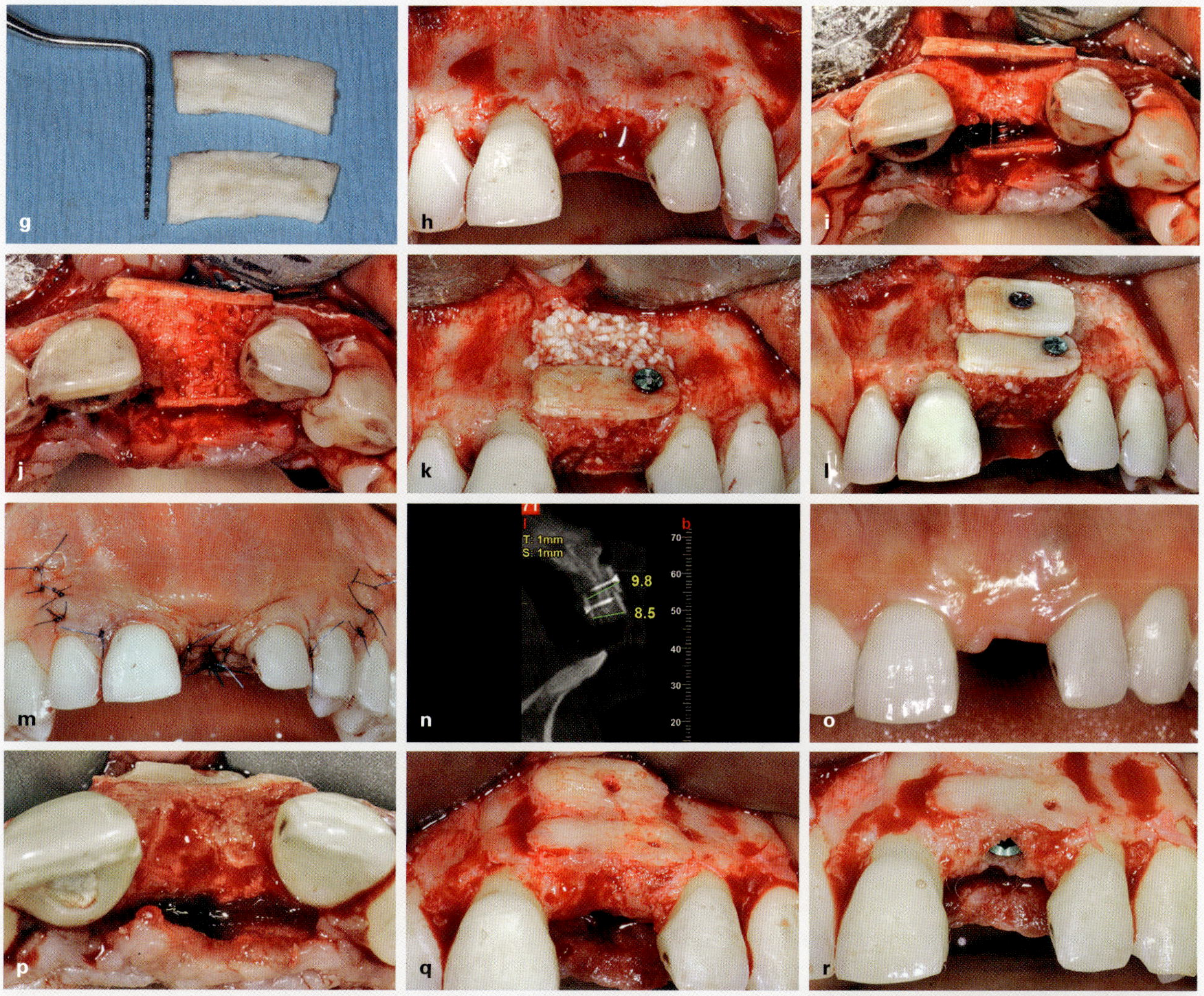

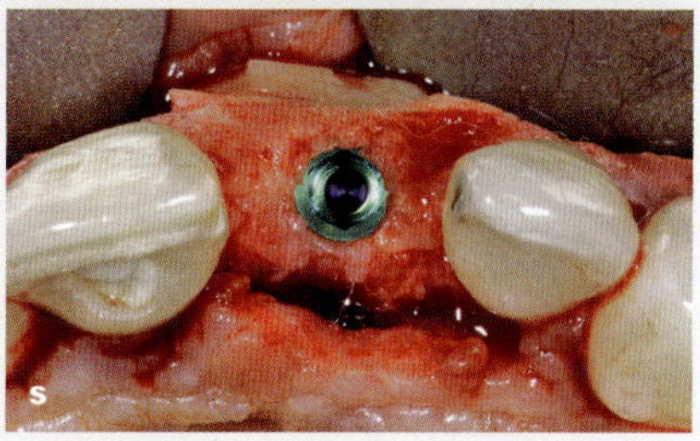

图10-12（续） （g）使用硬质合金切割轮将皮质骨块分成两块1.5mm厚的骨板。（h）在缺牙区做牙槽嵴顶正中切口，并在缺损近中和远中的两颗牙周围做沟内切口。在12和23龈乳头底部做松弛切口，向膜龈联合方向延伸。然后唇侧和腭侧翻全厚瓣，暴露该区域的整个唇侧骨板和腭侧骨板。（i）将两块自体骨板固定到唇侧和腭侧骨上，通过固定螺钉在牙槽嵴冠方区域建立移植物所需的宽度。（j和k）用浸泡过PRP液体的FDBA填充唇侧骨塌陷和唇侧与腭侧骨板之间的间隙。（l）第三块同种异体骨板被固定在牙槽嵴的唇侧下方，位于一块自体骨板的下方并覆盖颗粒状骨移植物。（m）切开唇侧黏骨膜瓣的骨膜并冠向拉伸，以确保三维重建缺损区的一期关闭。随后将黏骨膜瓣重新覆盖并用无张力的单纯间断缝合以及龈乳头和嵴顶区域的水平褥式缝合进行固定。（n）术后CBCT切片显示在5个月的愈合期后，骨宽度初步增加到8.5~9.8mm。（o）术后愈合5个月后再生区域软组织的临床视图。（p）移除固定螺钉后，牙槽嵴的殆面照显示再生骨的宽度和量优异。（q）移除固定螺钉后的正面照显示骨体积成功恢复。（r和s）再生骨中种植体的正面照和殆面照。

胶原膜时，可实现可预测的上颌前牙区水平向牙槽嵴骨增量效果[94]。2016年的一项研究得出结论，对于水平向骨量不足的上颌骨，下颌升支自体骨块和引导骨再生术均能提供足够的骨移植物体积及稳定性以支持种植体。然而，与下颌升支自体骨块相比，引导骨再生术在上颌骨中存在更高的骨吸收率，临床医生在治疗规划时应考虑这一点[95]。同样在2016年的另一项研究发现，自体骨块可从颏部和下颌升支处获取，用于修复上颌前牙区的水平向骨缺损（其中从下颌升支取骨导致的并发症较少）。研究还显示，在移植区植入的种植体在1年随访期内具有较高的成功率和留存率[84]。

自体骨采集与移植手术程序

临床医生应根据自身判断在术前、术后开具抗生素和抗炎药。一些临床医生建议患者在术前1小时服用布洛芬，并在术后持续使用3～7天。也可以在术前、术后服用阿莫西林。在上颌牙槽骨缺损区，可使用含有1：100000肾上腺素的2%利多卡因（或阿替卡因）作为局部麻醉药物。

在采集任何口内供体骨之前，都要暴露受区，以确认是否需要移植以及所需的最佳骨量。在上颌牙槽嵴的腭侧做切口，翻起分层厚度的黏膜瓣。随后，在牙槽嵴顶切开骨膜。在邻牙附近做发散型松弛切口，然后翻起全厚瓣以暴露缺损。瓣膜的正确翻折与切口的精确操作至关重要。

应对受区进行清创和冲洗，以去除任何潜在的炎性组织或瘢痕组织。任何纤维（瘢痕）组织的存在都会延缓骨诱导和骨引导过程，而上皮组织会导致纤维性愈合，而不是骨形成[96-99]。一旦受区暴露，可在缺损区放置一块骨蜡，并根据骨移植物的尺寸大致塑形。随后，将骨蜡取出并作为手术导板，用于采集适当大小的骨块（如果需要，也可以使用其他无菌材料替代骨蜡来塑形作为手术导板）。应用小号球钻对宿主骨进行钻孔，以增加成骨细胞的可用性，从而加速再血管化并促进骨移植物与宿主骨的愈合。

在采集完骨块后，应立即对其进行修整，以去除锐利边缘并确保其与缺损区的骨组织最大限度接触，然后尽快将其置入受区。通常情况下，使用直径为1～1.6mm的钛合金螺钉将骨块固定到宿主骨上。任何小的间隙应使用采集区的颗粒状松质骨进行填充。

在这些骨移植物上进行无张力缝合是非常重要的。缝合前，应使用手术刀片对黏膜瓣的颊侧骨膜进行切割，并将其剥离，使软组织有更大的推进空间。这种方法能够最大限度地减少张力并保持覆盖。应对临时可摘局部义齿进行调整，以避免与移植区接触（图10-13）。

术后注意事项与并发症

可在术前1小时使用阿莫西林或克林霉素，并在术后持续使用1周。手术当天可开具地塞米松，并在术后继续使用数天。膜暴露、感染和菌斑积聚等并发症，可在随后的复诊中进行处理。膜的显著暴露可能需要重新移植或去除膜，而轻微暴露则可能只需在必要时应用局部抗菌药物（例如氯己定）。最终改建的受区牙槽嵴宽度应至少为8～10mm，以便为潜在的移植物吸收和改建提供空间，同时确保具有足够的宽度以安置标准直径的种植体。

在植入种植体之前，应让受区愈合4～8个月。当种植体与骨移植物同时植入或同时进行引导骨再生手术时，相对于两阶段手术方案，更容易导致骨移植物断折、创口开裂（伴种植体和移植物暴露）以及普遍较高的种植失败率[100-105]。采用分阶段手术方案可优化修复体就位精度，避免了对移植物进行改建或额外固定的需要。两阶段手术方案还可以使临床医生及时处理可能发生的吸收问题，从而为种植体提供更稳定的基础。尽管一些关于上颌前牙单颗种植体即刻负荷的研究显示了积极的结果，但涉及骨增量的情况仍需进一步研究[106-107]。一些临床研究报告称，移植失败通常与受区感染、移植物及过渡修复体过早负荷以及黏膜瓣开裂导致移植物暴露于口内有关[108-109]。

辅助技术

对于严重吸收的牙槽嵴和/或牙槽嵴关系不协调的情况，可能需要使用钛网或采用上颌Le Fort Ⅰ型截骨下移术联合间置骨移植术[15,85,110]。此外，如果剩余骨量充足，牵引成骨术可以作为这两种方法的可行替代方案[111-112]。

钛网自体骨移植

垂直向缺损通常需要一种技术敏感性较高的手术方法，即采用外置法骨移植及其他自体骨移植，并辅以不可吸收的钛网托架[113-117]。这类缺损通常发生在由于牙周病、根折或牙髓病变导致严重骨丧失而拔牙的患者中[61,118]。

上颌Le Fort Ⅰ型截骨下移术

研究和临床经验都支持通过Le Fort Ⅰ型截骨下移术联合间置骨移植sy，并即刻或延期植入种植体，来重建严重萎缩的上颌骨，在这种情况下，首先进行Le Fort Ⅰ型截骨下移术，然后从后髂嵴采集松质骨髓。将骨髓移植到上颌，填充在稳定的上颌骨和下移的上颌骨之间[119-122]。随后，在重建后的上颌中植入种植体，并通过种植体固位的覆盖义齿进行修复。上颌Le Fort Ⅰ型截骨下移术联合间置骨移植术的长期稳定性已得到充分证实，口腔医疗团队应始终将其作为考虑因素[123-127]。

种植体植入的一期手术

一旦在上颌前牙区获得理想的骨量，即可制作手术导板以确定最终修复体的切缘位置，并确保种植体相对邻牙的正确定位。可以在牙槽嵴顶上做一个切口，以实现理想的软组织翻折。此时，种植体植入区域的宽度应＞5mm。种植体直径越大，冠部颈缘的美学效果就越佳。

种植体的垂直位置应与种植体周围骨的边缘水平（在功能的第1年，种植体颈部周围通常会损失1mm的骨）和软组织的生物学高度（通常为3～4mm）相平衡。因此，种植体颈部应置于预期修复体颊龈边缘下方2～2.5mm的位置。这种方法有助于形成适当的种植体穿龈轮廓，并在长期使用中保持生物学宽度和高度。

在近远中向，牙齿和种植体之间应至少保留1.5～2mm的间隙。相邻两颗种植体之间的距离应至少为3mm。额外的种植体间骨也支持有助于确保龈乳头的完整性。在唇腭向，种植体应尽可能远离唇侧植入，同时仍能容纳足够厚度的修复材料并确保适当的螺钉通道。应注意在种植体唇侧保持或创造至少2～3mm的骨厚度。

为了确保适当的穿龈轮廓，应在种植体唇侧保留2～3mm的骨量[128-129]。如果将种植体植入到过偏腭侧的位置，将导致修复体轮廓欠佳，并需采用改良盖嵴式设计进行最终修复。这种情况可能会妨碍口腔卫生管理并影响美学效果。如果将种植体植入到过偏唇侧的位置，也会影响美学，导致修复体过大且轮廓不适合，这种问题无法通过角度基台进行修正。如果因解剖或临床限制需要将种植体植入到偏腭侧的位置，应确保每偏向腭侧放置1mm，就应将种植体向根方下移1mm[130-131]。

如果使用粘接固位基台，种植体应准确地植入到未来种植体支持式冠的长轴中心位置。对于螺钉固位基台，种植体应被植入到牙冠长轴稍微偏腭侧的位置，以便在腭侧进入连接螺钉通道。通常建议在美学区域使用内连接式种植体。

一期定位印模技术

一期定位印模技术是一种相对简单的程序，推荐用于美学区的种植体植入。当种植体植入后，使用无菌方法和材料对种植体头部进行印模，并通过附着在种植体上“可取下（pick up）”的印模帽记录种植体与邻牙的关系。取下印模后，手术完成，并将该印模、下颌和上颌的研究模型、咬合记录和比色记录转交给技工室。基于改良模型技术，技师将印模帽固定于种植体替代体上，并将其装配到研究模型中，以作为制作解剖正确的基台和临时冠的参考。当在二期手术中暴露种植体时，临床医生可以将定制基台和临时修复体连接到种植体上。这种方法不仅有助于尽早引导理想的龈缘轮廓形成，还避免了使用愈合基台。由于牙龈形态符合为患者定制的牙齿，因此也不需要进行后续的龈乳头再生软组织手术。因此，一期手术时制取的定位印模，能为修复体形态设计提供引导，使在二期手术完成后，软组织能够尽早愈合并塑形。

一期印模技术的另一个优势是，在二期手术开始时，能够获得更理想的软组织轮廓和美学效果。在二期手术中放置临时冠时，临床医生可以对软组织进行塑形，以达到最佳的美学效果。临时冠根据患者的口内需求和尺寸定制，并且随着软组织的愈合，软组织会适应修复体表面轮廓。因此，当进行最终修复印模时，软组织的轮廓和牙冠的稳定性都得到了优化。牙槽嵴顶与牙齿或修复体接触点之间的距离不应超过5mm。这个距离可以使牙槽骨支撑龈缘和位于邻间隙的龈乳头，从而实现最佳的美学效果[42,132–135]。

理想情况下，种植体的植入角度应与天然牙舌侧2/3的角度相同。对于粘接固位修复体，种植体应通过手术导板的切缘进行角度定位；对于螺钉固位修复体，应通过舌侧窝进行角度定位[136–139]。临时修复体被用于进一步引导软组织的愈合并塑造牙冠的穿龈轮廓。在愈合期间，必须避免临时修复体的任何穿龈负荷。否则，可能会限制骨再生并增加膜暴露的风险。固定临时修复体是防止产生移动的良好选择。应积极地对任何可摘临时修复体进行轮廓重塑，以避免在愈合期间与种植体产生接触。

种植体基台连接的二期手术

在暴露种植体时，临床医生应进行适当的牙龈成形术，以确保修复体的美学效果。可以在牙槽嵴的腭侧做一个水平切口，切口延伸至相邻两颗牙齿的线角处。然后，将软组织向牙槽嵴唇侧翻折，暴露出种植体头部。

此时，放置提前制作的个性化设计基台及临时修复体，以便软组织能够理想地成形。所有的牙周成形术应在此阶段进行，以确保最佳的软组织美学效果。软组织应置于邻牙龈缘的稍冠侧，随后在牙间缝合，缝线在1周后拆除。在进行最终基台选择或最终印模前，软组织需要6～8周的时间来成形[140–143]。

在基台连接后，正在成形的种植体周围软组织往往会出现轻微的退缩。临床医生必须考虑这一变化趋势，以确保软组织的变化不会影响预定的修复体穿龈轮廓。因此，在基台连接手术和种植体周围角化软组织美学处理后，建议在取最终印模前进行6～8周的临时修复（图10–13）。上颌前牙区种植体的定位主要是依据患者的功能和美学需求，而非局部骨量的可用性。文献中将这种原则称为“以修复为导向”的种植体植入，而非“以骨量为导向”的种植体植入[17,144–145]，即通常需要进行骨和软组织增量，才能实现最佳的治疗效果。当需要修复单颗牙齿时，种植体定位的三维规划至关重要。“以修复为导向”的口腔治疗团队被描述为美学的促进者，遵循以下标准[146–149]：

- 逆向规划（根据最终修复体的功能和美学来设计种植体植入和骨移植），手术导板及理想的种植体定位。
- “以美学为导向”的外科手术程序。
- 骨增量手术。
- 美学软组织管理。

在上颌前牙区进行骨增量手术和种植体植入——这是牙列修复中最具挑战性的区域，需要满足与上述标准同样严格的要求，才能取得成功。

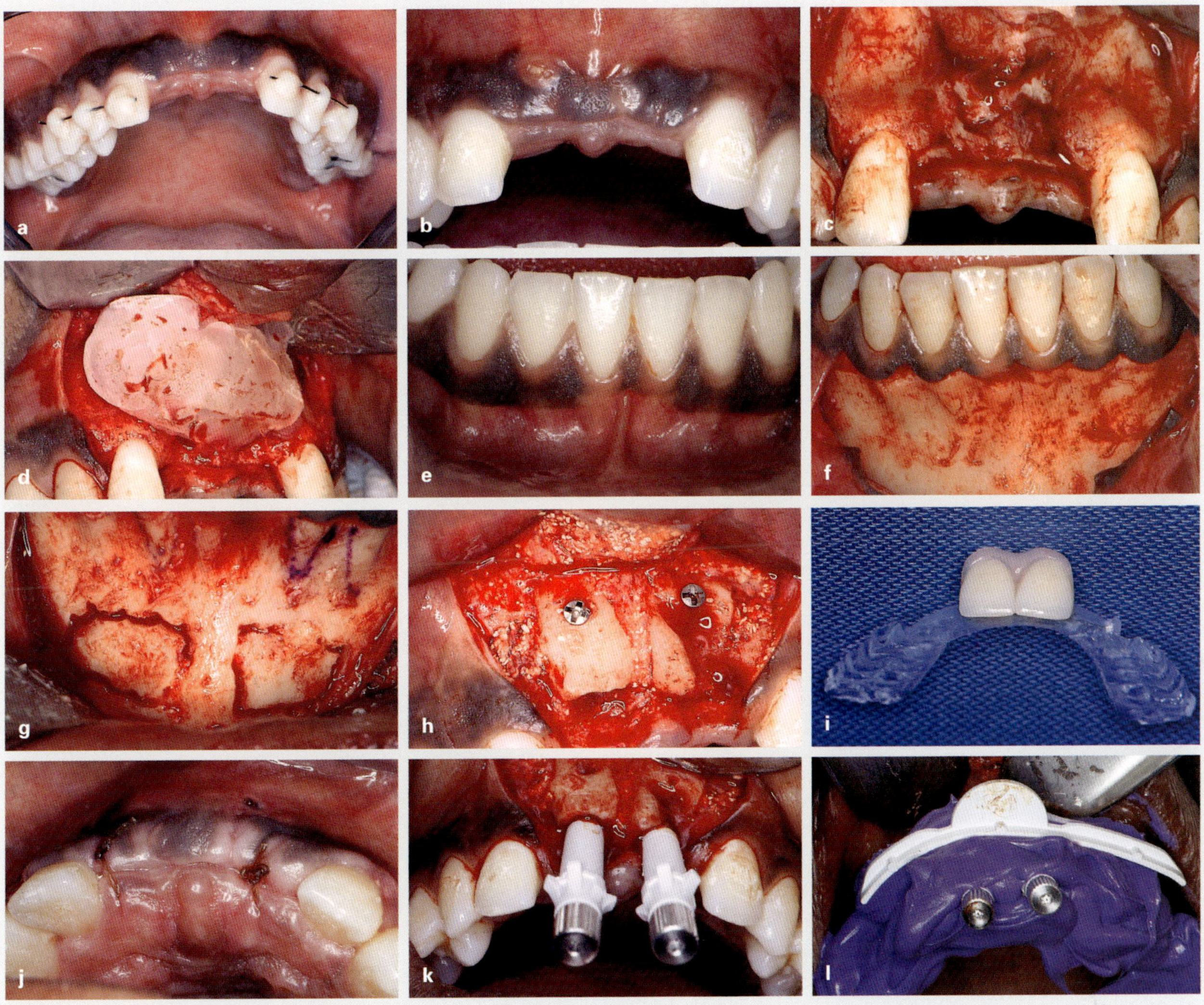

图10-13　两阶段牙槽嵴骨增量与种植体植入手术过程。（a）由于创伤导致的上颌牙槽嵴骨折及两颗上颌中切牙缺失的情况。（b）更近距离的观察有助于确定丧失的组织：两颗中切牙及其唇侧骨板。部分缺损区被肉芽组织填充，须予以清除。（c）设计一个延伸瓣膜，切口位于侧切牙远中，以提供足够的工作空间；确保瓣膜范围充分，翻瓣容易分离；切口线远离移植区。（d）该区域的骨蜡模型可作为手术导板，帮助临床医生从颏部部位取出适合大小和形状的骨块。（e）对供区进行评估，以确定用于获取下颌联合骨块的3种不同切口设计中哪一种最适合：沟内切口、附着龈切口或前庭切口。（f）为该患者选择了附着龈切口，以减小沟内切口可能导致的薄且呈扇形的龈乳头钝化的概率，同时避免了采用前庭切口可能造成的高位系带、唇系带的损伤，或瘢痕带。（g）根据缺损区的模型，取出两块骨块。使用1701号钻将骨块切割至松质骨，并用凿子取出。（h）将骨块放置于上颌前牙区，并用钛合金螺钉固定。在本病例中，由于骨块经过精细成形后完美契合每个缺损区，因此每块骨块仅使用一颗螺钉固定。（i）术后为患者提供了一种带有上颌中切牙的运动护齿型可摘义齿。作为替代，可以使用Essix保持器。常见的软组织支持式局部义齿无法有效地将来源于义齿的压力与手术区域分离，而此款设计能够实现这一点。（j）手术1周后，拆线时观察到软组织状况良好。（k）6个月后，在中切牙区植入种植体。种植体植入时进行的定位印模使临床医生能够在二期手术暴露种植体时立即为患者提供临时冠。在将瓣膜复位前，可以轻松地将Atlantis系统的印模柱旋入种植体内。（l）在印模柱和相邻几颗牙齿周围注入咬合定位材料。然后将印模柱拆下，并与初步模型和比色选择一起送往技工室，用于定制基台和临时冠的制作。

→

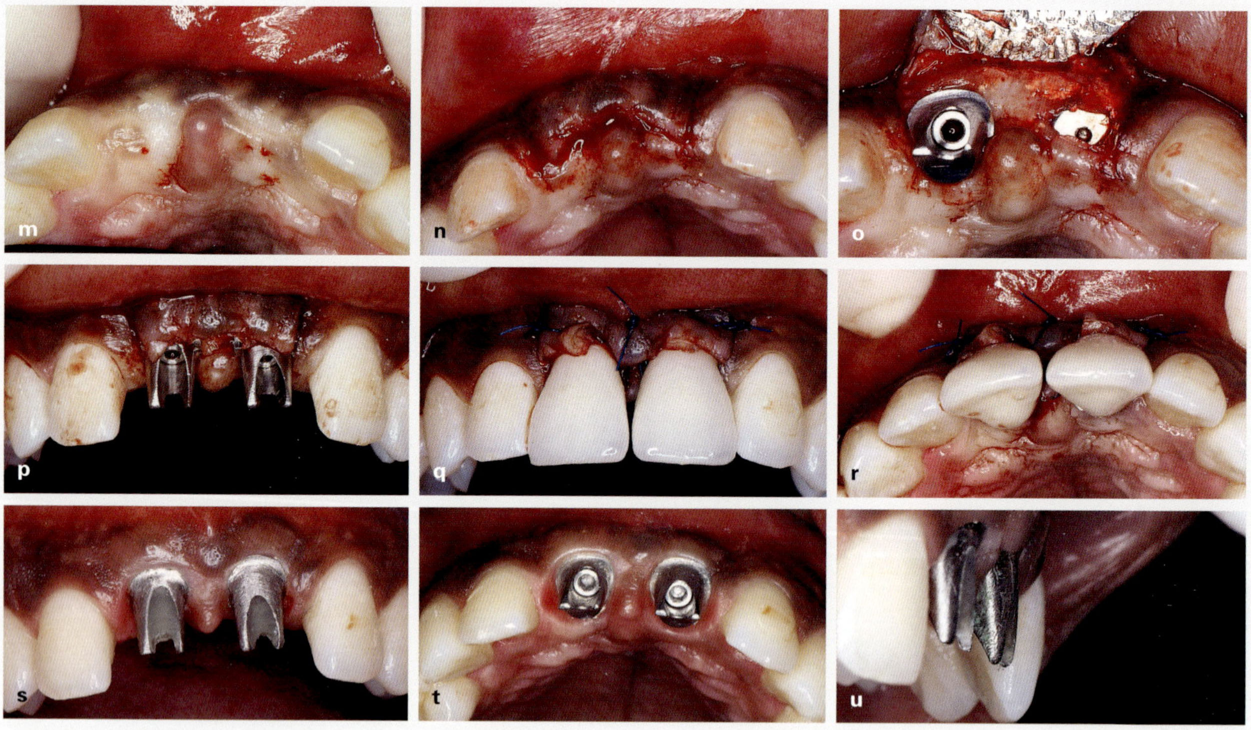

图10-13（续） （m）4个月后，仔细评估牙龈的特征，以确定哪种翻瓣技术能够在该区域提供最佳的功能和美学效果。（n）3个龈乳头（右侧、中间和左侧）都具有良好的高度、形态和状况，因此选择了保留龈乳头切口，切口稍微偏腭侧，以便进行软组织根端的重新定位，并提供足够宽的附着龈。（o）这款使用CAD/CAM技术制作的Atlantis基台展示了上颌中切牙精确的横向解剖结构，为最终修复提供了优良的牙周环境和美学效果。（p）2个Atlantis基台已被旋入种植体，并且将瓣膜复位。龈乳头按照计划得以保留。（q）在缝合之前，Atlantis临时冠已粘接固位。它们的轮廓和光滑的表面将帮助周围的软组织朝着正确的解剖结构愈合。所有多余的临时粘接剂应仔细去除，以避免干扰愈合过程。（r）殆面照显示了如何通过解剖学上正确的基台获得解剖学上正确的临时冠，从而促进解剖学上正确的愈合过程。（s）通过仔细遵循每一个针对保持硬组织和软组织自然解剖的治疗步骤，可以获得令患者和临床医生满意的结果。基台周围的牙龈具有正确的高度和宽度，已准备好进行最终的全瓷冠印模。（t）殆面照显示使人能够欣赏到两颗中切牙基台的自然唇侧轮廓。（u）最佳的角度有利于上下颌间关系的建立，这在上颌前牙区种植修复中至关重要。

潜在的并发症

预防早期并发症的措施包括使用加压敷料、局部冰敷和抗炎药以减少肿胀，并结合镇痛药物控制疼痛。此外，患者必须了解细致口腔卫生的重要性。术后水肿是非常常见的，尽管其程度有所不同。在大多数情况下，肿胀在术后前2天迅速减轻，并在1周内完全消散。表10-2列出了其他潜在的并发症、发生这些并发症的常见原因以及减少这些并发症的预防措施。

表10-2 上颌前牙区牙槽嵴骨增量与骨移植手术的潜在并发症

并发症	常见原因	预防措施
损伤邻牙	将固定螺钉植入牙根或牙周膜间隙	在钻孔放置固定螺钉和放置螺钉时要小心
骨移植后牙槽嵴骨量不足	骨移植材料数量不足；移植材料吸收	进行准确的术后测量，使用蜡型重建上颌骨形态，以确定理想的牙槽嵴大小和形状，并通过使用口内骨移植物和屏障膜来最小化骨吸收
受区切口开裂	瓣膜松弛不充分，供区闭合不良，术后水肿、血肿	务必通过切开骨膜并进行钝性分离充分松弛瓣膜，然后仔细缝合瓣膜。术后使用冰敷和抗炎药，并可考虑使用皮质类固醇药物，以减少水肿
移植物未与受区结合	移植物与宿主骨未精准贴合、移植物与宿主骨之间存在软组织、宿主骨去皮质化不充分、移植物愈合时间不足	确保小心且充分地翻开软组织瓣，使用刮治器清除宿主骨上的任何软组织，充分切除宿主皮质骨，调整宿主骨和移植物，使移植物能够精确贴合受区，并为移植物的成熟预留至少5个月的时间
使用骨凿时发生颊侧骨折	在狭窄的牙槽嵴上使用骨凿；未按照正确的顺序操作骨凿	只有在牙槽嵴宽度至少为6mm时才使用骨凿；从非常小直径的骨凿开始，逐渐使用直径较大的骨凿；确保有松质骨可供扩展，且牙槽嵴不完全是皮质骨

11 鼻底提升术与骨增量术

Subnasal Elevation and Bone Augmentation

上颌骨前部常常缺乏足够的骨高度来进行种植体植入。为了增加上颌骨前部剩余牙槽嵴顶的骨量和骨质，临床医生可以进行鼻底提升术联合骨移植。这一有效的技术能够在移植前可预测地将鼻黏膜提升3~5mm，适用于剩余牙槽嵴高度<10mm的情况。在种植体植入前，上颌骨前部的受体骨床理想情况下应至少具有6mm的宽度和13mm的高度[1-7]。在上颌骨前部进行这种准备，为植入更长的种植体（10~13mm）提供了条件，从而提高了该区域种植修复的成功率[8-11]。该技术还可以防止种植体穿透鼻腔，这一问题经常发生在上颌骨前部横向牙槽嵴尺寸显著减小时[12-14]。

对于鼻底提升术，首先翻折上颌骨前部唇侧的骨膜，以暴露梨状孔下缘和/或侧面的边缘轮廓（图11-1和图11-2）。在梨状孔的侧下缘，通常存在鼻部的倒凹区，可在该区域抬高鼻黏膜（图11-3）。通常使用颗粒状移植物来增强该区域；然而，对于单侧或双侧无牙颌患者，也可以使用窦腔-鼻腔嵌入式复合移植物[15-20]。对于上颌骨前部区域受损的无牙颌患者，可以采用全牙弓外置骨移植物来减少上下颌间隙，并创造出更理想的牙弓大小和形态[21-23]。然而，在完全无牙颌患者中，由于牙弓空间不足或上唇过短，可能无法进行全牙弓外置骨移植。

在严重吸收的上颌（通常表现为上颌骨前部的反向形态，其中保留的或过长的下颌前牙加速了基底骨的吸收）中，可能只剩下几毫米或完全开裂的前鼻底。在这种情况下，在提升鼻黏膜后，通常会植入一个5~7mm的块状骨移植

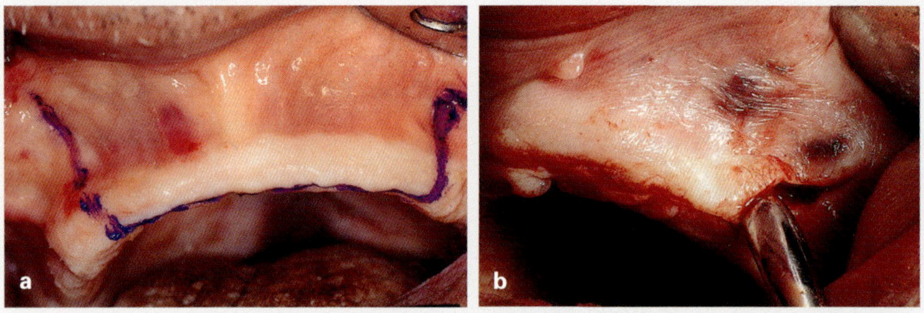

图11-1 （a和b）一个牙槽嵴顶正中切口和两个垂直切口形成一个瓣膜，可以充分翻瓣使鼻棘和梨状孔边缘得以进入与显露。这里展示了在一具大体标本和一名实际患者身上进行的初步切口操作。

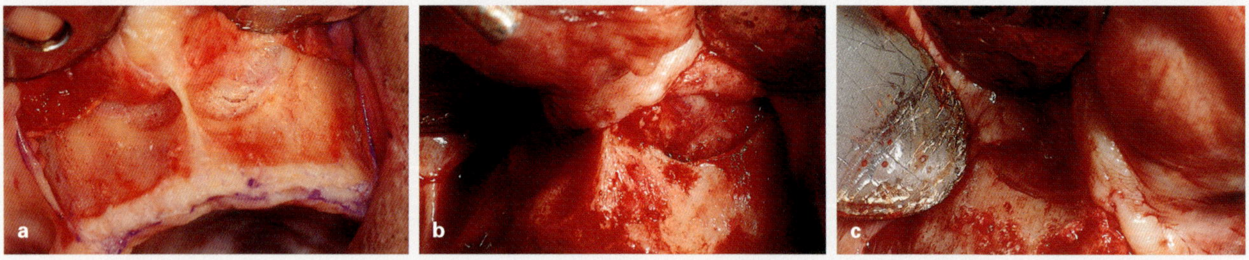

图11-2 翻瓣操作，图中展示了在大体标本（a）和实际患者（b和c）上的操作，应使用锋利的骨膜剥离器进行，以防止骨膜或黏膜撕裂，并且应仔细分离鼻腔黏膜与鼻腔黏骨膜。

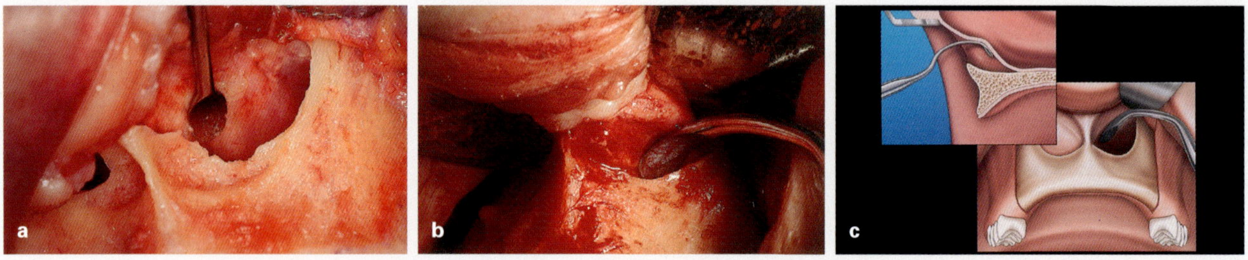

图11-3 （a）应小心地从骨面剥离鼻黏膜，从梨状孔边缘开始，逐渐剥离到鼻底。注意在大体标本中黏膜与骨的分离情况。（b）过度施压可能导致穿孔。虽然鼻黏膜比上颌窦膜更厚且更具撕裂性，但如果发生撕裂，需要用可吸收缝线进行防水密封缝合，或中止手术，因为细菌污染可能会从鼻腔进入移植区。（c）刮治器正确握持的方法的侧面和正面视图，刮器的凹面应朝向骨面。

物，并进行下鼻中隔成形术。当与牙槽嵴骨增量手术联合进行时，该手术可为种植体提供额外的稳定性和垂直维度尺寸。尽管采取了这些骨增量措施，嵌入式或外置式移植手术并不总是能够充分恢复足够的垂直向骨量以容纳固定修复体。在这种情况下，连续杆覆盖义齿是一种谨慎的修复选择[15,17,24–26]。

在某些方面，鼻底提升术与上颌窦底提升术相似；二者都使用软组织刮治器来抬高黏膜。由于鼻黏膜通常比上颌窦膜要厚且更具抗撕裂性，提升过程中穿孔的概率较低，且更易于抬高。然而，鼻黏膜下的弹性纤维使其与下方骨骼更加紧密地附着；因此提升鼻黏膜时需要施加较大的压力。临床医生应注意，如果发生黏膜穿孔，必须进行防水密封缝合，以最大限度减少鼻腔内菌群迁移到移植部位并引起污染和感染的风险。

本章节概述了进行鼻窦提升及随后的骨移植手术的逐步技术，同时还概述了鼻部解剖与血管结构，外科医生在进行此类手术前，必须对这些内容有充分的工作理解。

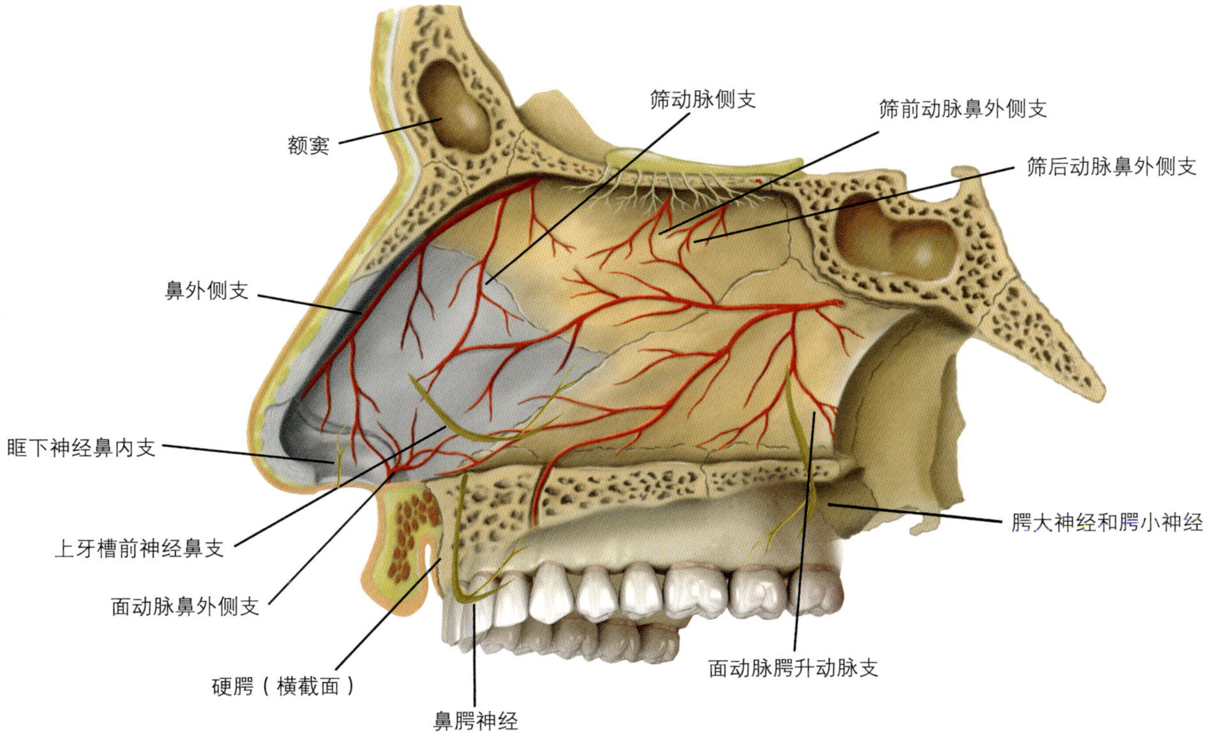

图11-4　鼻部的神经支配与血供。

鼻部解剖与血管结构

要成功地进行鼻底提升术，外科医生必须考虑到手术区域的鼻部结构、血管、神经支配和软组织[27-31]。鼻部动脉的血供来自颈外动脉和颈内动脉。上颌动脉的末端分支（颈外动脉的分支）供应蝶腭动脉，而蝶腭动脉又供应鼻腔的外侧壁和内侧壁。筛前动脉和筛后动脉（眼动脉的分支，眼动脉本身是颈内动脉的分支）供应鼻前庭和鼻中隔的前部。来自腭大动脉的一些血管穿过腭部的切牙管到达鼻腔前部[32-33]（图11-4）。

骨移植材料的选择

由于自体骨具有显著的成骨特性，因此建议将其用于鼻窝骨移植。这种材料能最快速地形成骨质，是在需要进行大量骨增量或修复时的最佳选择。自体骨可以从髂嵴或胫骨采集，也可以从口内部位（例如下颌联合、上颌结节、下颌升支、外生骨疣）或种植窝洞预备时的骨屑中获取[34-39]。上颌前牙区的局部骨缺损通常只需少量的骨移植物，这些移植物可以从口内部位获取，并且该手术可在门诊环境中且患者接受静脉镇静和/或局部麻醉下轻松完成。

首选颗粒化且致密的皮质骨或皮质松质骨，也可使用异质骨和同种异体骨来扩大自体移植物[40-42]。目前还不建议在鼻底骨移植中单独使用这些非自体材料，因为还需要更多证据来证明它们的有效性，尤其是对老年患者而言[43]。不过，如果需要，可以在移植物混合物中加入富血小板血浆（PRP），以改善移植物的可操作性，提高移植物的成熟率和骨密度[44-47]。此外，一项2016年的研究表明，由于某些特定的干细胞可以在生长因子的作用下定向分化为成骨性谱系细胞（使干细胞成为理想的骨再生因子），因此在生长因子存在的情况下，可以将PRP与这些干细胞结合使用以促进成骨，包括与异质骨结合使用或单独使用同种异体骨[48]。

手术过程

可以使用氯己定抗菌洗剂和漱口液来准备手术区域。术前可使用碘伏或氯己定抗菌剂对口腔外皮肤进行擦洗。

浸润麻醉已被成功应用于该手术；但通过阻滞麻醉可以获得更显著的区域麻醉效果，尤其是当阻断上颌神经的第二分支（CNV2）时。与浸润麻醉相比，阻滞麻醉在上颌区域的麻醉效果持续时间更长。采用这种技术，可以对半侧上颌的鼻部、面颊、唇部和窦区进行麻醉，最好使用长效麻醉剂（例如丁哌卡因或依替卡因）。适当的针头角度可以防止针头穿透翼腭窝的内侧壁进入鼻腔。然后，使用含有1：100000肾上腺素的2%利多卡因对唇部黏膜和腭部进行浸润麻醉，以减少初期出血并帮助外科医生评估局部麻醉的效果。

在上颌牙槽嵴顶部做一个全厚切口，范围从尖牙区的远中延伸到对侧尖牙区的远中。然后在其远中延伸处做垂直侧向松弛切口。翻起全厚组织瓣，以暴露上颌骨前部至鼻棘以及下侧和/或外侧梨状孔边缘。

在梨状窝外下侧缘交界处，通常形成一个鼻部凹陷区，该区域通常与种植体放置位置（尖牙区）相对应。使用软组织刮治器抬高该区域的鼻黏膜，其方法与在上颌窦底提升术中抬高黏骨膜的方法类似。根据梨状窝边缘后方凹陷的深度，将鼻黏膜提升3～5mm，然后使用骨移植材料进行增量。通过这种方式，可以为种植体植入获得3～5mm的额外骨高度。如果获得更多的骨高度，患者的吸气功能可能会受到影响，除非去除下鼻甲。

对于鼻底骨增量术，从下颌联合或胫骨上采集约5mL的自体皮质松质骨。如需增加体积，该骨材料可与同种异体冻干骨（FDBA）按1：1的比例混合（建议此手术中自体骨的比例不低于40%），然后压缩入1～3mL的结核菌素注射器中。将混合物从鼻腔最远端区域应用到鼻棘和梨状孔边缘的最前端唇侧区（图11–5～图11–8）。

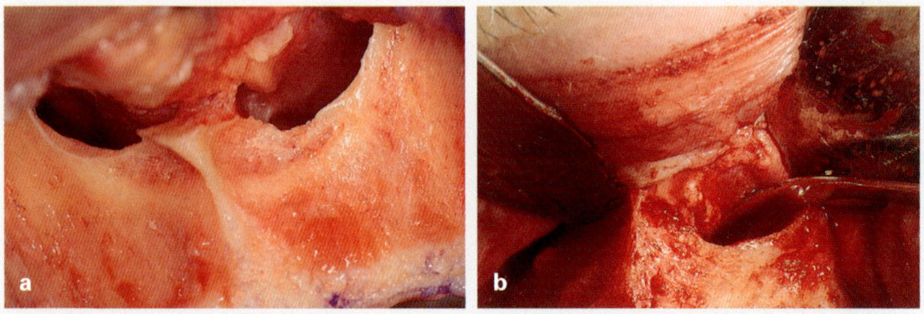

图11–5 大体标本（a）和实际患者（b）中翻起黏膜瓣后暴露的鼻腔。将鼻黏膜翻起足够的深度以暴露种植体根端周围骨，无论种植体的植入角度如何。

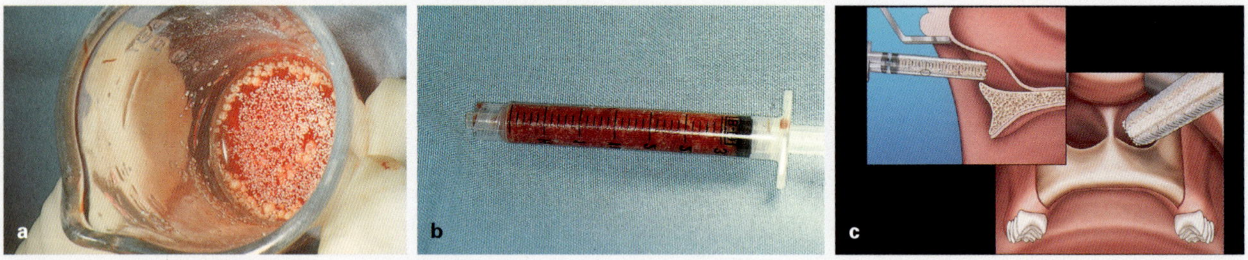

图11–6 （a）本次鼻底骨增量术中选择的是自体骨与同种异体骨按1：1比例混合的骨移植材料。（b）使用切掉尖端的无菌塑料注射器作为移植物载体，将材料注入受区（c）。

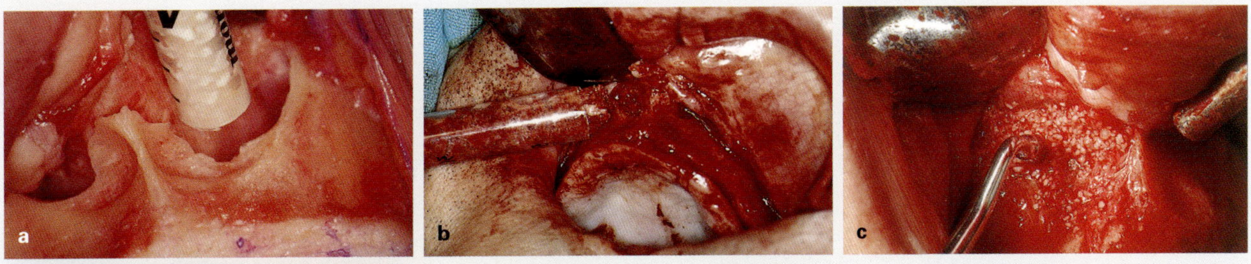

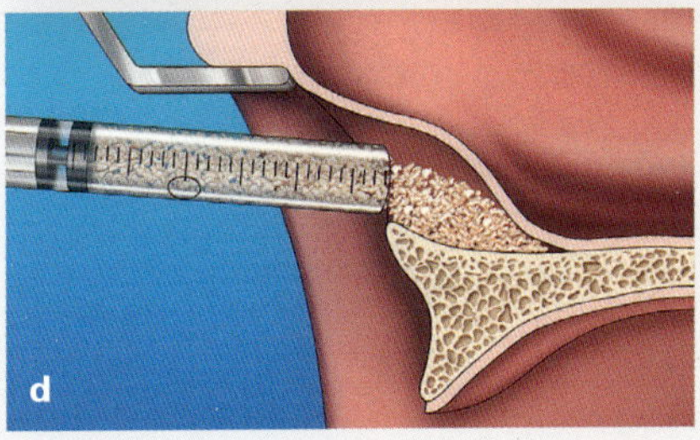

图11-7 在大体标本（a）和实际患者（b）中输送移植材料。（c和d）使用改良的银汞合金填充器来压实颗粒状移植物，并将其填充到移植受区。

图11-8 大体标本（a）和实际患者（b）中完全填充的窦腔。临床医生应小心避免过度填充该区域。

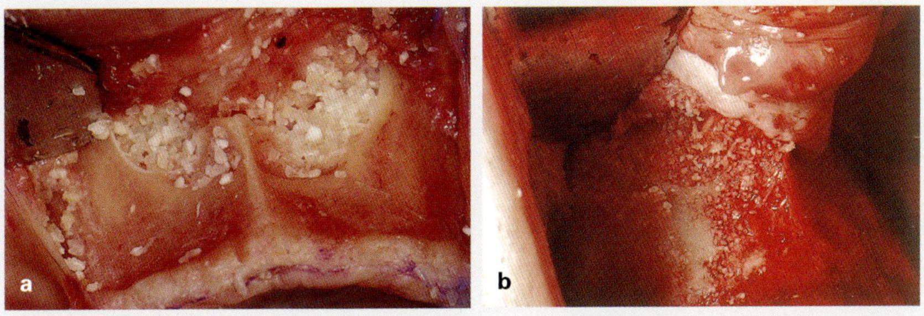

在进行鼻底骨增量联合上颌骨的髂骨移植重建时，要在鼻中隔前部进行2～5mm的鼻中隔减量术，临床医生要注意避免撕裂鼻中隔基底的黏膜衬里。随后，用1～2个侧向放置的微螺钉固定5～7mm的块状骨移植物；如果面部骨增量在其上进行，微螺钉可永久保留。这种方法为标准种植体提供了足够的稳定性。如果需要增加牙槽嵴宽度，可以将下颌联合或下颌升支的块状骨移植物固位到上颌骨前部的唇侧（图11–9和图11–10）。移植物成熟后，可以植入适当大小的种植体。

在缝合之前，用手术刀片水平切割覆盖在移植物上的黏膜瓣的骨膜，以便无张力地推进瓣膜并关闭创口。使用4–0铬线缝合主要的牙槽嵴顶切口和垂直松弛切口，采用间断缝合或连续褥式缝合方式进行创口关闭。在植入种植体之前，应让该区域愈合4～6个月。临时局部义齿或全口义齿也应进行调整和重衬，以避免与受区接触。

术后指导与大多数口腔外科或上颌窦手术类似。术后1周，患者应开始每天2次使用氯己定漱口水，持续2周，以减少感染的风险。在术后至少1周内，患者应避免擤鼻涕，避免用吸管吸液体或吸烟时产生的负压；吸烟还会影响口内及鼻底移植物区域的愈合。患者还应在打喷嚏时张口，以减轻压力。

潜在的并发症

在鼻底提升术和骨增量手术中，出血通常不是什么大问题。如果发生出血，可以使用压力、止血剂、骨蜡或电凝技术来控制血管出血。术后该区域的肿胀很常见，但其疼痛程度低于上颌窦底提升术或下颌种植体植入术。

图11-9 （a和b）使用大号菠萝形钻修整受区，以便使块状骨移植物能够良好适应。通常需要鼻底提升术以增加骨高度的部位，也需要块状骨移植物来增加骨宽度。用小号球钻反复在上颌骨前部的唇侧骨壁钻孔，以促进出血。

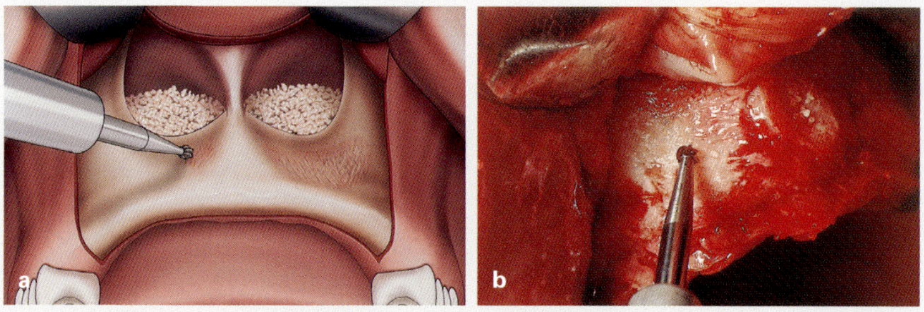

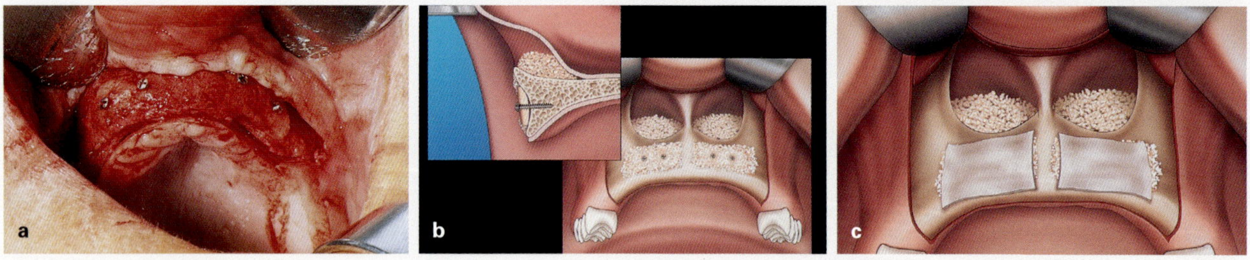

图11-10 （a）用螺钉固定骨块。（b）侧视图和前视图展示了垂直向及水平向的骨增量。（c）骨膜可以覆盖在骨块上，但不应放置在鼻部骨增量区域。

软组织处理不当会在术后初期造成最具破坏性的影响。不恰当的瓣膜设计可能导致移植物的血供受损，切口处张力过大可能导致切口开裂，暴露移植物。这些问题可能导致愈合延迟、移植材料泄漏进入口腔以及感染风险增加。

在种植体植入过程中，由于该区域的骨增量不足，种植体可能穿透鼻腔甚至上颌窦。如果发生这种情况，种植体可能会在愈合期间意外移位进入上颌窦或鼻腔。因此，术中应始终确认种植体是否牢固，任何松动或稳定性不足的种植体都应及时取出。

当种植体未充分植入骨内，尤其是当软组织可能黏附在种植体时，上皮的下行生长可能会影响种植体的骨结合。然而，一些研究报告指出，在愈合过程中，只要种植体充分位于骨内，即便钛螺钉意外穿透上颌窦或鼻腔，也不会继发不良的副作用[12,14,49]。如果上颌种植体或骨移植物发生感染，局部炎症的扩散可能引发鼻炎或鼻窦炎。种植体移位并作为异物存在时，也可能导致上颌窦炎，进而引发慢性感染[50]。

如果进行鼻中隔成形术，必须注意避免鼻中隔的位移或偏曲，如果仅切除鼻中隔的前下方区域，通常不会出现此类问题[51–53]。

总结

鼻底提升术是一种非常有效的手术，在使用至少50%的自体骨时具有极高的可预测性。它为那些其他条件适合的种植患者提供了额外的上颌前牙区骨高度。为了成功植入种植体，还经常需要进行增加骨宽度的手术。

12 鼻腭管骨移植术

Grafting of the Nasopalatine Canal

上颌前牙区牙槽嵴骨高度和宽度不足，会影响口腔医生恢复上颌中切牙区面部美学和牙齿功能，特别是在鼻腭管过宽或位于左侧或右侧切牙位点单颗种植区的患者。在这种情况下，鼻腭管与牙槽嵴同期骨移植来恢复该区域理想的骨质及骨量是一个经过验证的外科手术。骨的恢复以及鼻腭管骨移植使种植体可以植入在精准的位置，这样不仅可以改善患者的外观和牙齿的功能，还能保留该区域的感觉功能。手术成功和规避并发症的关键是理解鼻腭管的解剖及形态，以及遵循有助于在右侧或左侧中切牙植入种植体的骨移植方案。

上颌中切牙的位置是在已吸收的牙槽嵴植入种植体时特别敏感的区域，特别是当只修复一颗上颌左侧或右侧中切牙，且没有其他移动种植体位置方案的时候。该技术需要细致的治疗计划来确定最终牙冠的位置，然后逆向确定种植体的位置。如果不可避免地触及或损伤鼻腭神经，那么最好是移除神经并进行骨移植，以便在正确的位置植入种植体。计划不当会导致并发症的发生，包括种植体失败、感觉减退以及影响美学效果和牙齿的功能[1-4]。尽管上颌中切牙区存在解剖学上的挑战，但文献描述了许多在种植体植入前成功准备的方法[5-15]。

鼻腭管的解剖学结构

鼻腭管的尺寸因患者种族、性别、年龄、牙齿相关创伤和牙齿缺失而异。鼻腭管距离鼻孔开口处约2cm，平均长度10mm，在切牙窝处宽可达6mm[16]。

在子宫内，人的面部和口腔在第4周～第8周形成。在第8周～第12周，继发腭形成。在原发腭和继发腭之间形成两个切牙管：继发腭的生长似乎是由鼻中隔引发的，它分隔现有的腭，形成两条位于硬腭内的通道，这些通道向下并向前延伸至鼻腔下方。通常，这两条通道会在切牙孔（窝）稍后的位置合并为一个Y形结构，靠近上颌中切牙的后方。在第12周，原发腭和继发腭融合。腭前部的大部分感觉功能由通过鼻腭管的两个结构提供：鼻腭神经和鼻腭动脉的终末支[2-3,16]。

在过去的20多年中，基于CT的研究显示，鼻腭管及其邻近结构（例如鼻腭管前方的腭骨宽度）的形态测量特征具有天然的广泛范围。这表明，为了确保在种植体植入前骨再生的成功，对每名患者进行个体化治疗规划至关重要[13,17-19]。

上颌前牙区种植与GBR的综述

上颌前牙区种植体支持式修复包括单颗牙或多颗牙程序。这两种程序都试图确保在功能和美学上良好的结果。种植体植入通常在微创拔除无法保留的牙齿，进行引导骨再生（GBR）后。在几周和几个月活跃的骨再生后，分别进行临时终修复和最终修复[20-23]。

在GBR手术中，可吸收膜和不可吸收膜经常用于稳定骨移植材料，作为即刻种植或延期种植的组成部分。CBCT影像不仅可以评估骨吸收的程度，还可以评估手术的成功程度[24]。骨移植材料的选择包括自体骨、同种异体骨、异质骨和异种骨，单独或联合使用，以及富血小板血浆（PRP）/纤维蛋白生长因子增强剂[22,25-27]。一些医生不再将自体骨移植视为此类或类似口腔手术的“金标准”[28]。对于此手术，建议使用无菌处理的同种异体冻干骨（FDBA），粒径范围为100～850μm，用PRP液体混合制作成黏性骨。这与PRP栓联合使用，以防止颗粒状移植物压迫到已经用电凝或激光处理过的残余神经断端（在切除神经近端部分后）。

在上颌骨前部严重萎缩的情况下，除了对鼻腭管骨移植和移除鼻腭神经之外，使用骨块、骨片或颗粒状骨和膜进行骨移植可能是有用或必要的[29-30]。此外，CAD/CAM设计和制作同种异体骨块在必要时可以为临床医生提供治疗严重牙槽嵴骨缺损的能力[31]。

鼻腭管骨移植、骨再生和种植

鼻腭管内含有脂肪细胞、纤维组织以及小唾液腺，还有鼻腭神经和腭降动脉（终支）。在移除鼻腭管内的这些软组织后，自体骨和同种异体骨都曾被用作种植前骨再生手术的一部分[13,32]。其他报道显示，切牙孔可以在鼻腭管内神经和相关软组织的移除同期进行骨移植，从而规避感觉功能异常[11,33]。

一些研究描述了在严重吸收的上颌无牙颌区中成功地在鼻腭管内植入种植体（组织已被移除），在剩余的上颌骨植入其他的种植体[34-36]。通常，关于该手术和鼻腭管解剖结构的文献描述不仅对靠近增大的鼻腭管已经吸收的唇侧骨移植，还对鼻腭管本身进行骨移植，以通过三维骨增量将种植体植入在理想的位置，便于后续的修复[6,8-9,11-12,36-41]。

通常情况下，患者进行常规的术前检查，包括体检和CT成像，以显示种植位点骨的高度和宽度、邻牙的相应状态（可能包括正畸手术），以及鼻腭管的大小和位置。这些术前程序有助于临床医生确定如何对鼻腭管骨移植，以及如何利用骨再生处理未来种植位点的骨吸收区域。要求患者和其他有关各方提供知情同意文件，概述所提出手术可能出现的并发症，包括前腭暂时或长期的麻木或刺痛感、不可吸收膜暴露、位点出血、感染和骨增量失败。

手术的特点是开始于患者口服抗生素、消毒漱口水和手术区域皮肤消毒。在意识镇静和局部麻醉下，腭侧和唇侧翻瓣，暴露鼻腭管。刮除和冲洗管腔内容物，然后用电凝或激光凝固残余神经断端，并在管内放置PRP栓，以保护残留的神经血管和相

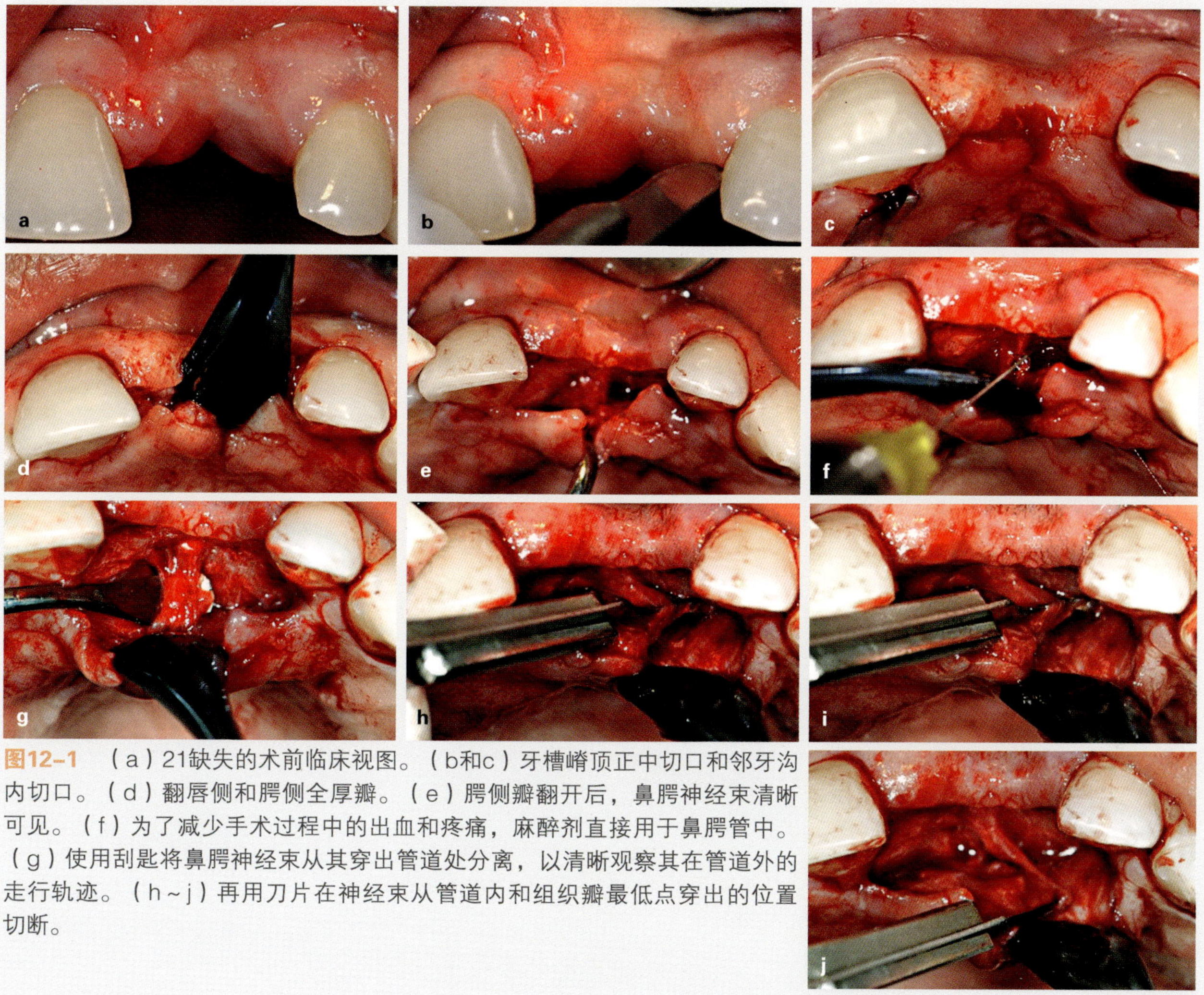

图12-1　（a）21缺失的术前临床视图。（b和c）牙槽嵴顶正中切口和邻牙沟内切口。（d）翻唇侧和腭侧全厚瓣。（e）腭侧瓣翻开后，鼻腭神经束清晰可见。（f）为了减少手术过程中的出血和疼痛，麻醉剂直接用于鼻腭管中。（g）使用刮匙将鼻腭神经束从其穿出管道处分离，以清晰观察其在管道外的走行轨迹。（h～j）再用刀片在神经束从管道内和组织瓣最低点穿出的位置切断。

关的软组织，并帮助控制轻微的出血（图12-1）。

然后在鼻腭管内填充由盐水或PRP混合的颗粒状同种异体脱矿冻干骨，尽管一些临床医生更喜欢自体骨和同种异体骨的混合物。在不需要牙槽嵴骨增量的情况下，可以在此时植入种植体。然而，当需要在唇侧面进行水平向骨增量时，临床医生会先置入骨移植材料，然后根据情况使用可吸收或不可吸收膜覆盖骨移植材料及腭部的区域。

受区单独用非交联胶原膜覆盖，或与PRP膜联合使用（图12-2）。如果需要，进行骨膜减张以实现组织瓣的被动关闭，并缝合组织瓣以实现一期关闭。术后患者接受1周的抗生素和非甾体抗炎药治疗。

术后定期规律性随访，包括CT影像学检查。6个月后，可进行种植手术。当翻开组织瓣时，临床医生可以直观地观察骨移植部位，并可以植入适合的直径和长度的种植体。

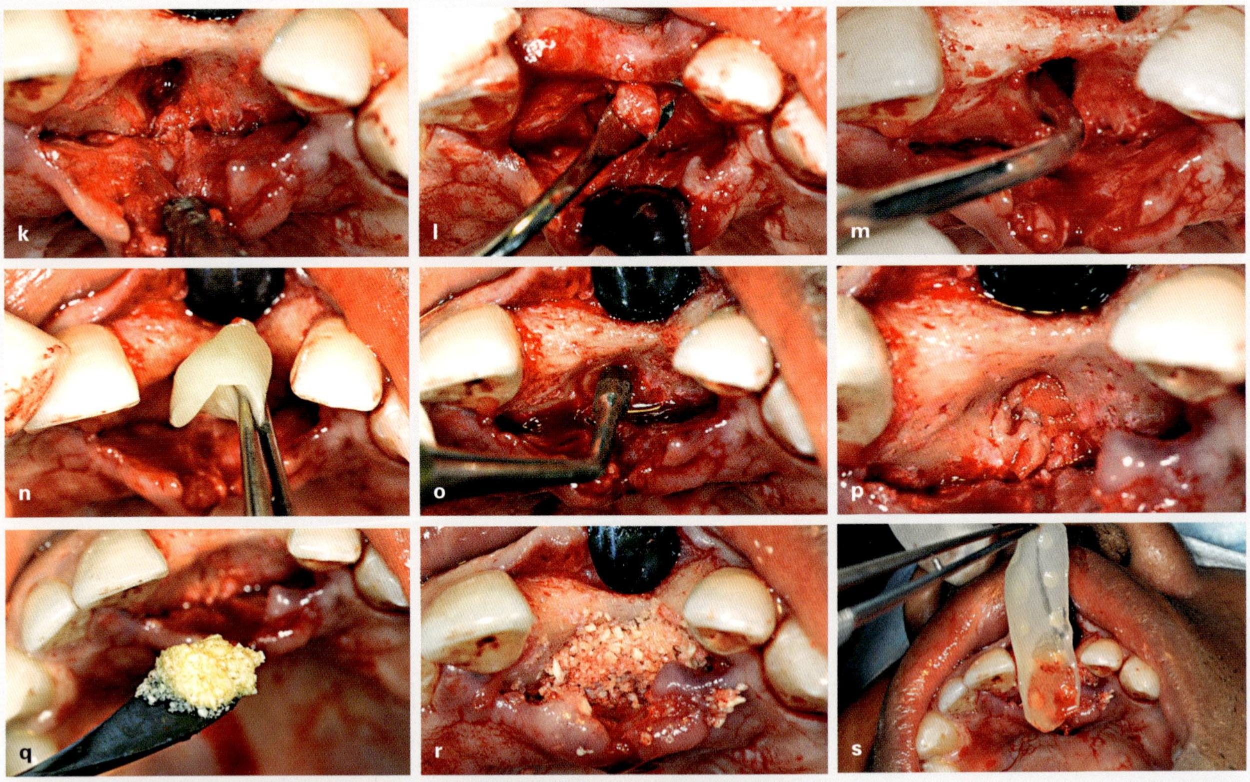

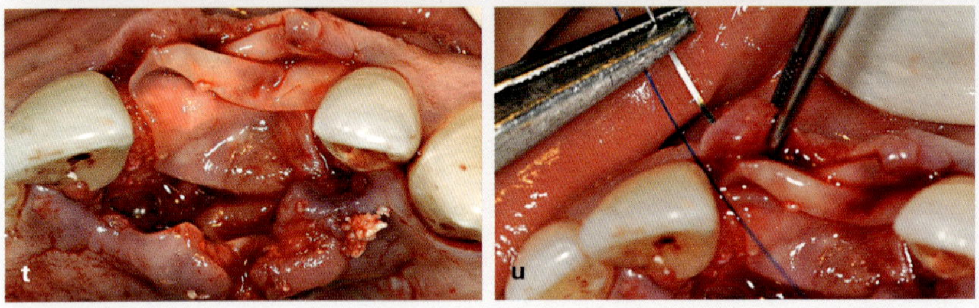

图12-1（续） （k～m）使用刮匙刮除管内的残留物并搔刮管内骨壁。（n～p）在管的最根方放置一个PRP凝胶栓，防止颗粒状移植物与神经残端之间的直接接触。（q和r）黏性骨被放置在与剩余的管壁和腭侧骨板接触的部位上。（s和t）使用数层PRP膜覆盖全部移植物。（u）切开唇侧瓣的骨膜并冠向拉伸，以实现移植物上方的一期关闭。组织瓣通过无张力的单纯间断缝合和水平褥式缝合复位到牙槽嵴水平的位置。

讨论

在上颌中切牙理想的区域植入种植体，通常需要通过骨移植和骨再生以增加局部牙槽嵴的宽度，有时还需要增加高度。作为实现理想种植体位置的骨增量手术的一部分，毗邻鼻腭管的大小和位置通常决定了是否需要通过刮除管内软组织和骨移植来消除该管带来的阻碍。

根据病例的复杂性，可能不需要进行颊侧牙槽嵴骨增量，单独进行鼻腭管骨移植就可以即刻植入种植体。如果由于牙槽嵴缺牙区面积较大或牙槽嵴水平向/垂直向吸收严重而需要进行唇侧牙槽嵴骨增量时，使用的骨移植材料可以包括自体骨和/或同种异体骨，单独或以某种组合和不同比例混合使用；此外，根据所使用的骨移植材料和手术程序不同，可能还需要使用屏障膜来促进骨的生长[42–46]。

术后并发症，包括感染，可以通过严格的抗

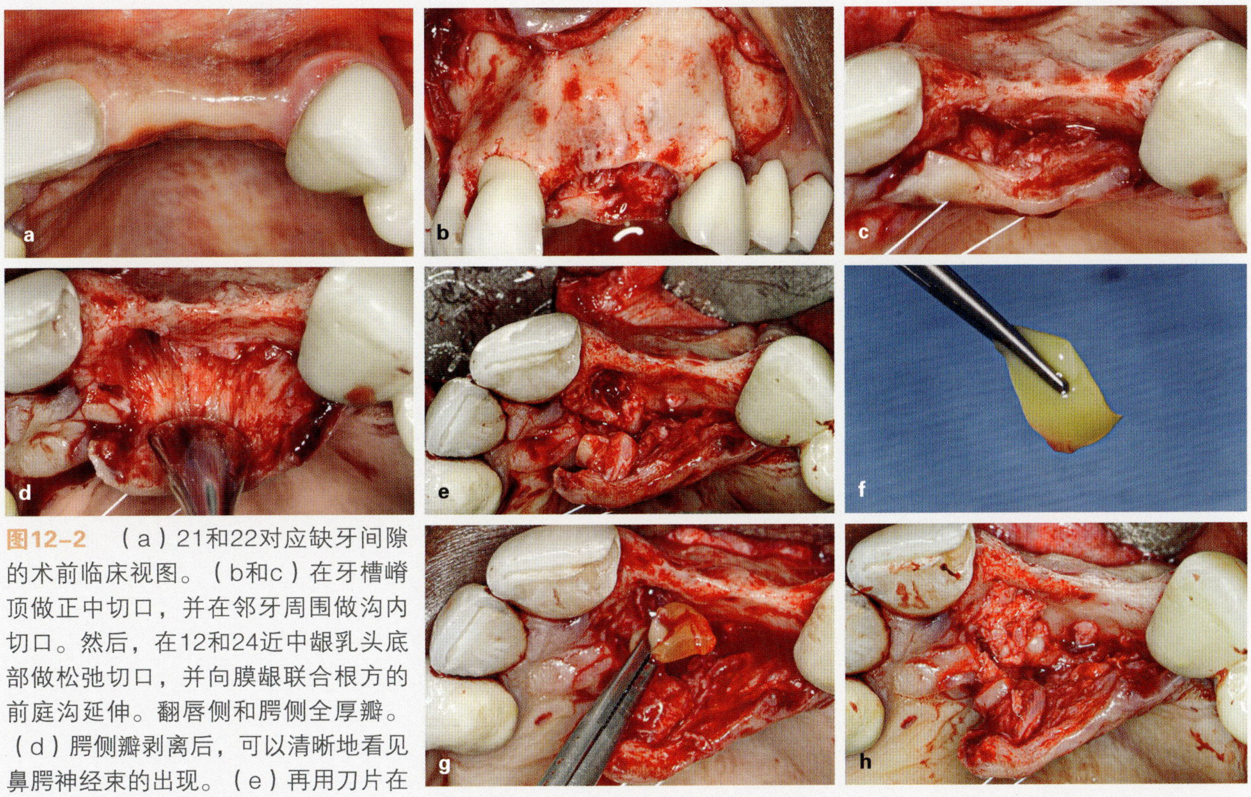

图12-2 （a）21和22对应缺牙间隙的术前临床视图。（b和c）在牙槽嵴顶做正中切口，并在邻牙周围做沟内切口。然后，在12和24近中龈乳头底部做松弛切口，并向膜龈联合根方的前庭沟延伸。翻唇侧和腭侧全厚瓣。（d）腭侧瓣剥离后，可以清晰地看见鼻腭神经束的出现。（e）再用刀片在神经束从鼻腭管内和组织瓣最低点穿出的位置切断。用刮匙刮除管内残留物并搔刮管内骨壁。（f和g）将PRP凝胶栓放置在神经束的最根方，防止移植物颗粒与神经残端直接接触。（h）黏性骨被植入在与剩余的管壁和腭侧骨板接触的部位上。

生素和消毒方案来预防。此外，由于腭大神经的冗余性，刮除鼻腭管内容物（包括神经组织），并不会导致腭前区术后永久性感觉丧失或其他异常感觉[16,47–48]。

总结

特别宽的鼻腭管可能会使上颌前牙区的种植具有挑战性。然而，通过将鼻腭管纳入骨再生程序（通常伴随牙槽嵴修复过程）中，可以消除其障碍。将鼻腭管内的软组织清除后进行骨移植，以避免对种植成功的短期和长期危害，包括种植体植入位置不精确，美观和功能受损，以及种植体周围区域的感觉能力受损。深入理解鼻腭管的一般解剖结构和形态有助于确保临床操作的成功，就像文献中对个别病例的研究一样。

口腔种植中的牙槽嵴扩张和牙槽嵴劈开

Ridge-Spreading and Ridge-Splitting Techniques for Dental Implants

13

无论是牙周病、病理还是外伤引起的牙齿脱落，都不可避免地导致骨质流失，严重复杂化了患者恢复功能和美观的努力。可预测种植体治疗要求至少有6mm的牙槽骨宽度以允许种植体的植入，并且在种植体周围的颊侧壁和舌侧壁上至少有1mm的骨[1-4]。许多增宽狭窄牙槽嵴的技术已经被描述过，包括颗粒状骨内置法/外置法骨移植术、骨块移植、贴面式骨移植术和牵张成骨。与所有这些技术相比，牙槽嵴扩张和牙槽嵴劈开术更容易实施，同样可预测，具有较高的长期成功率[5-7]。

牙槽嵴扩张术和牙槽嵴劈开术提供了牙槽嵴缺损骨增量的替代治疗方式，可在常规门诊就诊时进行，手术复杂性最小。因为它们通常可以在一期手术完成，不需要开辟第二术区，这些手术比传统技术的发病率和费用更低。截骨术和骨扩张术主要用于颌骨，此处骨骼密度较低，骨质相对较软。在牙列缺失或牙列缺损患者中，可以在下颌骨（以及在某些条件下的上颌骨）使用骨凿、骨锯和超声骨刀装置等牙槽嵴劈开器械来实现“理想”的种植体定位。

本章中描述的技术在文献中有很好的记录。1986年，Tatum首次描述了用直径渐变的骨凿扩张狭窄的牙槽嵴[8]，后来Summers对其进行了改进[9-10]，牙槽嵴劈开术最初由Simion等人于1992年描述（图13-1）[11]。这些手术需要仔细的患者选择和彻底的术前评估，并结合对基本手术原则的深刻理解。目标是将牙槽嵴扩张到8mm，这样可以植入4mm直径的种植体，同时在种植体的颊侧保留2mm的骨、舌侧保留2mm的骨以保持稳定性。

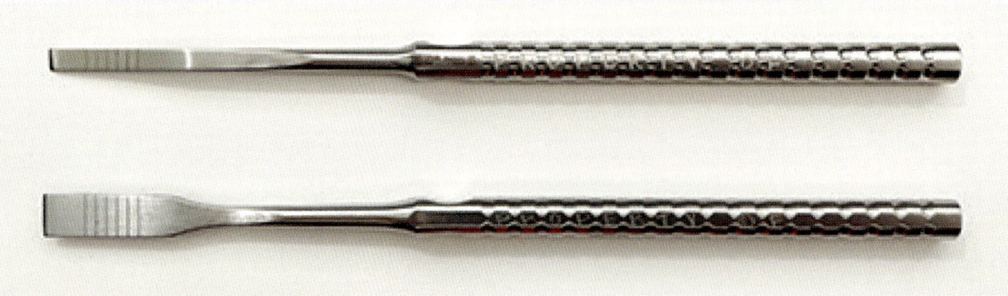

图13-1 骨凿一面或两面扁平且倾斜。

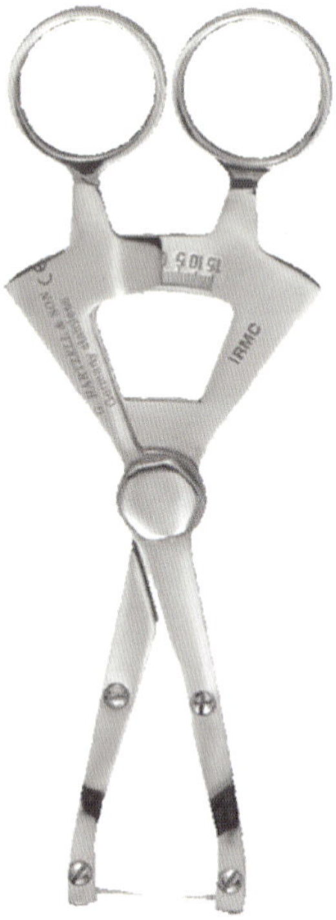

图13-2 牙槽嵴测量尺是一种用于确保种植体的直径不超过可用骨的尺寸的测量设备，这会影响种植体的长期成功率。牙槽嵴测量工具（OsteoLife Biomedical）可以帮助口腔种植医生在治疗计划的初始阶段进行可靠的评估。种植体在所有方向上应至少被1mm的骨覆盖。

本章介绍了这两种手术的适应证和分步方案，包括所需的器械和根据个体解剖参数进行的修改，以及必须避免的潜在并发症。

牙槽嵴扩张与牙槽嵴劈开

牙槽嵴扩张和牙槽嵴劈开的两种形式，它们遵循相似的策略，但在指示和执行上有所不同。在这两种手术中，外科医生在狭窄的牙槽嵴上开一个洞或切口，并将其分开，以便为种植体创造空间。它们入路的关键区别在于穿透牙槽嵴的器械和手术侵入的大小。扩张包括使用先锋钻，然后使用骨切开或牙槽嵴扩张套装来进行种植体截骨术。不需要切割骨头。另外，牙槽嵴劈开手术涉及使用骨锯、盘状锯片或超声骨刀装置在牙槽嵴处切割，导致手术区域更大。

外科医生应根据术前水平向缺损牙槽嵴的骨宽度来决定使用哪一种技术。牙槽嵴劈开术通常可以适用于5~6mm的牙槽骨宽度，而牙槽嵴扩张术则需要至少6mm的牙槽骨宽度。两种操作都要求至少有10mm的垂直高度。采用CBCT扫描来评估上颌骨中存在的原生骨的类型和数量。理想的条件是允许种植体被完全包裹在2mm的松质骨区域内。与皮质骨不同，松质骨含有足够数量的骨祖细胞和生长因子，以确保可预测的骨结合。如果缺乏CBCT设备，外科医生可以使用牙槽嵴测量尺（图13-2）测量牙槽嵴顶冠状面宽度。这种方法不如基于CT扫描的方法准确，但它提供了一个粗略的评估，有助于明确患者的选择。这些技术的其他适应证与位于该部位的骨的质量和密度有关，如本章后文所述。

牙槽嵴扩张的生物学与力学机制

从生物学的角度来看，牙槽嵴扩张技术是在模拟临床条件的临床环境下应用的。典型的拔牙窝：牙齿拔除后，颊侧/舌侧壁被压在一起以促进愈合，导致牙槽嵴变窄。相反，当使用牙科钻或骨锯进入狭窄的牙槽嵴时，产生的缺损与拔牙窝的缺损相同。我们对如何促进拔牙窝愈合以及在这种临床条件下创口愈合机制的理解，为牙槽嵴扩张/牙槽嵴劈开术的原理提供了见解。

今天，大多数外科医生在拔牙后都会进行某种类型的拔牙位点保存手术。一种方法是，在拔牙后2～6个月，当拔牙窝愈合后，用自体骨或异体骨填充拔牙窝，然后进行种植。当拔牙窝中填充骨移植材料时，它充当了拔牙窝骨细胞迁移的支架，通过骨引导作用产生新骨。个体患者的状况决定了是否需要胶原膜以及应该使用哪种类型的封闭方法。治疗拔牙窝的另一种选择是即刻种植。立即在拔牙窝中种植的临床指南要求种植体至少位于牙槽嵴边缘3mm以上，以获得宿主骨的初始稳定性[12]。预计在即刻种植后会出现一定程度的骨吸收，范围在0～5%；因此，外科医生应该将种植体植入到牙槽嵴边缘以下[13]。植入骨下的程度取决于牙槽嵴边缘的骨厚度和类型。如果牙槽嵴顶部主要由薄的皮质骨构成，则极有可能发生骨吸收，因此骨下植入的深度应为3mm。如果牙槽嵴顶部由优质的松质骨构成，那么骨下植入应减少到1mm。如果有适量的松质骨，考虑到牙槽嵴顶部可能会发生骨吸收，种植体应植入在牙槽嵴边缘以下2mm处。

这些用于成功保存牙槽骨的既定指南也适用于牙槽嵴扩张手术。在许多情况下，术区与牙槽骨五壁缺损部位几乎相同，骨形成来自术区骨壁的各个部分，使治愈效果非常可预测。

骨的类型和质量

如前所述，考虑牙槽嵴扩张/劈开术的最重要标准之一是术区骨质及骨密度。皮质骨有时因其高密度而被称为致密骨，占人类骨骼的80%，并支撑着大部分机械功能。由于其致密且高度组织化的结构，皮质骨具有出色的稳定性和结构完整性，但这些优势被有限的血管化潜力所平衡，这使其整合速度较慢。此外，皮质骨的生物能力有限，主要通过骨引导促进骨再生。相比之下，牙槽骨的结构多孔，这有助于通过促进血管化和融入受区来建立骨诱导环境。此外，松质骨具有出色的成骨潜力，这得益于高浓度的成骨细胞和骨细胞。然而，其低密度导致机械支撑不佳[14]。

所有骨都具有一定的弹性。这一点我们能够从最致密的骨中拔除多根牙证明。1985年，Lekholm和Zarb首次根据X线片以及外科医生在准备截骨术时所感受到的阻力描述了4种骨质量类型（1～4型）[15]（图13-3）。同样，Misch根据位于上颌和下颌缺牙区皮质骨和松质骨的宏观特征提出了4种骨类型（D1～D4型）。该分类于1988年首次发表，至今仍是骨密度的标准参考[16]。几年后，基于Hounsfield单位（亨氏单位）的CBCT的客观骨密度量表得以建立，这表明骨密度评分与通常发现该骨的口腔部位之间存在很强的相关性。

D1型骨是皮质骨，通常位于下颌联合区域，对应于下颌联合的基骨。这种骨通过强大的肌肉附着产生应力和弯曲来保持其形状和密度。D2型骨是皮质骨和松质骨的结合，通常位于下颌骨后部，有时位于上颌骨前部。

骨组织血管丰富，愈合能力极佳。D1型骨——皮质骨的矿化基质使其能够承受巨大的负荷，钻孔时，其触感类似于硬橡木，而D2型骨钻孔时产生的触感则类似于白松。D3型骨和D4型骨比D1型骨和D2型骨更脆弱，其承载负荷的能力相

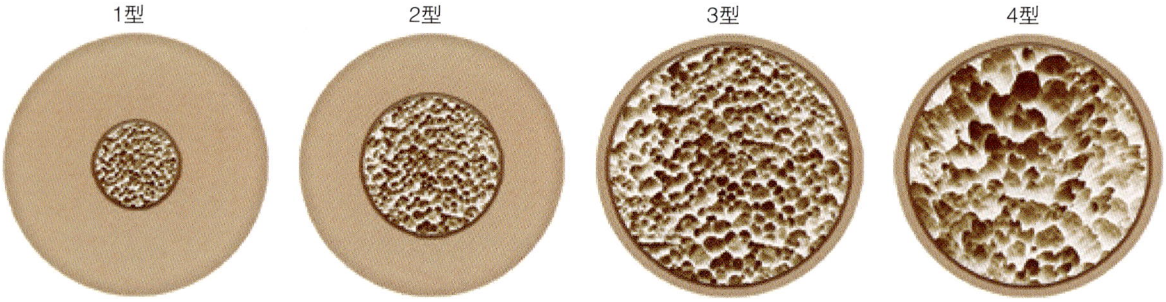

图13-3 Lekholm和Zarb描述了骨的各种特征，并根据X线片和抗钻性将其分为4种类型。

应的要低得多。D3型骨主要存在于上颌骨前部，为多孔皮质骨和细的松质骨，钻孔时产生的触感类似于松脂木。D4型骨存在于长期缺牙的上颌骨后部，为精细的松质骨，必须极其小心处理。

钻孔只适用于D1型骨（即几乎完全由皮质骨组成的致密骨）和D2型骨（即厚实的多孔皮质骨和粗大的松质骨）。一般来说，骨密度越大，种植体初始固定越容易，但骨面预备越困难。骨密度越大，过热的风险也越大。在大多数情况下，随着骨密度的降低，血供会改善，这有助于在创建骨道时保持低温。致密的骨需要更多的冲洗和更锋利的切割器械。

基于在上颌骨和下颌骨不同区域发现的骨密度，涉及牙槽嵴扩张和牙槽嵴劈开以准备种植体植入的治疗通常局限于上颌骨的前部及后部，这些区域主要由D3型骨和D4型骨构成，不过有时也可用于下颌骨。为骨内种植体创建骨切口的传统方法包括用直径逐渐增大的钻头从种植位点去骨，最后一个钻头的大小和长度与种植体大致匹配。牙槽嵴骨扩张和牙槽嵴劈开术背后的原理是保护已经不足的牙槽骨中的骨，这意味着必须避免钻孔或谨慎使用。此外，在扩张部位生成新骨需要成骨细胞和其他骨形成细胞的存在，这些细胞主要存在于松质骨中。最后，如后续程序中所述，本章中的一些技术涉及使用骨凿来使骨致密化（从而扩张），而D1型骨和D2型骨的硬度通常不允许这样做。

使用骨凿进行牙槽嵴扩张术

各种直径的钝头骨凿广泛可用，并作为工具出售。这些器械用于压缩和预备骨面以利于种植体植入，与传统的钻头相比具有许多优势[17-19]。钻头会去除骨组织，而骨凿则通过侧向挤压骨组织来创建更致密的骨面以利于种植体植入（图13-4）。此外，钻头钻孔时产生的热量会损害骨组织。相比之下，骨凿要么用手工要么用敲击方式压入骨组织，因此不会产生热量。骨凿的长度和形状提供了更大的可见性，尤其是在上颌骨后部，而且由于没有冲洗设备，不会阻碍视线。

骨凿在骨量受损部位比钻头具有更高的触觉敏感性，使临床医生更容易探测骨质量和骨密度。此外，骨凿技术相对安静，有助于临床医生利用声音识别关键标志（例如上颌窦皮质底）。与钻头不同，骨凿可以轻松转向，找到最适合植入的骨面，减少对现有骨组织的损伤。最后，骨凿所采用的骨保护、非钻孔技术使临床医生在常规的门诊就诊期间植入更多的种植体。

手术技术

对于骨凿手术，应遵循围术期抗生素、麻醉、镇痛和卫生方面的标准程序。术前检查应包括全面的牙周评估（包括X线片和CBCT扫描），这些反过来可用于创建手术模型和手术指南。

该手术程序本身始于一个位于牙槽嵴顶正中切口，其延伸范围超过截骨区。接下来，将软组织翻折至足以暴露牙槽嵴骨的颊舌向尺寸。为牙槽骨供血的骨膜，有助于骨折的骨段保持在其位点，应保持其完整。然后使用球钻穿透拟植入种植体的牙槽皮质骨，并用先锋钻启动骨钻孔。

直径逐渐增大的骨凿依次插入，从最小的开始。骨凿的钝端抵住由先锋钻产生的开口，并施加手动压力，或者在大多数情况下，使用手术锤对骨凿手柄进行2～3次有力的敲击。在软松质骨中工作时，当手术锤手柄被敲击时，骨凿很容易从导孔中滑出。为避免这种情况，临床医生应在敲击几次后，将骨凿旋转1/4圈。这将使它能够回到初始的导孔中，然后再进行下一次敲击。对于系列中的每个骨凿，重复此过程几次，直到截骨术至足够深，能够将种植体植入在牙槽嵴顶至少3mm以外，以获得宿主骨的初始稳定性。

当直径较大的骨凿被压入或敲击到牙槽嵴时，它们会压实种植体截骨术的骨组织，并将牙槽嵴扩张至2mm。在种植位点对密度较小的骨组织进行压实，是保留而非去除骨组织（不像钻头那样），这增加了种植体留存的可能性。根据骨组织的密度和宽度，可能需要一些常规钻孔来支持缓慢、有条不紊地插入骨凿，有时只是为了减少创伤[20-23]。

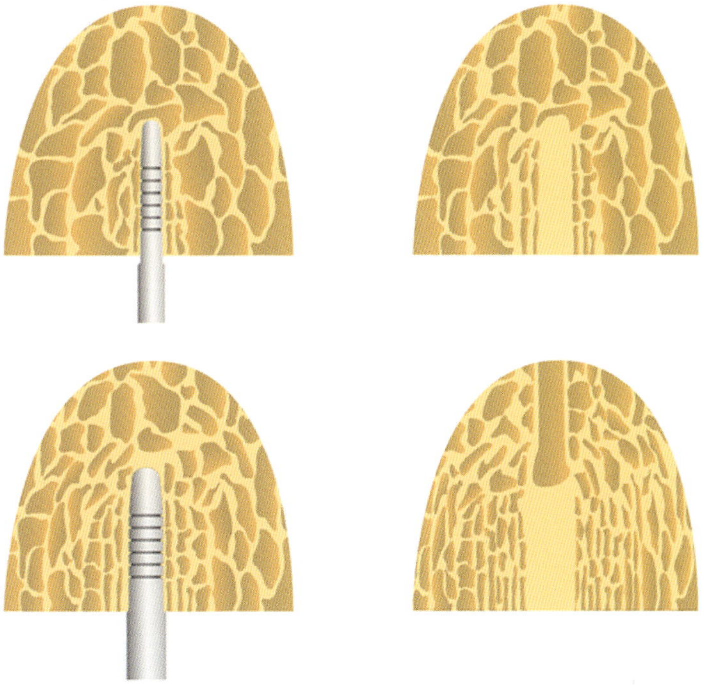

图13-4　骨凿技术通过在置入器械时扩张牙槽嵴来改善上颌的解剖结构。使用骨凿时，通过在骨凿切口稍向近中及远中延伸骨凿来缓解牙槽嵴顶端的应力。与节段性牙槽嵴劈开术不同，骨凿手术中不做垂直骨切口。

一旦截骨术完成，就可以植入压配（press-fit）或螺钉状种植体。在咬合负荷前，种植体应埋入6～12个月以愈合。骨凿套装和工具适用于大范围的截骨术，包括骨压实/位点预备、牙槽嵴扩张、上颌窦底提升和种植体植入[20]。

适应证

当使用骨凿压实骨组织以准备植入时，D4型骨可转变为D3型骨或D2型骨，D3型可转变为D2型骨[20]。在上颌骨中，骨凿用于向根尖部抬高现有骨组织，并侧向压实和扩张现有骨组织。这种骨压实是获得种植体初始稳定性的关键因素。

在上颌骨中，一般来说，种植位点越靠后，骨密度越低。在这类骨量中植入的机械加工钛表面种植体失败率很高[17]，而骨凿可保存鼻下区域的骨量，并有助于临床医生避免更激进的种植手术。上颌后牙区种植失败有几个因素，包括咬合力负荷高、上颌窦增大以及种植体直径小于咬合平台时产生的非轴向力。上颌后牙区缺乏可视性是一个额外的劣势，使其成为最不利于钻孔的区域之一。

骨凿入路是修复上颌后牙区的一种选择，适用于骨质松软、海绵状且有棘状牙槽嵴部分，且在鼻窦下方及相邻区域至少有4mm的颊腭向宽度和至少10mm的骨高度的病例[9-10]。使用更宽、更长且表面粗糙的种植体、自攻种植体和骨压实等措施有助于避免在这些病例中的失败[23-24]。上颌后牙区使用骨凿的短期成功率可以与传统方法相当，甚至超过传统方法[17-19]。

缺点和局限性

使用骨凿有几个缺点。当使用骨锤插入骨凿时，患者不可避免地会受到一定的创伤。必须小心，不要过度敲击骨凿，因为文献中有报道称，一部分患者在术后出现眩晕[25-27]。一个相关的缺点是，冲击力的爆发性特质使扩张的过程难以控制，这可能导致唇侧骨板的意外移位或骨折。该手术的一个显著限制是，由于下颌骨该区域的骨密度较大、可塑性较低，其应用受到限制。

使用骨扩张钻进行牙槽嵴扩张术

骨扩张钻是一种替代骨凿的工具，用于扩张和压实萎缩的上颌骨及下颌骨骨质，为种植体的植入做准备。骨扩张器通过棘轮扳手或低速手持件被压入骨中，与骨凿相比，这减少了手术创伤，并避免了传统钻头中与过热相关的风险。骨扩张器通过实现更佳的初始稳定性、增强固位力及维持骨密度等优势提升临床成功率，同时显著降低手术创伤[19,28]。因此，它们本质上是将传统钻头（比骨凿创伤小）和骨凿（比钻头在骨保存和压实方面更好）的最佳方面结合起来。大量文献支持在种植体植入中使用骨凿而不是传统钻头，特别是在严重骨量受损的牙槽骨中，这也支持了骨扩张钻在临床上的使用甚至有时更有优势。

适应证

牙槽嵴扩张术需要至少6mm的颊舌向宽度，如果骨主要为皮质骨，则很难进行甚至无法进行。由于该技术不会增加牙槽嵴的高度，因此不适用于上颌骨在宽度和高度均不足的情况。此外，颊侧和腭侧的骨板必须完整，且由松质骨分隔。种植体可以同期植入（标准方案），也可以延期植入。强烈建议在采用同期植入方案时使用基于CT的治疗规划软件和手术导板。

手术器械

市售的工具（例如Implant Vision的电动牙槽嵴扩张术工具）（图13-5），具有一系列直径逐渐变大的骨扩张钻，旨在用于植入窄直径的种植体（即最大直径为4.7mm）。虽然不同套装中各个钻头的直径有所不同，但最小的钻头通常在其最宽点约为2.5mm，每个后续钻头的直径增加0.3～0.5mm，最大的钻头在其最宽点约为4.5mm。种植体本身在该系列中充当最终的骨扩张器。在某些病例中，工具中的一些钻头可能并非必需。外科医生应选择与他们偏好的种植体系统相对应尺寸的骨扩张钻头的工具。

外科技术（即刻种植或延期种植）

在上颌前牙区进行种植体植入与牙槽嵴扩张术时，外科医生通常应根据牙槽骨质量评估，计划将种植体植入深度超出1～3mm。通常牙槽嵴处的皮质骨非常薄，这使其极易发生骨吸收。在种植体植入时（无论是即刻种植还是二期手术种植），根据牙槽嵴的预估吸收量进行种植体深埋处理，可提高成功的可能性。

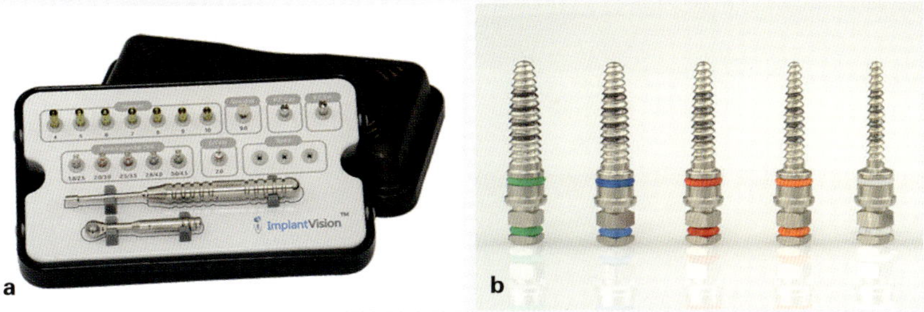

图13-5　牙槽嵴扩张套装（OsteoLife Biomedical）。（a）骨扩张钻为萎缩牙槽骨的扩张和压实提供了除骨凿之外的另一种选择，为口腔种植治疗做准备。骨扩张器通过实现更佳的初始稳定性、增强固位力及维持骨密度等优势提升临床成功率，同时显著降低手术创伤。所有这些与骨凿相比都减少了手术创伤。骨扩张器通过棘轮扳手或低速手持件被压入骨中。（b）牙槽嵴扩张套装中的5个骨扩张器的直径范围为2.5～4.5mm，适用于D2～D4型骨。

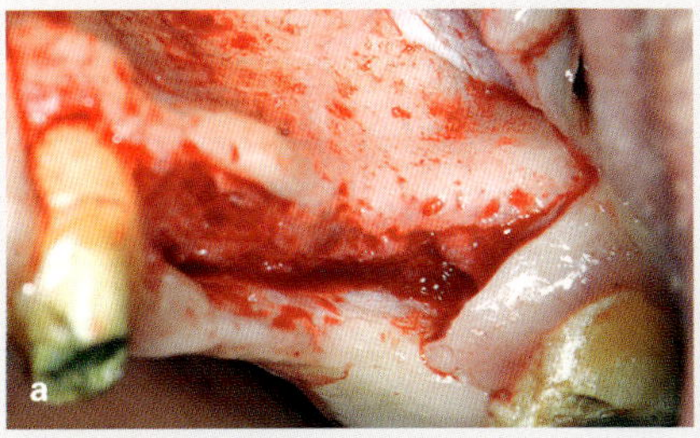

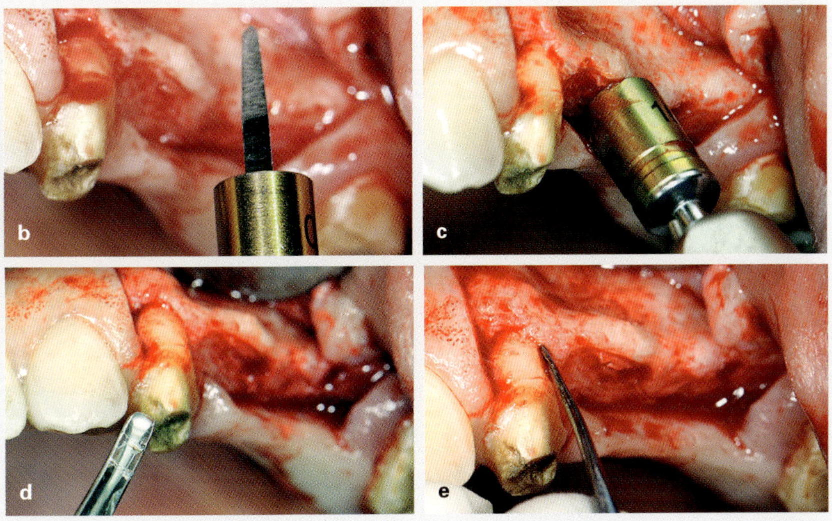

图13-6　拔除前磨牙后进行拔牙位点保存和牙槽嵴扩张术，为植入种植体做准备，以替代缺失的25和26。（a）缺失的25和26部位的术前临床视图。（b和c）使用2mm的先锋钻在缺失牙区的牙槽皮质骨上钻孔，此处将进行牙槽嵴扩张。（d和e）在拔除24期间，使用牙挺有助于拔除牙根，以尽可能多地保留牙槽骨。

在颊侧用含有1∶100000肾上腺素的2%利多卡因浸润麻醉后，做牙槽嵴顶正中切口。翻起全厚瓣以暴露牙槽嵴的颊侧。在相邻牙根段远中做垂直松弛切口。根据预先的义齿规划和计算机导板，使用直径1.5～2mm的先锋钻进行初始的截骨，当同期植入种植体时，截骨的位置将基于种植体的计划位点，因此应使用计算机导板。在开始进行截骨术之前，应在先锋钻上测量种植体的长度（加上额外的1～3mm）。以1200r/min的钻速穿透皮质骨板（约3mm），然后减速至50r/min。

从最小直径的骨扩张器开始，临床医生应手动将其插入截骨处并缓慢转动，“感觉”松质骨，注意不要刺穿皮质骨板（图13-6）。牙槽嵴的扩张应该非常缓慢。一旦触及较软的松质骨，就会发现变化。骨扩张器被放置到正确的深度，它应该留在原位3分钟，然后慢慢取出。接下来，临床医生应缓慢插入直径大一个尺寸的骨扩张器，感受松质骨，不要刺穿皮质骨。这个过程要重复几次，这取决于骨扩张器和预期种植体的直径。随着牙槽嵴扩张程序的推进，牙槽嵴颊侧可

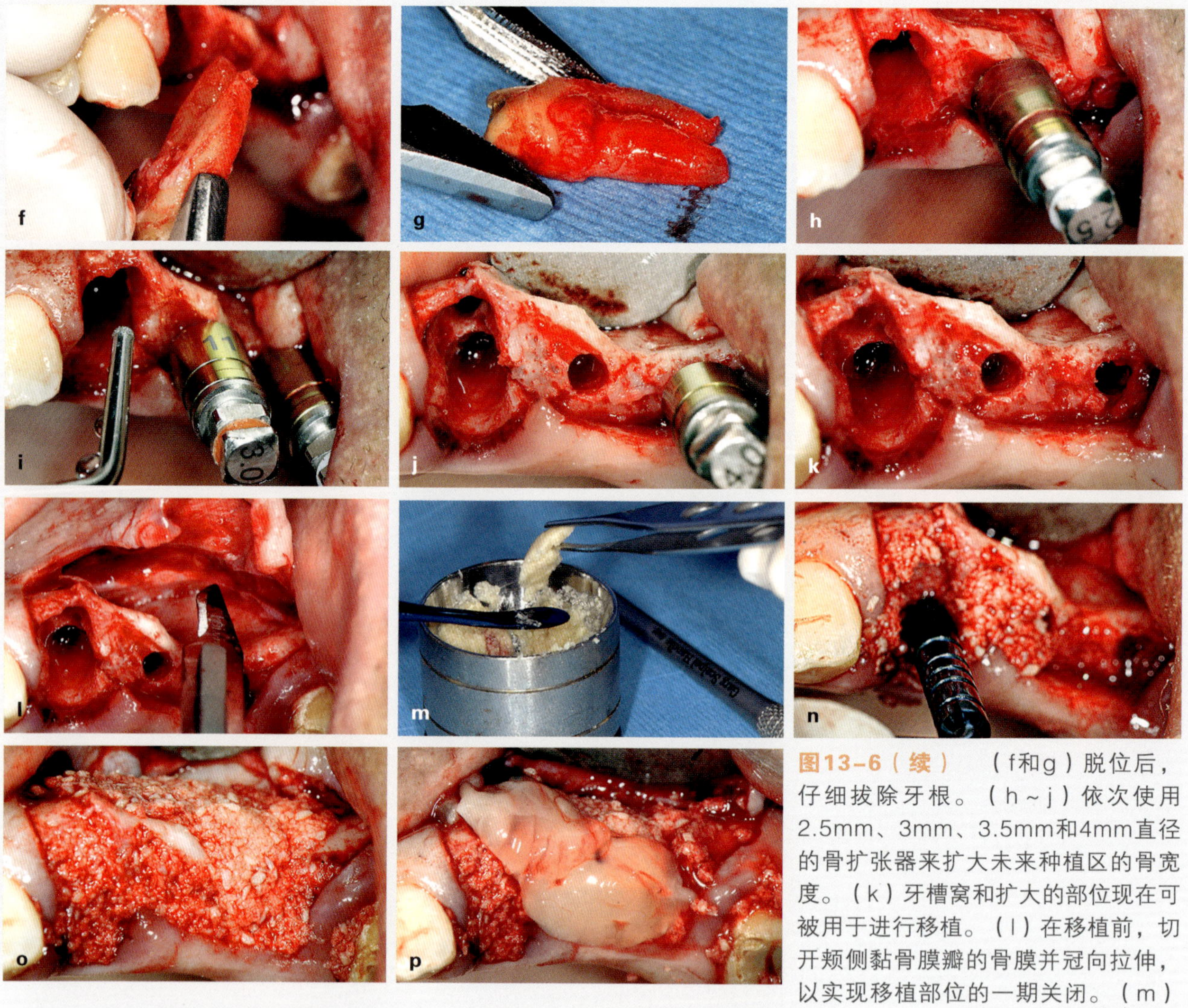

图13-6（续）　（f和g）脱位后，仔细拔除牙根。（h～j）依次使用2.5mm、3mm、3.5mm和4mm直径的骨扩张器来扩大未来种植区的骨宽度。（k）牙槽窝和扩大的部位现在可被用于进行移植。（l）在移植前，切开颊侧黏骨膜瓣的骨膜并冠向拉伸，以实现移植部位的一期关闭。（m）将同种异体冻干骨（FDBA）与PRP液体混合，与PRP膜的渗出物活化，制作成黏性骨。（n）用骨填充器将黏性骨装入受区，以避免在颗粒之间留下空隙。（o）在颊侧骨板上放置额外的黏性骨，以进一步增加骨的厚度，以便将来种植。（p）在移植部位覆盖数层PRP膜，以传递一些生长因子，在关闭瓣膜之前帮助骨和软组织愈合。

能开始出现微裂纹。这并不需要担心，因为种植体在皮质骨下的钻孔装埋是手术的一部分。根据牙槽嵴扩张过程中裂纹的发生程度，种植体将被植入在牙槽嵴边缘以下1～3mm处。种植体本身充当最终的骨扩张器，植入时应像骨扩张器一样小心谨慎（图13-7）。如果使用富血小板血浆（PRP）混合的骨移植材料，将其包裹在牙槽嵴上，然后覆盖一层不可吸收膜。使用不可吸收缝线材料进行一期关闭，让创口愈合3～6个月。

或者，如果遵循延期种植的方案，颗粒状骨移植材料与PRP混合（如果使用）包裹放入预备好的部位。然后在该部位覆盖数层PRP膜或其他可吸收膜。初期创口无张力关闭采用可吸收缝线［例如3-0 Violet（Ethicon）］。临床医生应在术后

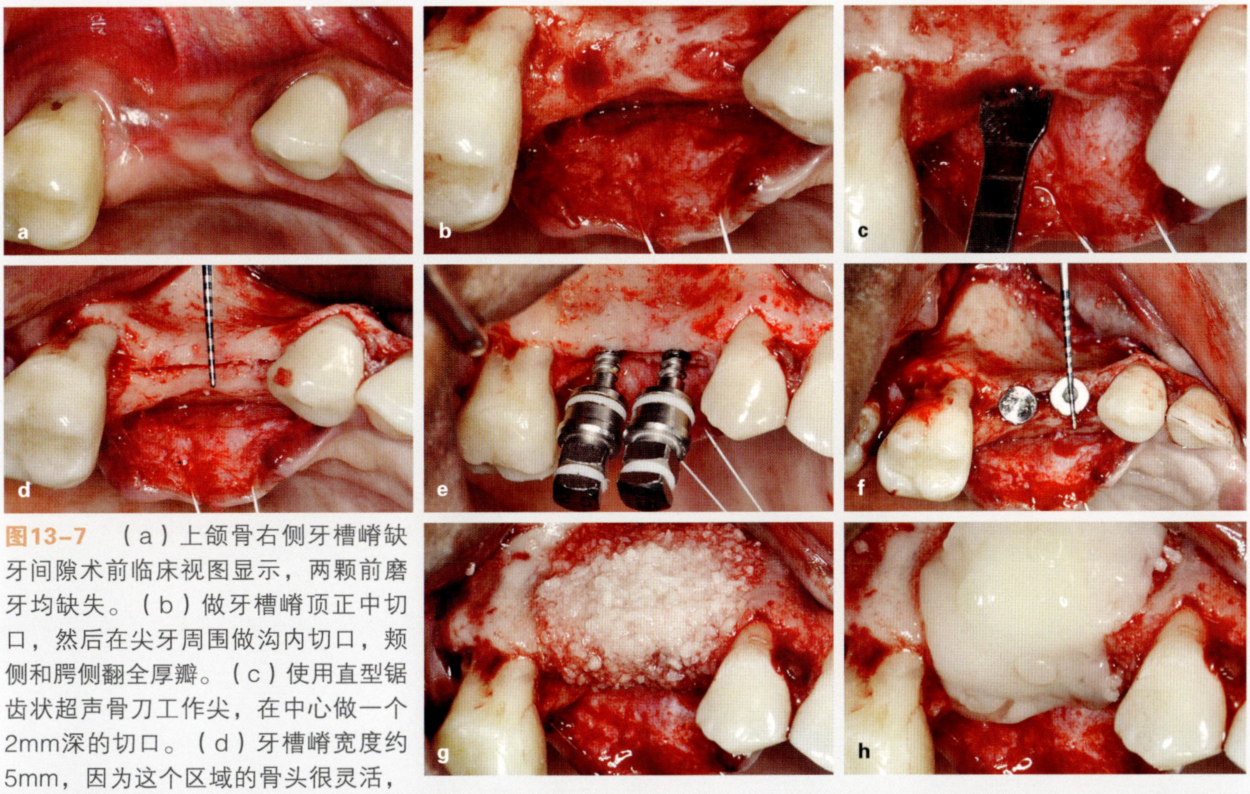

图13-7 （a）上颌骨右侧牙槽嵴缺牙间隙术前临床视图显示，两颗前磨牙均缺失。（b）做牙槽嵴顶正中切口，然后在尖牙周围做沟内切口，颊侧和腭侧翻全厚瓣。（c）使用直型锯齿状超声骨刀工作尖，在中心做一个2mm深的切口。（d）牙槽嵴宽度约5mm，因为这个区域的骨头很灵活，可以预测性地扩张2～3mm。（e）使用两个直径2.5mm的骨扩张器作为种植体进行截骨，而不是传统的连续钻孔方案。（f）取出骨扩张器后，在骨扩张器的位置插入两颗直径3.2mm的种植体。锥形种植体起到楔子的作用，在植入时进一步增加骨的扩张。（g）在截骨间隙和颊侧骨板上方加入黏性骨以增加其厚度。（h）移植物用数层PRP膜覆盖。

10天回访患者，以监测愈合进展，并在适当情况下拆线。如果没有，它们可以留在原位置自行吸收。2～6个月后将种植体植入再生骨中。

上颌前牙区的牙槽嵴劈开术

在牙槽嵴劈开术中，会在狭窄的牙槽嵴顶上水平切开，然后将牙槽嵴分开，以创造更多空间来植入种植体[29-34]。牙槽嵴劈开术相对于牙槽嵴扩张术的优势在于，需要时可以实现更大的移动性，从而实现更大的扩张。牙槽嵴劈开术适用于平均牙槽嵴宽度为4～5mm的情况。在牙槽嵴宽度至少为6mm的情况下，外科医生应选择牙槽嵴扩张术，因为这种手术可预测更好，发生骨折和骨段丧失的风险更小。在牙槽嵴宽度＜4mm的情况下，块状骨移植是唯一可行的选择。

过去，所有牙槽嵴劈开术都是用骨刀和骨锤进行的，这使手术结果难以控制，且不可预测。现今，大多数牙槽嵴劈开术都是用骨凿（图13-8）或骨扩张器完成的，这使外科医生对手术结果的控制更加有力。然而，有些病例仍然需要使用骨锤来对骨凿施加力（图13-9）。在这种情况下，笔者的做法是使用劈开厚度而非全厚度骨瓣，这样移动的骨骨折时，能保持其与骨瓣的连接。

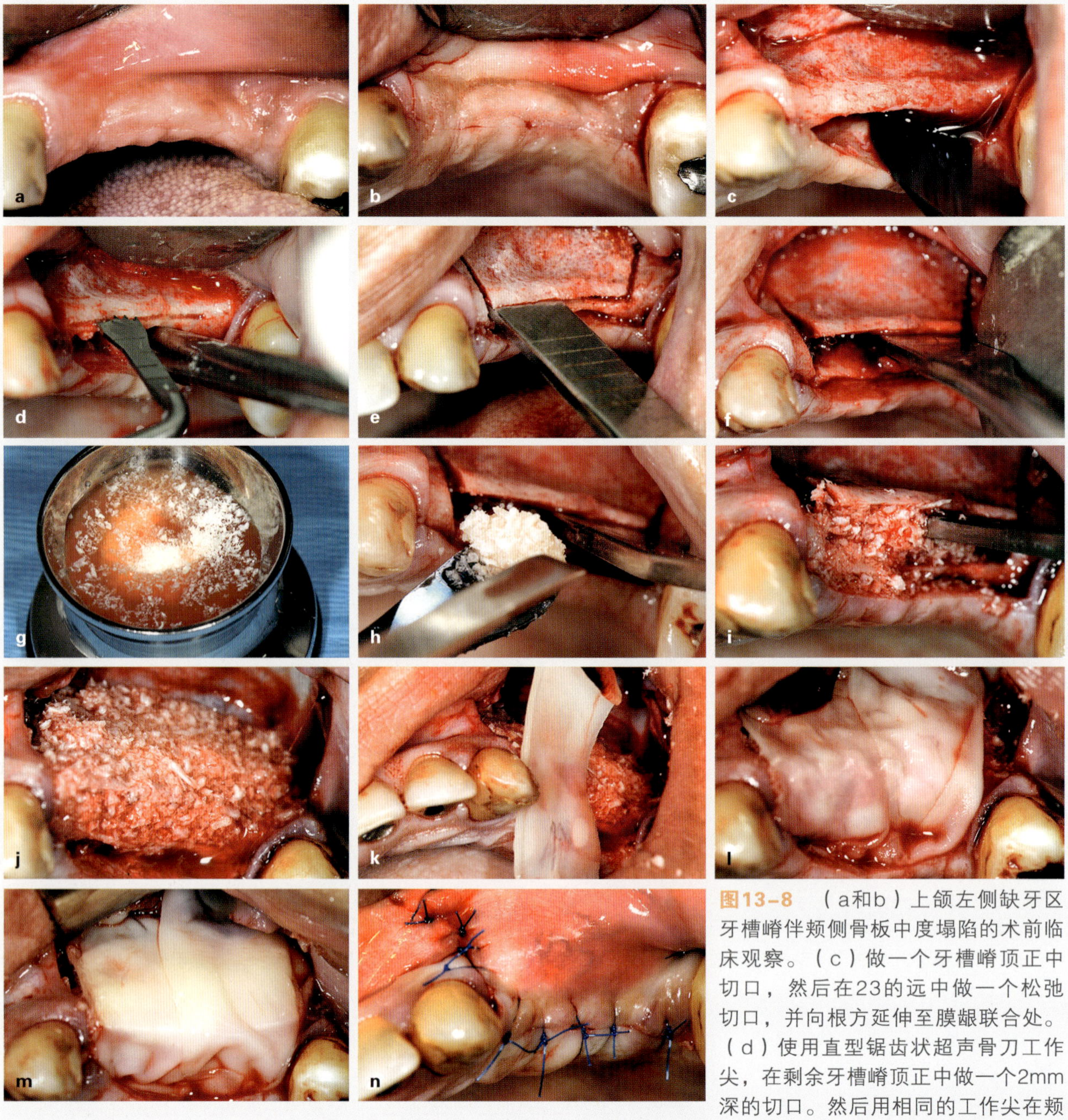

图13-8 （a和b）上颌左侧缺牙区牙槽嵴伴颊侧骨板中度塌陷的术前临床观察。（c）做一个牙槽嵴顶正中切口，然后在23的远中做一个松弛切口，并向根方延伸至膜龈联合处。（d）使用直型锯齿状超声骨刀工作尖，在剩余牙槽嵴顶正中做一个2mm深的切口。然后用相同的工作尖在颊侧骨板缺牙区做两个10mm长、2mm深的切口。（e）将薄骨凿的尖端置于牙槽嵴顶切口内，作为杠杆将颊侧骨板与腭侧骨板分开。（f）通过将骨凿工作端压入新形成的间隙，利用骨组织的弹性特性，骨凿可发挥楔形分离作用，将两块骨板分开。（g）将FDBA与PRP液体混合，用PRP膜渗出物活化，制作成黏性骨。（h和i）将两块骨板间扩大的间隙用黏性骨移植，直到达到所需的宽度。（j）在颊侧骨板和侧切口间隙上加入更多黏性骨，以增加重建的厚度。（k～m）最后在移植材料上覆盖数层PRP膜，以传递一些生长因子，促进软组织的愈合。（n）切开颊侧瓣的骨膜并冠向拉伸，以确保移植物上方的一期关闭。然后用无张力的单纯间断缝合和水平褥式缝合在剩余牙槽嵴及松弛切口处将皮瓣定位回原位。

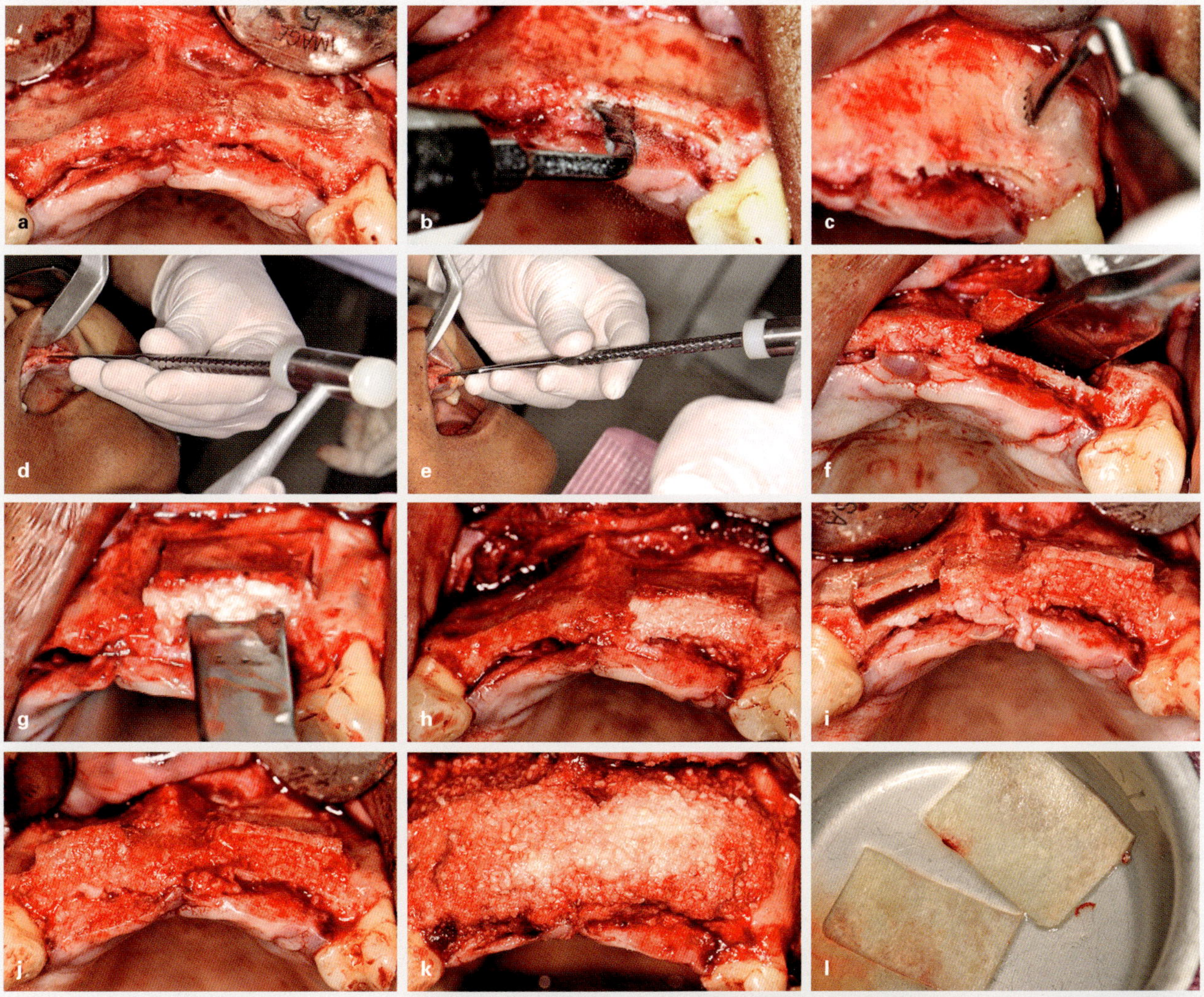

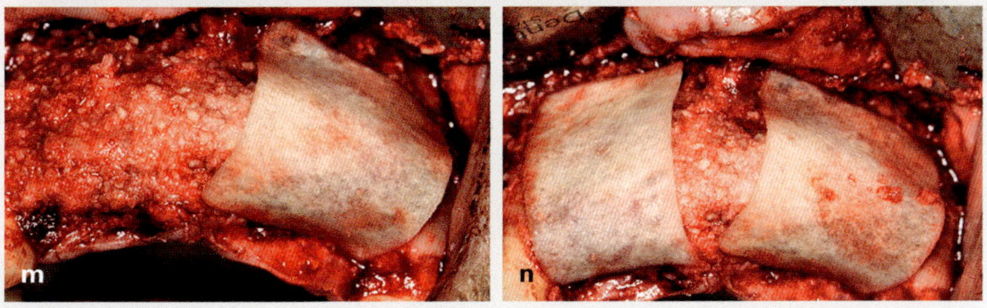

图13-9 （a）典型上颌骨前部的临床视图，在翻起全厚瓣后，可以清楚地看到上颌骨前部唇腭侧宽度的减少。（b）使用直型锯齿状超声骨刀工作尖，在左侧剩余牙槽嵴顶正中做一2mm深的切口。（c）在缺牙区左侧的唇侧骨板上用相同的工作尖做两个10mm长、2mm深的切口。（d~f）为了完成分离，用直型骨凿将唇侧骨板与腭侧骨板轻轻分开。（g和h）将FDBA和PRP液体混合，制作成黏性骨，填充间隙。（i）在右侧剩余牙槽嵴顶以同样的方式重复做相同的切口。（j）用同样的骨移植材料填充空隙。（k）在移位的唇侧骨板顶部也放置一层黏性骨，以进一步增加再生骨嵴的宽度。（l~n）将两层心包膜浸泡在PRP液体中，并塞在腭侧瓣膜和唇侧瓣膜下，以保护扩张的牙槽嵴，并增加手术的可预测性。之后，切开唇侧瓣膜的骨膜并冠向拉伸，以确保通过无张力的单纯间断缝合和龈乳头及牙槽嵴区域的水平褥式缝合在牙槽嵴顶区域进行一期关闭。

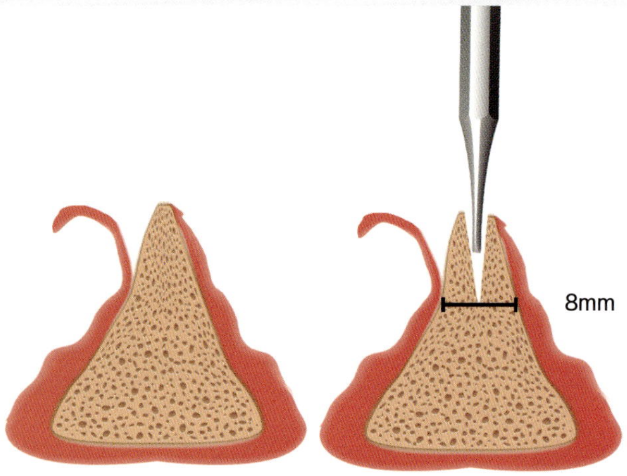

图13-10 垂直切口向根方延伸的深度，应依据每个病例中牙槽嵴颊腭向宽度达到8mm的具体位置而定。

使用骨凿进行延期种植的手术技术

使用骨扩张器的牙槽嵴扩张和牙槽嵴劈开遵循相同的基本顺序，但有几个重要的改动，将在本文详细介绍。一个重要的区别是，牙槽嵴扩张术的标准程序涉及同期植入种植体，而牙槽嵴劈开术中同期植入种植体是例外，而不是普遍情况。原因是一旦薄的牙槽嵴被劈开，种植体的角度是不可预测的。通常明智的做法是将骨移植材料放入扩张所创造的间隙中，并在植入种植体之前让其愈合，理想情况下是在二期手术期间。

在颊侧用含有1：100000肾上腺素的2%利多卡因浸润麻醉后，做牙槽嵴顶正中切口。切口应向内侧延伸至少一颗牙的距离，向外侧延伸至少一颗牙的距离，以形成宽大的瓣膜。在远离相邻牙根段的垂直位置做松弛切口，并翻起全厚瓣以暴露牙槽嵴的颊侧。为确保一期关闭，松弛切口应向根尖延伸至膜龈联合处。

使用超声骨刀装置（首选）或其他类型的骨切割器械在牙槽嵴顶正中上进行截骨。为了建立截骨的支撑点，可以首先在薄的牙槽嵴皮质骨边缘做一系列微小的切口。然后小心地将这些切口连接起来，形成一个水平切口。

接下来，从牙槽嵴顶做垂直切口，与水平切口连续，且远离相邻牙根至少0.5mm。这些切口必须平行或呈发散状，以便创建一个铰链，允许颊侧移动骨板。切口应足够深，以允许节段移动，但不要太深，以免穿透腭侧（或舌侧）骨板。垂直切口向根方延伸的深度，应依据每个病例中牙槽嵴颊腭向宽度达到8mm的具体位置而定（图13-10）。

在下颌骨中，根尖处的皮质骨偶尔会非常厚，这可能需要外科医生制作一个浅槽，将两个垂直切口连接起来，以便颊侧骨板向外铰接。

引入骨凿并将其轻柔楔入切口底部，以劈开目标骨段。操作时需注意避免在铰链区造成断裂。根据皮质骨厚度，有时需用骨锤轻轻敲击骨凿。随着劈裂线向根方延伸加宽，需依次换用更宽的骨凿，直至牙槽嵴颊腭向宽度达到8mm。然后将骨移植材料填充到移动的骨段所形成的腔隙中。邻牙的牙根突出部分可作为有用的参考，以确定所需的移植材料量。只要填充移植材料的部位厚度与牙根突出部分（或相邻骨头的颊侧）厚度一致，外科医生就可以相当有信心地认为，将生成足够的新骨来容纳种植体。为消除任何锐利边缘，也要向部位的外表面加入移植材料。

由于大多数新骨将来自移动骨段的五壁内，而不是来自放置在外表面的移植材料，因此建议使用短期可吸收膜仅用于容纳目的。在这些条件下，笔者倾向于使用可吸收的PRP膜，因为它们

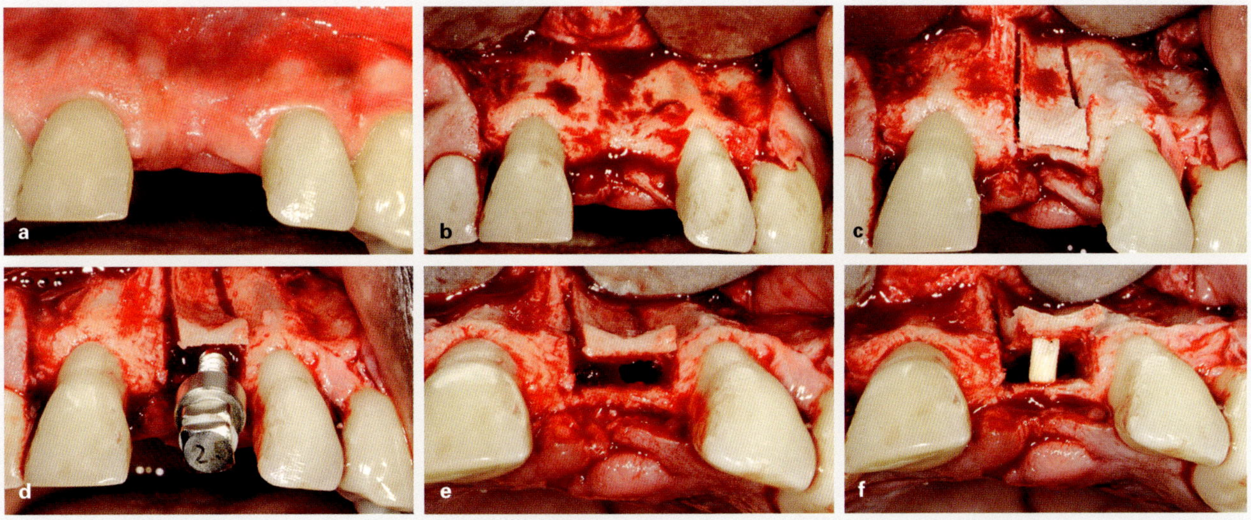

图13-11 （a）21缺失的术前临床视图显示唇侧骨板中度塌陷。（b）在缺牙区做牙槽嵴顶正中切口，然后在邻牙周围做沟内切口。然后在11和22的远中龈乳头水平做松弛切口，然后向根方延伸至膜龈联合处。之后，翻起全厚瓣以暴露唇侧骨板和腭侧骨板，并用手术刀片和金刚砂球钻彻底去除所有的软组织残留物。（c）使用直型锯齿状超声骨刀工作尖，在剩余牙槽嵴顶正中做2mm深的切口。然后用相同的工作尖在唇板骨板上做两个10mm长、2mm深的切口。（d）将直径2.5mm的第一个骨扩张器轻轻旋入由牙槽嵴顶切口产生的间隙中，开始将唇侧骨板与腭侧骨板分离。然后用3mm直径的骨扩张器重复该过程。在允许几分钟扩张后，用直径3.5mm的第三个骨扩张器替换第二个骨扩张器。（e和f）皮质骨钉（CBP）的一部分被切割，用于将唇侧骨板与腭侧骨板分开，以获得新牙槽嵴所需的宽度。

→

的功能是既包含移植材料，又将生长因子输送到增强骨再生的部位（如果颊侧骨板外表面需要可预测的骨生长，则应使用更持久且不可吸收的心包膜替代）。膜应在移植材料上很好地适应，不应接触邻牙，以确保软组织在缺损部位周围形成紧密的密封。软组织覆盖于膜，可吸收缝线用于被动一期关闭。2～3个月后，可以重新打开该部位，并将种植体植入新形成的骨中。

使用骨扩张器进行延期种植的手术技术

首先，外科医生应遵循上述使用骨凿的牙槽嵴劈开术的相同方案。一旦完成水平向和垂直向的窝洞预备后，应将第一个（小直径）骨扩张器缓慢地插入切口的远中侧（图13-11）[如果外科医生在获得初始支撑时遇到困难，可以使用先锋钻先进行小截骨术（图13-12）。然而，为保存骨量，应尽可能避免这样做]。如果只有一套骨扩张工具，应在3分钟后取出最小直径的骨扩张钻，并将其直接放置在第一个种植位点的近中侧，同时将下一个更大直径的骨扩张钻放置在第一个种植位点。重复此步骤，直到每个骨扩张钻都在整个牙槽嵴上放置3分钟（图13-13）（当配备多套骨扩张工具时，可同步在各个种植位点放置各套工具中直径最小的骨扩张钻，3分钟后依次更换为同系列更大直径的钻头，直至完成骨扩张）。该部位主要以与使用骨凿进行手术的方案相同的方式闭合，并使其愈合，同时生成新骨。

使用骨凿或骨扩张钻进行牙槽嵴劈开术并即刻种植的手术技术

在上颌进行即刻种植时行牙槽嵴扩张术时，外科医生通常应根据牙槽骨质量评估，计划将种植体植入深度超出1～3mm。通常，牙槽嵴的皮质骨非常薄，这使其极易发生骨吸收。在牙槽嵴处将种植体钻孔装埋到预计吸骨收的深度，可提高成功的可能性。

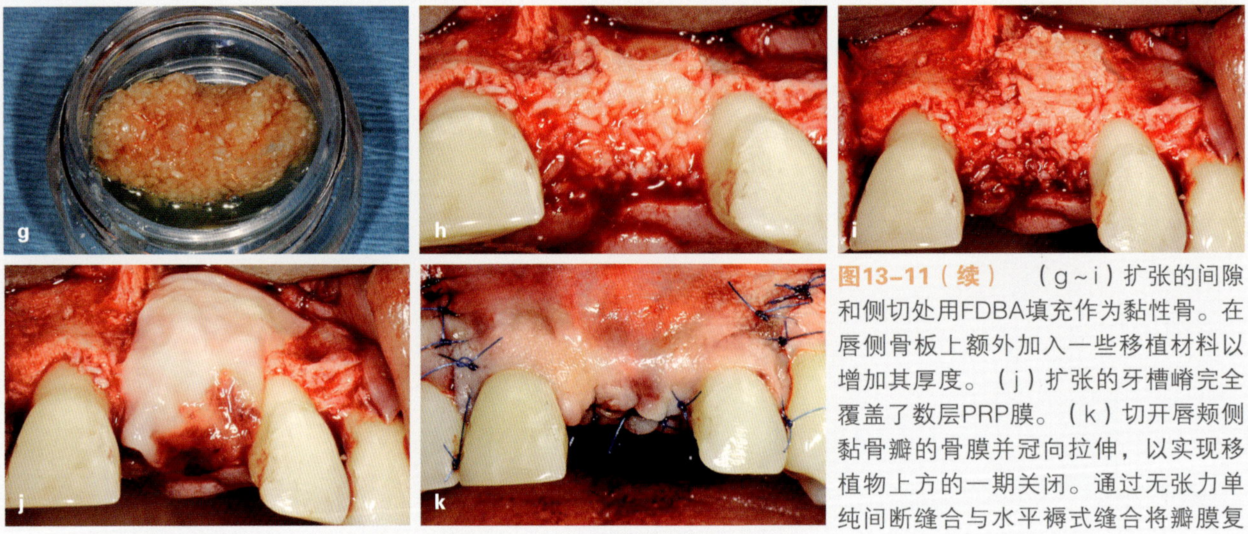

图13-11（续） （g～i）扩张的间隙和侧切处用FDBA填充作为黏性骨。在唇侧骨板上额外加入一些移植材料以增加其厚度。（j）扩张的牙槽嵴完全覆盖了数层PRP膜。（k）切开唇颊侧黏骨瓣的骨膜并冠向拉伸，以实现移植物上方的一期关闭。通过无张力单纯间断缝合与水平褥式缝合将瓣膜复位回原位。

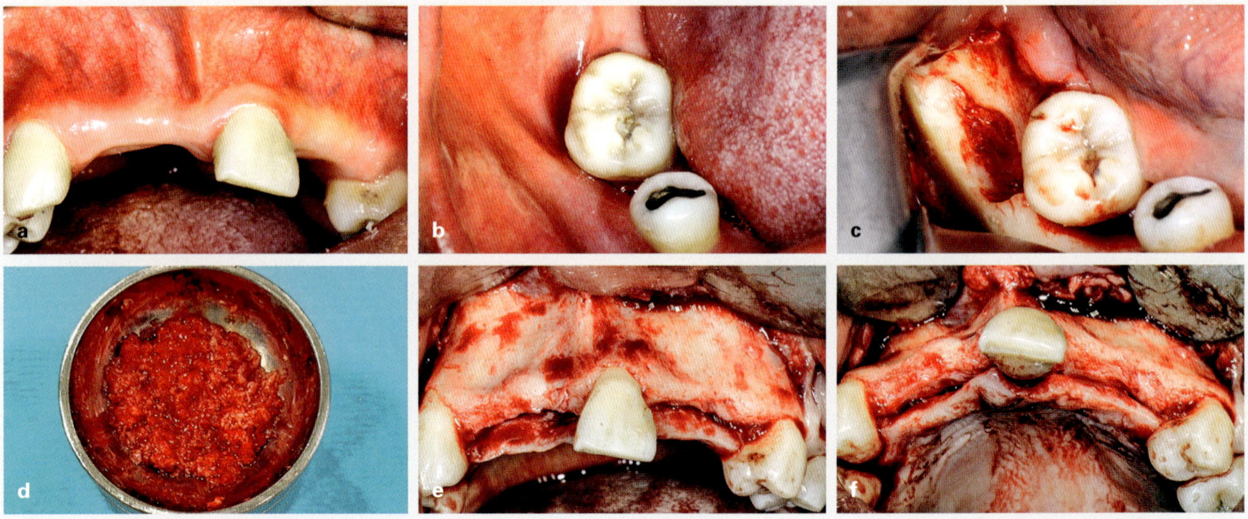

图13-12 （a）11、12、22、23缺失部位的术前临床视图显示牙槽嵴厚度显著减少。（b）作为自体骨采集供区的右侧下颌升支的术前临床视图。（c）从下颌第二磨牙远中2cm处做牙槽嵴顶正中切口，并在磨牙和第二前磨牙周围做沟内切口。翻起全厚瓣，暴露右侧下颌升支水平处的外斜线。使用取骨钻在外斜线上钻几个孔，以获取自体皮质骨。（d）从取骨钻的护套中取出自体骨，并将其放入骨杯中。（e和f）在上颌缺牙区做牙槽嵴顶正中切口，然后在13和24周围做沟内切口。在14和25龈乳头底部做松弛切口，向根方延伸至膜龈联合处。

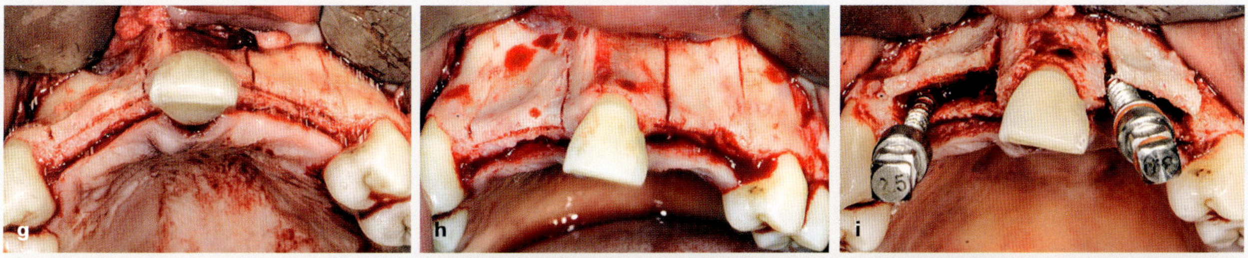

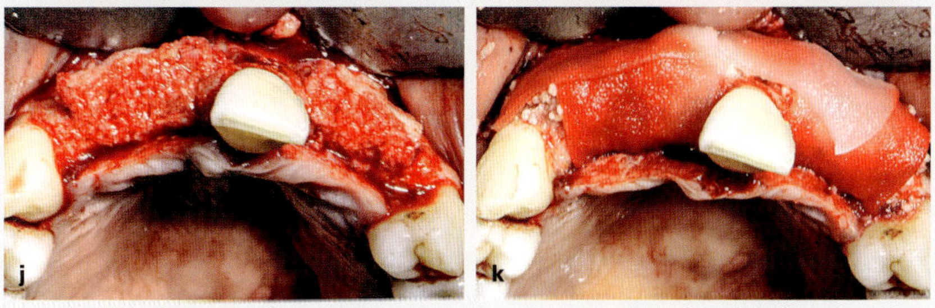

图13-12（续） （g和h）使用锯齿状超声骨刀工作尖，在两个剩余牙槽嵴顶正中做一个2mm深的切口。然后在缺牙区的唇侧骨板上用相同的工作尖做4个10mm长、2mm深的切口。（i）将第一个2mm直径的骨扩张器轻轻旋入牙槽嵴顶切口形成的间隙中，开始分离唇侧骨板和腭侧骨板。重复这个过程用3mm直径的第二个骨扩张器。在允许几分钟的扩张后，用直径3.5mm的第三个骨扩张器替换第二个骨扩张器。（j）将两个骨板间扩大的间隙与早期获取的自体皮质骨进行移植。（k）在扩张后的牙槽嵴上覆盖数层胶原蛋白带（OsteoTape，OsteoLife Biomedical），以保护移植物并增加软组织的厚度。切开唇侧瓣的骨膜并冠向拉伸，以确保通过无张力的单纯间断缝合和龈乳头及牙槽嵴区域的水平褥式缝合对骨增量区域进行关闭。

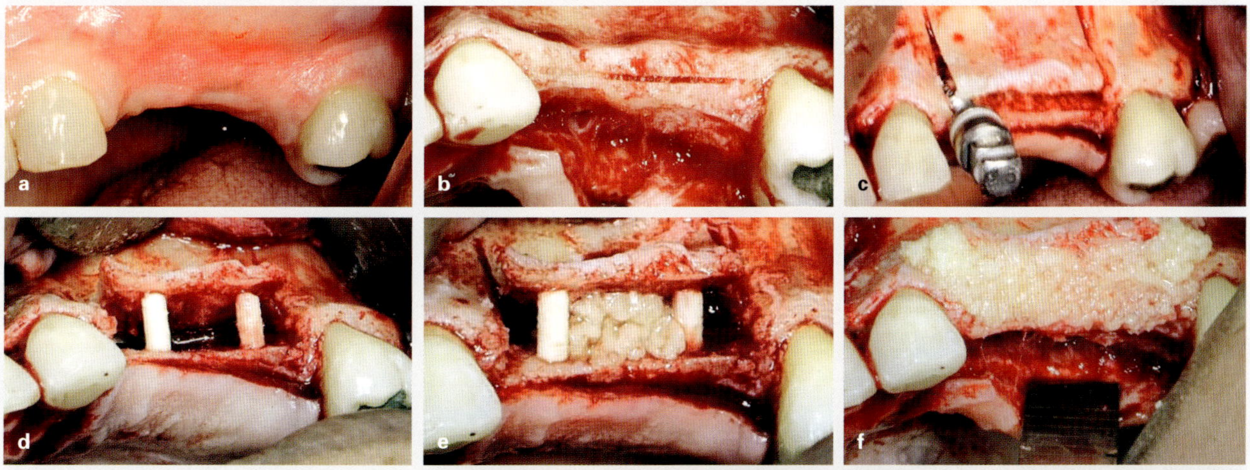

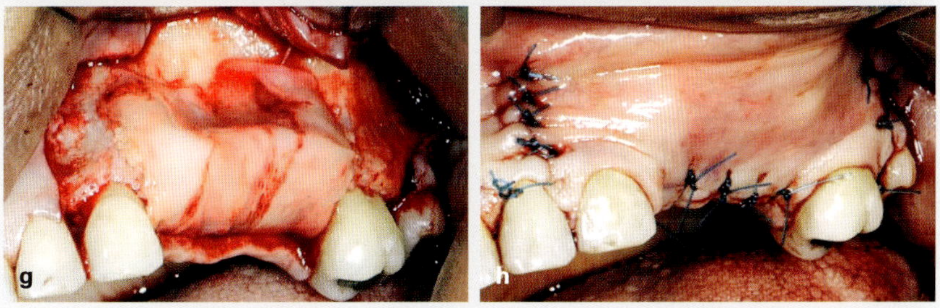

图13-13 （a）左侧缺牙区牙槽嵴伴颊侧骨板中度塌陷的术前临床视图。（b）在缺牙间隙做牙槽嵴顶正中切口，然后在尖牙和第一磨牙周围做沟内切口。在侧切牙和第二磨牙龈乳头底部做松弛切口，并向膜龈联合延伸。之后，翻起全厚瓣，暴露整个术区的颊侧骨板。（c）使用直型锯齿状超声骨刀工作尖，在牙槽嵴顶正中做一个2mm深的切口。然后用相同的工作尖在颊侧骨板上做两个10mm长、2mm深的切口。将直径2.5mm的第一个骨扩张器轻轻旋入间隙，开始分离颊侧骨板和腭侧骨板。用3mm直径的第二个骨扩张器重复该过程。在允许几分钟的扩张后，用直径3.5mm的第三个骨扩张器替换第二个骨扩张器。（d）皮质骨钉（CBP）用一个盘状锯片切成两半，两个碎片用来保持颊侧骨板和腭侧骨板分开，以达到所需的新宽度。（e和f）将FDBA与PRP液体混合，用PRP膜渗出物活化，制作成黏性骨，将两个骨板间扩大的间隙用黏性骨移植。（g）在扩张后的牙槽嵴完全覆盖数层PRP膜。（h）切开颊侧瓣的骨膜并冠向拉伸，以确保移植物上方的一期关闭。以确保通过无张力的单纯间断缝合和龈乳头及牙槽嵴区域的水平褥式缝合对骨增量区域进行关闭，缝合剩余牙槽嵴、相关邻牙龈乳头和松弛切口。

首先，外科医生应按照上述步骤翻起全厚瓣，以进行牙槽嵴劈开术，使用骨凿或骨扩张钻。一旦暴露出骨面，根据预先的义齿规划和计算机导板，使用直径1.5～2mm的先锋钻进行初始的截骨。同时植入种植体时，截骨的位置将基于种植体的计划位置，因此应使用计算机导板。在开始截骨之前，应在先锋钻上测量种植体的长度（加上额外的1～3mm）。钻速为1200r/min，以穿透皮质骨板（约3mm），然后减慢至50r/min。

接下来，使用超声骨刀装置（首选）或其他类型的骨切割器械在牙槽嵴顶正中上进行截骨。当同期植入种植体时，如果在牙槽嵴顶正中进行截骨，会导致种植体的位置比预期更靠颊侧，因为只有颊侧骨板被移动。为了弥补这一缺陷，切口应朝向骨凿的腭侧进行，而不是通过中心。为了建立截骨的支撑点，可以首先在薄的牙槽嵴皮质骨边缘做一系列微小的切口。然后小心地将这些切口连接起来，形成一个水平切口。

引入骨凿并将其轻柔楔入切口底部，以劈开目标骨段。操作时需注意避免在铰链区造成断裂。根据皮质骨厚度，有时需用骨锤轻轻敲击骨凿。随着劈裂线向根方延伸加宽，需依次换用更宽的骨凿，直至牙槽嵴颊腭向宽度达到8mm。将种植体放入骨凿创建的凹槽中（图13-14）。根据皮质骨的质量以及扩张过程中是否产生裂缝，种植体应植入在牙槽嵴顶下1～3mm处。通过使用倾斜基台，种植体的倾斜角度可以在一定程度上得到补偿。然而，在倾斜角度极差的情况下，最好放弃同期植入种植体的计划，而采用两阶段方案。

或者，如果使用骨扩张钻，应将第一个（直径最小的）骨扩张钻缓慢地插入种植体预备区。如果只有一套骨扩张工具，应在3分钟后取出最小直径的骨扩张钻，并将其放置在第二个种植位点，同时将下一个更大直径的骨扩张钻放置在第一个种植位点。重复此步骤，直到每个骨扩张钻都在每个计划的种植位点放置3分钟（当配备多套骨扩张工具时，可同步在各个种植位点放置各套工具中直径最小的骨扩张钻，3分钟后依次更换为同系列更大直径的钻头，直至完成骨扩张）。种植体作为最终的骨扩张钻。根据皮质骨的质量以及扩张过程中是否产生裂缝，种植体应植入在牙槽嵴顶以下1～3mm处。

一旦种植体就位，将混合有富血小板血浆（如果使用的话）的颗粒状骨移植材料填充到其周围的扩张槽中。在种植体上放置覆盖螺钉，并在种植体上方以及牙槽嵴的颊侧表面填充额外的骨移植材料。使用不可吸收缝线进行被动一期关闭，并让部位愈合3～6个月。

总结

在骨密度较低、骨质越来越软的上颌骨后部使用截骨术和骨扩张钻，需要仔细考虑骨质量、解剖结构、传统的钻孔组合以及种植体的类型和设计，以满足患者的需求。牙周病引起的水平向和垂直向牙槽骨丧失疾病或其他因素使在上颌骨后部使用截骨术成为一种有吸引力的选择，特别是与传统的种植方法相结合。当认为适合的时候，牙槽嵴劈开术可以用于上颌骨，在某些情况下，也可以用于下颌骨。这些技术允许临床医生将种植体植入在更理想的位置，而不是在某些患者中可能的位置。

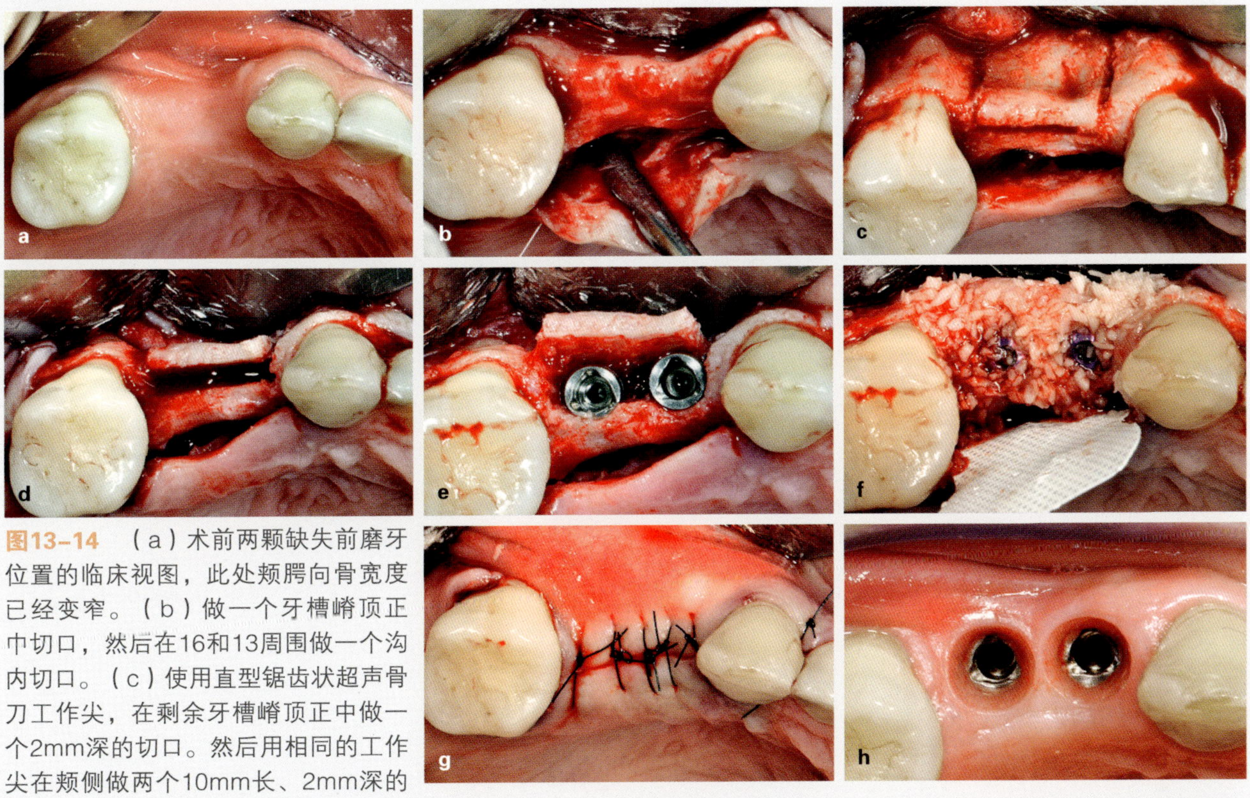

图13-14 （a）术前两颗缺失前磨牙位置的临床视图，此处颊腭向骨宽度已经变窄。（b）做一个牙槽嵴顶正中切口，然后在16和13周围做一个沟内切口。（c）使用直型锯齿状超声骨刀工作尖，在剩余牙槽嵴顶正中做一个2mm深的切口。然后用相同的工作尖在颊侧做两个10mm长、2mm深的切口。（d）用直型骨凿轻轻将颊侧骨板与腭部分离，完成牙槽嵴劈开术。（e）通过骨板之间的间隙准备种植截骨，螺钉固定两颗直径3.5mm的种植体。（f）种植体周围区域的牙槽嵴和外侧间隙用FDBA填充，并使用Cytoplast钛增强聚四氟乙烯（PTFE）膜（Osteogentics），因为扩张的幅度和移植物阻止皮瓣实现一期关闭。（g）牙槽骨冠方通过无张力的单纯间断缝合和龈乳头及牙槽嵴区域的水平褥式缝合进行关闭。（h）牙冠粘接前种植体周围软组织的临床视图。

14

使用或不使用皮质骨钉固定的引导骨再生

Membrane-Guided Bone Regeneration With and Without Cortical Bone Pins

引导骨再生（GBR）术为口腔医生提供了一种新的种植修复时优化骨缺损牙槽嵴的方式。GBR有助于为拔牙窝内或牙槽骨缺损/损伤处的血凝块创造和维持成骨空间，并阻止不需要的细胞进入计划成骨区[1-3]。此外，GBR还可与富血小板血浆（PRP）等促进创口愈合的材料联合应用，以促进种植治疗前牙槽嵴缺损处的骨再生[4-7]。使用皮质骨钉（CBP）替代传统的金属螺钉、钛网或钛增强屏障膜，在创口愈合期间为骨移植材料和/或屏障膜提供"帐篷样"支撑，同时其自身作为另外的骨移植材料，可进一步增强GBR与PRP联合应用时的成骨效果。骨钉的使用避免了金属螺钉暴露的可能以及金属网或不可吸收膜二次手术取出的需要。

手术步骤

传统GBR

骨再生是通过多种不同类型的骨移植材料和不同类型的膜所支持的不同技术来实现的[8-12]。对于需要水平向和垂直向骨增量的中重度牙槽嵴缺损，临床医生可以使用不同种类的GBR术式来维持成骨空间和防止软组织塌陷[12-13]（图14-1）。但是，这些传统术式在发挥其优势的同时，也存在相应的风险（例如软组织收缩引起的移植物吸收[10,14-15]）。

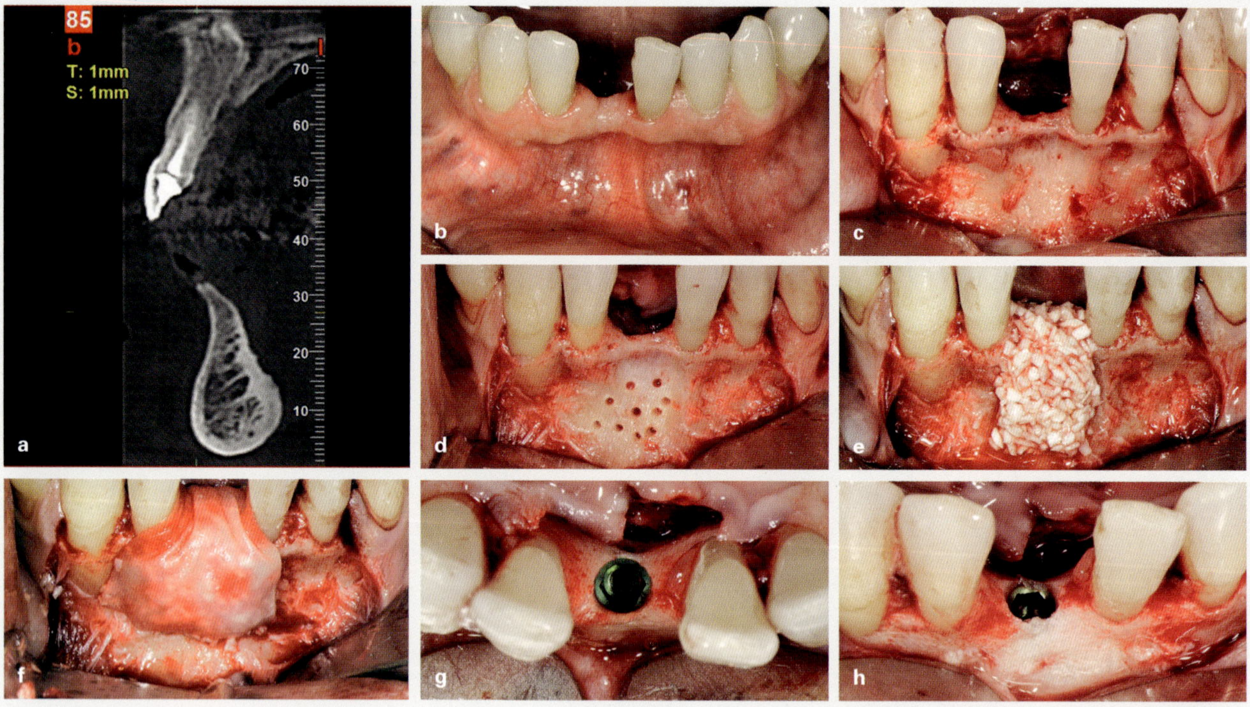

图14-1 42缺失伴牙槽嵴骨缺损。（a）术前CBCT扫描。可用骨宽度2.7~5.7mm。（b）术前临床视图显示唇侧骨板塌陷。（c）在缺牙区做牙槽嵴顶正中切口，同时在下颌32-43之间所有的牙齿周围做沟内切口。34、44龈乳头底部分别做松弛切口，向根方延伸至膜龈联合。翻全厚瓣，暴露术区的唇舌侧骨板。（d）彻底清除骨壁上的残留骨膜后，用1701号碳化钨钻在唇侧皮质骨板上制备数个滋养孔。（e）用在盐水中浸泡过的同种异体冻干骨（FDBA）重建牙槽嵴骨缺损区。（f）移植物表面覆盖一层可吸收胶原膜（OsteoFlex，OsteoLife Biomedical），胶原膜覆盖范围需超出移植区，并通过固定螺钉固定到舌侧骨板上。切开唇舌侧瓣膜的骨膜并冠向拉伸，以确保移植物上方的一期关闭。使用无张力的单纯间断缝合和水平褥式缝合，将瓣膜复位至牙槽嵴和相应的邻牙龈乳头处。（g和h）再生骨中植入种植体后的殆面照和前侧位照。

使用骨钉的GBR

10余年来，完全可吸收的帐篷材料，即皮质骨钉（CBP），已成功应用于GBR中以维持成骨空间和防止软组织塌陷[16-17]。在GBR中，2mm直径，被切割至不同长度的同种异体骨钉具有许多优点，包括（骨移植初期）防止软组织塌陷，维持和支撑屏障膜，保护邻近的骨移植材料和（骨移植后期）其自身与骨移植材料及受区骨融合，进一步增大受区的骨量从而有利于种植体的延期种植[16]。

至少有3家公司生产可用于GBR中的CBP产品。OsteoLife Biomedical公司在FDA注册的骨钉，其成分为具有骨引导性的同种异体皮质骨，100%可吸收（4~6个月）。其尺寸为2mm×10mm，两颗为一组。临床医生在应用时可对其形态进行修整。在GBR中使用骨钉的优点包括不需要二次取出、维持成骨空间、稳定血凝块和骨移植材料以及防止膜或软组织塌陷。

Exactech Dental Biologics公司生产的同种异体CBP多年来已成功地应用于骨科手术（例如拇指囊肿切除术、桡骨/舟骨固定术和手部手术[18-19]）。在脚踝/足部手术中也有应用[20-21]。该公司也提供口腔用的骨钉，其成分为致密皮质骨，无菌包装，每袋两颗。

Wishbone Medical公司生产用于小儿骨科和骨重建手术的骨钉，专用于骨折固定、截骨术、关节融合术或通过石膏或支架固定的骨移植手

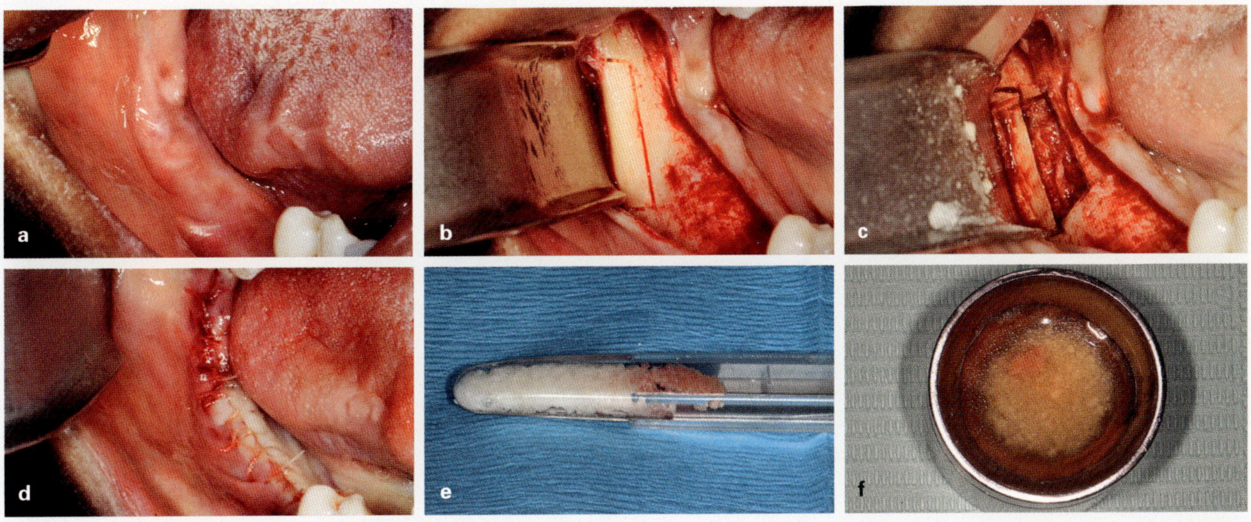

图14-2 从下颌升支获取的自体骨与FDBA和PRP联合应用于12-22缺失的上颌前牙区大面积骨缺损。（a）右侧下颌升支供区术前临床视图。（b）第二前磨牙远中至第三磨牙区做牙槽嵴顶正中切口。翻全厚瓣，暴露下颌升支处的右侧下颌外斜线。使用直型锯齿状超声骨刀工作尖在下颌升支处平行于邻牙牙长轴做一15mm长、4mm深水平骨切口。同样的方式在下颌升支外侧做两个长约10mm的垂直切口。最后，使用带角度的锯齿状超声骨刀工作尖，平行于上方水平切口在下方做15mm长切口，所有切口相连。（c）用直型骨凿将皮质骨块与供区分离。（d）通过无张力的单纯间断缝合将术区瓣膜复位关闭。（e）使用刮骨刀从骨块上获取皮质松质骨。（f）将从骨块上获取的自体骨放入容器中，加入PRP液体进行水合。再以1∶1的比例加入FDBA。

⟶

术。该产品由人类皮质骨精密加工而成，无菌包装，直径为2～4mm，长度为45mm，使用时可切割成适合长度。

所有骨钉在使用时，均建议在放置前用无菌生理盐水水合至少30秒，而水合1小时可使其达到最佳力学性能。

PRP在使用/不使用骨钉的GBR中的应用

数十年来，PRP一直被用于种植术前的GBR中以促进创口愈合[6-7,17,22-24]。取患者的全血进行离心，获得含有大量生长因子（血小板和白细胞）的膜和纤维蛋白液[17,25-26]，这些生长因子会在1～2周的过程中渗透到创口部位。这种特殊的生长因子液允许软组织（牙龈细胞）和硬组织（骨细胞）增殖并分化，形成GBR中基本的愈合类型（图14-2和图14-3）。这些生长因子也能促进骨移植物的愈合[27-28]。

PRP和CBP联合应用于GBR的典型病例

在联合应用PRP和CBP的GBR中，可使用多种不同的屏障膜，包括可吸收膜或不可吸收膜，以及各种同种异体或异种骨移植材料。笔者更喜欢使用非交联猪腹膜，因其不会产生异物反应，具有生物相容性，且在愈合的最初几周内就允许血管穿过。此外，相比于其他膜，腹膜也相对有弹性，在缝合时可适当牵拉，有助于在骨愈合过程中对移植物的固定（图14-4）。

CBCT可用于评估骨缺损的程度，从而确定在拟种植位点，尤其是上颌前牙区，安全、有效地植入适合直径的种植体所需的水平向和垂直向骨增量（包括上颌窦底提升）的范围及大小。术前准备包括使患者口服阿莫西林，葡萄糖酸氯己定液含漱，采集患者血液后离心以制备PRP膜以及局部麻醉[16-17,29-30]。

手术开始后，缺牙区邻牙处做垂直松弛切

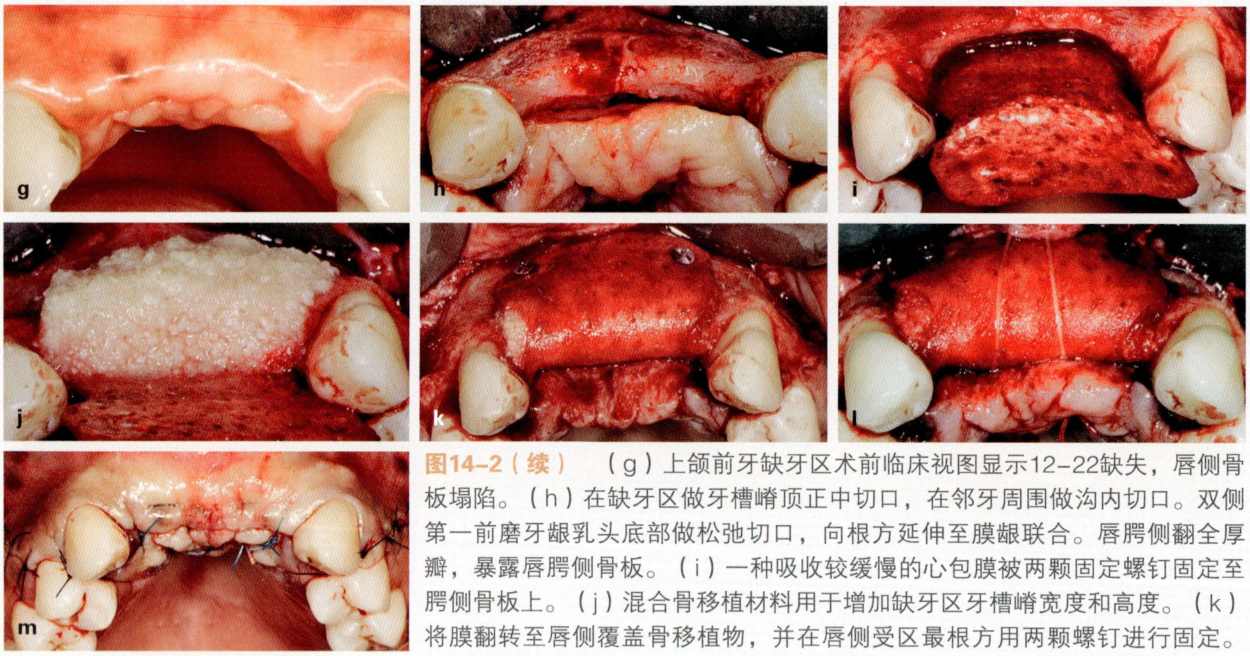

图14-2（续）　（g）上颌前牙缺牙区术前临床视图显示12-22缺失，唇侧骨板塌陷。（h）在缺牙区做牙槽嵴顶正中切口，在邻牙周围做沟内切口。双侧第一前磨牙龈乳头底部做松弛切口，向根方延伸至膜龈联合。唇腭侧翻全厚瓣，暴露唇腭侧骨板。（i）一种吸收较缓慢的心包膜被两颗固定螺钉固定至腭侧骨板上。（j）混合骨移植材料用于增加缺牙区牙槽嵴宽度和高度。（k）将膜翻转至唇侧覆盖骨移植物，并在唇侧受区最根方用两颗螺钉进行固定。（l）由于骨移植量较大，为了防止牙槽嵴顶创口开裂，使用缝线在唇侧瓣骨膜和腭侧瓣之间进行缝合固定。（m）切开唇侧瓣的骨膜并冠向拉伸，以实现移植物上方的一期关闭。使用无张力的单纯间断缝合和水平褥式缝合将瓣膜复位至牙槽嵴顶及相应的邻牙龈乳头处。

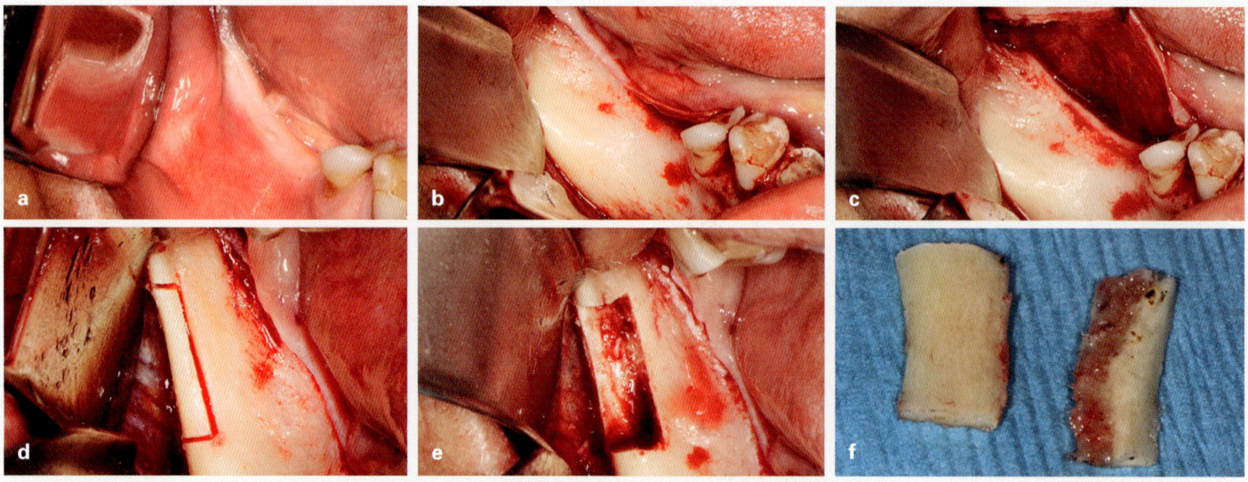

图14-3　自体骨和FDBA及PRP混合后制成的黏性骨用于修复骨缺损区和下颌升支供区。（a）下颌右侧缺牙区术前临床视图显示颊侧骨板明显塌陷。（b）在缺牙区做牙槽嵴顶正中切口，第一前磨牙、第二前磨牙周围做沟内切口。尖牙龈乳头底部做松弛切口，向根方延伸至膜龈联合。翻全厚瓣，暴露术区的颊舌侧骨板。（c）使用器械钝性分离舌侧黏骨膜瓣的弹性纤维，将其冠向松解15mm以上。（d~f）使用带角度的锯齿状超声骨刀工作尖从供区外斜线切取一个15mm长、10mm宽、4mm厚的皮质松质骨块。

→

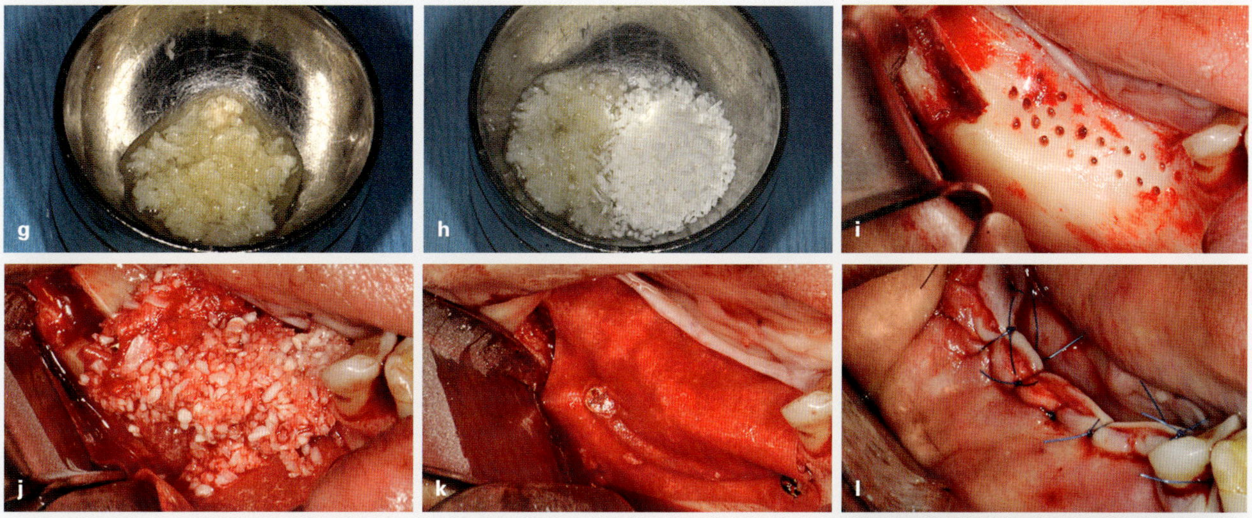

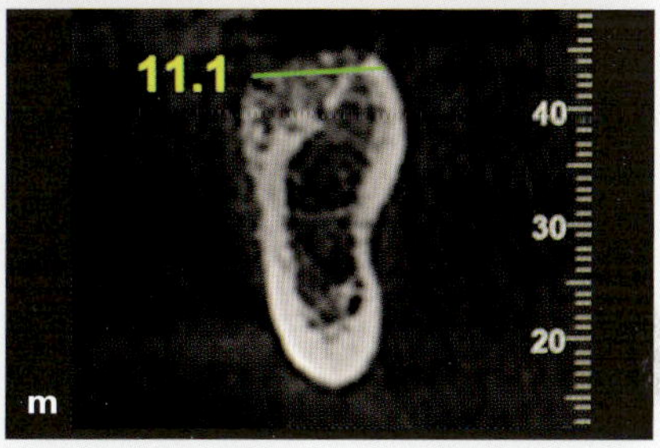

图14-3（续）　（g和h）使用刮骨刀将自体骨块加工成带状骨屑。将自体骨屑与FDBA和PRP液体混合后，加入PRP膜压缩时的渗出液进行活化，制作黏性骨。（i）彻底清除骨壁上的残留骨膜后，用1701号碳化钨钻在颊侧骨板上制备数个滋养孔。（j）使用两颗固定螺钉将弹性可吸收膜固定在颊侧骨板上，在牙槽嵴冠方缺损最大处放入黏性骨并按压填塞。（k）另一组固定螺钉在舌侧进行膜的固定，提高膜的稳定性，使膜将移植材料像香肠一样包裹起来。（l）切开颊侧瓣膜的骨膜并冠向拉伸，以实现移植物上方的一期关闭。使用无张力的单纯间断缝合和水平褥式缝合将瓣膜复位至牙槽嵴顶及松弛切口处。（m）术后CBCT切片及骨移植后牙槽嵴的测量。牙槽嵴的形状和宽度得到恢复。

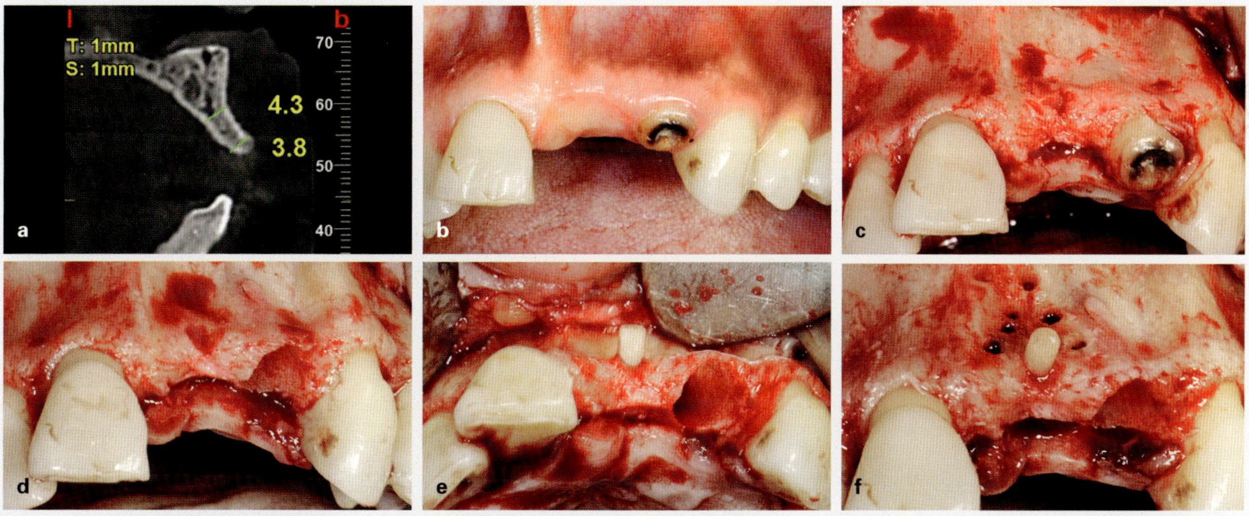

图14-4　中切牙和侧切牙缺失后，上颌左侧牙槽嵴唇侧骨板明显塌陷。（a）术前CBCT扫描和21区牙槽嵴宽度的测量。（b）缺牙区术前临床视图。（c）缺牙区牙槽嵴顶正中做水平切口，邻牙周围做沟内切口。12和24远中牙龈乳头底部做垂直切口，向根方延伸至膜龈联合。唇腭侧翻全厚瓣，暴露术区的唇腭侧骨板。（d）拔除侧切牙残根后，彻底清除残留的骨膜和牙周膜。（e）在中切牙位置的唇侧骨板中央距离牙槽嵴顶5mm处放置一截CBP，以维持期望的牙槽嵴宽度。（f）用1701号球钻在缺牙区唇侧皮质骨板上制备数个滋养孔。

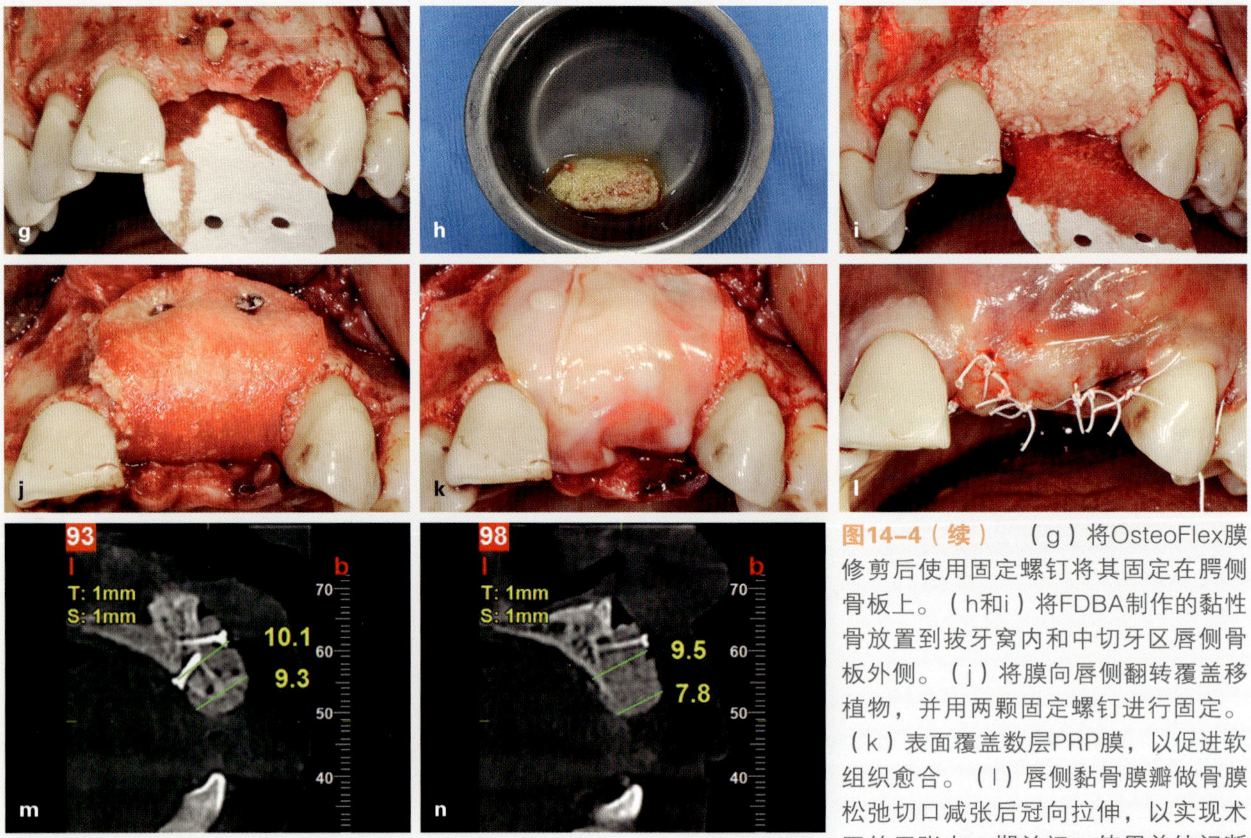

图14-4（续） （g）将OsteoFlex膜修剪后使用固定螺钉将其固定在腭侧骨板上。（h和i）将FDBA制作的黏性骨放置到拔牙窝内和中切牙区唇侧骨板外侧。（j）将膜向唇侧翻转覆盖移植物，并用两颗固定螺钉进行固定。（k）表面覆盖数层PRP膜，以促进软组织愈合。（l）唇侧黏骨膜瓣做骨膜松弛切口减张后冠向拉伸，以实现术区的无张力一期关闭。使用单纯间断缝合和水平褥式缝合方式无张力地缝合牙槽嵴和龈乳头切口。（m和n）术后CBCT扫描和受区测量。骨增量后牙槽嵴的宽度为7.8～10.1mm。

口，翻颊侧全厚黏骨膜瓣。使用球钻在颊侧皮质骨板上制备滋养孔以增加受区血供。使用带止动环的2mm直径的环钻在术区根方和冠方的适合位置截取长约5mm的骨钉，用于支撑成骨空间（图14-5）。在放置皮质骨钉之前，应根据所需的水平向和垂直向骨增量的范围将其切割成适合的长度，并在患者的离心血（PRP）中水合几分钟，如果术前提前准备，也可将其在无菌生理盐水中水合1小时。

骨钉放置后，在黏骨膜瓣上做骨膜松弛切口进行减张，以实现后续创口无张力的一期关闭，减少移植物植入和创口缝合时的出血。然后，将冻干同种异体骨（FDBA）和/或自体骨及PRP混合形成混合移植物或黏性骨[17,31-32]后植入骨缺损区（图14-6）。

为了减少出血和稳定移植物，使用一层或数层PRP膜覆盖移植物，PRP膜表面覆盖非交联胶原膜（OsteoFlex，OsteoLife Biomedical）。胶原膜表面再覆盖一层或两层额外的PRP膜，以提高软组织质量并促进创口愈合（图14-7）。使用聚四氟乙烯（PTFE）缝线行褥式和间断缝合关闭创口。

6个月后的CBCT影像显示出明显的水平向增量，反映出皮质骨钉良好的支撑效果（图14-8）。如果正确实施骨增量手术，牙槽骨的骨量应增加到足够植入适合直径的种植体。

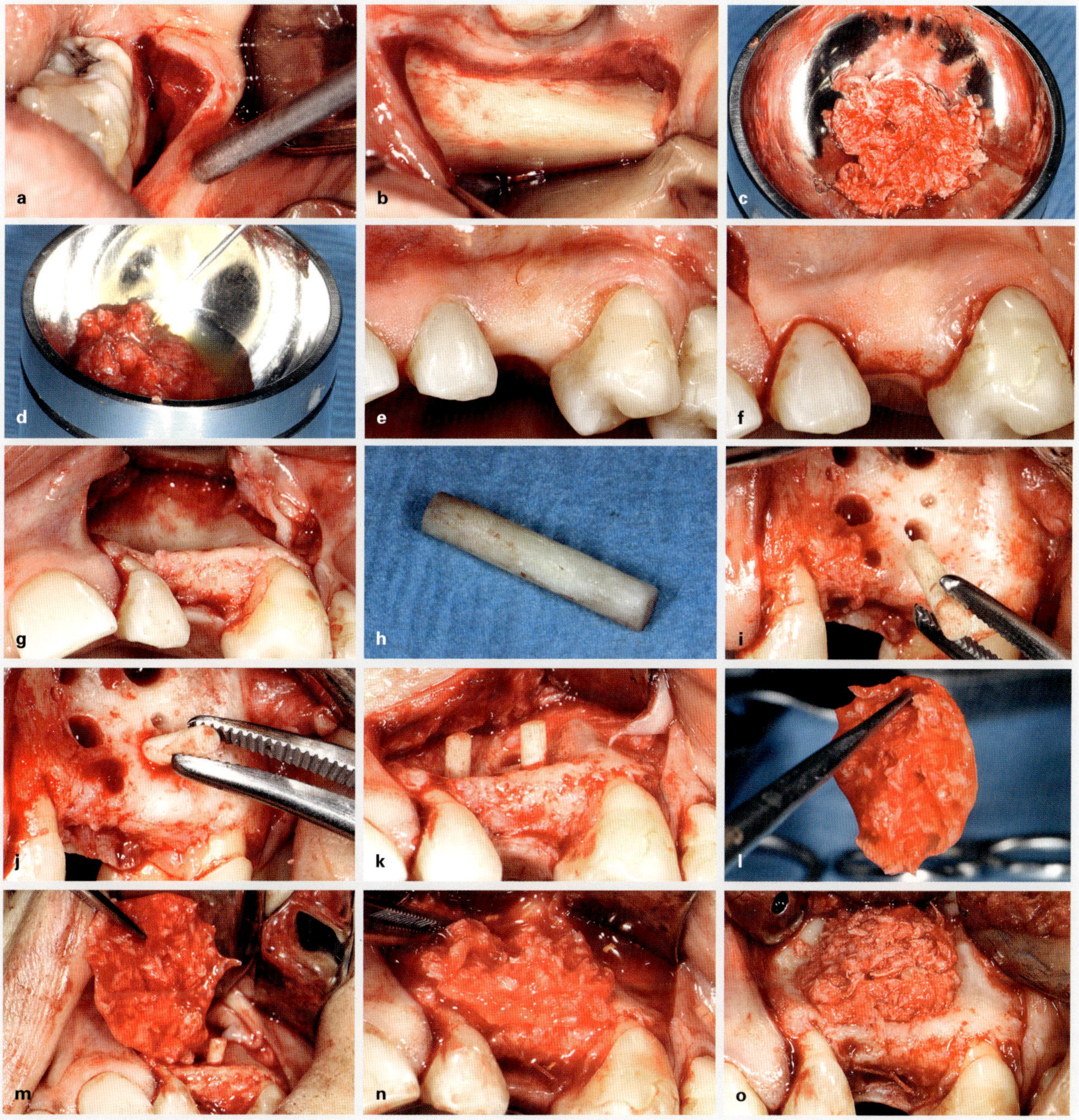

图14-5 23缺失伴唇侧骨板缺损。（a和b）左侧下颌升支供区术前临床视图。在第一磨牙至第三磨牙距离龈缘5mm处做水平切口。颊侧翻全厚瓣，暴露下颌升支处下颌外斜线。（c）使用mx-grafter（Maxilon）获取带状自体骨屑放于容器中。（d）加入PRP液体和PRP膜压缩后的渗出液制作黏性骨。（e）23缺牙区术前临床视图。唇侧骨板中央和根方存在明显骨缺损。（f）缺牙区牙槽嵴顶正中做水平切口，邻牙周围做沟内切口。侧切牙近中和第一前磨牙远中龈乳头底部做垂直切口，向根方延伸至膜龈联合。（g）唇腭侧翻全厚瓣，暴露术区的唇侧骨板。（h）CBP用于防止膜塌陷。（i～k）彻底清除骨壁上的残留骨膜后，用1703号球钻在颊侧骨板塌陷最明显处钻两个孔，以容纳切成两段的CBP。CBP用来维持受区唇侧骨板所需增量的宽度。在CBP周围备滋养孔。（l～o）黏性骨放置至受区，使其完全填满骨缺损。

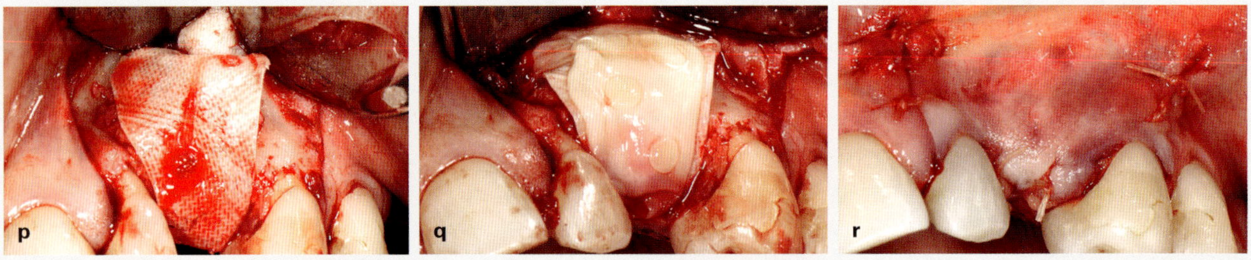

图14-5（续） （p）可吸收膜覆盖受区以增强成骨效果。（q）可吸收膜表面覆盖数层PRP膜，提供生长因子，促进软组织愈合。（r）唇侧黏骨膜瓣做骨膜松弛切口减张后冠向拉伸，以实现术区的无张力一期关闭。使用单纯间断缝合和水平褥式缝合方式无张力地缝合牙槽嵴和龈乳头切口。

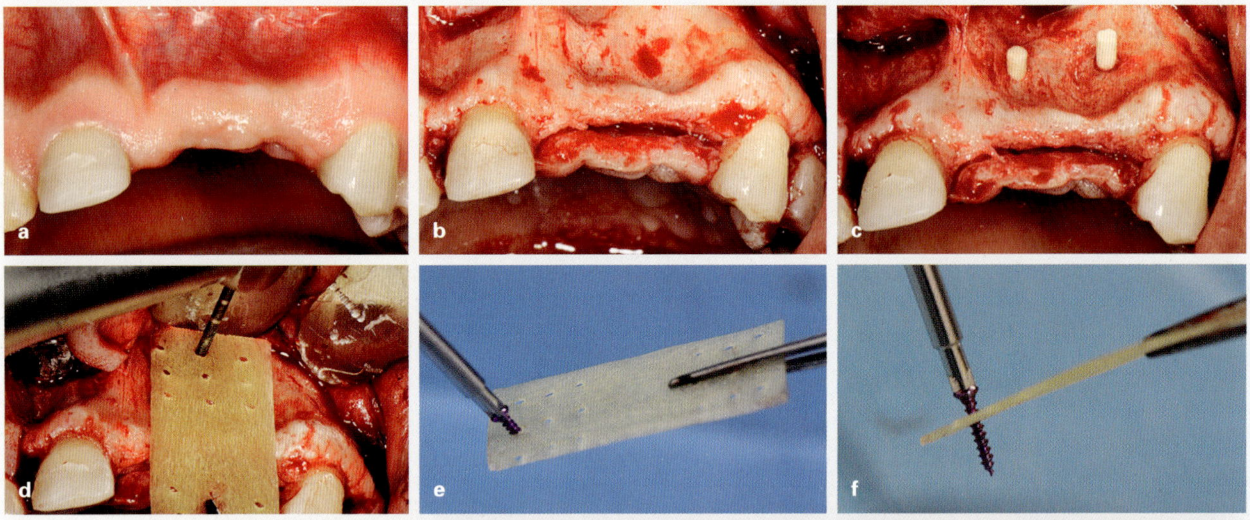

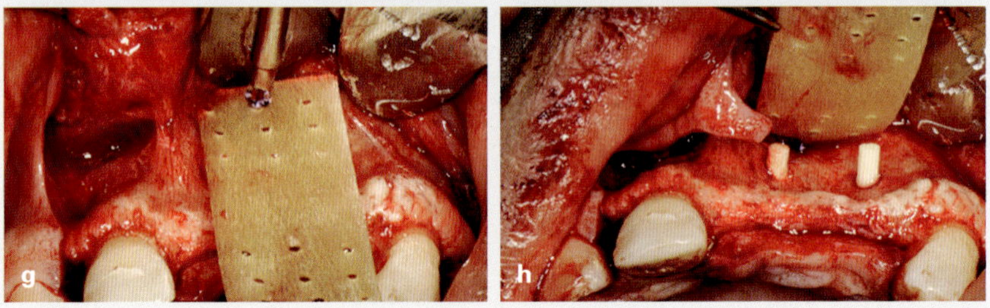

图14-6 中切牙和侧切牙缺失后，上颌左侧牙槽嵴唇侧骨板明显塌陷。（a）术前临床视图。（b）缺牙区牙槽嵴顶正中做水平切口，邻牙周围做沟内切口。11和23远中龈乳头底部做垂直切口，向根方延伸至膜龈联合。唇侧翻全厚瓣，暴露术区的唇侧骨板。使用手术刀片和大号球钻彻底清除骨壁上的残留骨膜。（c）用1703号球钻在唇侧骨板塌陷最明显处制备CBP的两个放置位点。这两颗骨钉用于维持期望的牙槽嵴宽度。（d）为了提高手术成功率，使用Flexo-Plate Plus（OsteoLife Biomedical）覆盖移植物。通过该纤维板上预制的孔在唇侧骨板上备洞后，放置固定螺钉将其固定于唇侧骨板上。（e和f）这些预制的孔可以使用固定螺钉，且不会造成纤维板的撕裂或皱褶。（g和h）在骨缺损区最根方放置固定螺钉进行膜的固定。 →

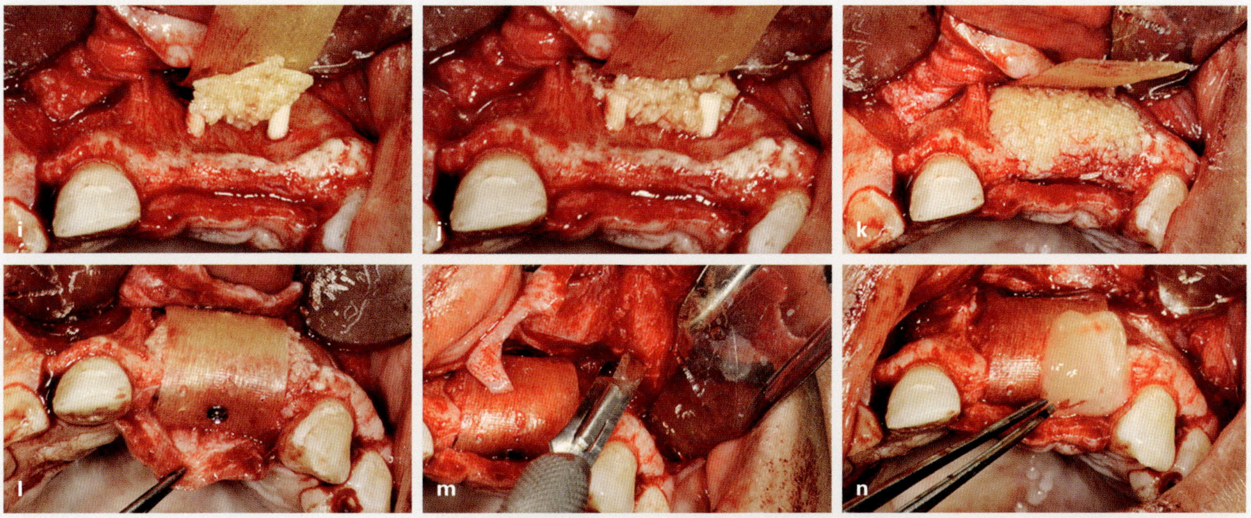

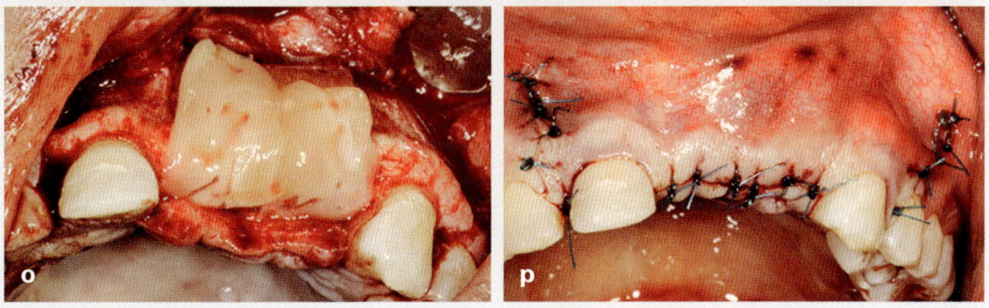

图14-6（续） （i~k）受区制备滋养孔后，使用FDBA黏性骨重建唇侧骨缺损。（l）将膜向腭侧牙槽嵴翻折后，使用另一颗固定螺钉将其固定在腭侧骨板上。（m）唇侧黏骨膜瓣做骨膜松弛切口减张后冠向拉伸，以实现术区的无张力一期关闭。（n和o）表面覆盖数层PRP膜，促进软组织愈合。（p）使用单纯间断缝合和水平褥式缝合方式无张力地缝合牙槽嵴顶切口。

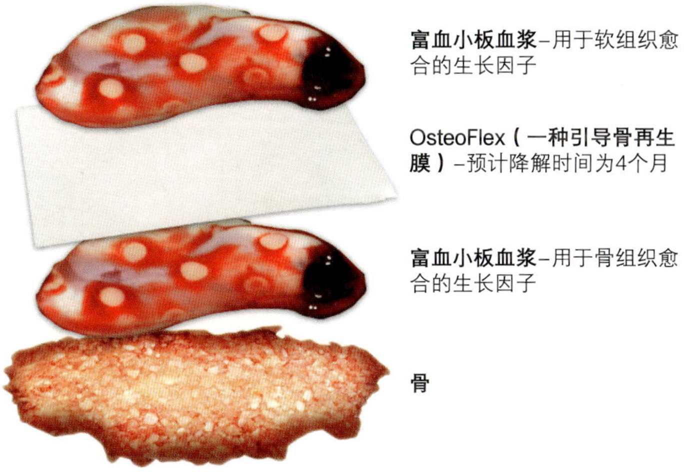

图14-7 联合应用PRP和心包膜的软硬组织移植。

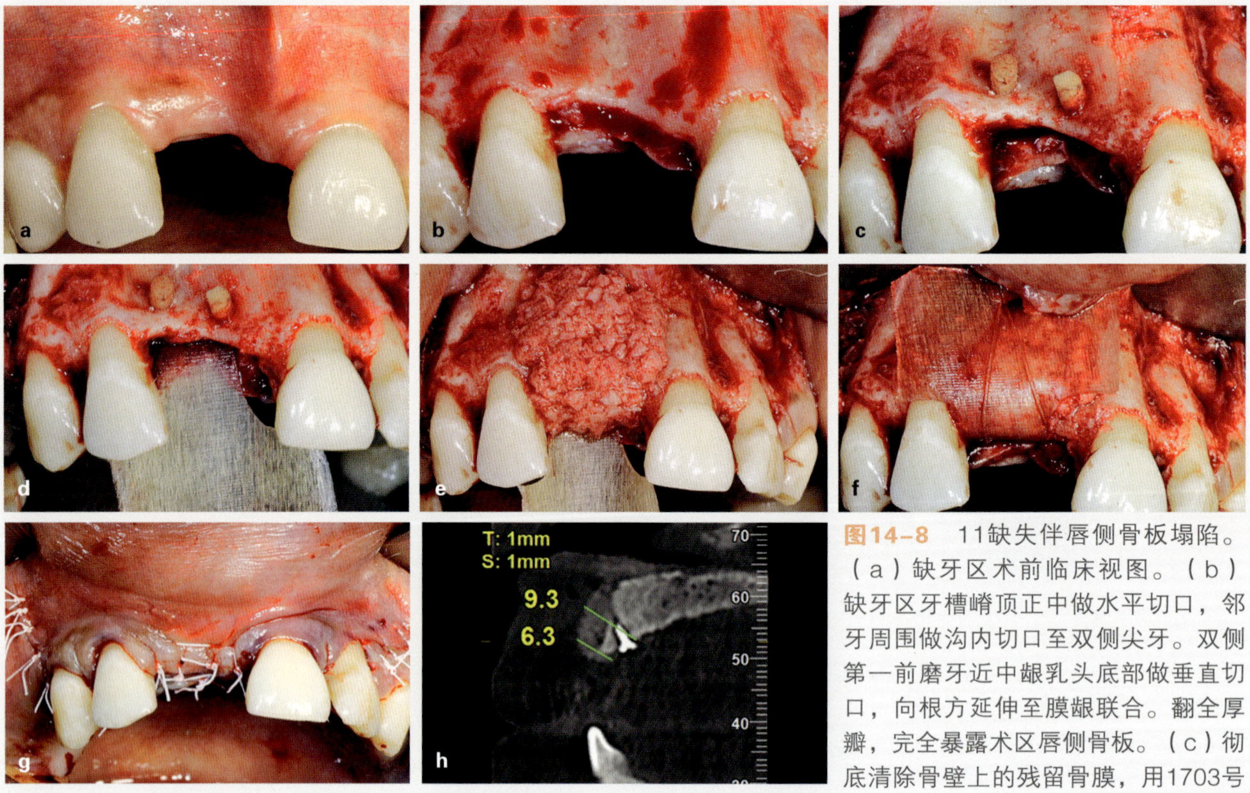

图14-8 11缺失伴唇侧骨板塌陷。（a）缺牙区术前临床视图。（b）缺牙区牙槽嵴顶正中做水平切口，邻牙周围做沟内切口至双侧尖牙。双侧第一前磨牙近中龈乳头底部做垂直切口，向根方延伸至膜龈联合。翻全厚瓣，完全暴露术区唇侧骨板。（c）彻底清除骨壁上的残留骨膜，用1703号球钻在距离牙槽嵴顶3mm处钻两个孔，以容纳切成两段的CBP。这两颗骨钉用于在受区唇侧骨板上维持期望的牙槽嵴宽度。（d）Flexo-Membrane（OsteoLife Biomedical）的一端通过一颗固定螺钉固定在腭侧骨板上。（e）使用自体骨三维重建骨缺损区。（f）将膜向唇侧翻折后，使用可吸收缝线替代固定螺钉在唇侧进行固定。（g）唇侧黏骨膜瓣做骨膜松弛切口减张后冠向拉伸，以实现术区的无张力一期关闭。使用单纯间断缝合和水平褥式缝合方式无张力地缝合牙槽嵴和龈乳头切口。（h）术后CBCT扫描和骨增量处牙槽嵴的测量显示CBP有效防止了移植物表面膜的塌陷。

讨论

通过GBR+CBP+PRP手术方式，可获得4~6mm的水平向和垂直向牙槽嵴骨增量。为了将种植体植入在“以修复为导向”的理想位置，临床医生在进行种植骨增量时可考虑使用该术式。

GBR成功的一个基本要素是成骨空间的维持[33-35]。易于塑形和就位的CBP可通过防止受区软组织塌陷来起到空间维持的作用，可取代传统的钛支撑物（钛螺钉、钛网或钛增强膜）在骨增量中的使用（图14-9）。因此，也避免了二次手术取出的需要和金属暴露的可能性[36-38]（图14-10）。CBP还可以稳定颗粒状骨移植物，防止膜塌陷，并与受区骨以及骨移植材料结合以进一步增强成骨。

单层胶原腹膜（OsteoFlex）特别适用于该手术中[37]，在种植前的骨增量过程中，其已被证实不仅可促进成纤维细胞和成骨细胞的附着及增殖，还可促进同种异体骨及异种骨的水平向成骨[16,39-40]。

图14-11~图14-14展示了另外几个联合应用CBP和PRP的GBR病例。

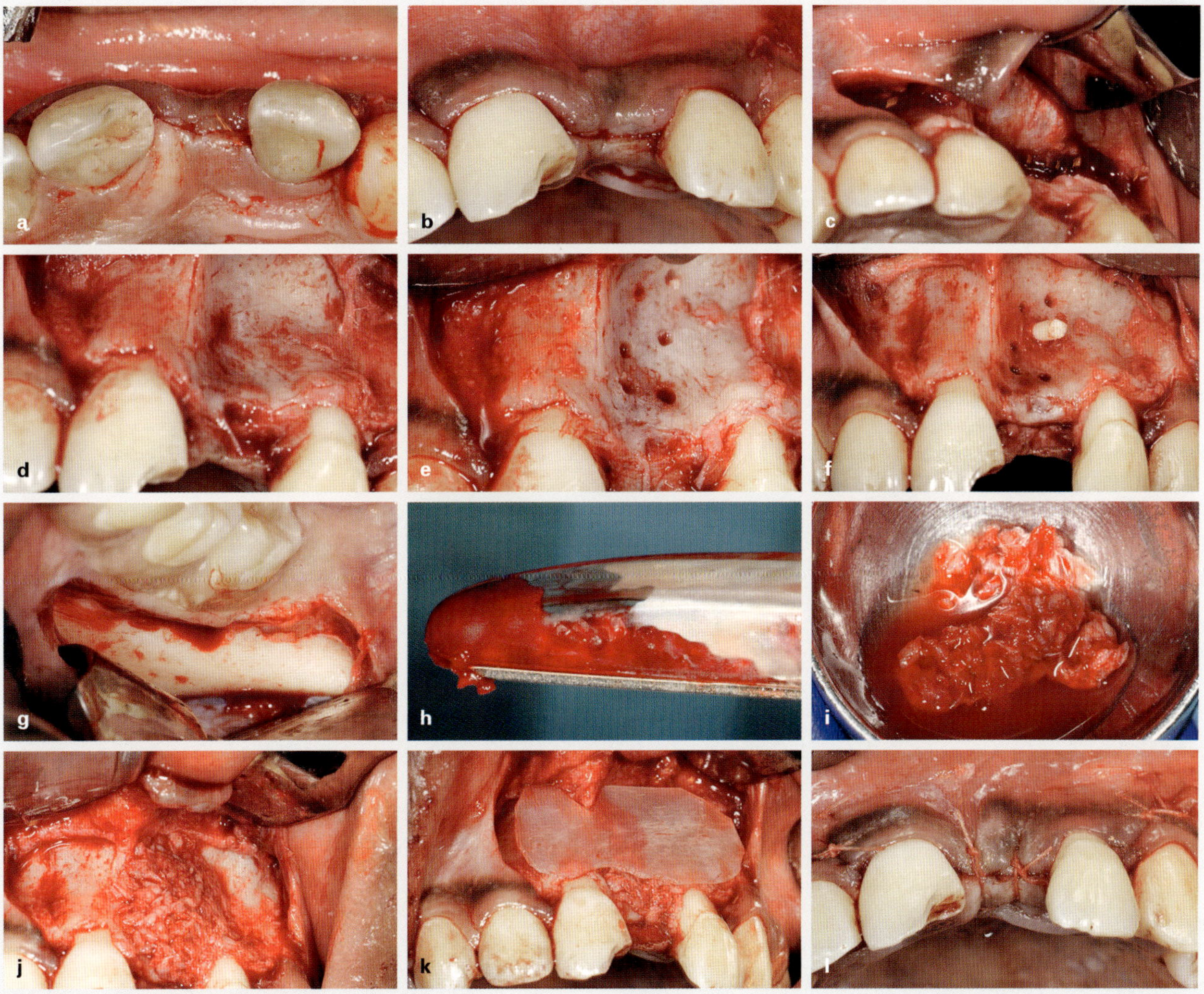

图14-9 21缺失伴牙槽骨缺损。（a和b）21缺牙区唇侧牙槽骨塌陷的术前殆面照和前侧位照。（c）缺牙区牙槽嵴顶正中做平切口，邻牙周围做沟内切口。11和22远中龈乳头底部做垂直切口，向根方延伸至膜龈联合。（d）翻全厚瓣暴露唇侧骨板，彻底清除残留骨膜。（e）用1703号球钻在唇侧骨板上备滋养孔。（f）在唇侧骨板塌陷最明显处放置一段CBP，以维持期望的牙槽嵴宽度。（g和h）在第一磨牙至第三磨牙距离龈缘5mm处切开。翻全厚瓣，暴露下颌升支处下颌外斜线。使用mx-grafter从供区获取自体骨。（i）自体骨放入容器中，骨屑的带状形态是骨刨刮取时形成的。（j）使用自体骨重建受区唇侧骨板。（k）移植物表面覆盖一层Flexo-Membrane，以增强成骨效果。（l）唇侧黏骨膜瓣做骨膜松弛切口减张后冠向拉伸，以实现术区的无张力一期关闭。使用单纯间断缝合和水平褥式缝合方式无张力地缝合牙槽嵴和龈乳头切口。

总结

颗粒状同种异体骨和自体骨可以与CBP及可吸收膜联合应用于萎缩牙槽嵴的水平向和垂直向骨增量，从而使种植体能够植入理想的位置，实现缺牙区美学和功能的恢复。也有学者尝试使用骨钉来增加邻面牙槽嵴高度以改善美学效果[17]。临床医生在进行范围较小的缺牙区（1～3颗牙缺失）的骨增量时，应考虑使用CBP替代传统的钛支撑物，以提高骨增量效果，并避免二次手术取出的需要及其他相关并发症的发生。

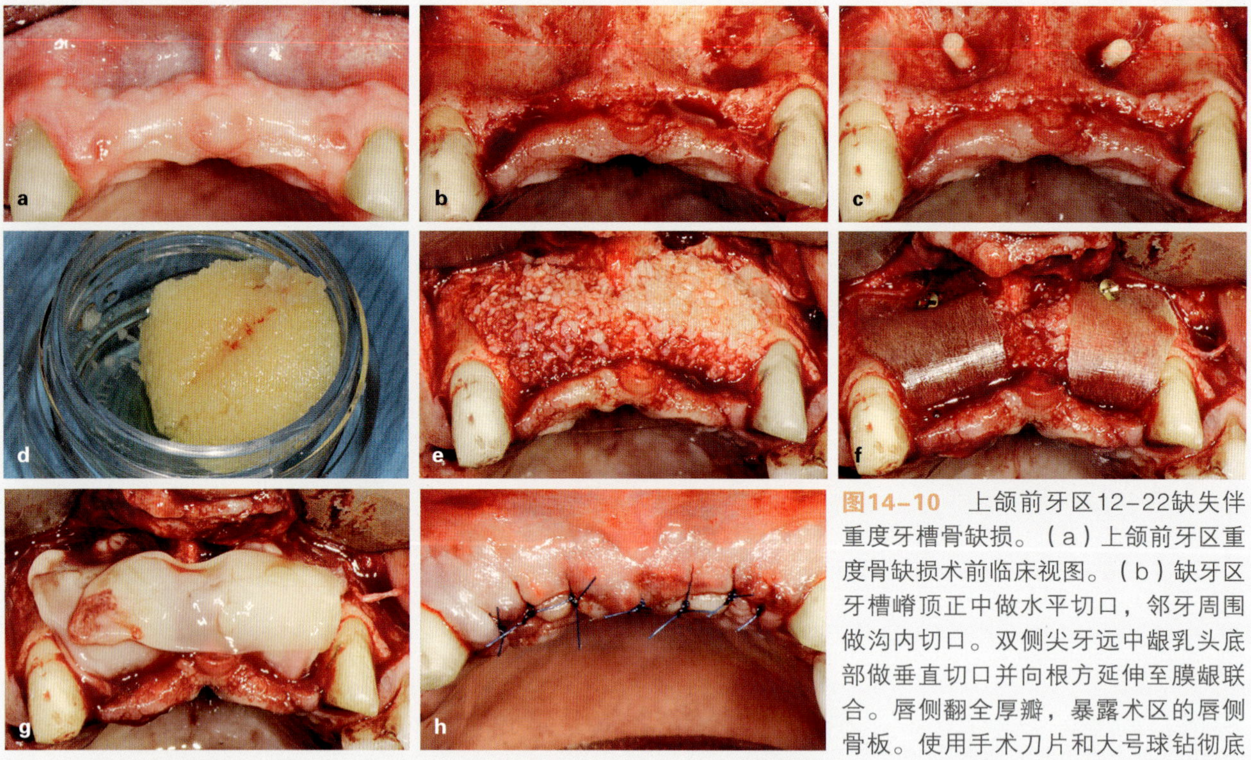

图14-10　上颌前牙区12-22缺失伴重度牙槽骨缺损。（a）上颌前牙区重度骨缺损术前临床视图。（b）缺牙区牙槽嵴顶正中做水平切口，邻牙周围做沟内切口。双侧尖牙远中龈乳头底部做垂直切口并向根方延伸至膜龈联合。唇侧翻全厚瓣，暴露术区的唇侧骨板。使用手术刀片和大号球钻彻底清除骨壁上的残留骨膜。（c）用1703号球钻在唇侧骨板塌陷最明显处制备CBP的两个放置位点。这2颗骨钉用于维持期望的牙槽嵴宽度。（d和e）受区制备滋养孔，FDBA黏性骨重建缺损区唇侧骨板。（f）移植物表面覆盖两层Flexo-Membrane，并使用4颗固定螺钉进行固定以提高手术的可预测性。（g）表面再覆盖数层PRP膜，以促进软组织愈合。（h）唇侧黏骨膜瓣做骨膜松弛切口减张后冠向拉伸，以实现术区的无张力一期关闭。使用单纯间断缝合和水平褥式缝合方式无张力地缝合牙槽嵴及龈乳头切口。

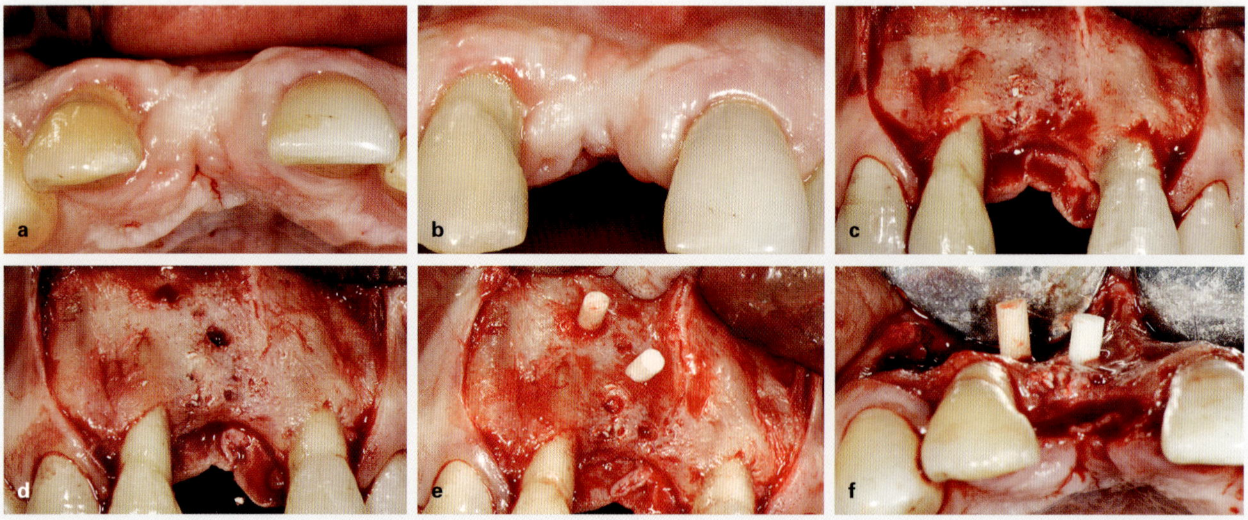

图14-11　11缺失伴牙槽骨缺损。（a和b）11缺牙区唇侧牙槽骨明显塌陷的术前殆面照和前侧位照。（c）缺牙区牙槽嵴顶正中做水平切口，邻牙周围做沟内切口。12和21远中龈乳头底部做垂直切口，向根方延伸至膜龈联合。唇侧翻全厚瓣，暴露术区的唇侧骨板，彻底清除骨壁上的残留骨膜。（d~f）用1703号球钻在唇侧骨板最塌陷处钻两个孔以容纳切成两段的CBP，用于维持期望的牙槽嵴宽度。

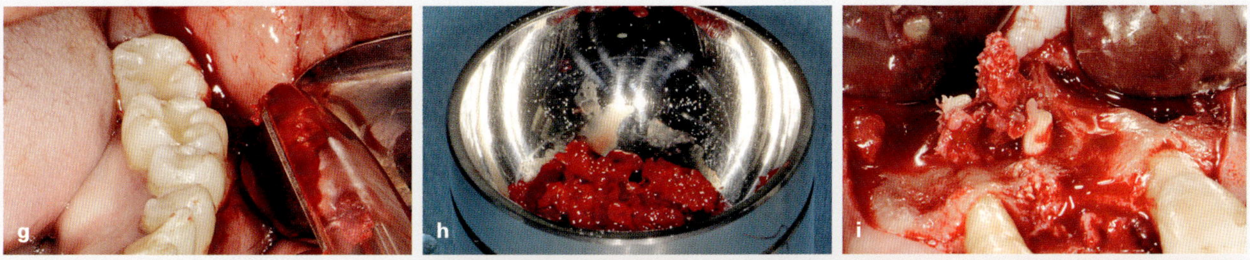

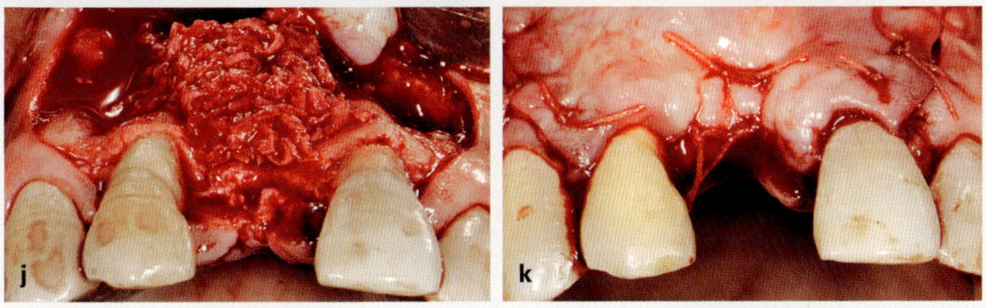

图14-11（续） （g）切口自第一磨牙延伸至第三磨牙，距龈缘5mm，以暴露外斜线，随后翻开全厚瓣，使用mx-grafter从供区获取自体骨。（h）自体骨放入容器中，骨屑的带状形态是骨刨刮取时形成的。（i和j）使用自体骨重建受区唇侧骨板。移植物表面覆盖一层Flexo-Membrane，以提高手术的可预测性。（k）唇侧黏骨膜瓣做骨膜松弛切口减张后冠向拉伸，以实现术区的无张力一期关闭。使用单纯间断缝合和水平褥式缝合方式无张力地缝合牙槽嵴和龈乳头切口。

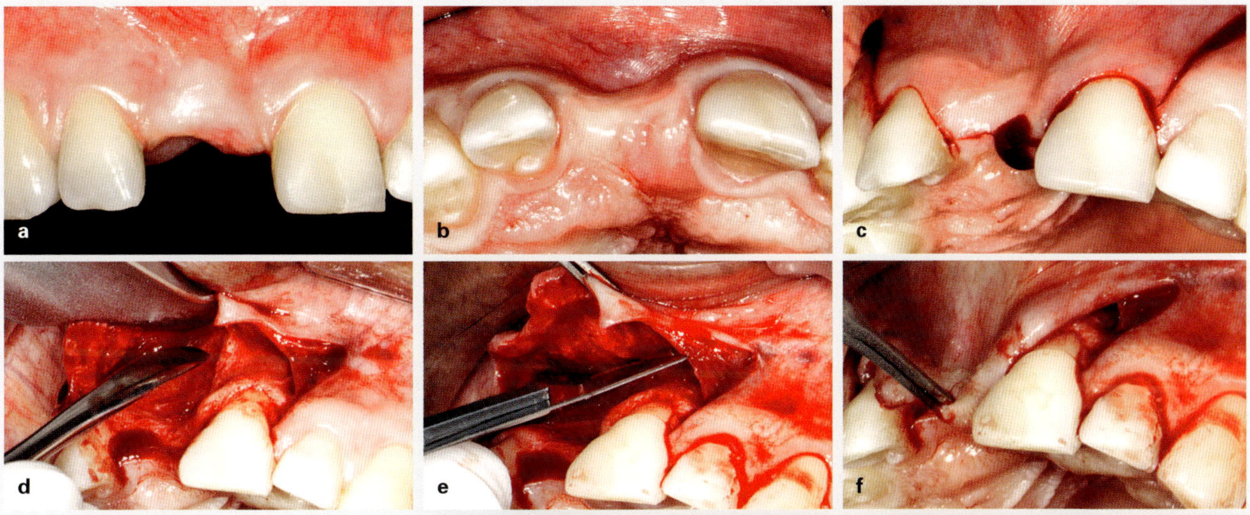

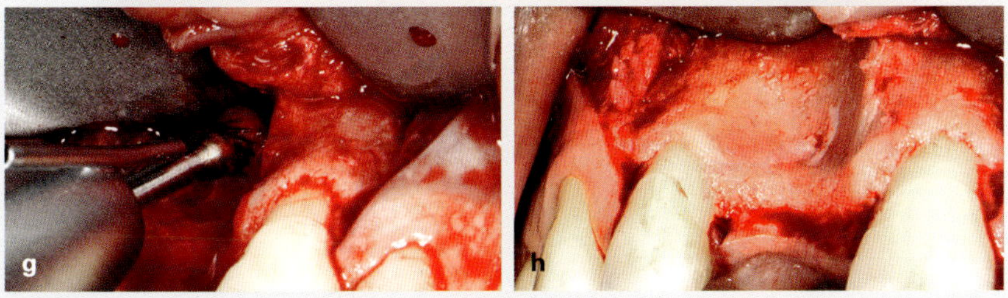

图14-12 11缺失伴牙槽骨缺损。（a和b）11缺牙区唇侧牙槽骨明显塌陷的术前殆面照和前侧位照。（c）缺牙区牙槽嵴顶正中做水平切口，邻牙周围做沟内切口。12和21远中龈乳头底部做垂直切口，向根方延伸至膜龈联合。（d）唇侧翻全厚瓣，暴露术区的唇侧骨板。（e和f）唇侧黏骨膜瓣做骨膜松弛切口减张后冠向拉伸，以确保术区的无张力一期关闭。（g和h）使用手术刀片和大号球钻彻底清除骨壁上的残留骨膜。

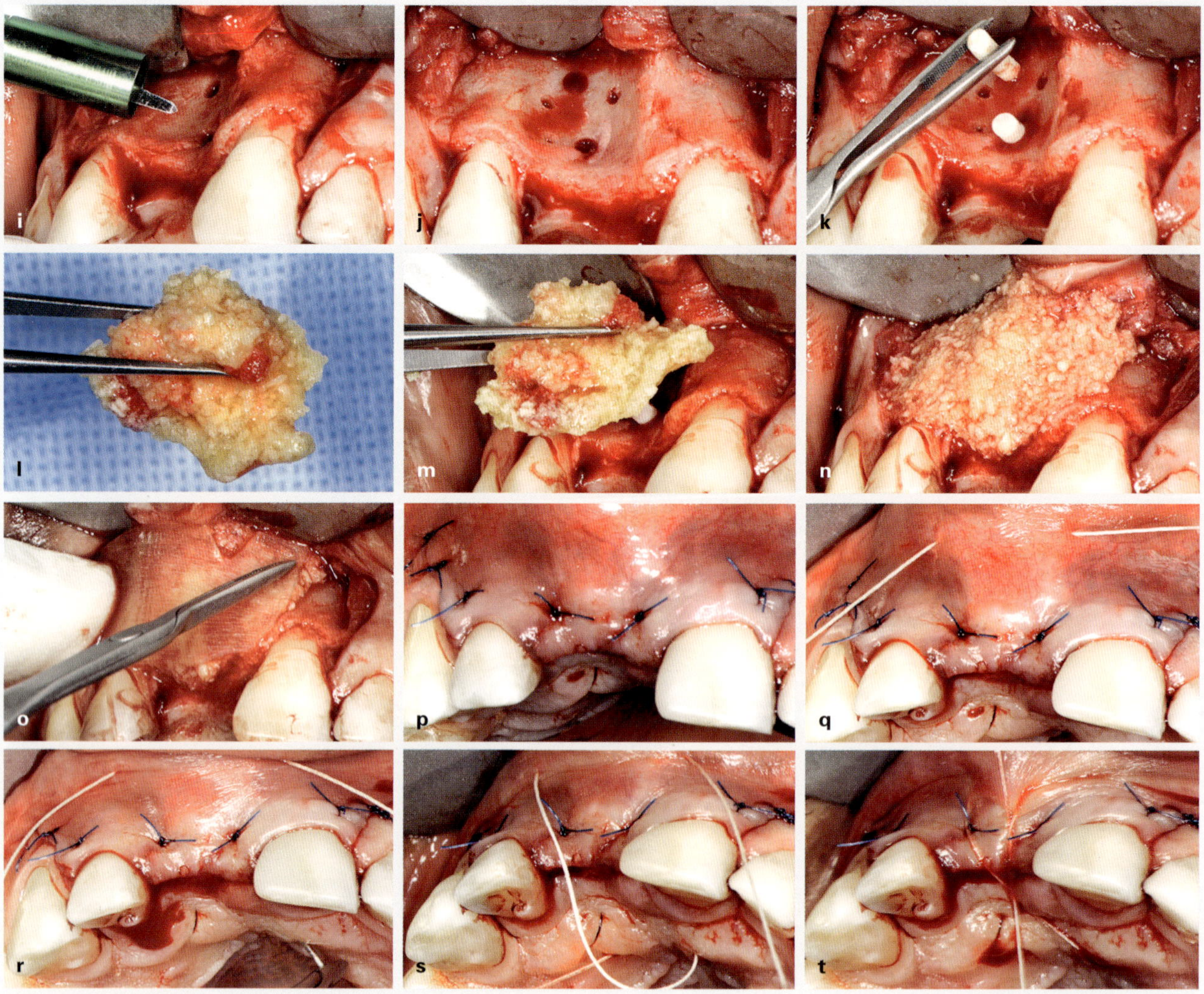

图14-12（续） （i和j）用带有4mm止动环的2mm直径的钻制备两颗CBP的放置位点。在唇侧骨板塌陷最明显处制备滋养孔。（k）CBP用于维持期望的牙槽嵴宽度。（l～n）制备FDBA黏性骨以重建缺损区唇侧骨板。（o）移植物表面覆盖一层Flexo-Membrane，以提高手术的可预测性。（p）使用单纯间断缝合和水平褥式缝合方式无张力地缝合牙槽嵴水平切口和垂直松弛切口。（q～t）唇侧瓣底部与腭侧软组织之间进一步缝合以防止创口开裂。

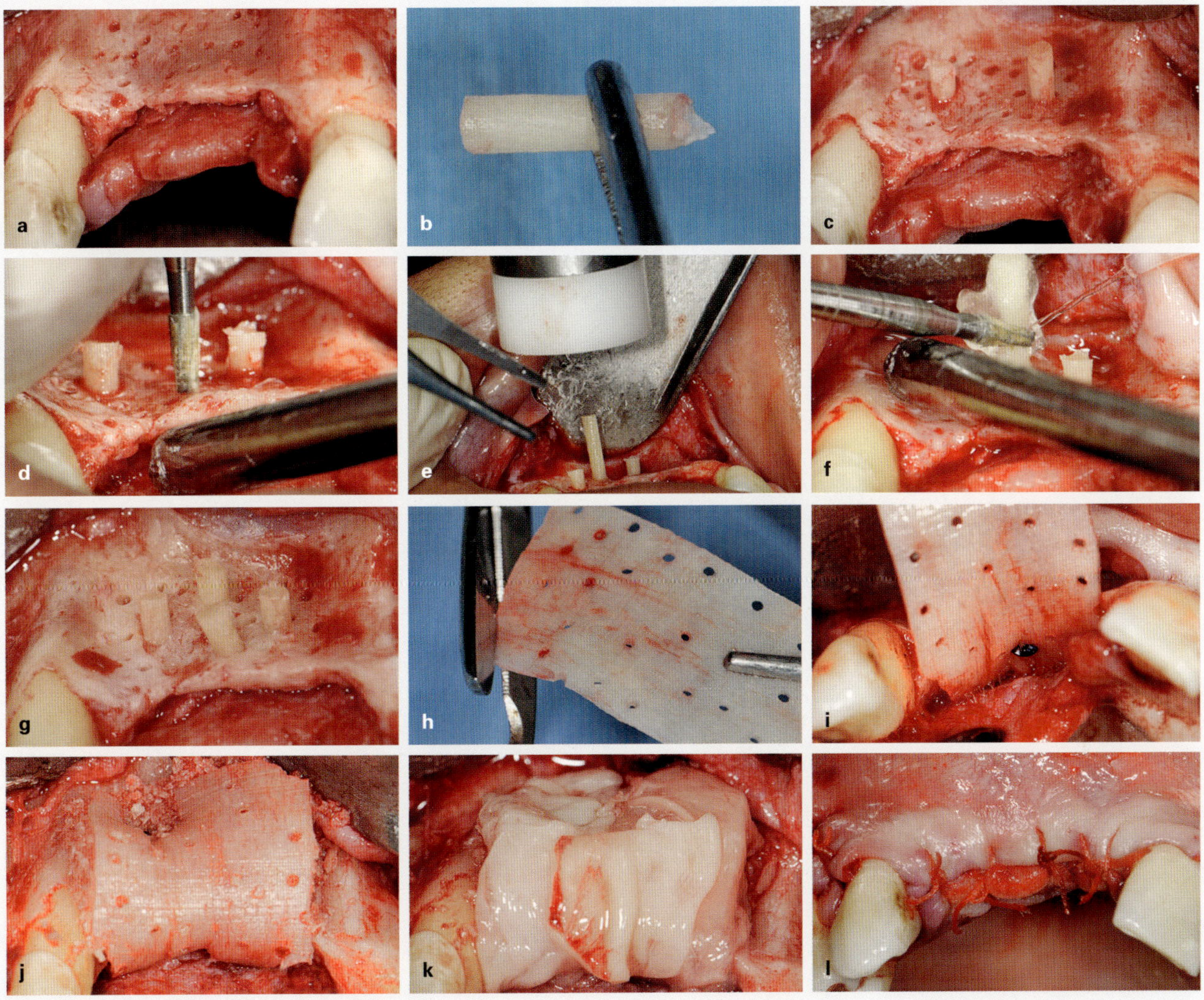

图14-13 11和12缺失伴牙槽骨明显缺损。（a）全厚瓣翻瓣后临床视图。（b和c）使用手术刀片和大号球钻彻底清除骨壁上的残留骨膜。将两颗CBP分别放置于唇侧骨板最塌陷处的近中和远中位置。（d～g）另两颗CBP分别置于冠方和根方。骨钉的受区是使用1703号球钻制备的。受区制备完成后，将骨钉切割成所需长度后使用锤子敲击就位。（h和i）Flexo-Plate Plus membrane修剪形态后使用两颗固定螺钉固定到腭侧骨板上。（j）制备FDBA黏性骨以重建缺损区唇侧骨板。然后，将膜向唇侧翻折后使用另一颗固定螺钉进行固定。（k）表面再覆盖数层PRP膜，以促进软组织愈合。（l）唇侧黏骨膜瓣做骨膜松弛切口减张后冠向拉伸，以实现术区的无张力一期关闭。使用单纯间断缝合和水平褥式缝合方式无张力地缝合牙槽嵴水平切口和垂直松弛切口。

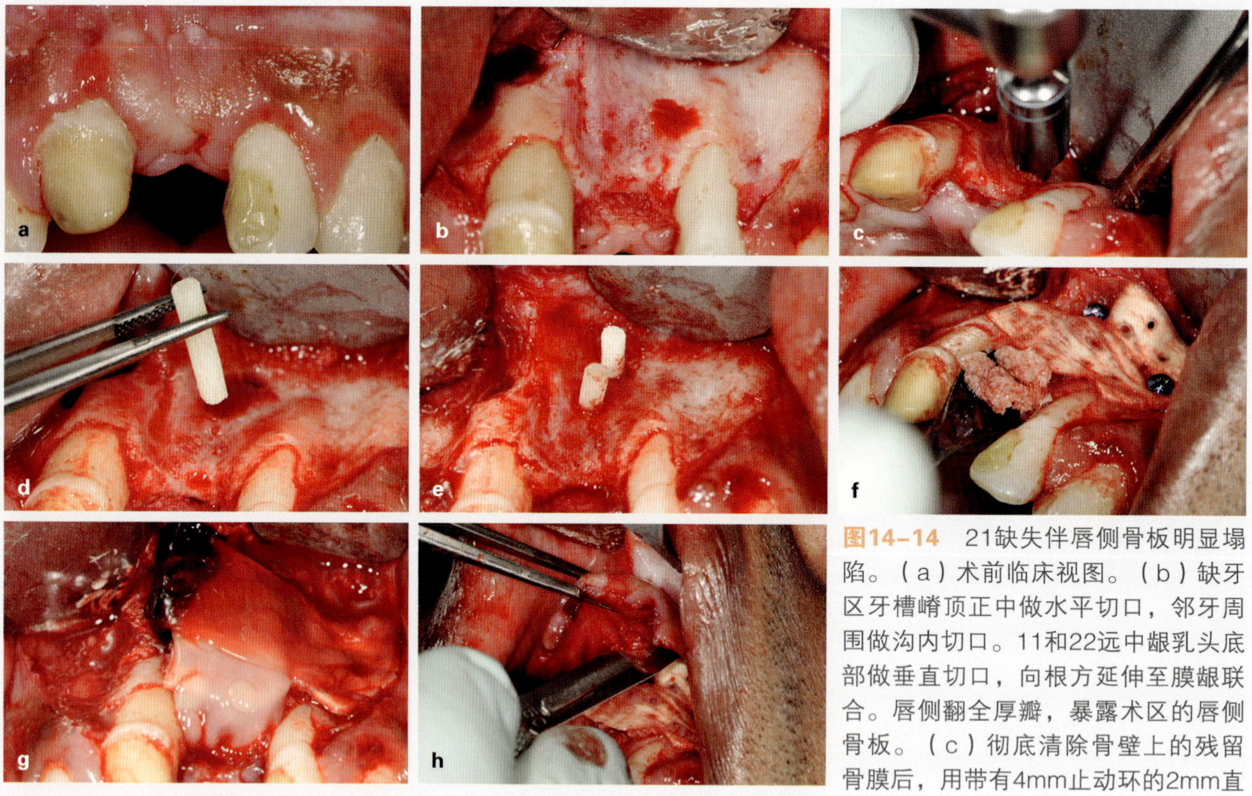

图14-14　21缺失伴唇侧骨板明显塌陷。（a）术前临床视图。（b）缺牙区牙槽嵴顶正中做水平切口，邻牙周围做沟内切口。11和22远中龈乳头底部做垂直切口，向根方延伸至膜龈联合。唇侧翻全厚瓣，暴露术区的唇侧骨板。（c）彻底清除骨壁上的残留骨膜后，用带有4mm止动环的2mm直径的钻在唇侧骨板塌陷最明显处制备两颗CBP的放置位点。（d和e）CBP用于维持期望的牙槽嵴宽度。（f）Flexo-Plate Plus membrane修剪形态后使用两颗固定螺钉在缺损区的最根方进行固定，以提高手术可预测性。制备FDBA黏性骨，并置于膜下方以重建缺损区唇侧骨板。（g）表面再覆盖数层PRP膜，以促进软组织愈合。（h）唇侧黏骨膜瓣做骨膜松弛切口减张后冠向拉伸，以实现术区的无张力一期关闭。使用单纯间断缝合和水平褥式缝合方式无张力地缝合牙槽嵴水平切口和垂直松弛切口。

15 使用自体骨片的牙槽嵴骨增量术

Alveolar Ridge Grafting with Autogenous Bone Plates

对于牙槽嵴重度骨缺损的种植修复，临床医生必须仔细权衡可用的手术和修复方式，以获得种植体植入所需的充足的骨量[1-2]。对于轻度到中度牙槽嵴缺损，使用同种异体骨进行移植通常是获取自体骨的一种极佳替代方案，特别是在进行牙槽嵴外部增量和牙槽嵴内部骨劈开时[3-12]。此外，单纯的异种骨移植材料和合成骨移植材料不适合用于大多数涉及重度骨缺损的病例[13]。在复杂骨增量中，从下颌升支、下颌联合或口内其他供区获取的块状或片状自体骨通常是骨移植材料的最佳选择。虽然自体骨移植通常用于上颌前牙区，但其某些情况下也可用于上颌后牙区或下颌后牙区的骨增量。

如本书第2章所述，自体骨由于其成骨特性可在重度骨缺损的情况下实现快速骨再生，因而仍然是一种非常理想的骨移植材料[14]。与其他骨移植材料相比，自体骨中的成骨细胞可促进软组织中更多的骨形成以及骨组织部位更快的骨生长[15]。

从下颌升支获取的自体骨块通常包括皮质骨和松质骨。皮质骨在受区吸收缓慢，而松质骨中含有成骨细胞，可促进骨形成。成骨细胞和骨细胞通过扩散可存活达4天，但当存在于自体骨块中时，其存活时间更长。这使自体骨块与其他骨移植材料或不含活细胞的同种异体骨相比，具有明显优势。本章介绍一种新的骨移植方式，将自体骨块切割成骨片，从而在保留皮质骨块固有的机械稳定性的同时，也兼具松质骨中骨细胞更佳的骨愈合特性。

虽然也可从口外供区（例如颅骨、肋骨、髂嵴、胫骨和腓骨处）获取自体

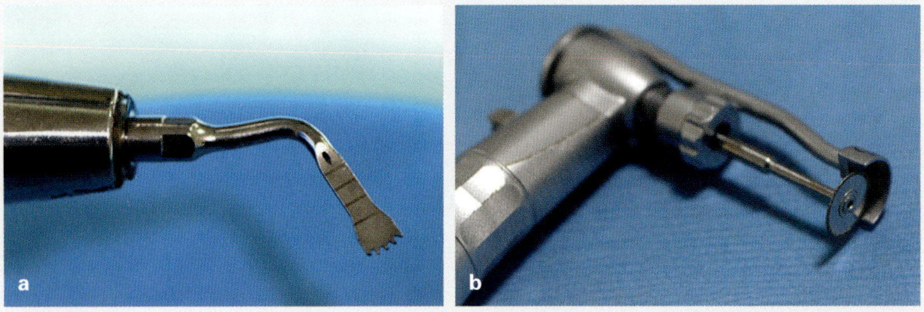

图15-1 （a）超声骨刀是一种高频电脉冲设备，水平振幅约80μm，垂直振幅约5μm。其能够不间断地、高效地切割骨骼，是口腔医生宝贵的手术工具之一。（b）手术锯片，如图中所示的Frios MicroSaw，在下颌联合取骨时具有独特优势。盘状锯片具有金属保护罩，可以旋转就位并保护软组织。盘状锯片相比于车针产生的切割线更细，保留了更多的骨，但是增加了骨块分离的难度。

骨，但这通常需住院并在全身麻醉下进行手术。与之相比，从口内供区获取自体骨通常手术时间更短，且对患者和临床医生而言，其费用更低，操作更方便[16-23]。

口内供区包括颧弓、前鼻棘、上颌结节、冠突、下颌升支、下颌体、第三磨牙区颊侧、下颌骨舌侧皮质和下颌联合。其中，下颌升支具有以下优势，使其成为自体骨的首选供区。第一，其相对靠近受区，使取骨与植骨可协调进行，此外，其可提供较大的供骨量[24-26]。如前所述，从下颌升支获取的自体骨块通常包括皮质骨和松质骨，在具有良好机械支撑能力的同时兼具良好的骨愈合能力[27]。骨增量成功与否不仅取决于受区所植骨量是否充足，还与口内供区获取的骨的质量（密度）和类型相关[28]。一般来说，与其他口内（或口外）供区相比，从下颌升支获取的自体骨其骨密度和骨体积更大，因此移植至受区后的骨吸收较少[29-30]。而且，下颌升支取骨的并发症发生率也相对较低。这些并发症包括感觉异常、出血、供区轮廓改变、感染、疼痛、张口受限、短期或长期的下牙槽神经损伤、创口软组织开裂、肿胀以及牙或种植体脱落[31-33]。

手术注意事项

供区

下颌升支取骨始于下牙槽神经上方偏颊侧的牙槽嵴顶正中切口。取骨前进行CBCT扫描以指导手术。下牙槽神经从舌侧进入下颌骨，并从颊侧颏孔穿出；其走行角度因人而异，但不进入皮质骨。因此，如果供区靠近下牙槽神经，为了避免对其造成任何潜在损伤，临床医生应只切除外侧皮质骨。但是，如果供区距离下牙槽神经足够远，则皮质骨和松质骨均可获取[31]。

如果使用超声骨刀取骨，可使用直刀头进行冠方和近远中的3次切割，然后使用90°弯刀头进行下方的第四次切割，以获取骨块（图15-1a）。或者，也可使用骨锯或1701号组织切割钻切割上方和近远中边缘，再用直机配合球钻形成下缘的切割凹槽。然后用骨凿将骨块分离。一种省时的切割工具是Frios MicroSaw（Dentsply Sirona），其可形成极细的切割线，从而保存骨量[34]（图15-1b）。

在下颌升支殆平面（或上方）以及近远中进行骨切开，将从下颌升支处或其近远中一定范围

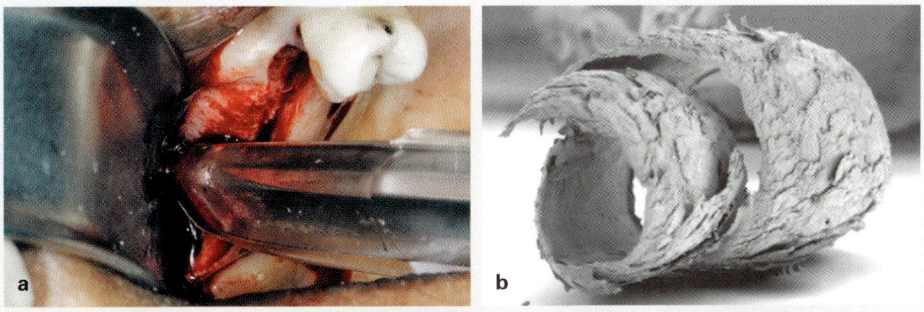

图15-2　（a和b）使用刮骨刀获取皮质骨的优点是它可以产生带状结构，这种带状骨比块状或颗粒状的骨具有更大的表面积，从而允许更多的骨形态发生蛋白（BMP）暴露。

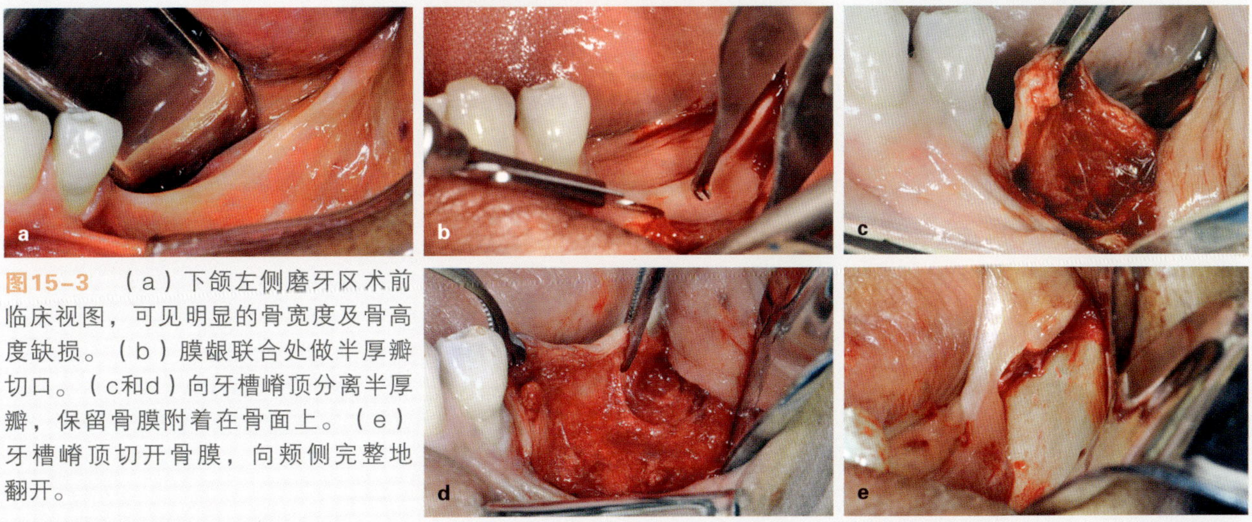

图15-3　（a）下颌左侧磨牙区术前临床视图，可见明显的骨宽度及骨高度缺损。（b）膜龈联合处做半厚瓣切口。（c和d）向牙槽嵴顶分离半厚瓣，保留骨膜附着在骨面上。（e）牙槽嵴顶切开骨膜，向颊侧完整地翻开。

内（取决于余留牙的数量）获取的骨块从颊侧骨板分离并取出。冠突下方有颞肌纤维附着；术中应注意避免损伤该纤维。如果纤维附着于上颌牙齿殆平面水平，则磨牙后垫区牙槽嵴顶正中切口应偏颊侧切开，因为舌侧口底有舌神经走行。

虽然舌神经可走行于舌侧瓣中，但其绝对不会越过磨牙后垫区中线。因此，手术入路位于磨牙后垫区偏颊侧，获取的骨块位于下颌升支较高的位置，但不高于上颌牙齿的殆面——外科医生需谨慎地避开那里的肌肉纤维。也可做一个垂直松弛切口，类似于通常用于拔除第三磨牙的“曲棍球型”垂直切口。

从下颌升支获取自体骨块后，将其切割成1块或数块自体骨片用于受区骨移植。骨片使用刚性螺钉进行固定，为骨移植材料提供稳定支撑。

使用mx-grafter（Maxilon；图15-2）在供区下颌升支处获取约2mL的带状骨屑。相比于颗粒状骨移植材料，带状骨移植材料可更快地将其生长因子输送至受区，这是因为其更大的表面积产生的更大量的骨形态发生蛋白（BMP）暴露。研究表明，带状骨具有与从胫骨获取的松质骨同样有效地促进移植部位的骨愈合潜力[21]。此外，如果切开的骨片太厚，也可使用mx-grafter将骨片削薄至1mm，同时获得额外的带状骨（图15-3）。同样地，mx-grafter可用于平整不规则的牙槽嵴，进行上颌窦侧壁开窗，或从上颌结节处取骨。

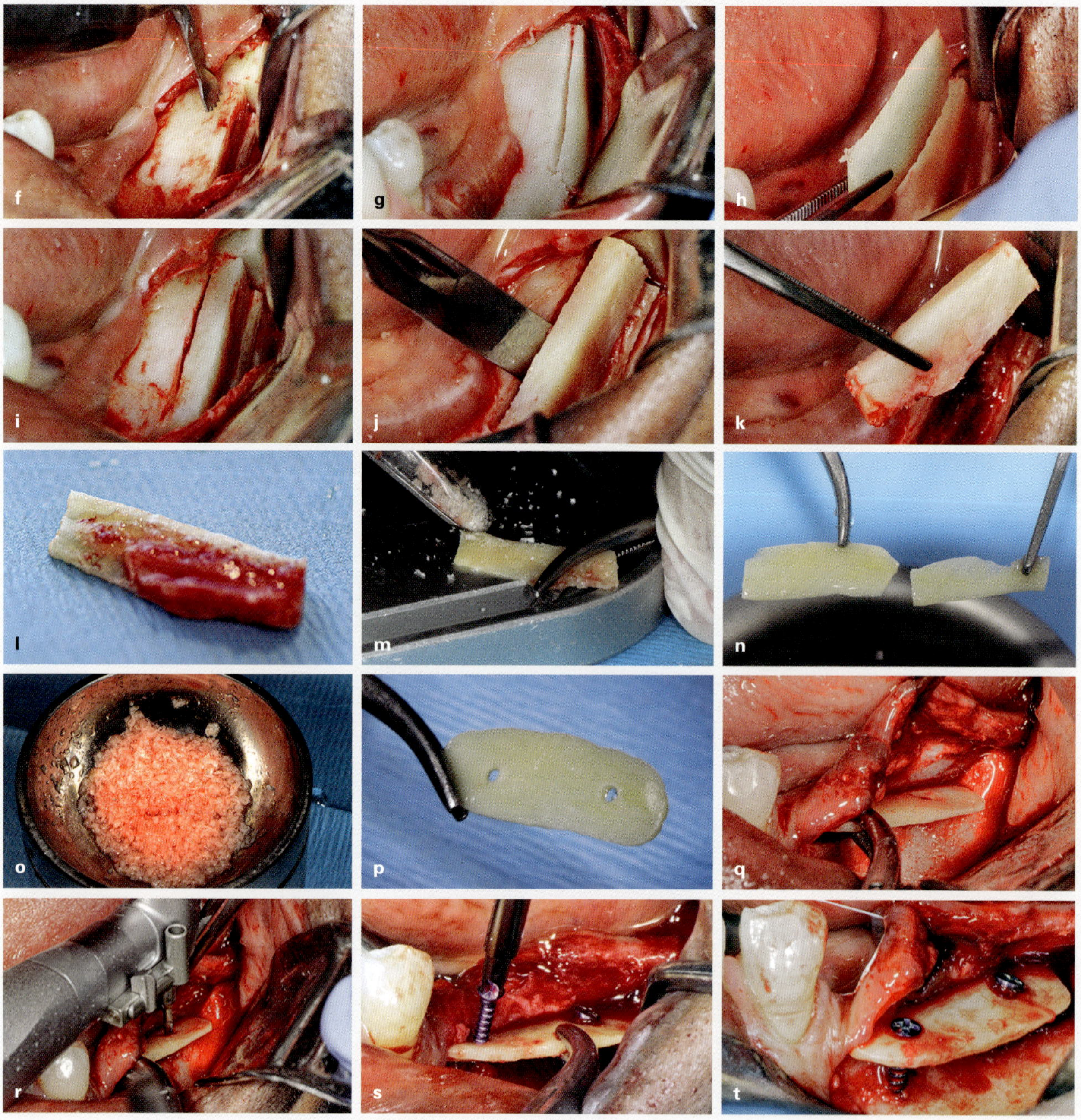

图15-3（续）　（f和g）为了避免后续对骨块进行切割以获取骨片，在骨切开时可直接将皮质骨切割成所需长度和宽度的骨片。使用直型锯齿状超声骨刀工作尖，在下颌升支处平行于邻牙牙长轴做一个15mm长、2mm深水平骨切口。以同样的方式在下颌升支外侧做两个长约10mm的垂直切口。最后，使用带角度的锯齿状超声骨刀工作尖，平行于上方水平切口在下方做15mm长切口，所有切口相连。（h）用直型骨凿将第一块皮质骨片与供区分离，这样就得到了第一块骨片。（i~l）重复上述骨切开步骤，以相同的方式再次获得第二块皮质骨片。将两块骨片放入盐水中保存防止其脱水。（m和n）使用刮骨刀将骨片加工至约1.5mm厚。（o）将从骨片上刨下的皮质松质骨放于容器中，加入PRP液体以及PRP膜压缩后产生的凝血酶原渗出物，将自体骨屑制作成黏性骨。（p）使用球钻去除骨片的锐利边缘并制备两个用于螺钉固定的孔。（q和r）将第一块骨片水平置于牙槽嵴顶骨缺损区牙槽嵴近远中最高点，检查骨片宽度是否适合。使用直径1.2mm的球钻在受区牙槽嵴顶制备两个用于螺钉固定的孔。（s和t）2颗固定螺钉将骨片水平固定到受区，恢复下颌骨缺损区的高度。

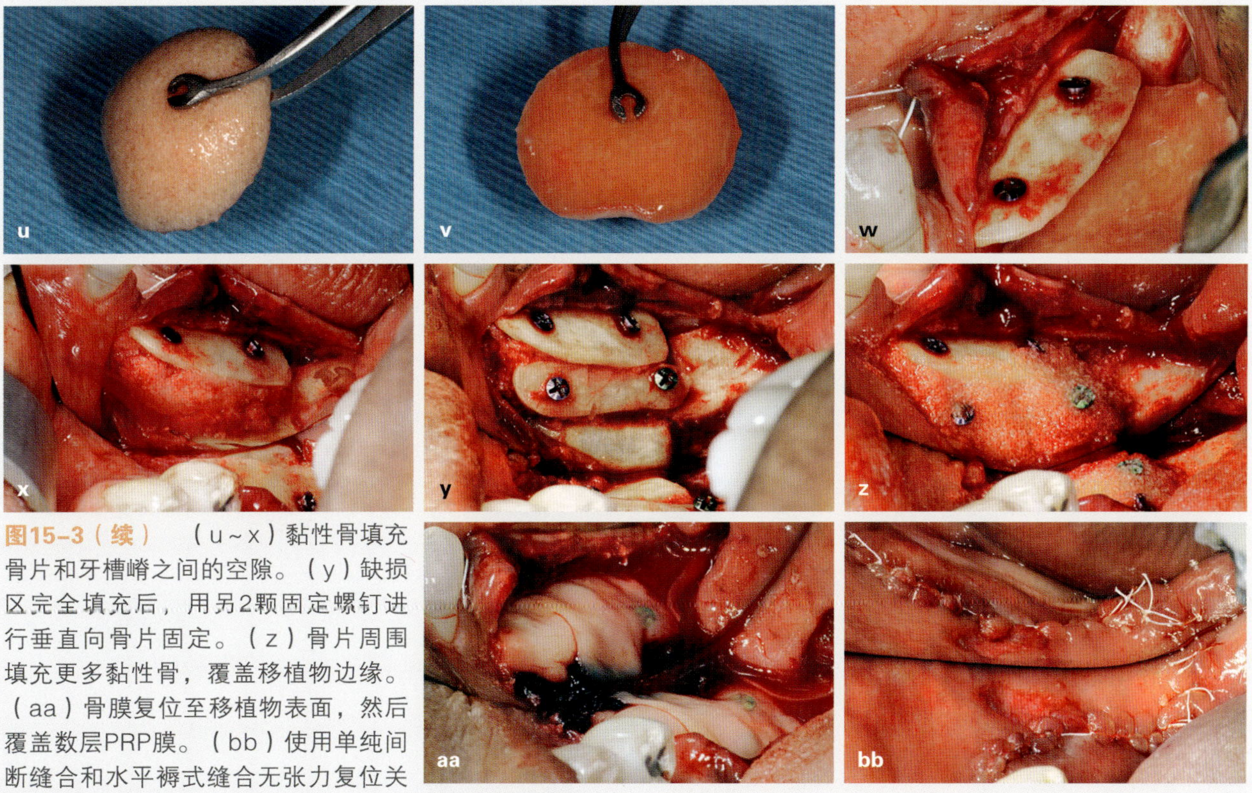

图15-3（续） （u~x）黏性骨填充骨片和牙槽嵴之间的空隙。（y）缺损区完全填充后，用另2颗固定螺钉进行垂直向骨片固定。（z）骨片周围填充更多黏性骨，覆盖移植物边缘。（aa）骨膜复位至移植物表面，然后覆盖数层PRP膜。（bb）使用单纯间断缝合和水平褥式缝合无张力复位关闭颊侧瓣。

受区

临床医生在进行受区准备时，应在黏膜上做一浅层切口，将黏膜与肌肉和骨膜分离，形成两层瓣（图15-4）。这使骨膜和黏膜可分层关闭：如果出现一层软组织瓣开裂，下一层的缝合有助于保持创口关闭。翻瓣后，使用牙周探针或预制导板测量骨缺损大小，并确定所需采集的骨量——通常在5~20mm的范围内。值得注意的是，有些病例需要在翻瓣后先拔牙。拔牙窝可使用超声装置进行清洁，以去除残留的牙周或其他感染组织。

当骨片和骨块联合应用时，1mm厚的皮质骨片和3mm厚的皮质松质骨块形成了一个容纳受区骨移植材料的相辅相成的“矩形柜”。在固定骨片前，在其上方钻两个孔，再通过该孔的引导在受区钻孔以放置固定螺钉。固定螺钉放置孔洞的直径需小于螺钉本身直径，以免螺钉放置后松动并对受区造成不当的压力。例如，如果使用直径1.4mm的螺钉，则需用直径1.2mm的钻预备其孔洞。当使用螺钉进行固定时，螺钉必须同时穿过骨片和受区骨面，并形成一个植骨间隙。

如果只使用一块骨片，通常将其固定在上颌或下颌的颊侧。如果还有第二块骨片，则将其放置在嵴顶或腭侧。一般来说，下颌骨舌侧不放置骨片。因为舌侧瓣通常不会像颊侧瓣翻瓣至较深的口底位置。软组织增加了支撑，并成为移植部位的天然屏障。

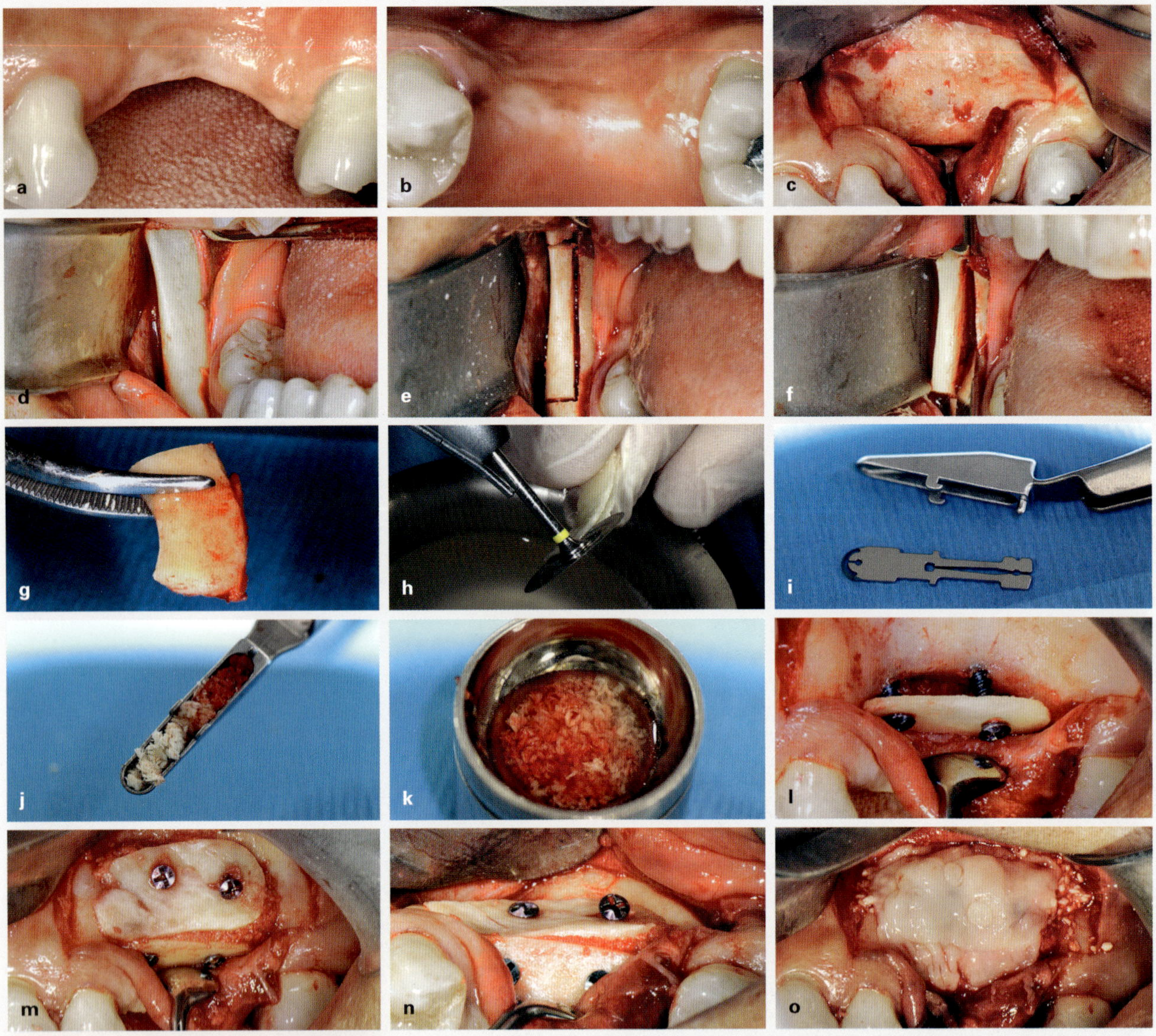

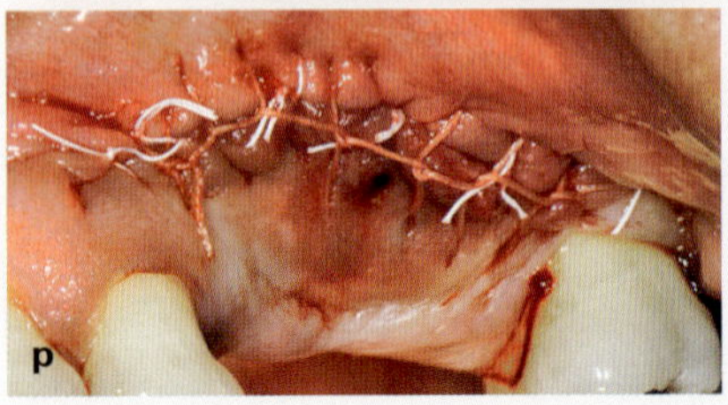

图15-4 上颌左侧前磨牙和磨牙缺失伴骨高度及骨宽度缺损。（a和b）术前口内前侧位照和𬌗面照。（c）前庭的膜龈联合处坐做U形半厚瓣切口。向牙槽嵴顶分离半厚瓣，保留骨膜附着在骨面上。牙槽嵴顶切开骨膜，向颊侧翻开。（d）下颌升支取骨时，在第一磨牙至第三磨牙距离龈缘5mm处做水平切口。颊侧翻全厚瓣，暴露下颌升支处下颌外斜线。（e）使用超声骨刀，在下颌升支处平行于邻牙牙长轴做一15mm长、4mm深水平骨切口。同样的方式在下颌升支外侧做两个长约10mm的垂直切口。最后，使用带角度的锯齿状超声骨刀工作尖，平行于上方水平切口在下方做15mm长切口，所有切口相连。（f）用直型骨凿将皮质骨块与供区分离。（g和h）使用0.25mm厚的盘状锯片将骨块切割成两个等大的骨片（2mm厚）。（i和j）使用Ebner刮骨刀（Maxilon）刮取皮质骨和松质骨，将骨片加工至约1.5mm厚。（k）将从骨片上刨下的皮质松质骨放于容器中，加入PRP液体以及PRP膜压缩后产生的凝血酶原渗出物，将自体骨屑制作成黏性骨。（l～n）使用球钻去除骨片的锐利边缘并制备两个用于螺钉固定的孔。将第一块骨片水平置于牙槽嵴顶骨缺损区牙槽嵴近远中最高点，检查骨片宽度是否适合。使用直径1.2mm的球钻在受区牙槽嵴顶制备两个用于螺钉固定的孔。2颗固定螺钉将骨片水平固定到受区，恢复下颌骨缺损区的高度。黏性骨填充骨片和牙槽嵴之间的空隙。缺损区完全填充后，用另2颗固定螺钉进行垂直向骨片固定。（o）骨膜复位至移植物表面，然后覆盖数层PRP膜。（p）使用单纯间断缝合和水平褥式缝合无张力复位关闭颊侧瓣。

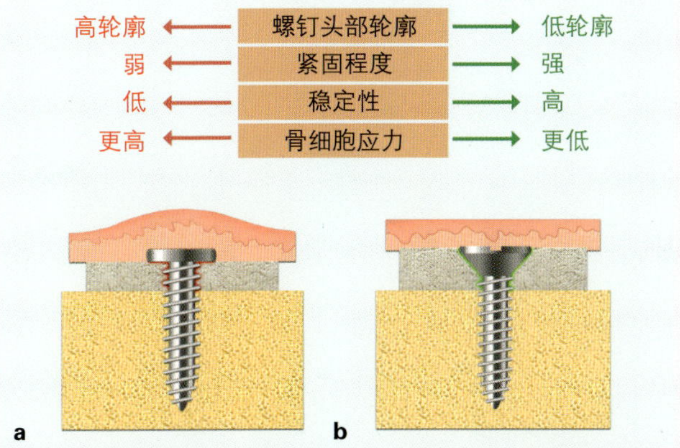

图15-5 使用两种不同的螺钉固定骨块或骨片的示意图。（a）标准方法是使用平头螺钉，这会导致螺钉头部位轮廓突出，可能会对受区施加不必要的压力。（b）锥形头螺钉其表面可与骨面齐平，不会造成局部轮廓突起，具有牢固性和稳定性，且不会对受区施加额外的应力。

	3mm	4mm	6mm	8mm	10mm	12mm
1.4mm	钛网					
1.6mm			骨片			
2mm					骨块	

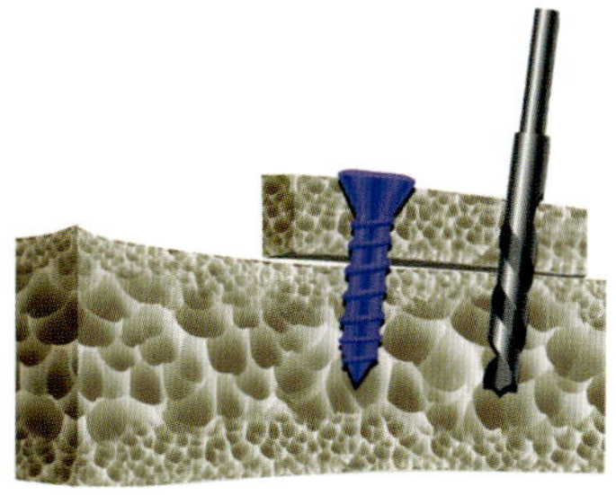

图15-6 为了提高骨移植的稳定性和成功率，应根据所使用的材料和术式选择适合尺寸的固定螺钉。直径1.4mm、长度通常3mm和4mm的固定螺钉，是固定钛网或屏障膜等较轻材料的理想选择。直径1.6mm，常用长度为6mm或8mm的固定螺钉，通常用于骨片的固定。较大的直径2mm、长度10mm和12mm的固定螺钉，可为骨块提供稳定的固定。

如果无法将骨片固定到颊侧骨板上，也可将其固定至腭侧。在骨缺损区及固定螺钉周围植骨，以避免螺钉头接触并刺激软组织。自体骨片使用螺钉牢固固定后，带状自体骨填充骨片形成的植骨空间，以恢复牙槽嵴足够的高度和宽度。

在受区固定骨片时，可使用平头螺钉和锥形头螺钉（图15-5）。首先，使用钻将螺钉孔预备至适合的深度和直径（图15-6）。然后，通过拧入固定螺钉，将骨片固定至受区。螺钉表面螺纹及膨大的头部辅助将黏性骨（见下一节）固定至受区骨面。两颗螺钉的分开固定可防止黏性骨旋转移位。由于包裹螺钉头的黏性骨的物理特性，应尽可能使螺钉头圆钝。如果骨生长至螺钉头上方，可用手术刀片将其去除；如果没有成骨，则黏性骨会变成致密的结缔组织，保护软组织免受螺钉头刺激。

PRP和黏性骨的制备及应用

骨片固定至受区后，使用车针去除其锐利边缘。骨片和受区牙槽嵴之间的空隙使用带状骨屑和富血小板血浆（PRP）的混合物进行填充，该复合物即“黏性骨”[35]。黏性骨用于种植修复前萎缩牙槽嵴的重建，可补充和增强骨片移植的成骨效果，并加速愈合（图15-7）。临床研究表明，将PRP或富血小板纤维蛋白（PRF）加入骨移植材料中，可诱导其早期成骨和移植物矿化，且时间缩短一半，并且可使骨小梁密度提高15%～30%[36-41]。

制备PRP时，取患者的全血于玻璃管中离心约3分钟；离心导致凝血，并将血液分成3层：底部的纤维蛋白层，中间的血小板层和上方的白细胞层。每10mL血液产生1～2mL的血小板层。

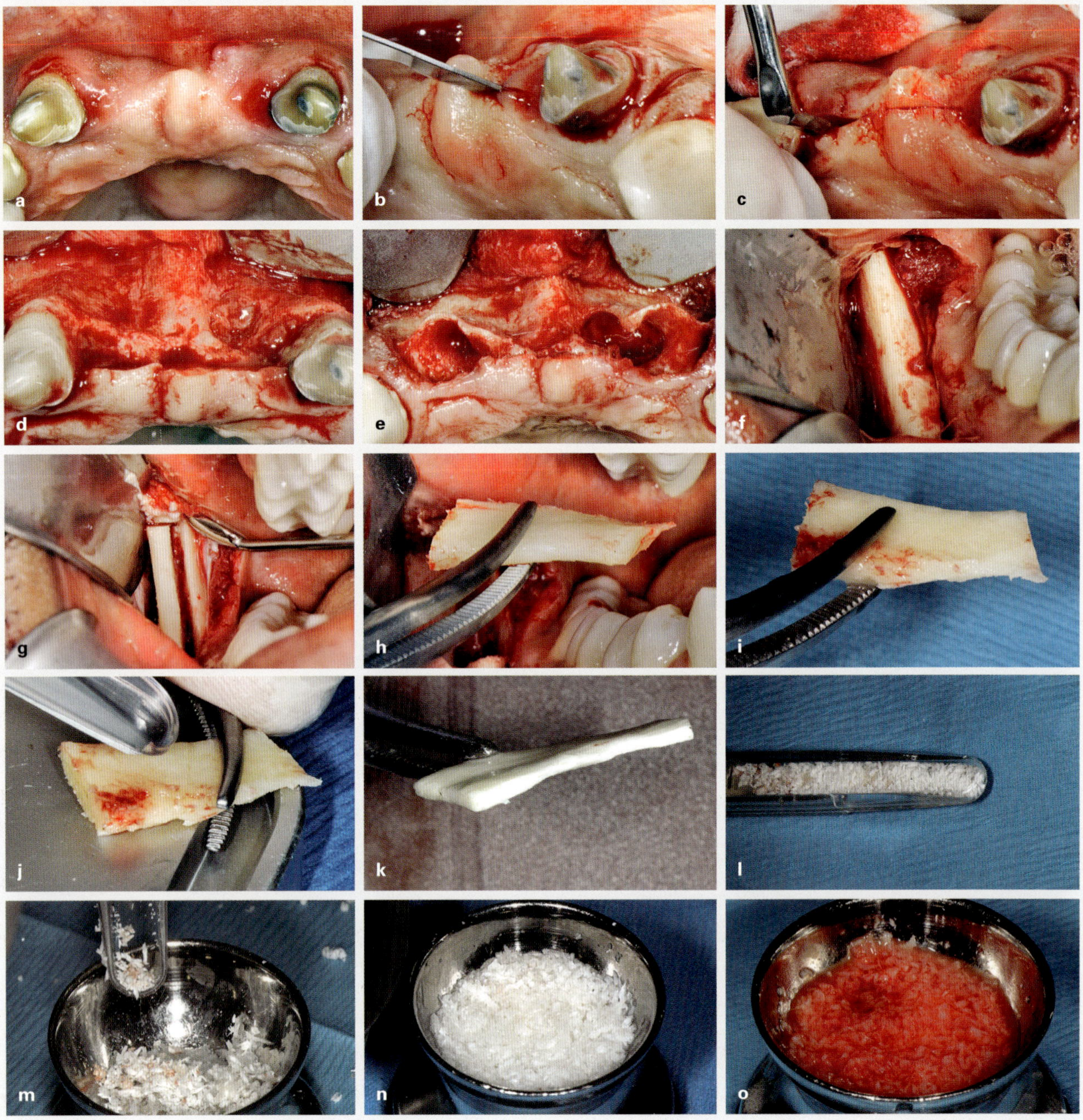

图15-7 上颌中切牙区唇侧骨板吸收，双侧侧切牙深龋。（a）上颌前牙区术前临床视图。（b和c）在缺牙区做牙槽嵴顶正中切口，在侧切牙周围做沟内切口。尖牙龈乳头底部做松弛切口并向根方延伸至膜龈联合。（d）唇腭侧翻全厚瓣，暴露术区的唇侧骨板和腭侧骨板。（e）拔除侧切牙并清理拔牙窝。（f）在第一磨牙至第二磨牙距离龈缘5mm处做水平切口。唇侧翻全厚瓣，暴露右侧下颌升支处下颌外斜线。（g）使用直型锯齿状超声骨刀工作尖，在下颌升支处平行于邻牙牙长轴做一15mm长、2mm深水平骨切口。同样的方式在下颌升支外侧做两个长约10mm的垂直切口。最后，使用带角度的锯齿状超声骨刀工作尖，平行于上方水平切口在下方做15mm长切口，所有切口相连。（h和i）用角度骨凿将皮质骨块与供区分离。（j和k）使用刮骨刀从骨片一侧刮取皮质骨，使其变薄至约1.5mm厚。（l～n）将皮质骨从刮骨刀取出放于容器中。（o）自体骨中加入PRP液体以及PRP膜压缩后产生的凝血酶原渗出物，制作成黏性骨。

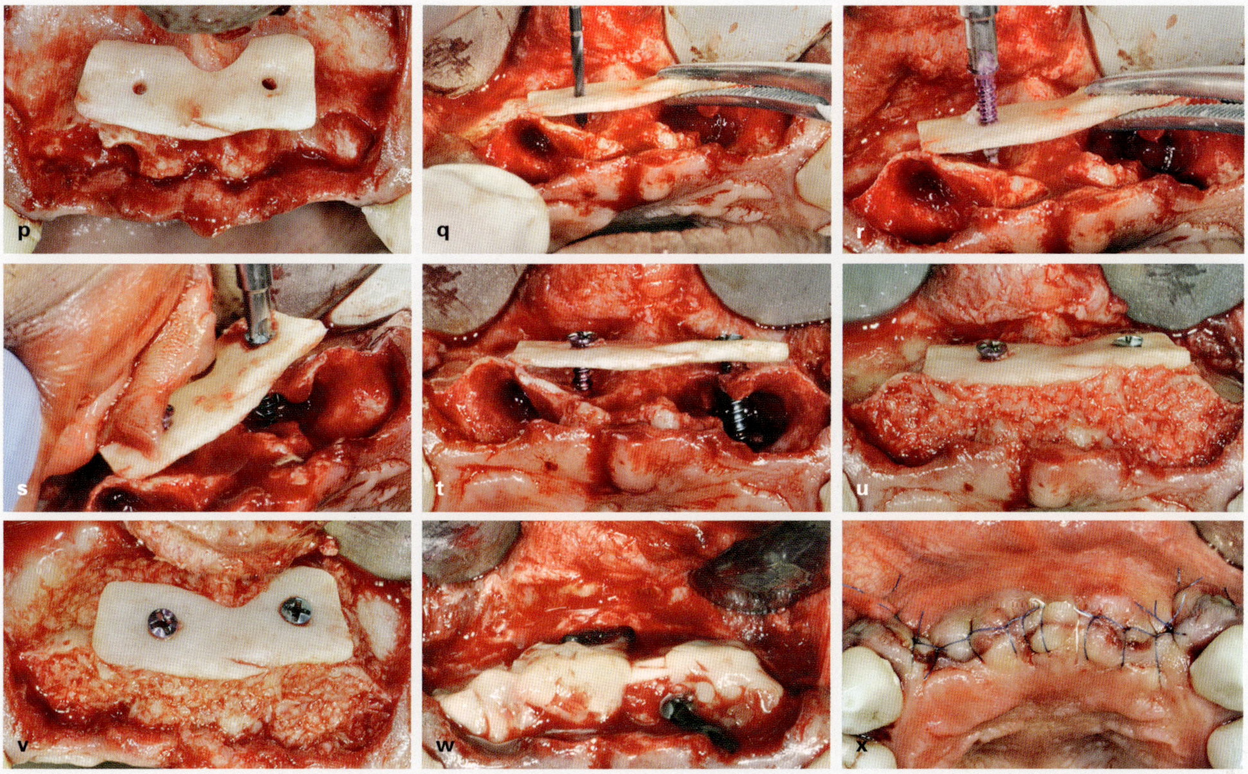

图15-7（续） （p）使用金刚砂球钻去除骨片的锐利边缘并制备两个用于螺钉固定的孔。（q）使用直径1.2mm的球钻在骨片的引导下于受区唇侧骨板上制备两个用了螺钉固定的孔。（r~t）2颗固定螺钉将骨片水平固定到受区，恢复上颌前牙区牙槽嵴宽度。（u和v）拔牙窝内、骨片和唇侧骨板间的空隙内填充黏性骨。（w）移植物表面覆盖数层PRP膜。（x）切开唇侧瓣膜的骨膜并冠向拉伸，以实现受区和拔牙窝的一期关闭。使用无张力的单纯间断缝合将瓣膜复位至牙槽嵴顶和所涉及邻牙龈乳头处。

使用注射器抽取血小板层，将其加入获取的下颌升支自体骨屑中。带状骨屑被水合并获得黏性结构[42]。

除了黏性骨，手术中还使用了另外两种形式的PRP。通常情况下，会抽取患者4管血液；其中2管用来取中间层产生黏性骨，另2管离心后静置10分钟，以形成凝块。然后将这些凝块放入一个特制的金属容器中，将其压平成PRP膜，以覆盖移植物。此外，容器中收集的PRP渗出液含有凝血酶原，是凝块/膜形成的副产品。该渗出液可在约5分钟后加入黏性骨中，使移植物更具黏性，更便于操作[42]。

黏性骨完全填充自体骨片和受区牙槽嵴之间的空隙后，进行双层创口关闭。首先用PRP膜覆盖受区，促进软组织愈合。由于皮质骨片既被用于容纳移植材料，且其本身也是移植材料，因此不需要缓慢吸收的屏障膜[43]。其次，为了确保创口关闭和移植物3~6个月愈合期内的稳定性，使用具较好的韧性、柔软度和耐用性的Gore-Tex或Mono-Tex不可吸收缝线进行缝合。

手术步骤

在较典型的病例中，术前CBCT通常显示萎缩牙槽嵴中央存在高2~3mm、宽3~5mm的骨缺损。术前临床检查以确定右侧或左侧下颌升支区最适合的块状骨供区。

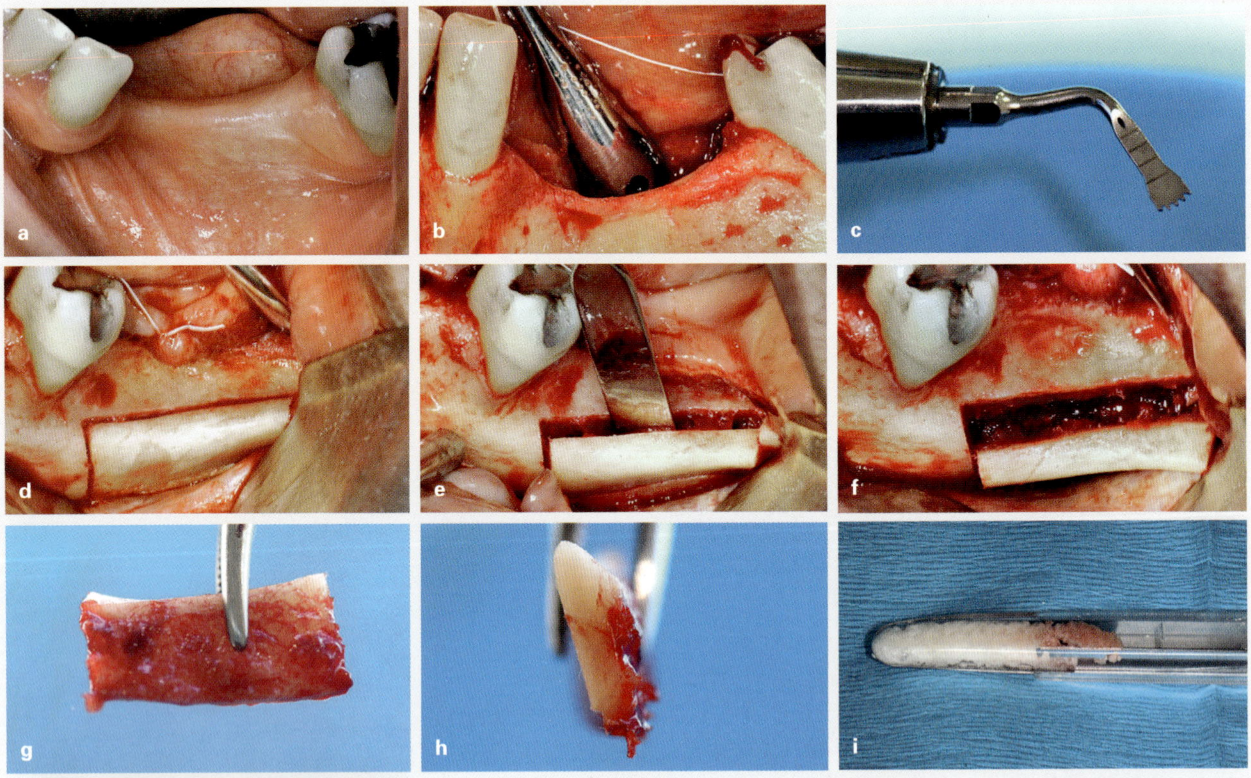

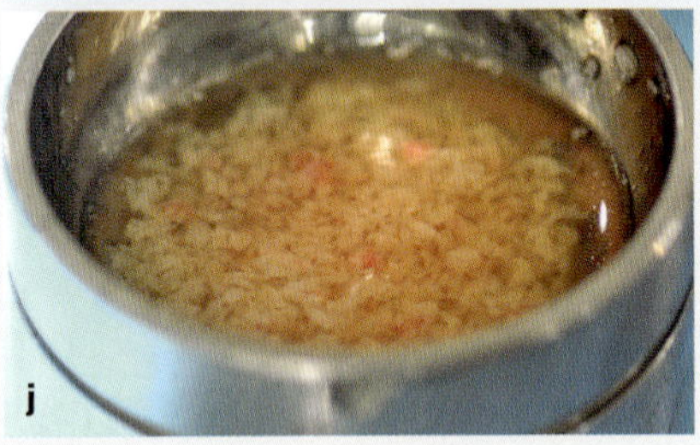

图15-8 下颌左侧磨牙区骨高度和骨宽度缺损。（a）术前临床视图。（b）在缺牙区做牙槽嵴顶正中切口，在邻牙（左侧第二磨牙、第一前磨牙和尖牙）周围做沟内切口。侧切牙龈乳头底部做松弛切口并向根方延伸至膜龈联合。颊舌侧翻全厚瓣，暴露术区的颊侧骨板和舌侧骨板。（c和d）在供区，使用直型锯齿状超声骨刀工作尖，在下颌升支处平行于邻牙牙长轴做一15mm长水平骨切口。同样的方式在下颌升支外侧做两个长约10mm的垂直切口。最后，使用带角度的锯齿状超声骨刀工作尖，平行于上方水平切口在下方做15mm长切口，所有切口相连。（e和f）用直型骨凿将皮质骨块与供区分离。（g和h）使用0.25mm厚的盘状锯片将骨块切割成两个等大的骨片（2mm厚）。（i）使用刮骨刀刮取皮质骨和松质骨，将骨片加工至约1.5mm厚。（j）将从骨片上刨下的皮质松质骨放于容器中，加入PRP液体以及PRP膜压缩后产生的凝血酶原渗出物，将自体骨屑制作成黏性骨。

供区

在下颌第一磨牙至第三磨牙距离龈缘5mm处做水平切口。颊侧翻全厚瓣，暴露下颌升支处下颌外斜线。有些医生不喜欢后续进行骨块切割，而是在骨切开时直接将皮质骨切割成所需长度和宽度的骨片。

使用直型锯齿状超声骨刀工作尖，在下颌升支处平行于邻牙牙长轴做一15mm长、1.5mm深水平骨切口（图15-8）。同样的方式在下颌升支外侧做两个长约10mm的垂直切口。最后，使用带角度的锯齿状超声骨刀工作尖，平行于上方水平切口在下方做15mm长切口，所有切口相连。使用角度骨凿从供区分离首块皮质骨块，并制备第二块皮质骨块的截骨线（图15-9）。通过无张力的单纯间断缝合冠向复位缝合瓣膜。

受区

术前临床照可见骨高度和骨宽度缺损。骨缺损区——通常是上颌前牙区，在缺牙区做牙槽嵴

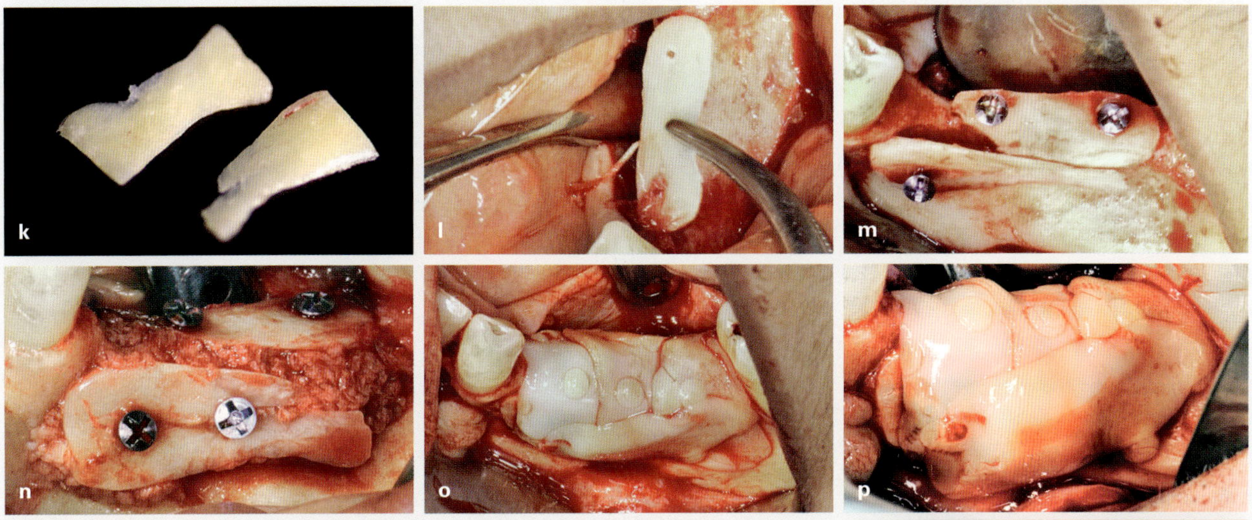

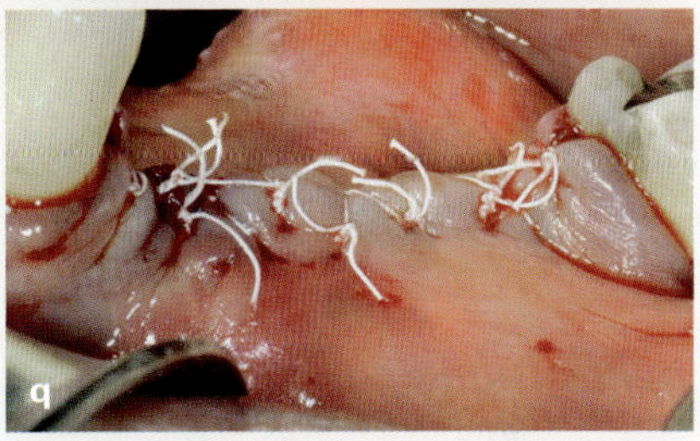

图15-8（续） （k和l）使用金刚砂球钻去除骨片的锐利边缘并制备两个用于螺钉固定的孔。将第一块骨片水平置于牙槽嵴顶骨缺损区牙槽嵴近远中最高点，检查骨片宽度是否适合。（m）在受区牙槽嵴顶制备两个用于螺钉固定的孔。2颗固定螺钉将骨片水平固定到受区，恢复下颌骨缺损区的高度。同样的方式进行垂直向骨片固定。（n）黏性骨填充水平骨片和牙槽嵴之间的空隙。放置垂直向骨片并用2颗固定螺钉固定。（o和p）移植物表面覆盖数层PRP膜。（q）使用单纯间断缝合和水平褥式缝合无张力地复位关闭颊侧瓣。

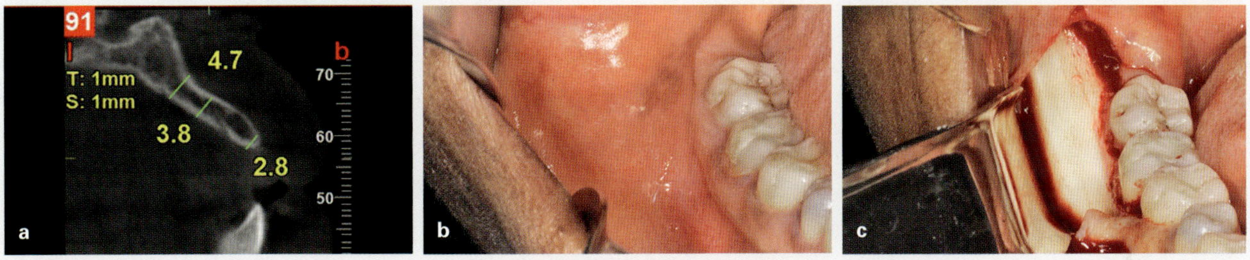

图15-9 下颌升支区采集自体骨片用于22区垂直向和水平向牙槽嵴重建。（a）术前在CBCT切片上测量上颌侧切牙区牙槽骨尺寸，显示缺牙区中心位置可用骨高度丧失约4mm，牙槽嵴宽度仅为2.8～3.8mm。（b）右侧下颌升支自体骨供区术前临床视图。（c）从第二磨牙远中2cm处做牙槽嵴顶正中切口，与第二磨牙和第一磨牙周围的沟内切口相连。颊侧翻全厚瓣，暴露下颌升支处下颌外斜线。

顶正中切口（图15-10），12和21周围做沟内切口。缺损处邻牙龈乳头底部做松弛切口并向根方延伸至膜龈联合。唇腭侧翻全厚瓣，暴露术区的唇侧骨板和腭侧骨板。

使用金刚砂球钻去除骨片的锐利边缘并制备两个用于螺钉固定的孔（图15-11）。受区牙槽嵴上的螺钉孔使用直径1.2mm的球钻进行预备。将一块骨片放置在牙槽嵴顶，另一块骨片平行于颊唇侧骨板悬空放置，并使用固定螺钉进行固定（图15-12）。骨片和受区牙槽骨之间的间隙内填充黏性骨，该黏性骨由mx-grafter刮取的带状骨屑和PRP混合后制成。缺损区进行三维重建后，使用数层PRP膜覆盖移植物。切开颊侧瓣膜的骨膜并冠向拉伸，确保实现移植物上方的一期关闭。使用无张力的单纯间断缝合和水平褥式缝合将瓣膜复位至龈乳头及牙槽嵴顶处（图15-13）。

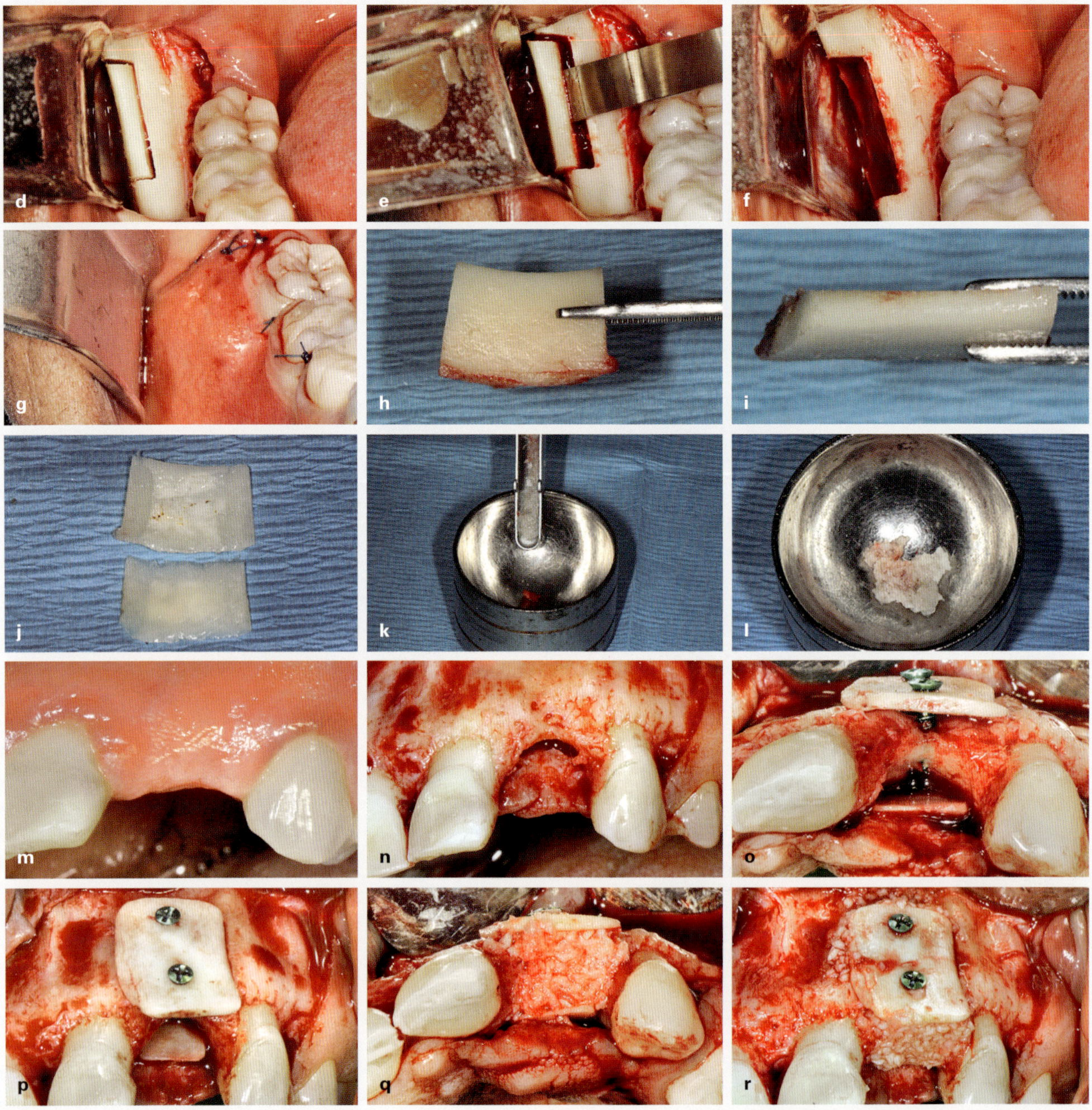

图15-9（续） （d）使用直型锯齿状超声骨刀工作尖在下颌升支处平行于邻牙牙长轴做一15mm长、3mm深水平骨切口。同样的工作尖在下颌升支外侧做两个长约10mm的垂直切口。最后，使用带角度的锯齿状超声骨刀工作尖，平行于上方水平切口在下方做15mm长切口，所有切口相连。（e和f）用角度骨凿将皮质松质骨块与供区分离。（g）使用无张力的单纯间断缝合和水平褥式缝合将瓣膜复位至龈乳头及牙槽嵴顶处。（h和i）最终获得一4mm厚的纯皮质骨块。（j）使用0.25mm厚的盘状锯片将骨块切割成两个等大的骨片（2mm厚）。（k和l）使用Ebner刮骨刀从骨片上刮取少量皮质骨，将其厚度减小至1.5mm。将刮取的皮质骨与同种异体冻干骨（FDBA）和PRP液体混合。（m）22术前临床视图，可见明显的骨高度和骨宽度缺损。（n）在缺牙区做牙槽嵴顶正中切口，11、21、23周围做沟内切口。12和24龈乳头底部做松弛切口并向根方延伸至膜龈联合。唇腭侧翻全厚瓣，暴露术区的唇侧骨板和腭侧骨板。（o和p）使用固定螺钉将从下颌升支处获取的两块自体骨片分别固定至唇侧骨板和腭侧骨板上，重建牙槽嵴顶处的骨宽度及骨高度。唇侧骨片上额外增加一颗固定螺钉，确保其牢固固定。（q和r）唇侧骨板和腭侧骨片之间的间隙内填充预制的皮质骨/FDBA/PRP复合移植物。

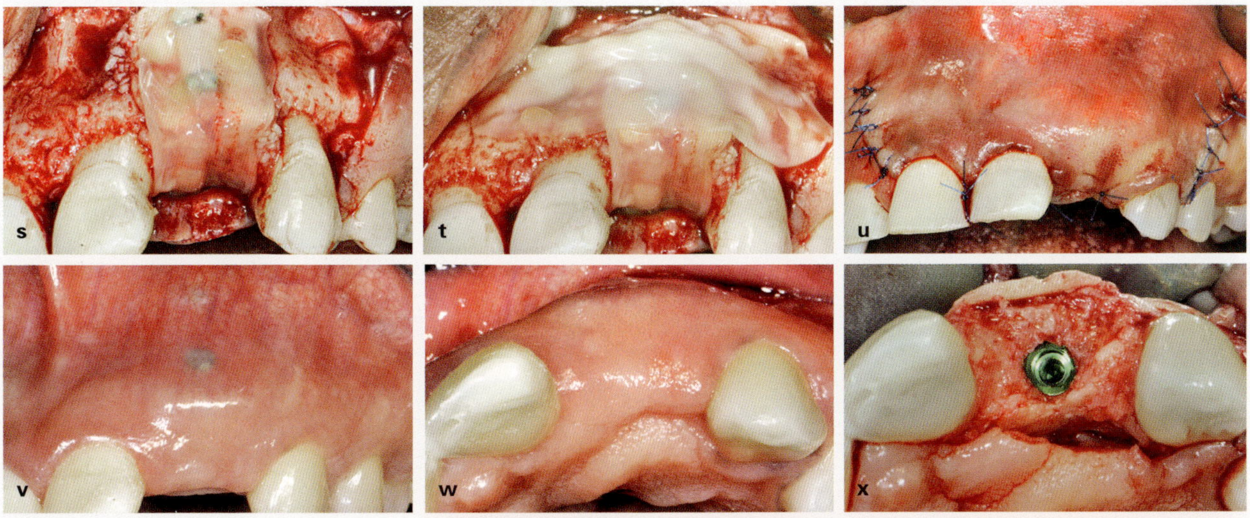

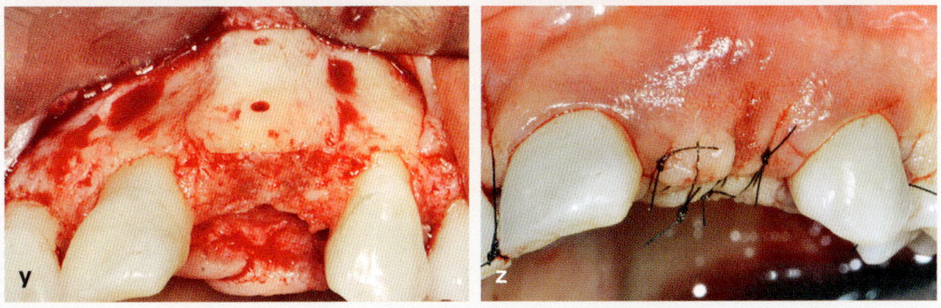

图15-9 （s和t）移植物表面覆盖数层PRP膜。（u）切开唇侧瓣膜的骨膜并冠向拉伸，以实现移植物上方的一期关闭。使用无张力的单纯间断缝合和水平褥式缝合将瓣膜复位至龈乳头和牙槽嵴顶区域。（v和w）受区愈合5个月后的临床视图。（x和y）取下固定螺钉后骨再生区的殆面照和前侧位照，可见再生骨具有良好的骨质和骨量，牙槽嵴缺损得以成功恢复。（z）切开唇侧瓣膜的骨膜进行切割并冠方拉伸，确保实现同种异体结缔组织移植物上方的一期关闭。使用无张力的单纯间断缝合将瓣膜复位至剩余牙槽嵴和所涉及邻牙龈乳头处。

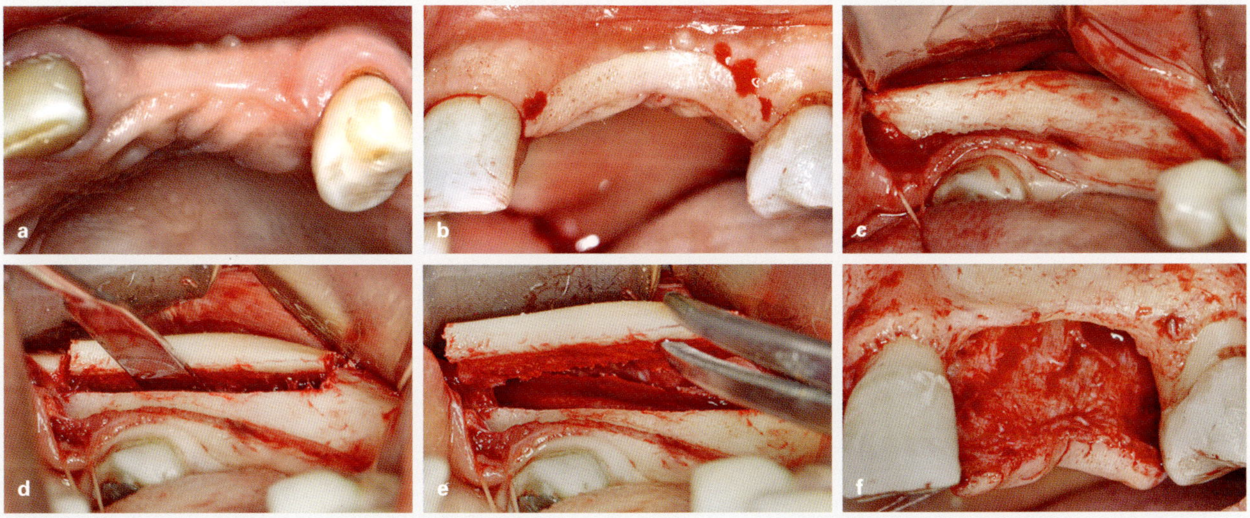

图15-10 22和23缺失种植修复前，使用自体骨片重建牙槽骨。（a和b）术前殆面及前侧方临床视图。可见骨高度和骨宽度明显不足。（c）在供区从前磨牙至第三磨牙距离龈缘5mm处做水平切口，唇侧翻全厚瓣。（d和e）使用直型锯齿状超声骨刀工作尖，从下颌升支获取一块20mm长、10mm宽、4mm厚的皮质松质骨块。（f）在受区缺牙区做牙槽嵴顶正中切口，在23周围做沟内切口。唇腭侧翻全厚瓣，暴露术区的唇侧骨板和腭侧骨板。使用手术刀片和金刚砂球钻彻底清除骨壁上的残留骨膜。

→

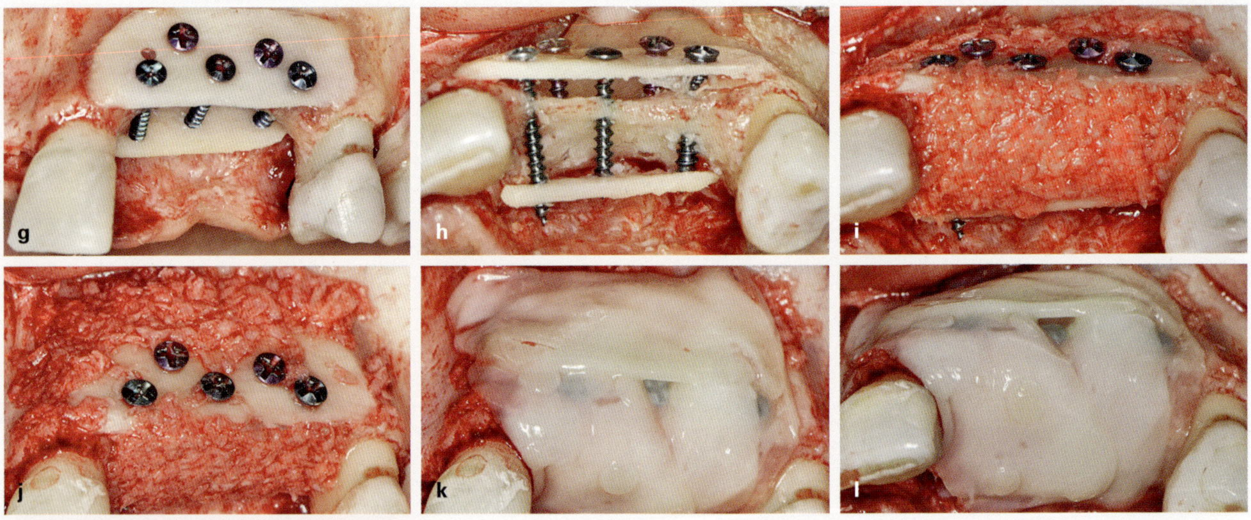
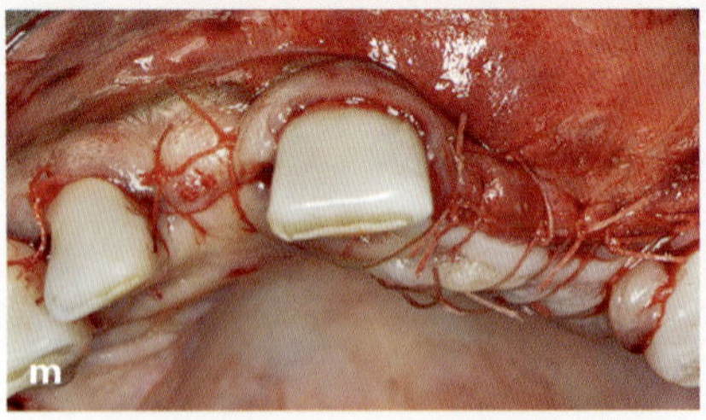

图15-10（续）　（g和h）使用盘状锯片将骨块切割成两个2mm厚的骨片。使用刮骨刀从骨片上刮取自体骨，使其变薄至约1.5mm。用大号金刚砂球钻去除骨片的锐利边缘，然后通过2颗固定螺钉将骨片固定至受区唇侧。再用3颗固定螺钉穿过颊侧骨片对腭侧骨片进行固定。（i和j）骨片之间的间隙填充预先获取的自体骨屑。（k和l）移植物表面覆盖数层PRP膜。（m）切开唇侧瓣的骨膜并冠向拉伸，以实现移植物上方的一期关闭。使用无张力的单纯间断缝合和水平褥式缝合将瓣膜复位至牙槽嵴顶及龈乳头处。

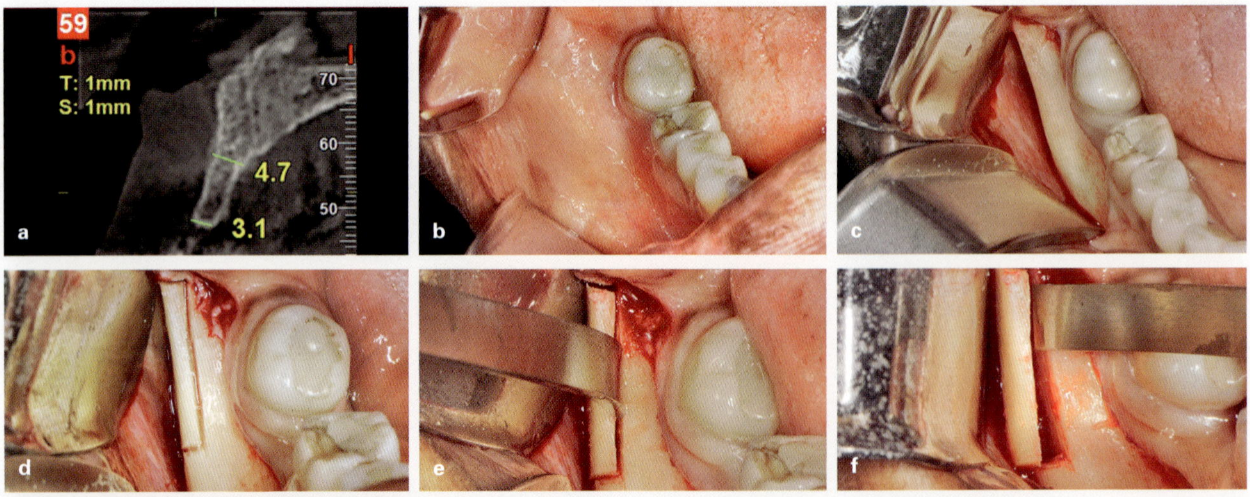

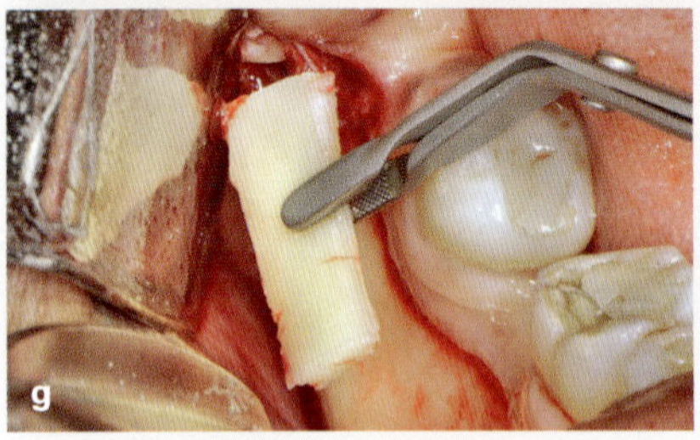

图15-11　自体骨片重建11区水平向和垂直向牙槽骨缺损。（a）术前CBCT扫描和测量11区牙槽骨，可见缺牙区中心位置骨高度丧失约2mm，牙槽嵴宽度仅为3.1～4.7mm。（b）右侧下颌升支供区术前临床视图。（c）第一磨牙至第三磨牙距离龈缘5mm处做水平切口。颊侧翻全厚瓣，暴露右侧下颌升支处下颌外斜线。（d）为了避免后续对骨块进行切割以获取骨片，在骨切开时可直接将皮质骨切割成所需长度和宽度的骨片。使用直型锯齿状超声骨刀工作尖，在下颌升支处平行于邻牙牙长轴做一15mm长、1.5mm深水平骨切口。同样的方式在下颌升支外侧做两个长约10mm的垂直切口。最后，使用带角度的锯齿状超声骨刀工作尖，平行于上方水平切口在下方做15mm长切口，所有切口相连。（e～g）用角度骨凿将第一块皮质骨片与供区分离。

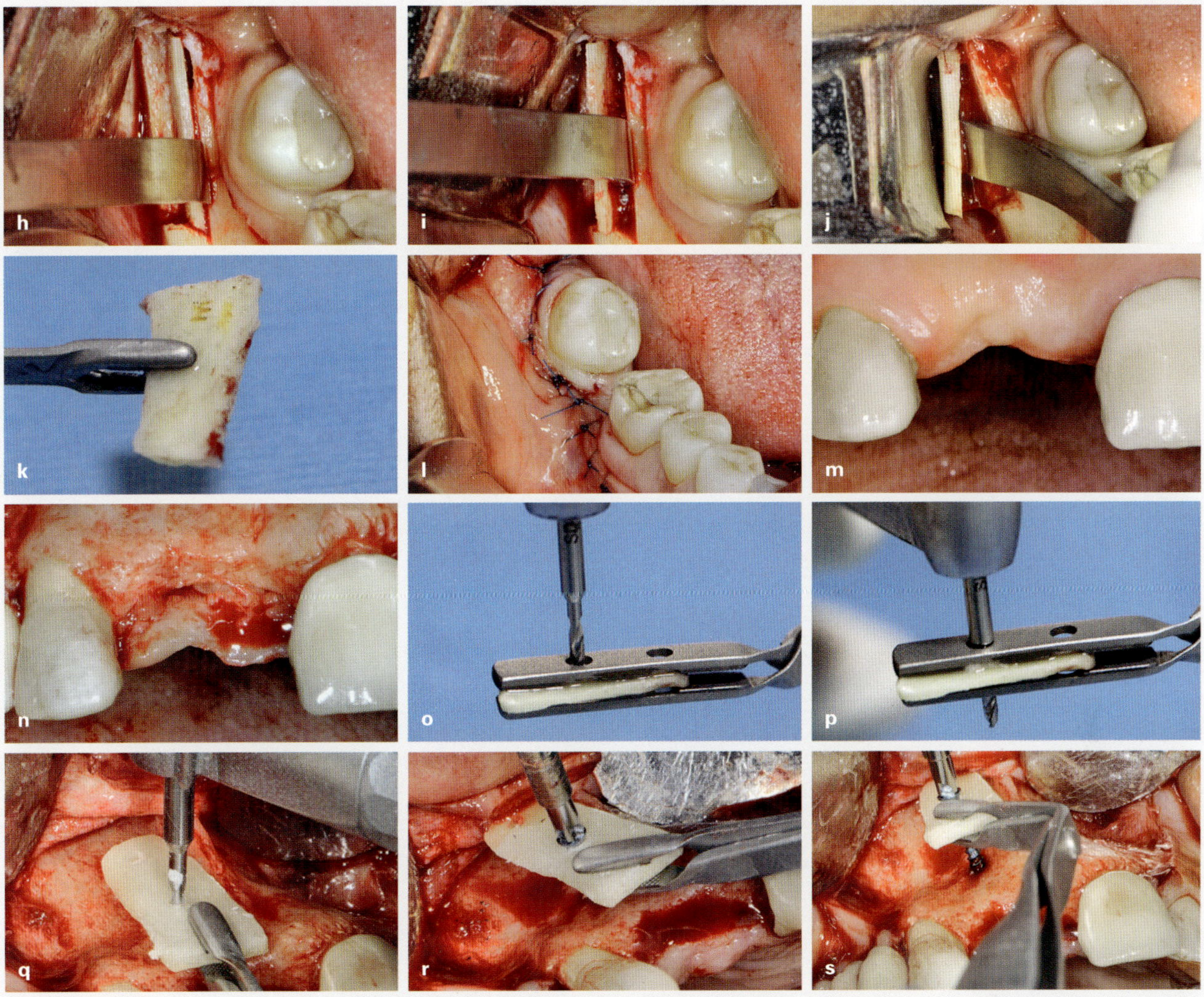

图15-11（续）　（h~k）重复上述骨切开步骤，以相同的方式再次获得第二块皮质骨片。（l）无张力的单纯间断缝合关闭供区创口。（m）11术前临床视图，可见明显的骨高度和骨宽度缺损。（n）在缺牙区做牙槽嵴顶正中切口，在12和21周围做沟内切口。13和22龈乳头底部做垂直切口并向根方延伸至膜龈联合。唇腭侧翻全厚瓣，暴露术区的唇侧骨板和腭侧骨板。（o和p）使用一把特制的有孔钳及其配套的直径1.3mm的钻，在骨片上制备用于螺钉固定的孔。（q）使用专用的骨片夹持器夹持骨片置于受区适合的位置，在其上螺钉孔的引导下于受区根方备洞。（r）骨片夹持器夹持骨片于适合位置后，拧入第一颗固定螺钉进行固定。（s）重复上述过程，在冠方也拧入一颗固定螺钉。

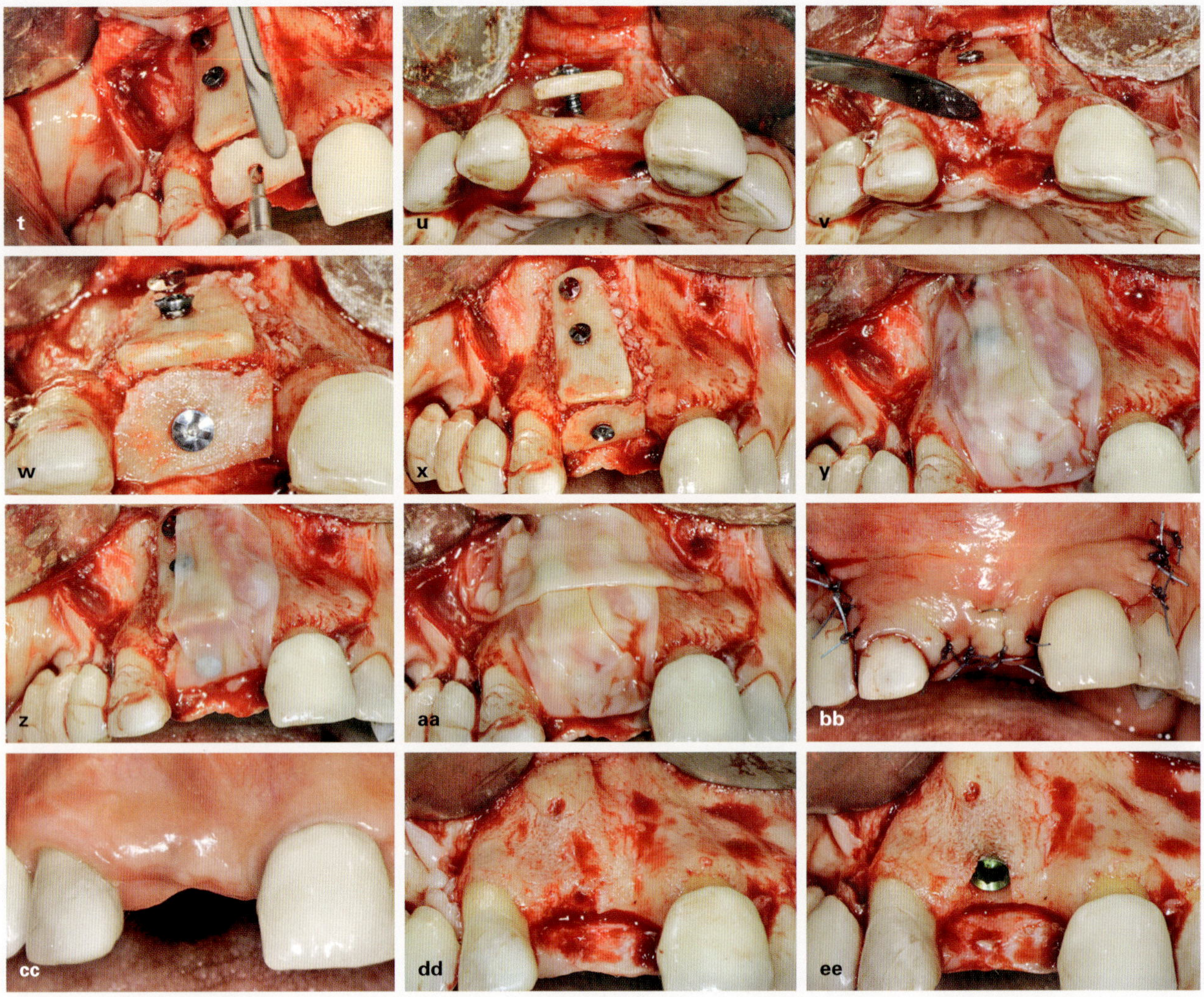

图15-11（续）　（t）同样重复以上过程，在第二块骨片和牙槽嵴顶制备螺钉固定的孔。（u和v）骨片和牙槽骨之间的间隙内填充FDBA混合制作成的黏性骨。（w）垂直向的骨片与水平向骨片表面相接，用固定螺钉进行固定。（x）骨缺损区三维重建完成。（y～aa）移植物表面覆盖数层PRP膜。（bb）切开唇侧瓣膜的骨膜并冠向拉伸，以实现移植物上方的一期关闭。使用无张力的单纯间断缝合和水平褥式缝合将瓣膜复位至龈乳头和牙槽嵴顶区。（cc）受区愈合5个月后的临床视图。（dd）取下固定螺钉后骨再生区的前侧位照。由于骨片的部分吸收导致牙槽嵴顶区的骨缺损未能完全恢复。（ee）种植体植入再生骨中的前侧位照。

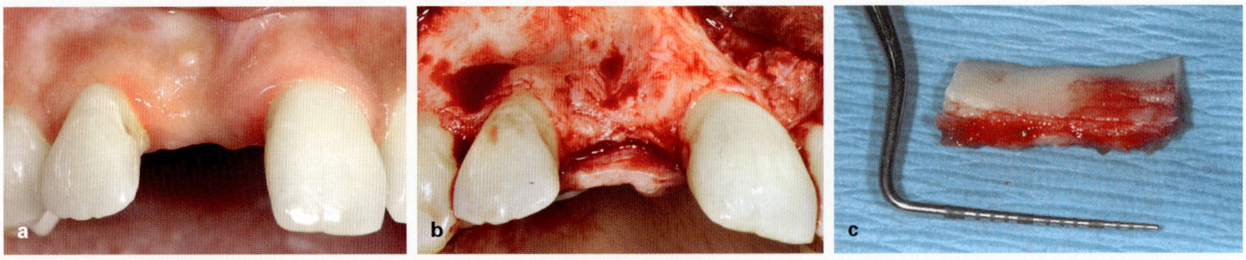

图15-12　11区水平向和垂直向骨增量。（a）术前临床视图，可见11区牙槽骨唇腭向宽度明显不足。（b）在缺牙区做牙槽嵴顶正中切口，在13、12、21周围做沟内切口。14近中龈乳头底部做松弛切口并向根方延伸至膜龈联合。唇侧翻全厚瓣，暴露术区的唇侧骨板。（c）从下颌升支取一皮质骨块并将其切割成两块适合大小的骨片。

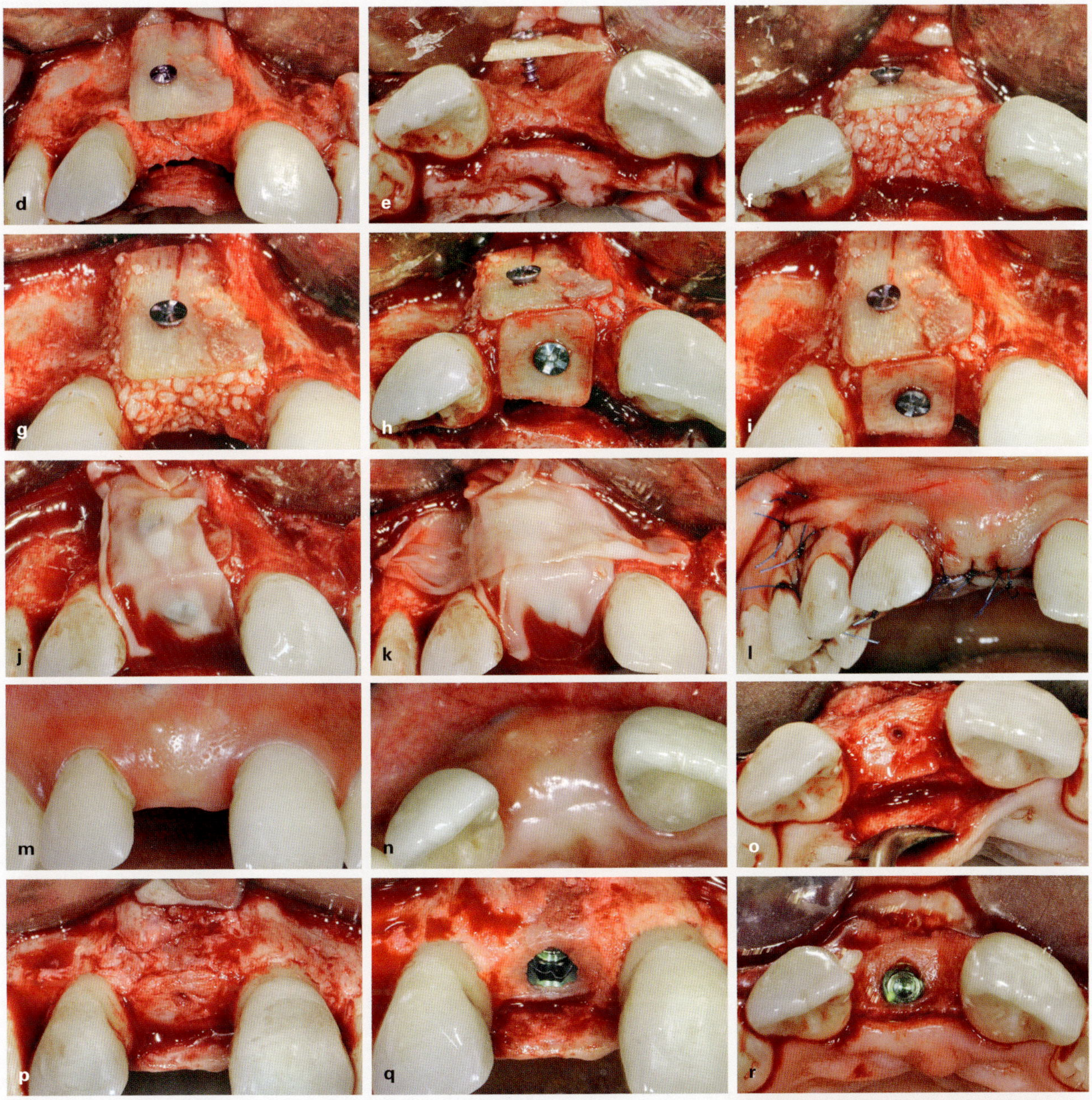

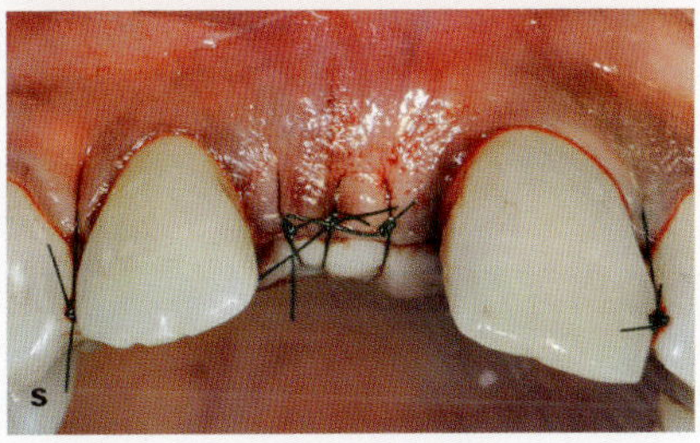

图15–12（续）　（d）将其中一块骨片修整边缘后用于水平向重建，注意避开前鼻棘。（e）使用固定螺钉将该骨片固定在唇侧骨板上，以确定所需植骨的宽度。（f和g）骨片和唇侧骨面之间的间隙内填充浸润PRP液体的FDBA。（h和i）另一块骨片用于垂直向重建。将其覆盖在颗粒状骨移植材料上方并与另一骨片相接，固定螺钉于骨缺损区最冠方将该骨片固定于牙槽嵴顶。（j和k）移植物表面覆盖数层PRP膜。（l）唇侧黏骨膜瓣做骨膜松弛切口减张后冠向拉伸，以实现移植物上方的一期关闭。使用单纯间断缝合和水平褥式缝合无张力地复位缝合牙槽嵴顶切口及龈乳头。（m和n）受区愈合5个月后的临床视图。（o）取下固定螺钉后骨再生区的𬌗面照，可见再生骨具有良好的骨质和骨量。（p）取下固定螺钉后骨再生区的前侧位照，可见牙槽嵴缺损得以成功恢复。（q和r）种植体植入再生骨中的前侧位照和𬌗面照。（s）唇侧黏骨膜瓣做骨膜松弛切口减张后冠向拉伸，以实现移植物上方的一期关闭。使用单纯间断缝合无张力地复位缝合牙槽嵴顶切口和龈乳头切口。

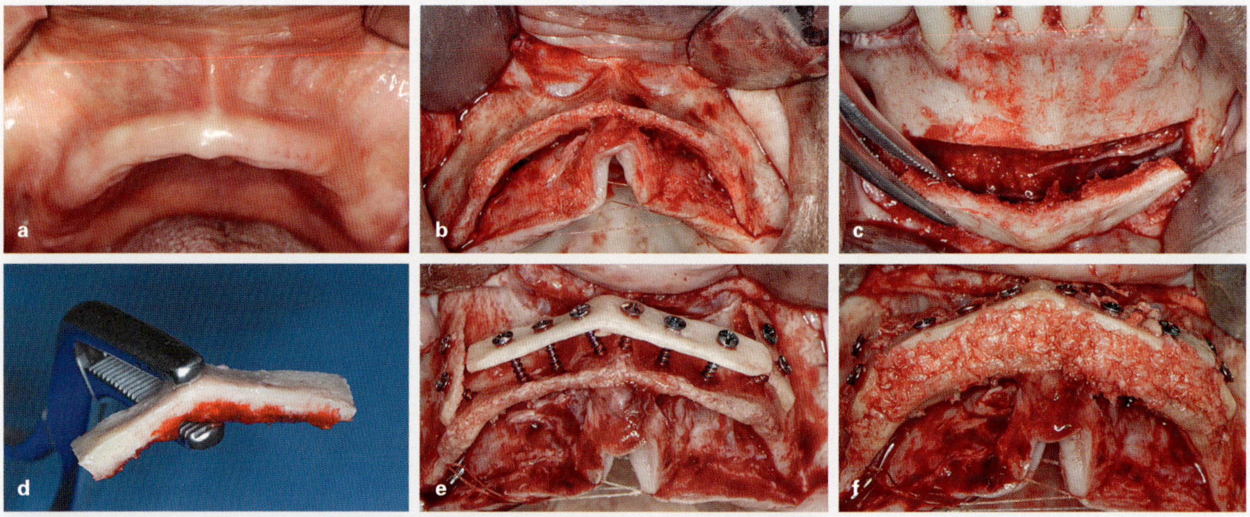

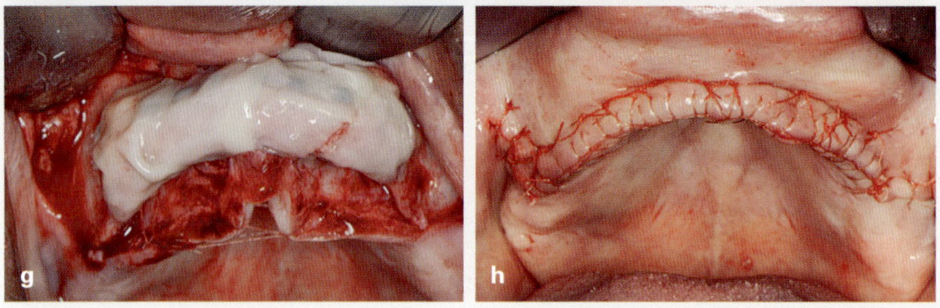

图15-13 重度萎缩的上颌骨前部。（a）术前临床视图。（b）双侧第二前磨牙之间的牙槽嵴顶正中做水平切口，第二前磨牙龈乳头底部做垂直切口并向根方延伸至膜龈联合。颊腭侧翻全厚瓣，暴露术区的颊侧骨板和腭侧骨板。使用手术刀片和球钻彻底清除骨壁上的残留骨膜。（c）使用超声骨刀，从颏部供区获取一40mm长、10mm宽的皮质松质骨块。（d）该骨块由3mm厚的皮质骨和2mm厚的松质骨组成。使用mx-grafter从骨块上刨下所有松质骨和1.5mm厚的皮质骨，以获得带状自体骨屑。（e）将该40mm长的骨片两端各截断5mm，从而获得1块30mm长和另2块5mm长的骨片。将30mm长的骨片使用6颗固定螺钉水平固定在距离颊侧骨板7mm处。另2块骨片使用2颗固定螺钉分别垂直固定于长骨片的两端。（f）骨片之间的空隙内填充之前获取的自体骨。（g）移植物表面覆盖数层PRP膜，促进软组织愈合。（h）颊侧黏骨膜瓣做骨膜松弛切口减张后冠向拉伸，以实现移植物上方的一期关闭。使用单纯间断缝合、水平褥式缝合和连续缝合无张力地复位缝合黏骨膜瓣。

术后注意事项

可通过影像学检查和临床检查初步评估手术效果。在某些病例中，可能还需在种植体植入时进行二次植骨。术后即刻的CBCT显示植骨后骨宽度增加7～10mm（图15-14）。但是，术后5个月的CBCT显示，与术后即刻相比，在牙槽嵴顶位置，两块骨片都发生了部分吸收。口内检查可见愈合5个月后骨增量区的软组织状况。取出固定螺钉后，正面照显示新生牙槽骨，由于骨片的部分吸收，牙槽嵴顶处的骨量并未完全恢复（图15-11dd）。另一张正面照显示种植体植入再生骨中（图15-11ee）。

如果需要在种植体植入时进行二次植骨，应确定适合的手术方案。在某些病例中，骨愈合5个月后进行种植体植入时，可将一种异体结缔组织移植物——GingiGraft（OsteoLife Biomedical）置于腭侧瓣内并覆盖愈合螺钉，以增加二期手术时的软组织厚度。颊侧黏骨膜瓣做骨膜松弛切口减张后冠向拉伸，确保实现异体结缔组织移植物上方的一期关闭。使用单纯间断缝合无张力地复位缝合黏骨膜瓣的牙槽嵴顶切口和龈乳头。种植体植入后的CBCT显示种植体周围骨量充足，有利于其在二期手术和修复前形成良好的骨结合。

图15-15～图15-19是使用本章所描述的骨增量程序的其他病例。

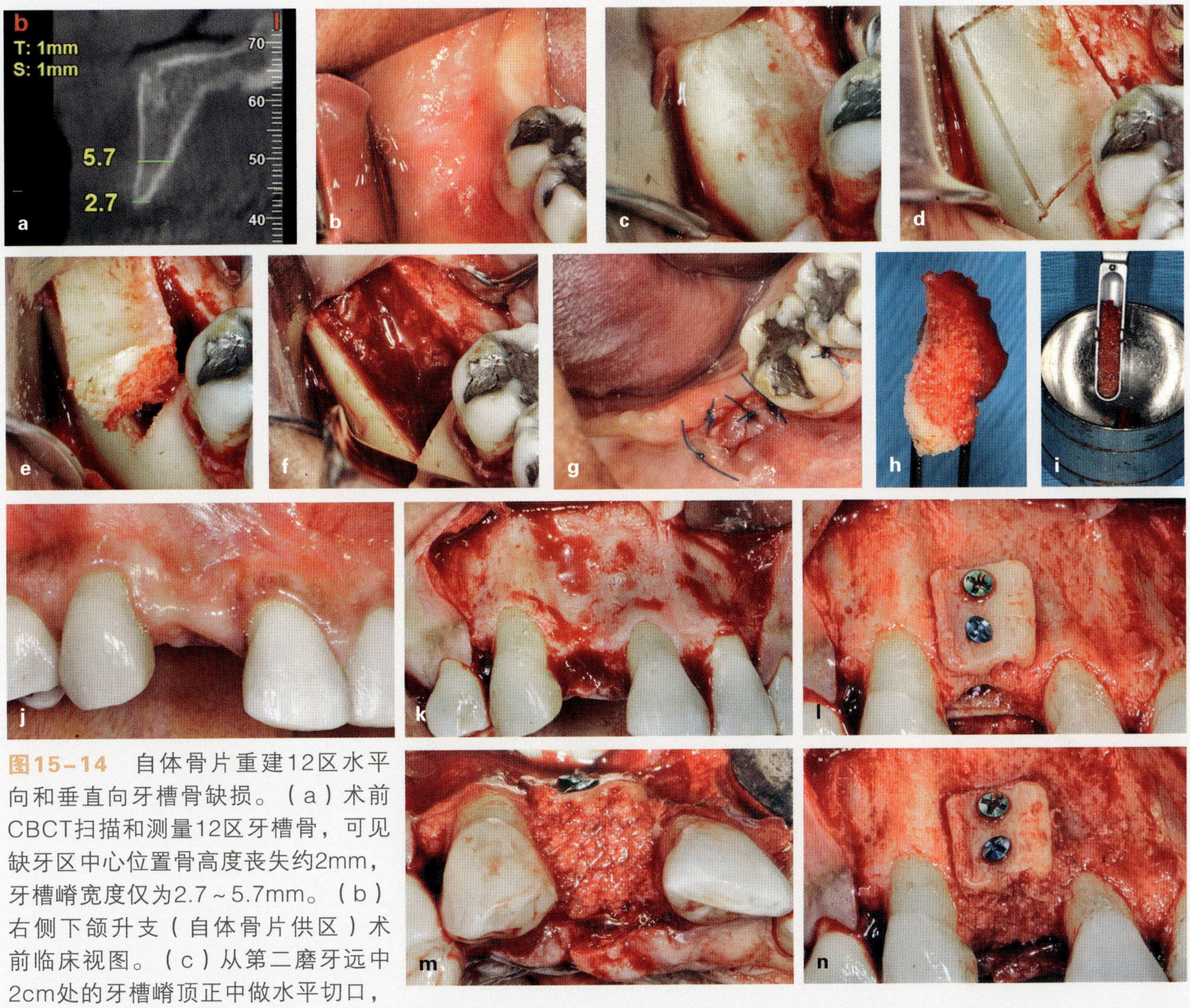

图15-14 自体骨片重建12区水平向和垂直向牙槽骨缺损。（a）术前CBCT扫描和测量12区牙槽骨，可见缺牙区中心位置骨高度丧失约2mm，牙槽嵴宽度仅为2.7～5.7mm。（b）右侧下颌升支（自体骨片供区）术前临床视图。（c）从第二磨牙远中2cm处的牙槽嵴顶正中做水平切口，与第二磨牙和第一磨牙沟内切口相连。颊侧翻全厚瓣，暴露下颌外斜线和第三磨牙区。（d）使用超声骨刀在磨牙后区平行于邻牙牙长轴做一15mm长、5mm深水平骨切口。同样的方式朝下颌外斜线做两个长约10mm的垂直切口。最后，在外斜线处平行于上方水平切口做15mm长切口，所有切口相连。（e和f）用直型骨凿将皮质松质骨块与供区分离。（g）单纯间断缝合和水平褥式缝合无张力关闭龈乳头和牙槽嵴黏骨膜瓣。（h）获得的骨块由2mm厚的皮质骨和5mm厚的松质骨组成。（i）使用直型Ebner刮骨刀去除骨块上所有的松质骨和部分皮质骨，使其成为1.5mm厚的皮质骨片。将刨下的自体骨放入容器中用于后续骨移植。（j）12区术前临床视图，可见唇侧骨板明显塌陷。（k）缺牙区牙槽嵴顶正中做水平切口，11、13、21做沟内切口。14和22龈乳头底部做垂直切口并向根方延伸至膜龈联合。唇腭侧翻全厚瓣，暴露术区的唇侧骨板和腭侧骨板。（l）使用0.25mm的盘状锯片将15mm长的骨片切割成长度分别为10mm和5mm的两块骨片，较长的骨片固定于缺损区唇侧，较短的则固定于腭侧。使用固定螺钉将其分别固定于唇腭侧骨板上，以重建牙槽嵴顶所需的宽度和高度。唇侧骨片额外增加1颗固定螺钉以保证其牢固固定。（m和n）唇腭侧骨片之间的间隙填充预先获取的自体皮质松质骨屑。

→

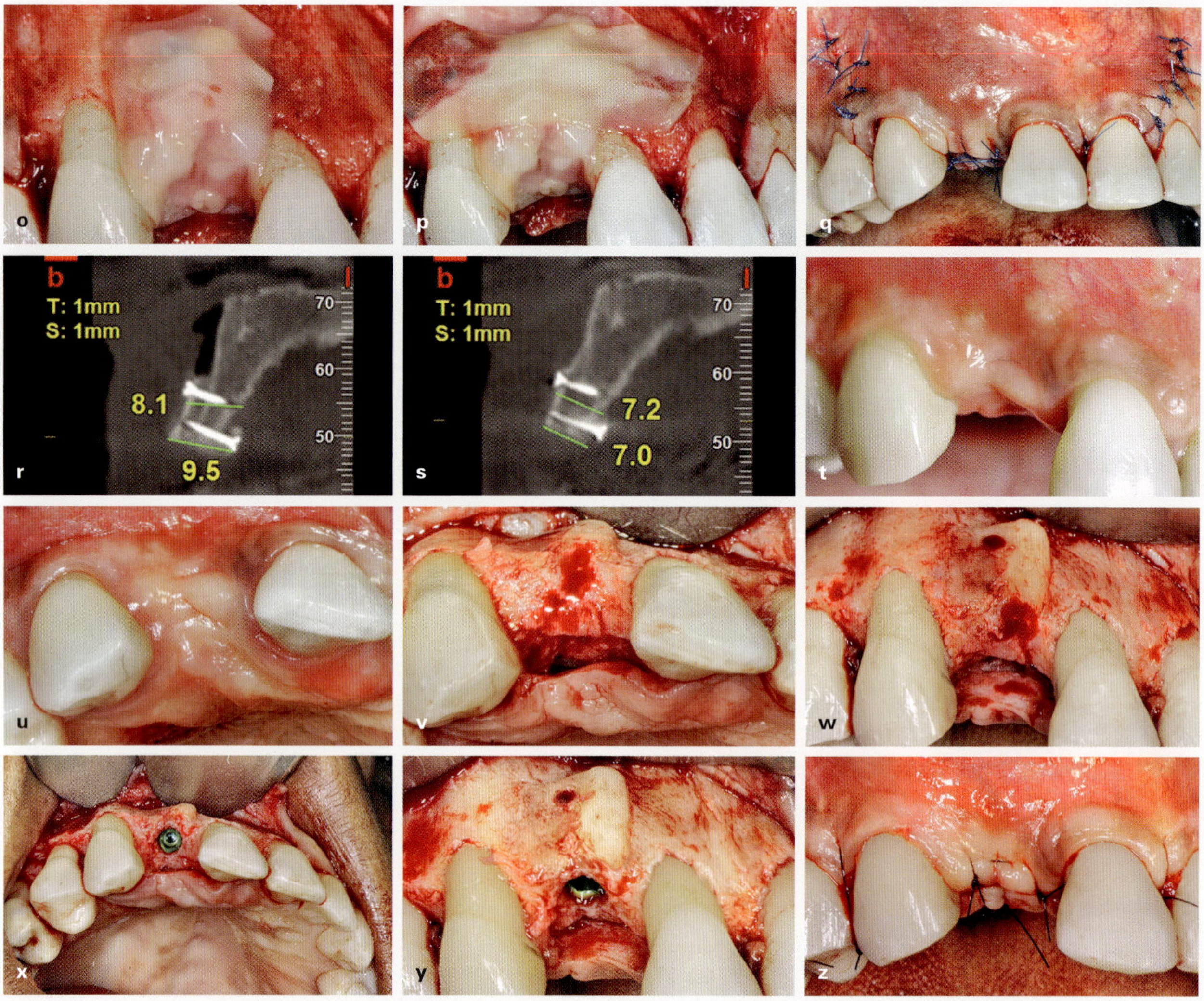

图15-14（续）　（o和p）移植物表面覆盖数层PRP膜。（q）唇侧黏骨膜瓣做骨膜松弛切口减张后冠向拉伸，以实现移植物上方的一期关闭。使用单纯间断缝合和水平褥式缝合无张力地复位缝合黏骨膜瓣的牙槽嵴顶切口和龈乳头切口。（r）术后即刻的CBCT显示植骨后骨宽度增加到8.1～9.5mm。（s）愈合5个月后的CBCT显示受区牙槽骨宽度增加至7～7.2mm。（t和u）愈合5个月后，种植体植入前，口内可见骨再生区的软组织状况。（v和w）取下固定螺钉后骨再生区的殆面照和前侧位照，可见再生骨具有良好的骨质和骨量。牙槽嵴缺损得以成功恢复。（x和y）种植体植入再生骨中的前侧位照和殆面照。（z）唇侧黏骨膜瓣做骨膜松弛切口减张后冠向拉伸，确保实现异体结缔组织移植物上方的一期关闭。使用单纯间断缝合无张力地复位缝合黏骨膜瓣的牙槽嵴顶切口和龈乳头切口。

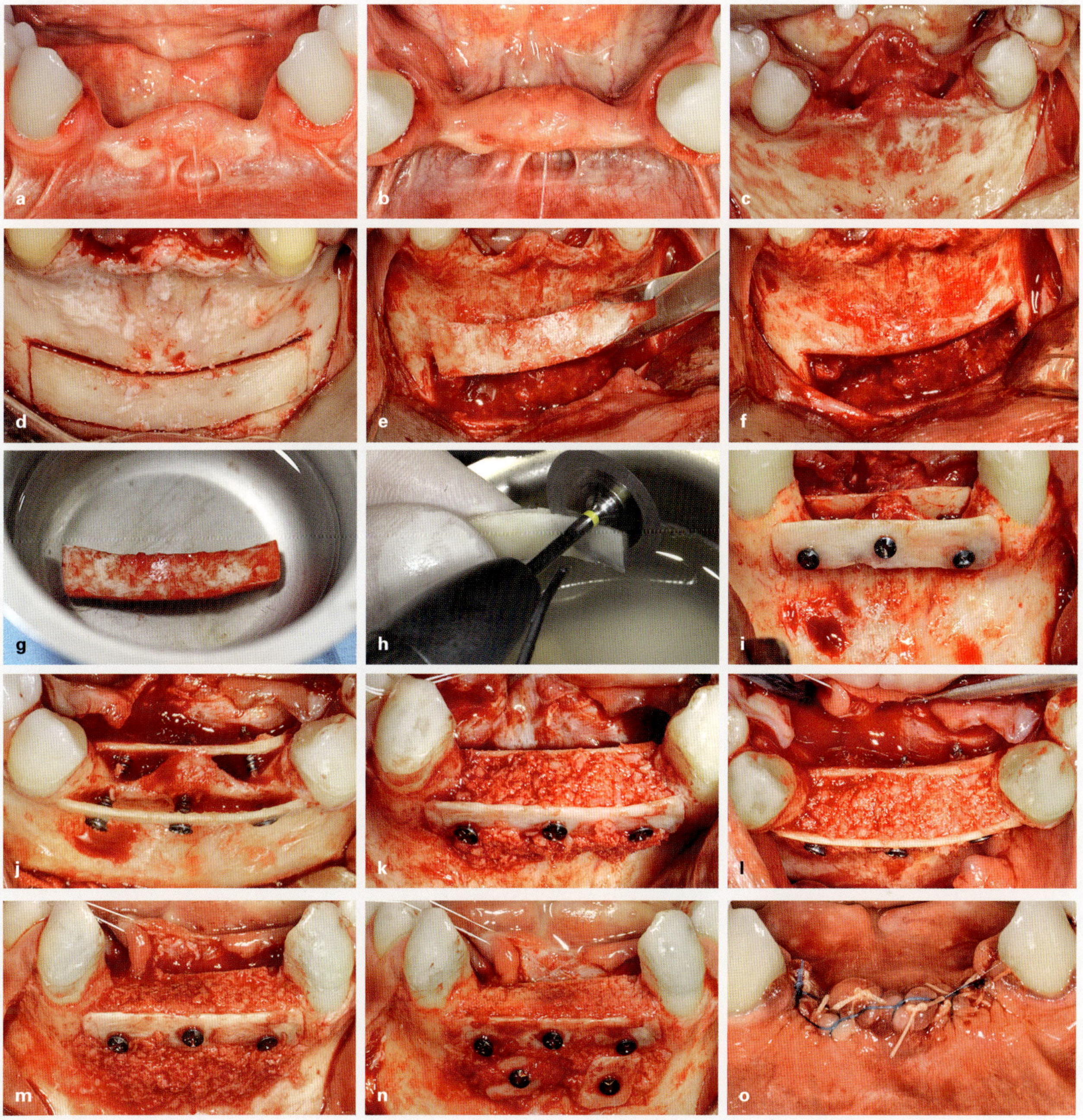

图15-15 下颌前牙区水平向和垂直向缺损。（a和b）术前正面照和殆面照。（c）缺牙区牙槽嵴顶正中做水平切口，双侧尖牙远中龈乳头底部做垂直切口并向根方延伸至膜龈联合。唇舌侧翻全厚瓣，暴露术区的唇侧骨板和舌侧骨板。使用手术刀片和球钻彻底清除骨壁上的残留骨膜。（d~f）使用超声骨刀，从颏部供区获取一40mm长、10mm宽的皮质松质骨块。（g）该骨块由3mm厚的皮质骨和2mm厚的松质骨组成。使用mx-grafter从骨块上刨下所有松质骨和1mm厚的皮质骨，获得带状自体骨屑。（h）将该40mm长的骨片两端各截断5mm，从而获得1块30mm长和另2块5mm长的骨片。然后将30mm长的骨片切割成2块15mm的等长骨片。（i和j）用3颗固定螺钉穿过骨片和牙槽嵴，将2颗骨片分别固定于受区的唇舌侧。（k和l）骨片之间的空隙内填充之前获取的自体骨。（m和n）2块较小的骨片固定在受区唇侧骨片的根方。（o）唇舌侧黏骨膜瓣做骨膜松弛切口减张后冠向拉伸，以实现移植物上方的一期关闭。使用单纯间断缝合、水平褥式缝合和连续缝合无张力地复位缝合黏骨膜瓣。

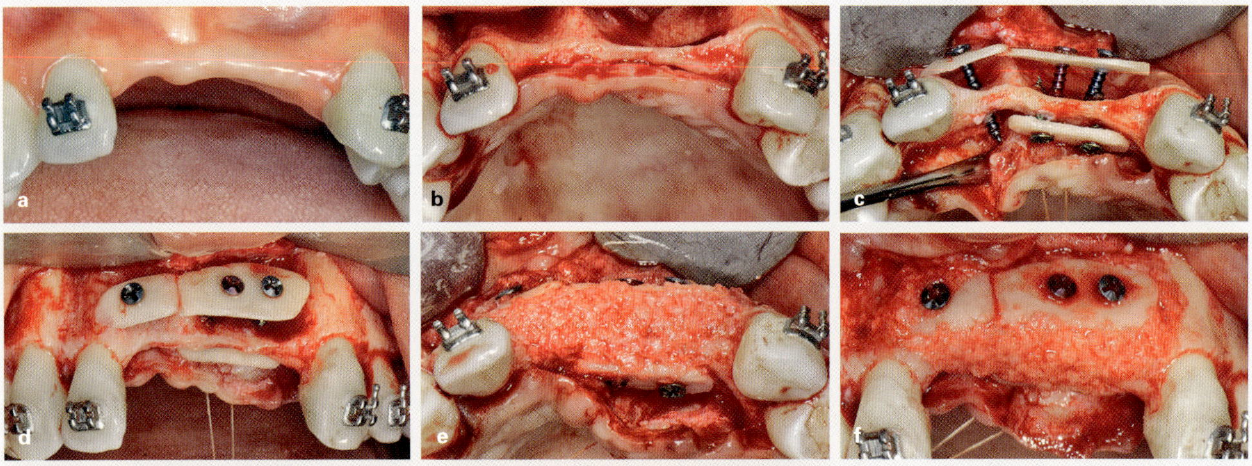

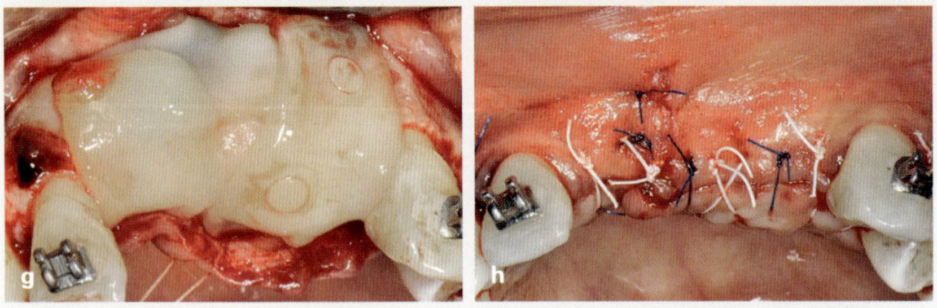

图15-16　上颌前牙区水平向骨缺损。（a）术前临床视图。（b）缺牙区牙槽嵴顶正中做水平切口，邻牙周围做沟内切口。12和23远中龈乳头底部做垂直切口并向根方延伸至膜龈联合。唇腭侧翻全厚瓣，暴露术区的唇侧骨板和腭侧骨板。使用手术刀片和球钻彻底清除骨壁上的残留骨膜。（c和d）使用超声骨刀从下颌升支获取一块20mm长、10mm宽的皮质松质骨块。该骨块由3mm厚的皮质骨和2mm厚的松质骨组成。使用mx-grafter从骨块上刨下所有松质骨和1mm厚的皮质骨，获得带状自体骨屑。将变薄的骨块切割成3块1mm厚的骨片。1块骨片用于11唇侧骨板重建，另2块骨片分别用于21、22唇侧及腭侧的骨重建。使用5颗固定螺钉将骨片固定至受区。（e和f）骨片之间的间隙内填充由自体骨和FDBA混合制成的黏性骨。（g）受区表面覆盖数层PRP膜。（h）唇侧黏骨膜瓣做骨膜松弛切口减张后冠向拉伸，以实现移植物上方的一期关闭。使用单纯间断缝合、水平褥式缝合和连续缝合复位缝合黏骨膜瓣。

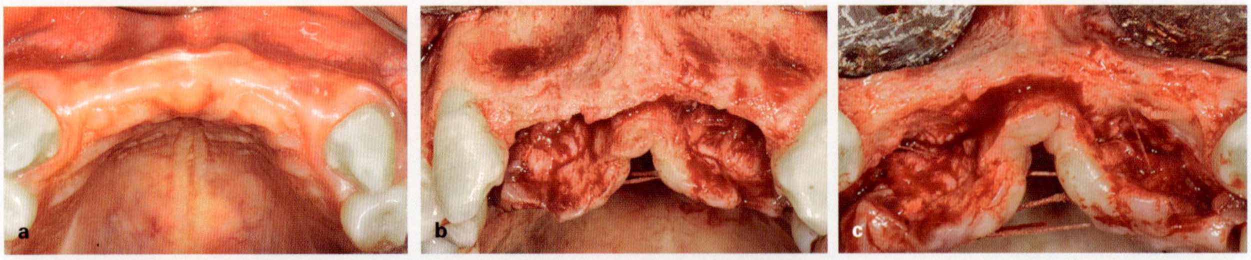

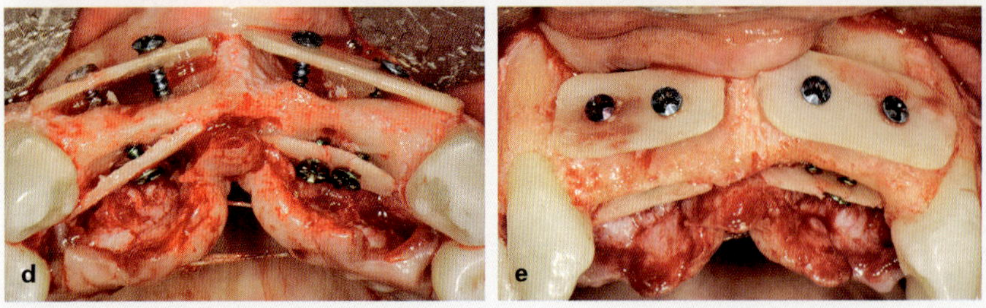

图15-17　上颌前牙区水平向和垂直向骨缺损。（a）术前临床视图。（b和c）缺牙区牙槽嵴顶正中做水平切口，邻牙周围做沟内切口。双侧第一前磨牙远中龈乳头底部做垂直切口并向根方延伸至膜龈联合。唇腭侧翻全厚瓣，暴露术区的唇侧骨板和腭侧骨板。使用手术刀片和球钻彻底清除骨壁上的残留骨膜。（d和e）使用超声骨刀从下颌升支获取一块20mm长、10mm宽的皮质松质骨块。该骨块由3mm厚的皮质骨和2mm厚的松质骨组成。使用mx-grafter从骨块上刨下所有松质骨和1mm厚的皮质骨，获得带状自体骨屑。将变薄的骨块切割成4块1mm厚的骨片。4块骨片分别两两固定于上颌前牙缺牙区的唇侧和腭侧进行骨重建。使用7颗固定螺钉将骨片固定至受区。

→

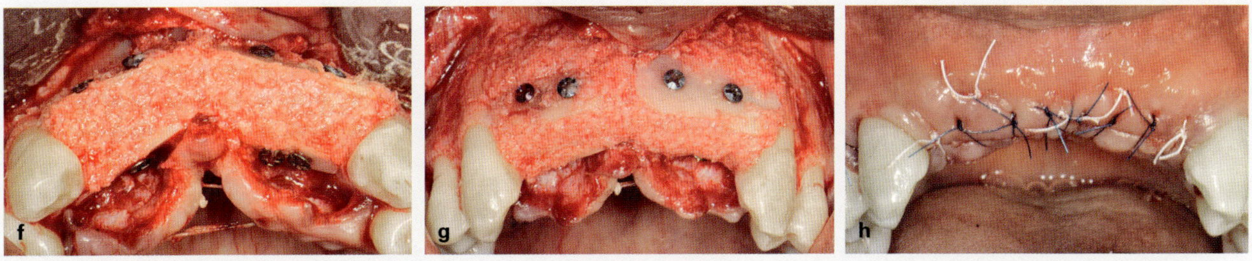

图15-17（续）　（f和g）骨片之间的间隙内填充预先获取的自体骨。（h）唇侧黏骨膜瓣做骨膜松弛切口减张后冠向拉伸，以实现移植物上方的一期关闭。使用单纯间断缝合、水平褥式缝合和连续缝合复位缝合黏骨膜瓣。

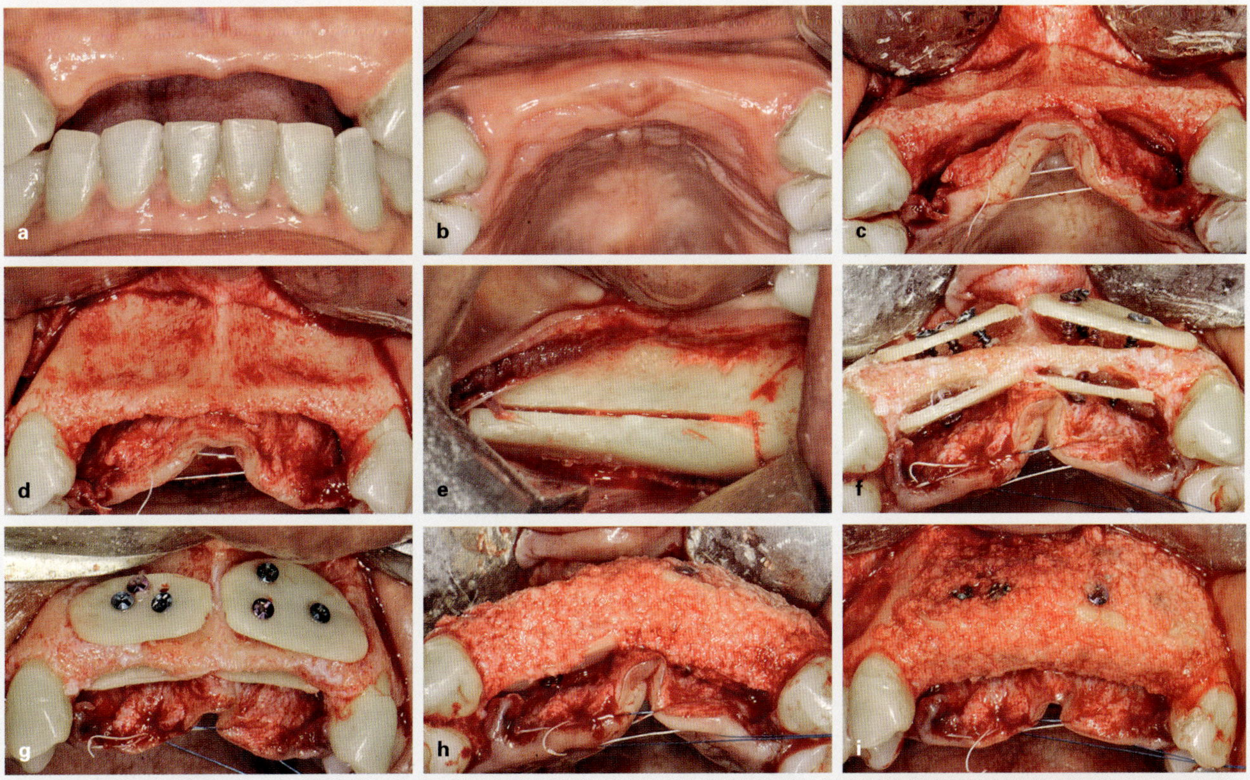

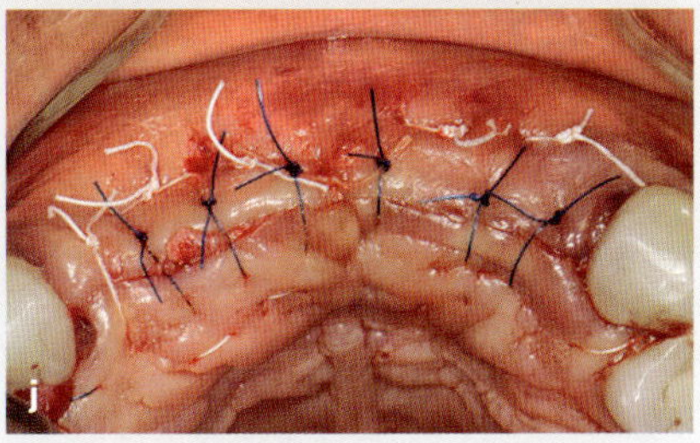

图15-18　上颌前牙区水平向和垂直向骨缺损。（a和b）术前临床视图。（c和d）缺牙区牙槽嵴顶正中做水平切口，邻牙周围做沟内切口。双侧第一前磨牙远中龈乳头底部做垂直切口并向根方延伸至膜龈联合。唇腭侧翻全厚瓣，暴露术区的唇侧骨板和腭侧骨板。使用手术刀片和球钻彻底清除骨壁上的残留骨膜。（e）使用超声骨刀从下颌升支获取一块20mm长、10mm宽的皮质松质骨块。该骨块由3mm厚的皮质骨和2mm厚的松质骨组成。使用mx-grafter从骨块上刨下所有松质骨和1mm厚的皮质骨，获得带状自体骨屑。将变薄的骨块切割成4块1mm厚的骨片。（f和g）4块骨片分别两两固定于上颌前牙缺牙区的唇侧和腭侧进行骨重建。使用8颗固定螺钉将骨片固定至受区。（h和i）骨片之间的间隙内填充预先获取的自体骨。（j）唇侧黏骨膜瓣做骨膜松弛切口减张后冠向拉伸，以实现移植物上方的一期关闭。使用单纯间断缝合、水平褥式缝合和连续缝合复位缝合黏骨膜瓣。

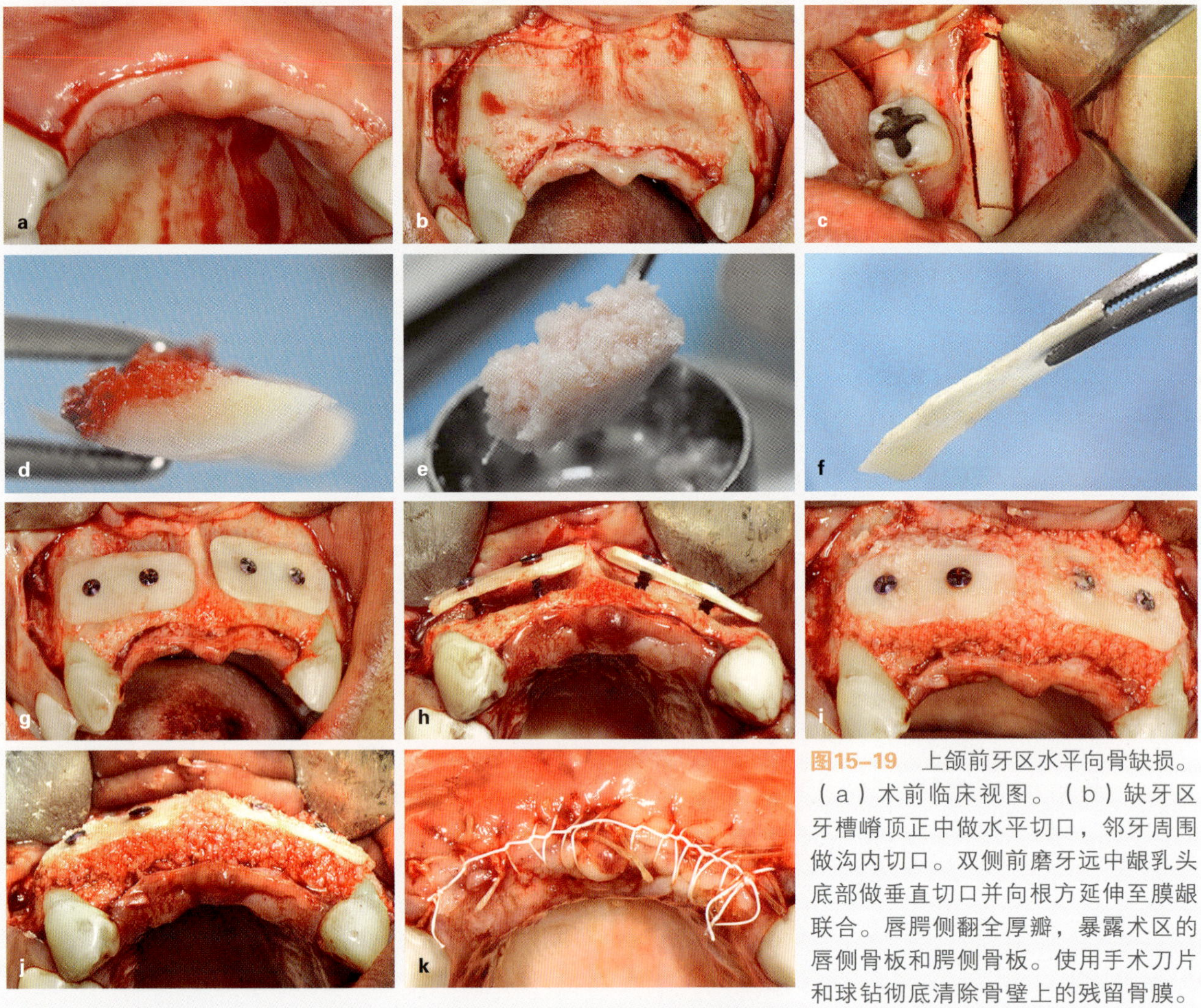

图15-19 上颌前牙区水平向骨缺损。（a）术前临床视图。（b）缺牙区牙槽嵴顶正中做水平切口，邻牙周围做沟内切口。双侧前磨牙远中龈乳头底部做垂直切口并向根方延伸至膜龈联合。唇腭侧翻全厚瓣，暴露术区的唇侧骨板和腭侧骨板。使用手术刀片和球钻彻底清除骨壁上的残留骨膜。（c）使用超声骨刀从下颌升支获取一块15mm长、10mm宽的皮质松质骨块。（d～f）该骨块由3mm厚的皮质骨和2mm厚的松质骨组成。使用mx-grafter从骨块上刨下所有松质骨和1mm厚的皮质骨，获得带状自体骨屑。（g和h）将变薄的骨块切割成2块1mm厚的骨片。2块骨片分别用于重建12-22区的唇腭向骨缺损。使用5颗固定螺钉将骨片固定至受区。（i和j）骨片之间的间隙内填充预先获取的自体骨。（k）唇侧黏骨膜瓣做骨膜松弛切口减张后冠向拉伸，以实现移植物上方的一期关闭。使用单纯间断缝合、水平褥式缝合和连续缝合复位缝合黏骨膜瓣。

总结

对于重度吸收的牙槽嵴，在种植体植入前，可使用自体骨块/骨片进行骨重建。而且，可使用黏性骨充分填充骨缺损区以促进骨再生。虽然从升支获取的自体骨是较薄的块状，但在固定至受区前，通常还需通过刮骨刀将其进一步变薄。从骨块上刨下/获取的带状自体皮质松质骨屑是制作黏性骨的理想材料。

16 用于骨移植的同种异体骨片

Allogeneic Bone Plates for Bone Grafting

上颌前牙的缺失往往伴随着唇侧骨板的丧失，这会导致骨骼尺寸无法容纳种植体的植入。在拔牙时，如果牙齿已经发生牙髓、牙周或结构（垂直根折）变化，唇侧骨板也可能出现吸收。这种情况往往因健康牙齿上自然出现的骨开裂和骨开窗而复杂化，当出现病理情况时，情况会变得更糟。

针对缺损的上颌骨重建，已经提出了多种不同的治疗方法。其中最常用的技术之一是将从其他部位（例如颞骨或髂嵴）取出的皮质骨块放置在原位，并用螺钉固定以促进愈合。有人提出使用钛网来固定移植材料，使牙槽骨嵴得以重建。另一种提倡的治疗方法是牙槽嵴劈开术，以创造一个可以容纳种植体植入的牙槽嵴。尽管所有这些方法都可行，但都存在一些缺点。皮质骨块需要从供区移至术区，这会增加发病率并降低患者愈合阶段的舒适度。此外，如果骨块未能与受体床整合，则可能在种植体植入时或恢复功能时发生分离。据报道，一些愈合过程中会发生吸收，因此可能需要考虑过度骨增量以适应愈合过程中体积的损失[1]。

使用钛网需要第二次手术来移除钛网和螺钉，当种植体准备好放入愈合部位时进行此手术。这种方法的报告主要并发症是过早暴露钛网[2]。这种并发症可能需要提前移除钛网，从而有导致其覆盖的骨移植物不完整愈合的风险[3]。尽管如此，在以钛网进行骨移植后的种植体植入已显示出高成功率[4]。

人们一直主张通过牙槽嵴劈开术来治疗狭窄的牙槽嵴，但该技术的应用受到限制，因为需要一定的牙槽嵴最小宽度才能有效进行劈开。牙槽嵴在垂直向上发生吸收，以牺牲较不致密的颊侧骨板为代价。在进行牙槽嵴劈开术时，由于腭骨的密度，扩张方向为颊向。如果牙槽嵴已失去重要的颊侧骨结构，则无法实现扩张。当存在足够的初始牙槽嵴宽度时，已报道了与牙槽嵴劈开术相关的轻微并发症，包括因不良劈开而导致的创口开裂和颊侧骨板骨折。尽管如此，据报道的并发症发生率并不比骨块移植位点高[5]。

本章中介绍的这项技术——使用由骨组织库加工的同种异体冻干骨（FDBA）制成的骨片来修复缺损的牙槽嵴，是一种替代方法，它避免了开辟第二术区采集骨块的需求，并减少了使用钛网固定骨移植物时可能出现的并发症[6–7]。

组织库异体皮质骨钉和骨片具有优异的生物力学特性，可成为骨移植手术中替代钛螺钉的可行选择[8]。它们已在骨科手术中得到了研究和成功应用，一些研究表明，当异体骨片中加入生长因子时，其效果优于自体骨片。例如，使用组织库同种异体骨片与重组人骨生成蛋白-1（rhOP-1）联合使用，在肌腱与金属植入物再附着方面有与自体松质骨联合骨髓相似的效果[9]。

与牙槽嵴劈开术相比，该技术的显著优势在于，剩余牙槽嵴宽度不是患者筛选的排除因素。此外，由于使用刮骨刀从患者身上刮取骨屑，并与从患者自身血液中提取的富血小板血浆（PRP）混合，因此可以最大限度地减少异物反应。因此，患者的干细胞能够“启动（kick-start）”愈合和转化成骨，以足够高的质量在移植物愈合后容纳种植体。理想情况下，种植体应植入在髓质骨上，使其与大部分表面接触，因为这种骨是动态和活跃的。

使用Flexo-Plate Plus（OsteoLife Biomedical）可省去使用膜或钛网来固定种植体的需要，与自体骨块或骨片一样，它成为愈合种植体的一部分。此技术与皮质骨块相比的额外优点在于，移植后形成的骨具有髓质特性，并含有与种植体表面接触的活性骨祖细胞。与钛网不同，无骨片暴露的风险，因为身体不会将其识别为异物。其上的PRP膜可刺激软组织愈合，而其中的干细胞会穿透骨片，将其作为支架，随着时间的推移将其转化为宿主骨。Flexo-Plate Plus与受体床之间夹着的黏性骨具有额外的优点，即它具有可塑性，不会像颗粒状骨移植物那样经常从原位移位。

由于在加工过程中它们是冷冻干燥和脱水的，异体骨片具有较低的抗拉强度和柔韧性，在放置过程中可能存在骨板断裂的风险（与由轻微脱矿FDBA组成的骨板相比，这更适用于由FDBA制成的骨板）。然而，当皮质骨片仅允许脱水10分钟时，这些生物力学特性得到了显著改善。脱水被发现能提高其抗拉强度和柔韧性，达到临床上相关的程度[10]。

与密度较高的骨相比，密度较低的骨更容易发生更严重的骨质流失；因此，无论是哪一侧的牙弓，其唇侧或颊侧都会比舌侧或腭侧方面表现出更多的骨质流失。上颌前牙区，尤其是中切牙和侧切牙区，在拔牙后更易发生骨质流失，这与唇侧骨密度的较低有关。该区域唇侧骨板常呈现以下解剖特征：骨板菲薄，伴天然性骨开裂或骨开窗，且前庭区骨轮廓多存在凹陷，此形态与剩余牙槽嵴吸收轨迹密切相关。

当出现与拔牙或牙周病相关的吸收时，剩余牙槽嵴可能不足以容纳种植体来修复缺失的牙齿。这表明需要通过骨移植来增加牙槽骨在唇腭向的宽度。通常，这种情况需要两步法；种植体不能在移植部位愈合之前植入，并且必须有足够的骨量才能实现种植体的初始稳定性。

本章所述技术同样适用于以下情况：牙嵴顶部宽度足以植入种植体，但术中遭遇骨开窗，导致种植体根部暴露了1/2。

病例介绍

一名52岁男性患者，因21、22缺失，希望进行种植手术，用固定修复体修复缺失牙。患者表示，8年前拔除了牙齿，临床检查发现拔牙窝处有

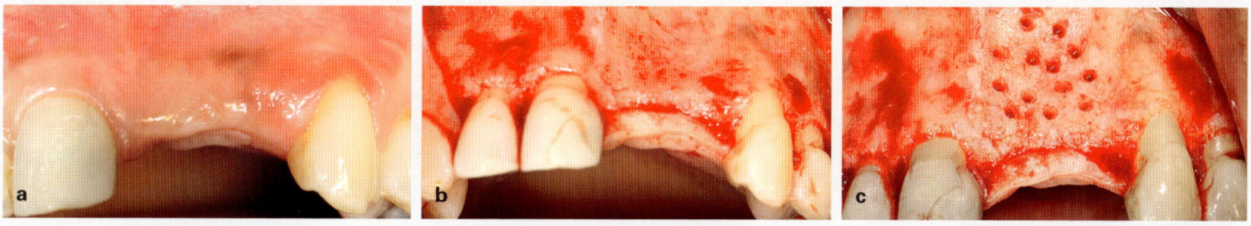

图16-1 上颌前牙区拔牙后骨吸收病例。（a）临床视图显示上颌骨唇侧骨量不足。（b）翻全厚黏骨膜瓣，暴露上颌前牙缺牙区唇侧骨缺损部位，为骨移植及种植体植入做准备。（c）使用球钻穿透缺牙区的唇侧骨皮质，制备多个滋养孔。

牙槽嵴缺损，软组织健康（图16-1a）。进行了CBCT扫描，缺牙区的横截面显示牙槽嵴在唇腭向宽度不足，无法容纳相邻部位的种植体。医生告知患者临床检查结果，并建议通过骨移植进行骨增量手术以便后续的种植体植入。由于骨量不足，无法骨移植同期植入种植体，因此告知患者需要在骨移植后4～6个月的愈合期才能植入种植体。之后还需要4～6个月等待种植体骨结合后才能完成任何修复。患者同意治疗并进行了预约。

患者接受第一阶段治疗，即通过骨移植进行侧方牙槽嵴骨增量术。在患者复查并签署书面同意书后，抽取血液以制备富含血小板血浆（PRP），这有助于创口愈合并加速骨形成。在血液进行离心处理的同时，对上颌缺牙区及右侧颊侧后侧区域进行局部浸润麻醉，同时对下颌右侧进行下牙槽神经阻滞麻醉。

用15号手术刀片，在缺牙区做牙槽嵴顶正中切口，11和23周围做沟内切口，在12和24远中龈乳头底部做一个垂直松弛切口，并向根方延伸至口腔前庭膜龈联合处。然后，翻起全厚瓣，以暴露缺损区和覆盖邻牙牙根的骨面（图16-1b）。在缺牙区有一个明显塌陷的薄嵴，这与CBCT检查的结果相吻合，可以直观地确认。使用手术套装中直径1.2mm的钻（MedEquip Dental）在皮质骨上制备数个滋养孔，直到到达下面的松质骨（图16-1c）。这种脱矿处理允许来自松质骨的骨内膜成骨细胞与骨移植物相互作用，在颗粒状骨周围和再生骨中，并加速骨移植物的血管化和融合。

接下来，在供区，使用15号手术刀片在45远中做垂直松弛切口（图16-1d）。然后在46、47做沟内切口，继续在磨牙后区做牙槽嵴顶切口，翻起全厚瓣，暴露下颌骨外斜线（图16-1e）。使用mx-grafter从供区获取自体骨，将其放置在上颌前牙区的骨移植物中。将采集的皮质松质骨移植材料与颗粒状移植材料（粒径范围为100～850μm，OsteoLife Biomedical）在无菌盘中混合，以增加骨移植材料的体积（图16-1f）。

将患者之前离心得到的血小板层（即中层）与收获的自体骨和颗粒状骨移植物一起加入无菌盘中（图16-1g），混合物静置10～15分钟，完成凝血阶段。PRP血小板层含有高浓度的血小板，可起到黏合作用，使骨移植物在柔韧的团块中黏合在一起以防止初始愈合期间的移位。此外，该血浆中血小板衍生生长因子（PDGF-AB）、转化生长因子（TGF-β1）和细胞因子水平较高，这些物质可影响炎症、血管化、干细胞迁移和细胞增殖。同时，将供区的膜瓣重新定位，并用4-0聚乳酸（PLA）可吸收缝线（Violet，OsteoLife Biomedical）进行间断缝合，以达到一期关闭。

在唇侧缺损部位上方放置一块30mm长、15mm

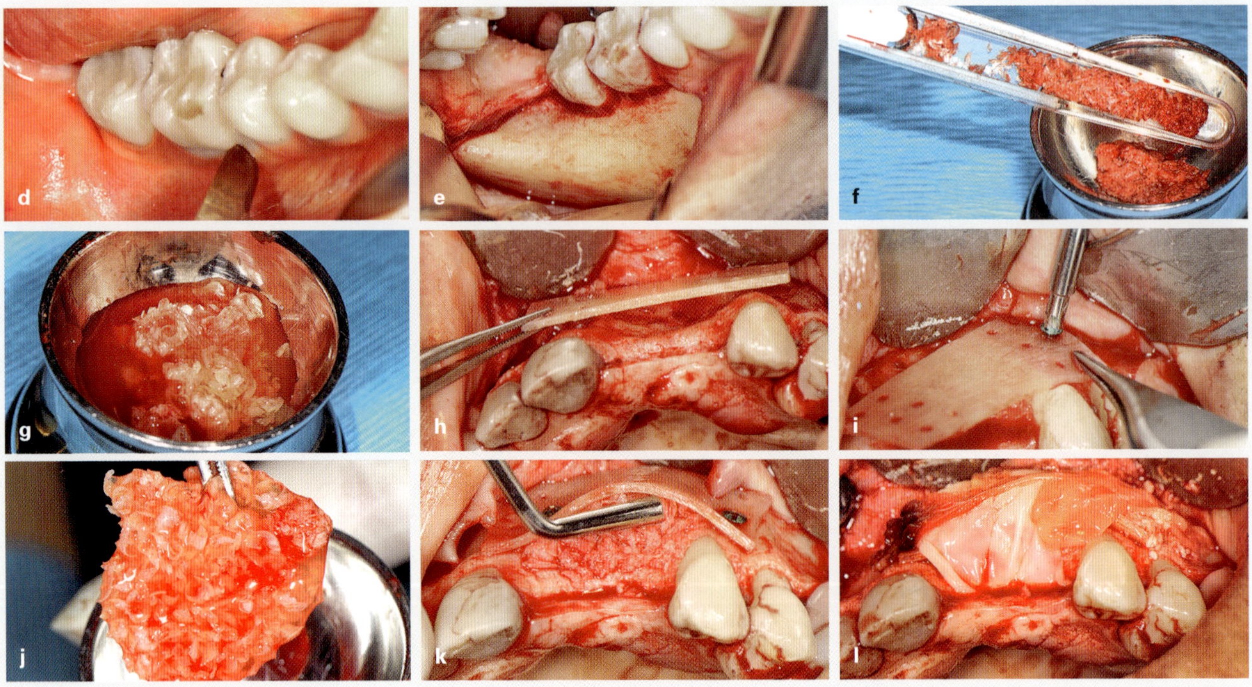

图16-1（续） （d）在45远中做垂直松弛切口用于翻瓣，于下颌右侧后牙区制备供区。（e）在供区做牙槽嵴顶正中切口及沟内切口以连接垂直松弛切口，翻起全厚瓣，暴露下颌骨体部后外侧骨面，以作为骨移植材料获取区。（f）使用mx-grafter从下颌骨体部后外侧骨面获取的自体骨置于无菌盘中。（g）将离心后的富血小板血浆（PRP）试管中的血沉棕黄层加入含采集的自体骨和颗粒状骨移植材料的无菌盘中。（h）截取30mm长、15mm宽、1mm厚的Flexo-Plate Plus，作为牙槽嵴唇侧轮廓重建的支架，用于包裹骨移植材料并塑形骨增量区域。（i）在Flexo-Plate Plus上制备固位孔，并于骨增量区左右两侧放置固定螺钉以稳定。（j）PRP/颗粒状自体骨复合移植材料（黏性骨）在混合后形成柔性团块，内含PRP的白细胞层、采集的自体骨及颗粒状骨移植材料。（k）将黏性骨填入Flexo-Plate Plus与骨缺损牙槽嵴之间的间隙。（l）创口关闭前，于移植区表面覆盖PRP膜作为可吸收短期屏障膜，防止软组织长入并促进骨移植物矿化成熟。

宽、1mm厚的Flexo-Plate Plus，确保充分覆盖缺损并延伸至其侧界之外（图16-1h）。该Flexo-Plate Plus左右两侧预先钻有固定螺钉孔。Flexo-Plate Plus是一种可弯曲、部分脱钙的同种异体移植物，厚度为0.75～1mm。其骨基质最终会被身体吸收，无须手术取出。一旦放置唇侧缺损处，Flexo-Plate Plus将稳定移植物，并在愈合后成为新的唇侧皮质骨板。放置前，将Flexo-Plate Plus在盐水中浸泡约10分钟，使其变软，更易于适应隆起的曲度。然后将其适应于牙弓处，用单颗钛螺钉固定于13远中和11近中（图16-1i）。

富血小板血浆（PRP）、自体骨屑和颗粒状骨移植物的混合物已经凝结成了一个有弹性的团块，现在呈现出软糖的质地（因此其别称为“软糖状骨”或“黏性骨”）（图16-1j）。将黏性骨放入口内，并填充在带滋养孔的唇侧骨板和已固定的Flexo-Plate Plus的间隙内，以在完全愈合后形成新的牙槽嵴宽度（图16-1k）。将移植物和Flexo-Plate用PRP膜［一些学者也称其为富血小板纤维蛋白（PRF）］覆盖，该膜作为短期屏障，可防止软组织向内生长，并在移植物愈合和成熟过程中提供生长因子（图16-1l）。

皮瓣以无张力方式重新吻合，边缘用5-0聚丙烯缝线间断缝合（图16-1m）。向患者提供了术

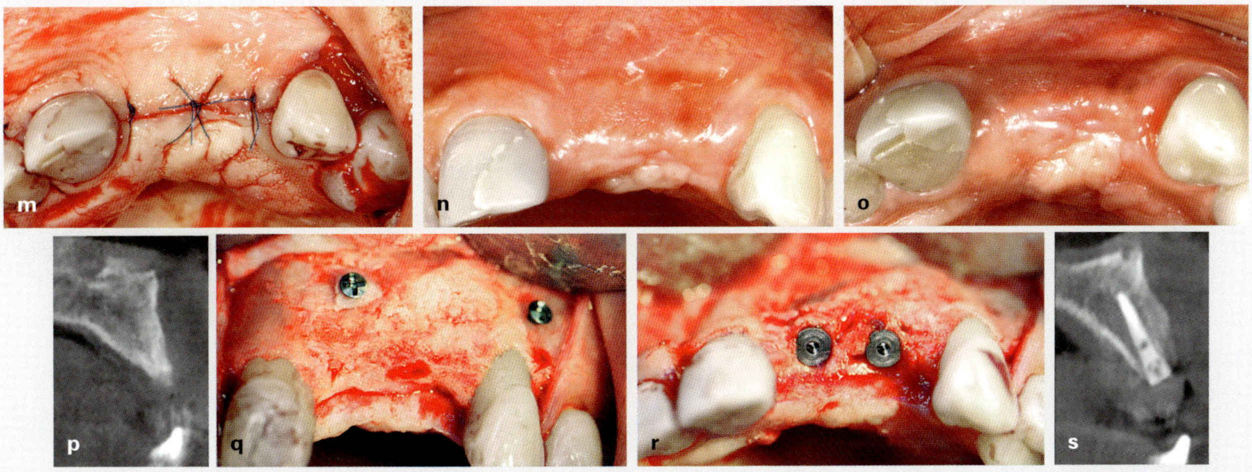

图16-1（续）　（m）使用5-0聚丙烯缝线（Riverpro，OsteoLife Biomedical）以单纯间断缝合无张力地关闭瓣膜。（n和o）经4.5个月的骨移植物愈合期后，原骨缺损区完成增量修复，达到种植体植入条件。（p）骨缺损区唇侧增量术后CBCT横断面影像显示骨宽度充足，满足种植体植入需求。（q）骨增量术后4.5个月的临床视图显示牙槽嵴愈合良好，唇腭向骨量充分，可安全植入种植体。（r）将种植体植入骨增量后的牙槽嵴，唇侧骨板完整无开裂（图示为关闭瓣膜前状态）。（s）种植体植入后CBCT横断面影像显示种植体周骨包绕充分，唇侧骨板厚度达标。

后说明和康复指南手册[11]。这些说明指导患者先在术区敷上冰袋，在接下来的2~4小时每隔20分钟敷一次，再停20分钟，这样有助于防止过度肿胀和不适；在术后的前24小时内避免热饮和食用热食；在第1周内每天用温盐水冲洗4~5次。医生给患者开了24片维柯丁（5mg氢可酮/30mg对乙酰氨基酚），并指示每6小时服用1片以缓解疼痛。还开了一盒Medrol剂量包并附有使用说明。

患者2周后回来拆线并评估创口愈合情况。供区和受区的皮瓣仍然保持接近，切口处没有发现间隙，且愈合过程中没有炎症。患者表示感觉舒适，并遵医嘱继续用温水冲洗1周以促进软组织进一步愈合。

术后4.5个月，患者复诊，检查手术部位及其周围的软组织，发现无炎症迹象，组织健康（图16-1n和o）。此外，当触诊时，移植部位感觉致密。为了评估移植物成熟度和牙槽嵴宽度变化，进行了CBCT检查，发现骨移植物已与牙槽骨嵴融合，牙槽嵴宽度发生了变化，现在可以进行种植体植入（图16-1p）。

通过浸润麻醉注射了局部麻醉药（与含有1：100000肾上腺素的2%盐酸利多卡因），并翻起全厚瓣。骨移植物与邻近的非移植骨无法区分，触诊时感觉致密。此外，缺损处被填充，为种植体提供了足够的宽度（图16-1q）。在21和22牙位预备种植窝洞，并植入3.7mm×13mm（ImplantVision）和3.2mm×13mm的种植体，并安装了覆盖螺钉（图16-1r）。该部位用5-0聚丙烯缝线间断缝合，患者被送回家。在3~5个月的整合期后，将进行种植体修复。种植体植入后再次进行CBCT检查显示唇侧骨板厚度足够，可容纳种植体并保持长期稳定性（图16-1s）。

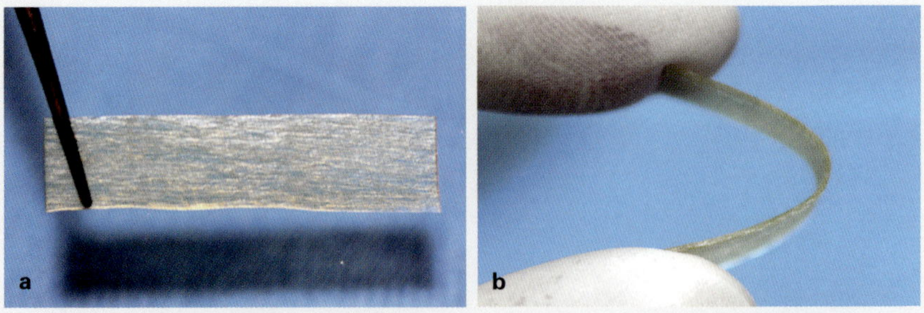

图16-2 （a和b）板层骨膜的形状记忆效应可有效用于骨增量术中维持上颌窦膜抬升状态，同时修补窦膜微小穿孔。

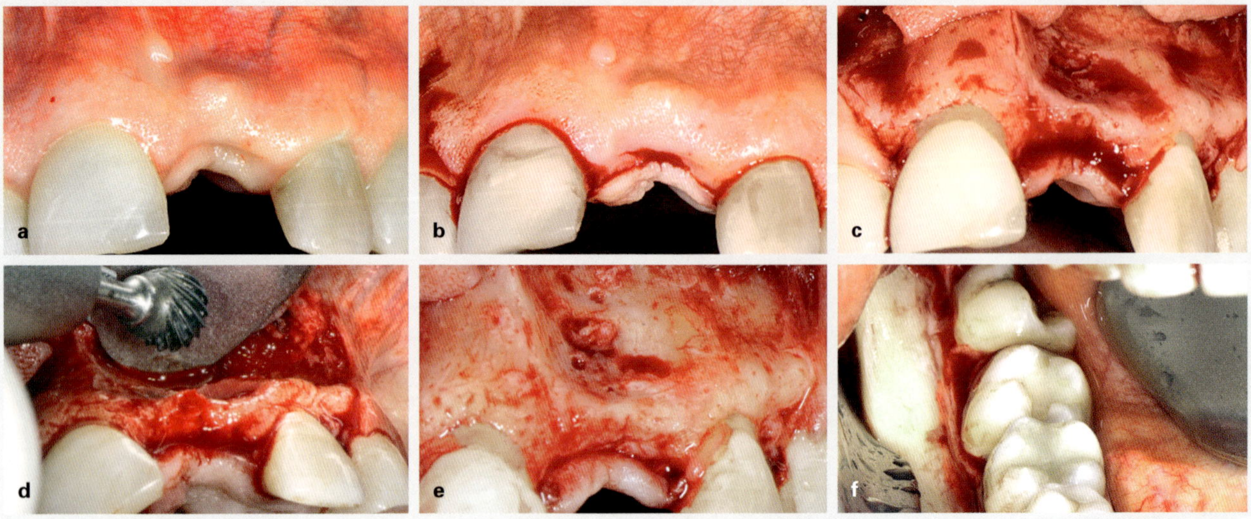

图16-3 上颌前牙区唇侧骨板塌陷病例。（a）21区术前临床视图。（b）在缺牙区做牙槽嵴顶正中切口，并在11和22周围做沟内切口。12和23龈乳头底部分别做垂直松弛切口，并向根方延伸至膜龈联合。（c）翻起唇侧和腭侧全厚瓣，充分暴露术区唇侧和腭侧骨板。（d）使用手术刀片及碳化钨球钻彻底清除骨面残留的骨膜软组织。（e）骨移植术前，使用配备3mm止动环的先锋钻穿透唇侧骨板皮质骨层，制备多个滋养孔。（f）在供区，于下颌磨牙区游离龈缘根方5mm处，自第三磨牙至第一磨牙做平行于牙槽嵴的直切口，翻起全厚瓣，暴露右侧下颌升支水平的外斜线。

讨论

本章所述技术同样适用于需采用刚性屏障膜维持空间、促进较大骨缺损愈合的情况，此时可选用类似材料进行修复。板层骨膜（Flexo-Membrane，OsteoLife Biomedical）由经过处理以使其在保持重量的同时仍具有柔韧性而不破裂的薄皮质骨片制成（图16-2）。当与FDBA联合用于骨缺损时，板层骨膜与膨体聚四氟乙烯（ePTFE）一样有效，研究表明，板层骨膜可成功再生水平缺损的牙槽骨[12-14]。

以下几例展示了使用Flexo-Plate Plus和骨膜的多样性及效率，以恢复吸收或缺损的牙槽嵴。涉及唇侧/腭侧骨板塌陷的病例分别如图16-3～图16-5所示，涉及种植修复骨宽度和高度不足的病例如图16-6～图16-8所示，使用皮质骨钉（CBP）和/或板层骨膜重建上颌骨的病例如图16-9～图16-11所示。

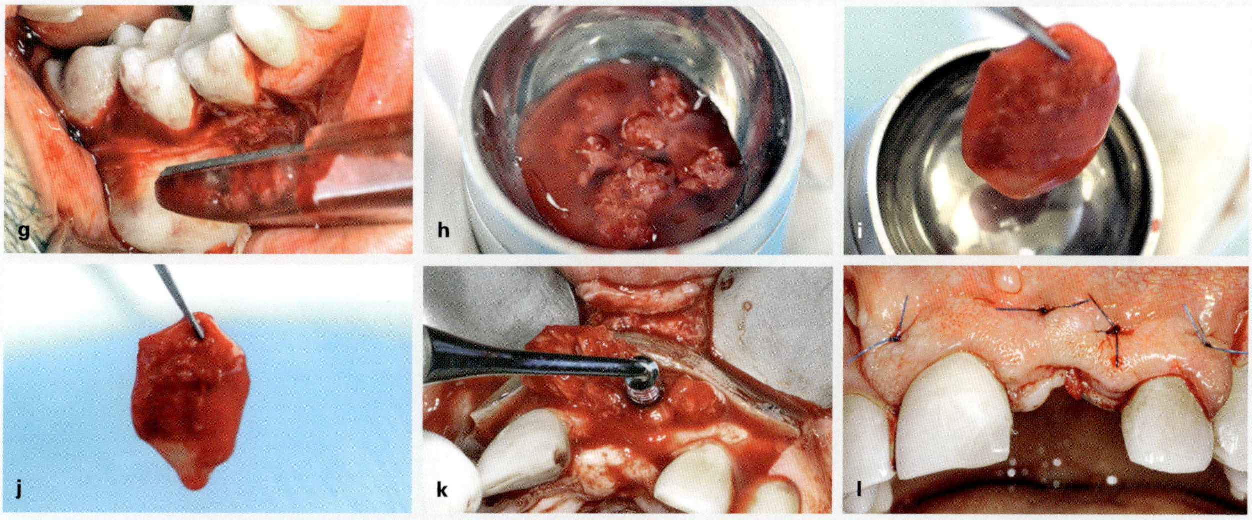

图16-3（续） （g）使用mx-grafter反复刮取暴露的皮质骨以获取自体骨。（h~j）将自体骨置于无菌骨杯中，与PRP液体混合，并通过压缩PRP膜产生的凝血酶原渗出物活化，制作成黏性骨。将黏性骨分层填入Flexo Plate Plus与剩余骨面之间的间隙，使用骨填充器械轻柔压实以确保无空隙残留。（k）将Flexo-Plate Plus通过4颗固定螺钉固定于邻牙根尖区牙槽间隔处，牙槽嵴恢复至理想厚度。（l）切开唇侧瓣的骨膜并冠向拉伸，以保证创口一期关闭，最后行无张力的单纯间断缝合复位组织瓣。

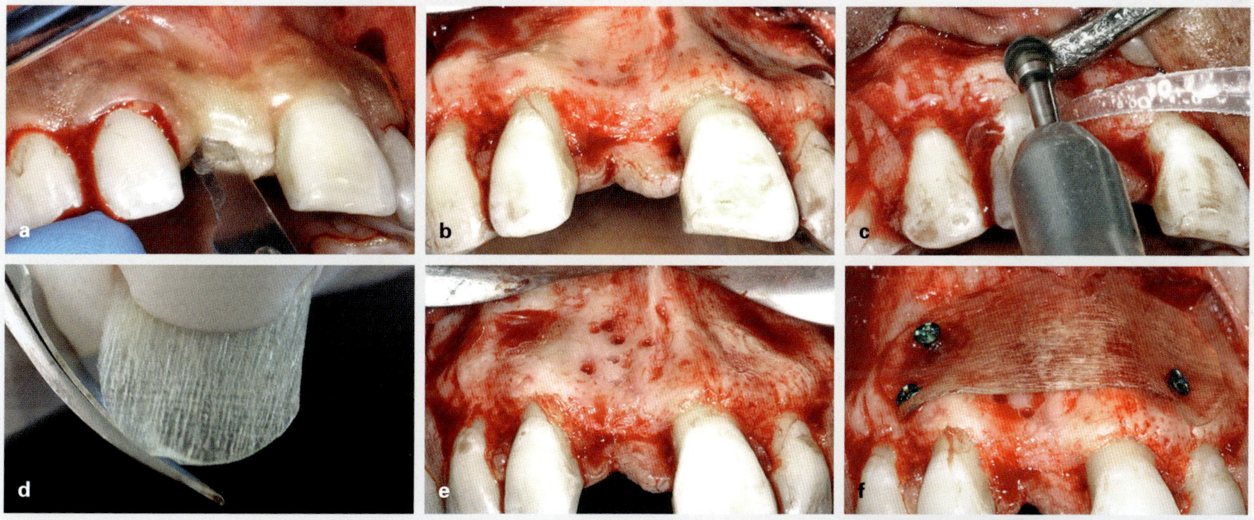

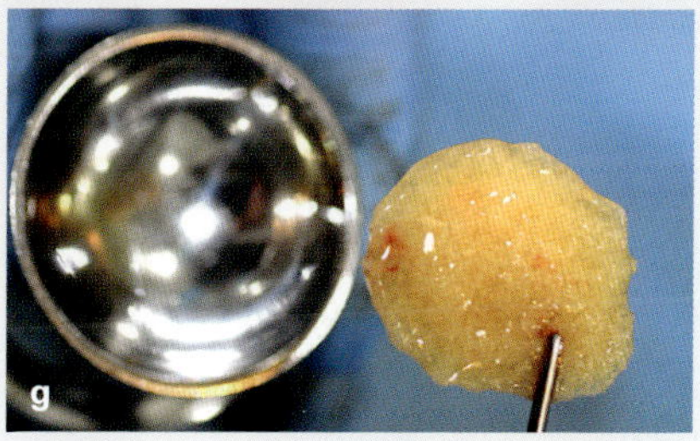

图16-4 上颌前牙区唇侧骨板塌陷病例。（a）11术前临床视图。（b）在缺牙区做牙槽嵴顶正中切口，同时在21和12周围做沟内切口。在13龈乳头底部和22远中龈乳头处分别做垂直松弛切口，并向根方延伸至膜龈联合。翻起唇侧和腭侧全厚瓣，充分暴露唇侧和腭侧完整骨板。（c）彻底清除骨面残留的骨膜软组织。（d）使用金属测量尺精确测量骨缺损的近远中范围，以便选择适配骨片，并用剪刀修剪至所需尺寸。（e）骨移植术前，使用配备3mm止动环的先锋钻穿透唇侧骨板皮质骨层，制备多个滋养孔。（f）将Flexo-Plate Plus通过3颗固定螺钉固定于邻牙根尖区牙槽间隔处。（g）将同种异体冻干骨（FDBA）置于无菌骨杯中，与PRP液体混合，并通过压缩PRP膜产生的凝血酶原渗出物活化，制作成黏性骨。→

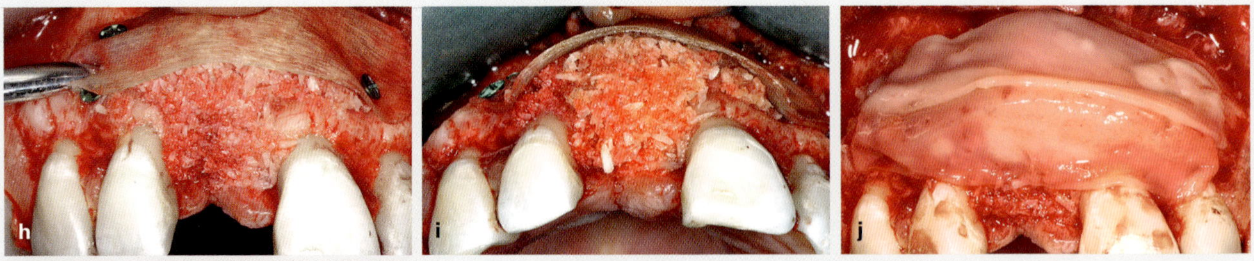

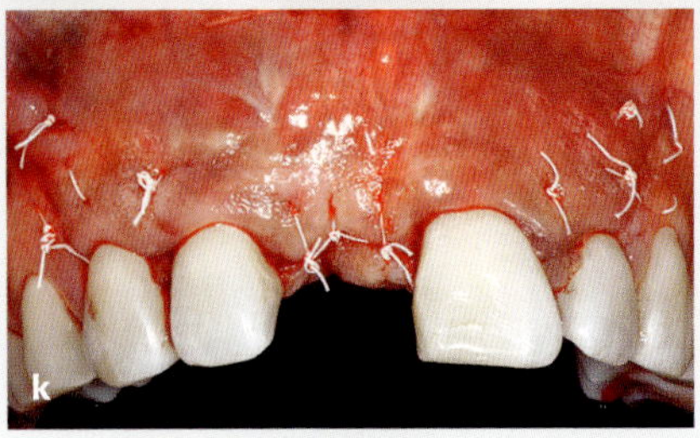

图16-4（续） （h和i）将黏性骨分层填入Flexo-Plate Plus与剩余骨面之间的间隙，使用骨填充器械轻柔压实以确保无空隙残留。操作完成后，牙槽嵴恢复至理想厚度。（j）移植区表面覆盖数层PRP膜。（k）切开唇侧瓣的骨膜并冠向拉伸，以保证创口一期关闭。最后于剩余牙槽嵴及邻牙龈乳头处行无张力的单纯间断缝合复位组织瓣。

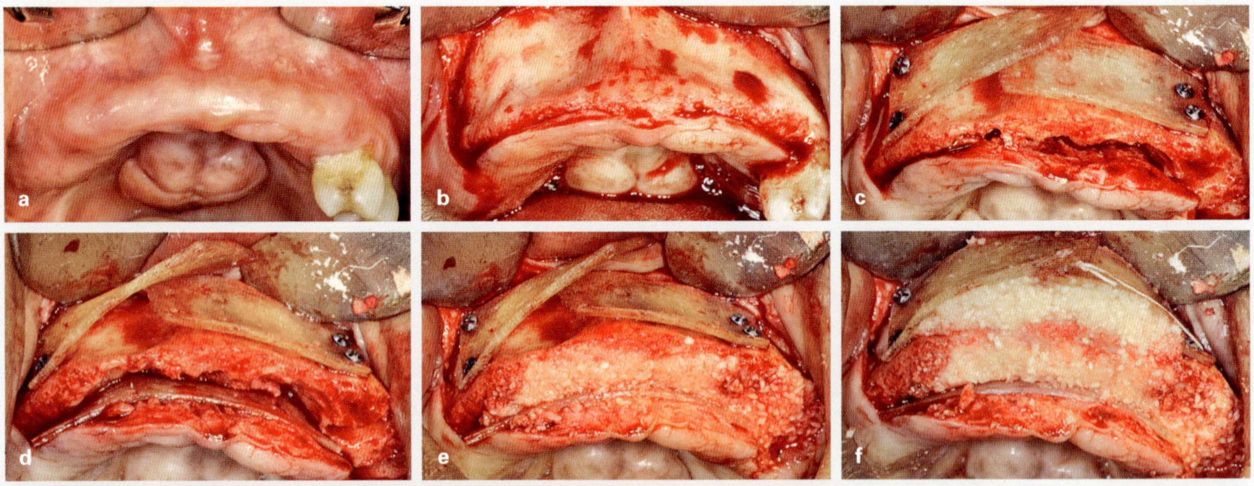

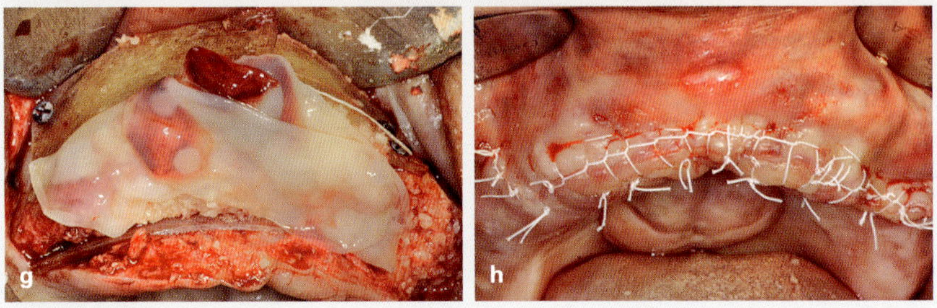

图16-5 上颌前牙区唇侧和腭侧骨板塌陷病例。（a）术前临床视图。（b）自15-25做牙槽嵴顶正中切口，并于切口起止点处分别做垂直松弛切口，并向根方延伸至膜龈联合。翻起唇侧和腭侧全厚瓣，充分暴露唇侧和腭侧骨板。（c）彻底清除骨面残留骨膜软组织后，将2块Flexo-Plate Plus通过固定螺钉固定于第一前磨牙唇侧骨板。（d）第三块Flexo-Plate Plus固定于腭侧骨板，用于包裹移植材料以重建腭侧骨板厚度。（e）将FDBA制作成黏性骨，填入腭侧骨板与骨片间隙，恢复腭侧骨厚度。（f）继续添加黏性骨至唇侧骨板表面，重建唇侧骨轮廓。（g）黏性骨表面覆盖数层PRP膜，以促进软组织愈合。（h）切开唇侧瓣的骨膜并冠向拉伸，以保证创口一期关闭，并于牙槽嵴水平及松弛切口处行无张力的单纯间断缝合联合水平褥式缝合复位组织瓣。

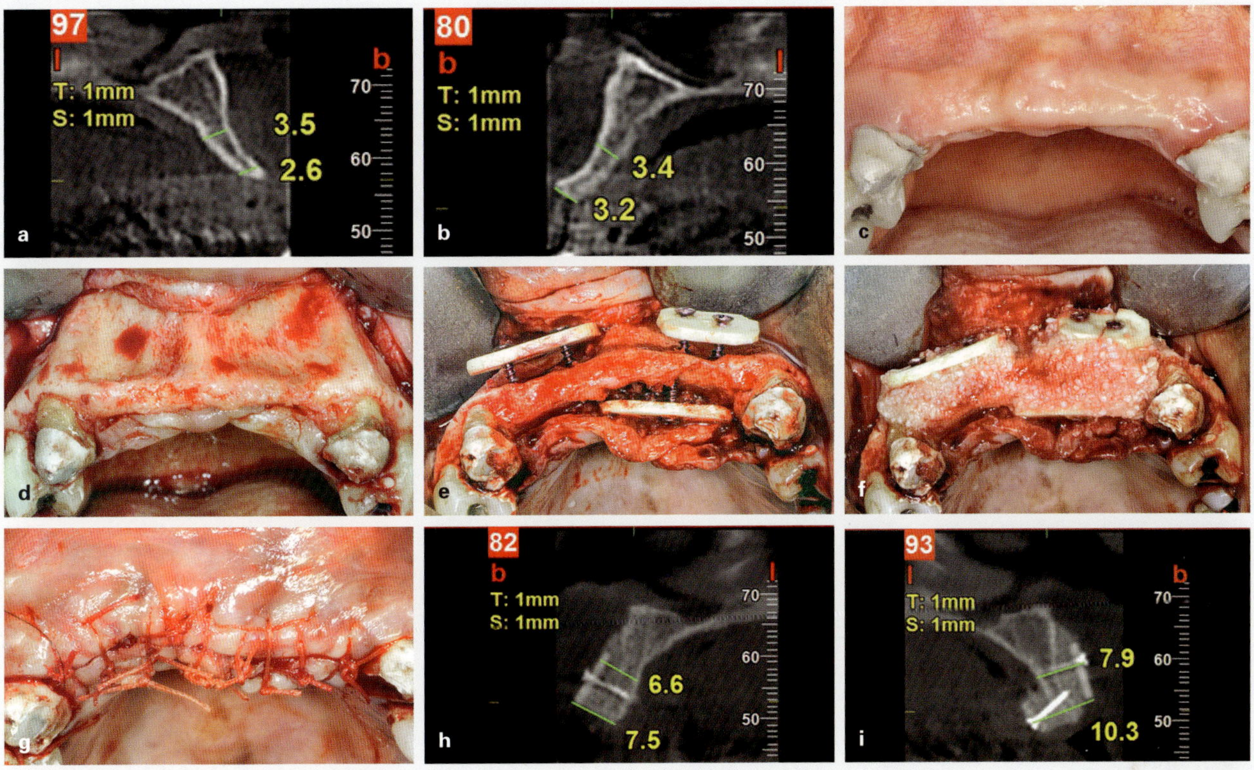

图16-6 上颌前牙缺牙区种植修复骨高度与宽度不足病例。（a和b）术前CBCT扫描及上颌前牙区骨量测量。（c）12–22术前临床视图显示骨板显著塌陷。（d）在缺牙区做牙槽嵴顶正中切口，并在13和24周围做沟内切口。于14和25龈乳头底部做垂直松弛切口，并向根方延伸至膜龈联合。翻起唇侧和腭侧全厚瓣，充分暴露唇侧和腭侧骨板。（e）采用同种异体骨片增加12与11区唇侧骨板厚度、21与22区唇侧和腭侧骨厚度及高度。每块骨片钻两个孔，通过固定螺钉固定于受区骨面。通过选择合适螺钉长度确定所需骨厚度，并通过将骨片边缘垂直向置于剩余骨冠方来确定所需的骨高度。（f）骨片与剩余骨间隙内填入PRP液体浸泡的同种异体冻干骨。（g）切开唇侧瓣的骨膜并冠向拉伸，以保证创口一期关闭，并行无张力的单纯间断缝合联合水平褥式缝合复位组织瓣。（h和i）术后即刻CBCT扫描及测量显示骨宽度从7.9mm增至10.3mm。

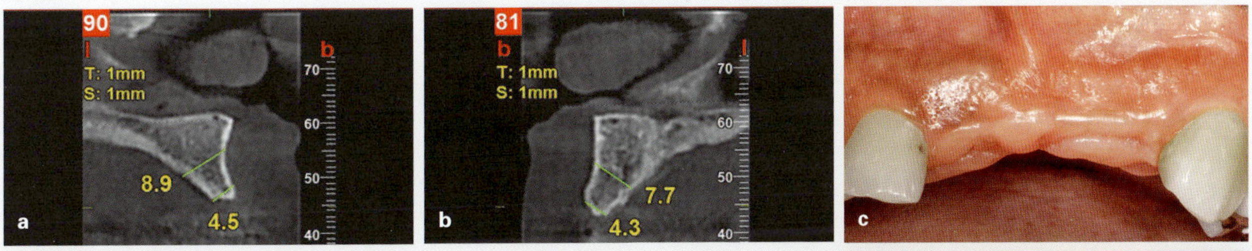

图16-7 上颌前牙缺牙区种植修复骨高度与宽度不足病例。（a和b）术前CBCT扫描及上颌前牙区骨量测量。（c）11–22区术前临床视图显示骨板显著塌陷。（d）在缺牙区做牙槽嵴顶正中切口，并在13和24周围做沟内切口。在14和25龈乳头底部分别做垂直松弛切口，并向根方延伸至膜龈联合。翻起唇侧和腭侧全厚瓣，充分暴露术区完整唇侧和腭侧骨板。

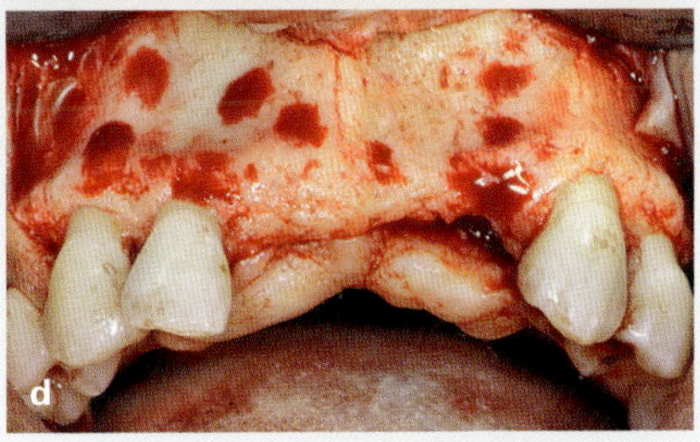

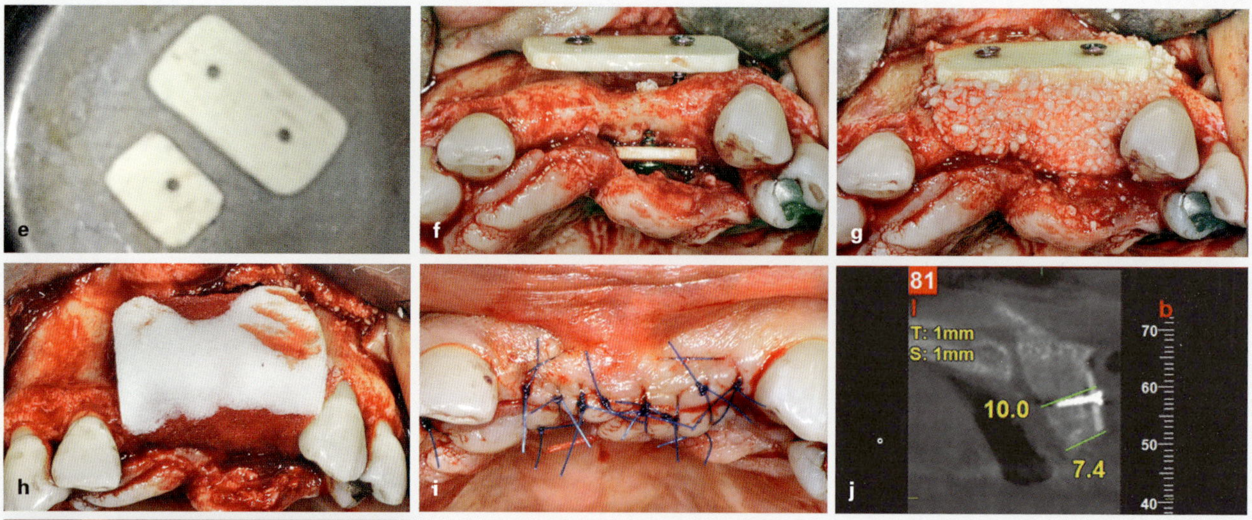

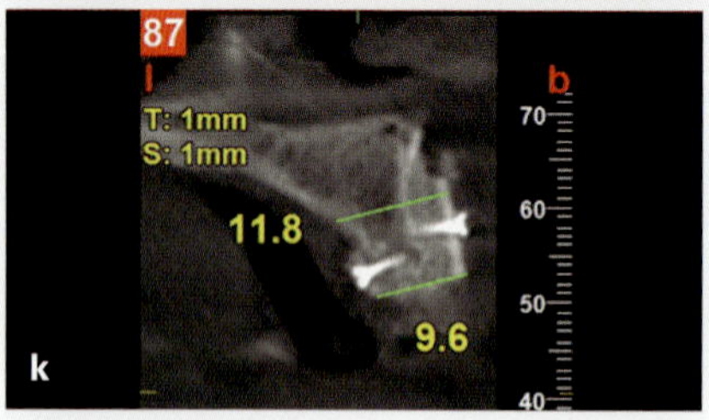

图16-7（续）　（e）将2块同种异体骨片浸入生理盐水30分钟进行水合处理以增加其柔韧性，此步骤可防止在固定操作中骨片断裂。（f）1块同种异体骨片用于增加12区及21与22区唇侧骨板厚度，另1块用于增加21与22区腭侧骨板的厚度与高度。将骨片通过2颗固定螺钉固定于受区骨面。通过选择合适螺钉长度确定所需骨厚度，并将骨片边缘垂直向置于剩余骨冠方来确定所需的骨高度。（g）骨片与剩余骨间隙内填入PRP液体浸泡的同种异体冻干骨。（h）移植区表面覆盖一层胶原膜（OsteoFoam，OsteoLife Biomedical）以增加软组织厚度。（i）切开唇侧瓣的骨膜并冠向拉伸，以保证创口一期关闭，并行无张力的单纯间断缝合联合水平褥式缝合复位组织瓣。（j和k）术后即刻CBCT扫描及测量显示骨宽度从9.6mm增至11.8mm。

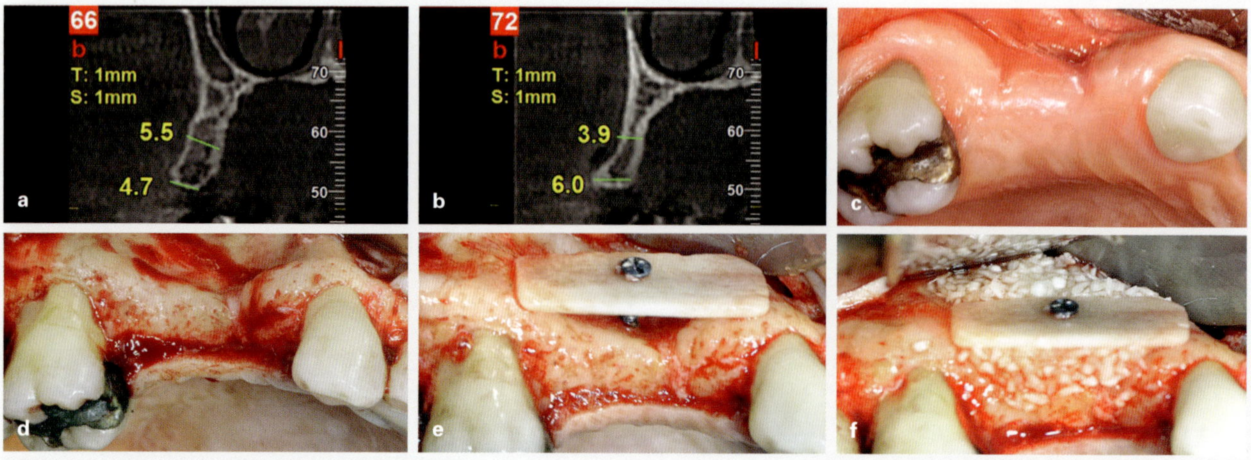

图16-8　上颌后牙缺牙区种植修复骨高度与宽度不足病例。（a和b）术前CBCT扫描及上颌右侧后牙区骨量测量。（c）上颌右侧前磨牙区术前临床视图显示骨厚度显著降低。（d）在缺牙区做牙槽嵴顶正中切口，并在17、18、14、13周围做沟内切口。翻起颊侧全厚瓣，充分暴露骨塌陷区域。（e）使用单孔设计的同种异体骨片（中央钻孔），术前将其浸入PRP液体中30分钟进行水合处理以增加其柔韧性。该骨片用于：增加14与15区颊侧骨板厚度，纠正前磨牙区间大面积骨缺损，并将整体骨高度提升1mm。通过1颗固定螺钉将其固定于受区骨面。（f）骨片与剩余骨间隙内填入PRP液体浸泡的同种异体冻干骨。

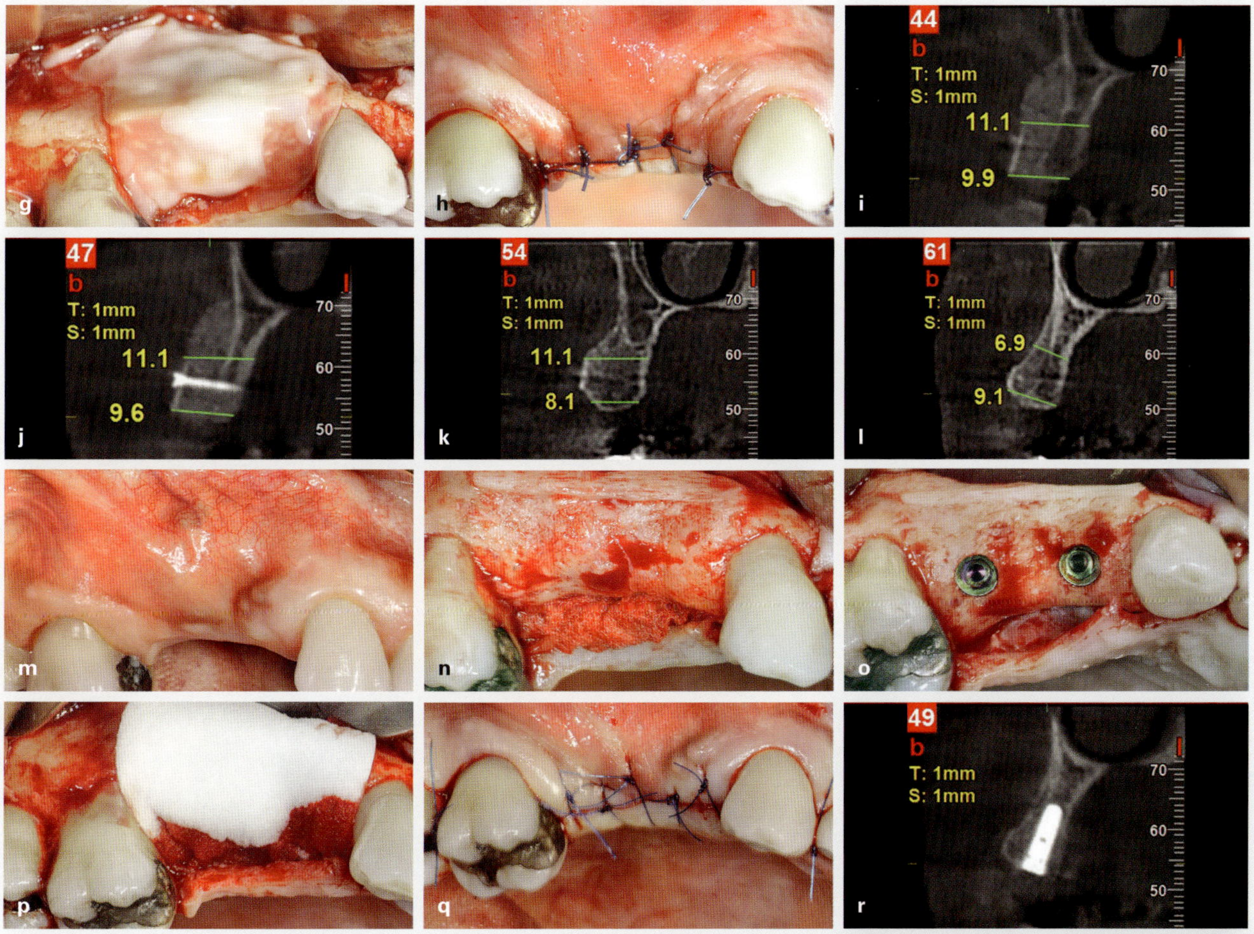

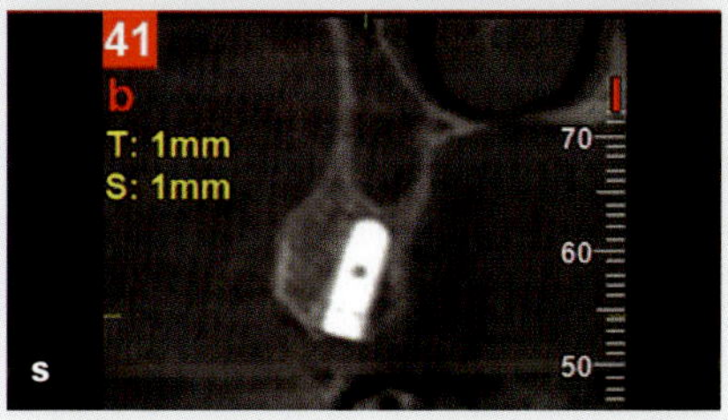

图16-8（续）　（g）移植区表面覆盖数层PRP膜。（h）切开颊侧瓣的骨膜并冠向拉伸，以保证创口一期关闭，并于剩余牙槽嵴及邻牙龈乳头处行无张力的单纯间断缝合联合水平褥式缝合复位组织瓣。（i和j）术后即刻CBCT扫描及测量显示骨宽度从9.6mm增至11.1mm。（k和l）经5个月愈合期后，术前CBCT扫描对比显示再生区骨宽度稳定在9.1～11.1mm。（m）术后5个月再生区周围软组织的临床视图。（n）移除固定螺钉后再生牙槽嵴的临床视图显示再生骨厚度及骨量优异。（o）再生骨内植入种植体的临床视图。（p）于腭侧瓣下方置入异种胶原材料（OsteoFoam），并将其向颊侧贴合至种植体愈合螺钉表面以增加软组织厚度，随后关闭创口。（q）切开颊侧瓣的骨膜并冠向拉伸，以保证创口一期关闭，并于剩余牙槽嵴及邻牙龈乳头处行无张力的单纯间断缝合复位组织瓣。（r和s）种植体植入术后CBCT显示种植体周骨包绕充分。

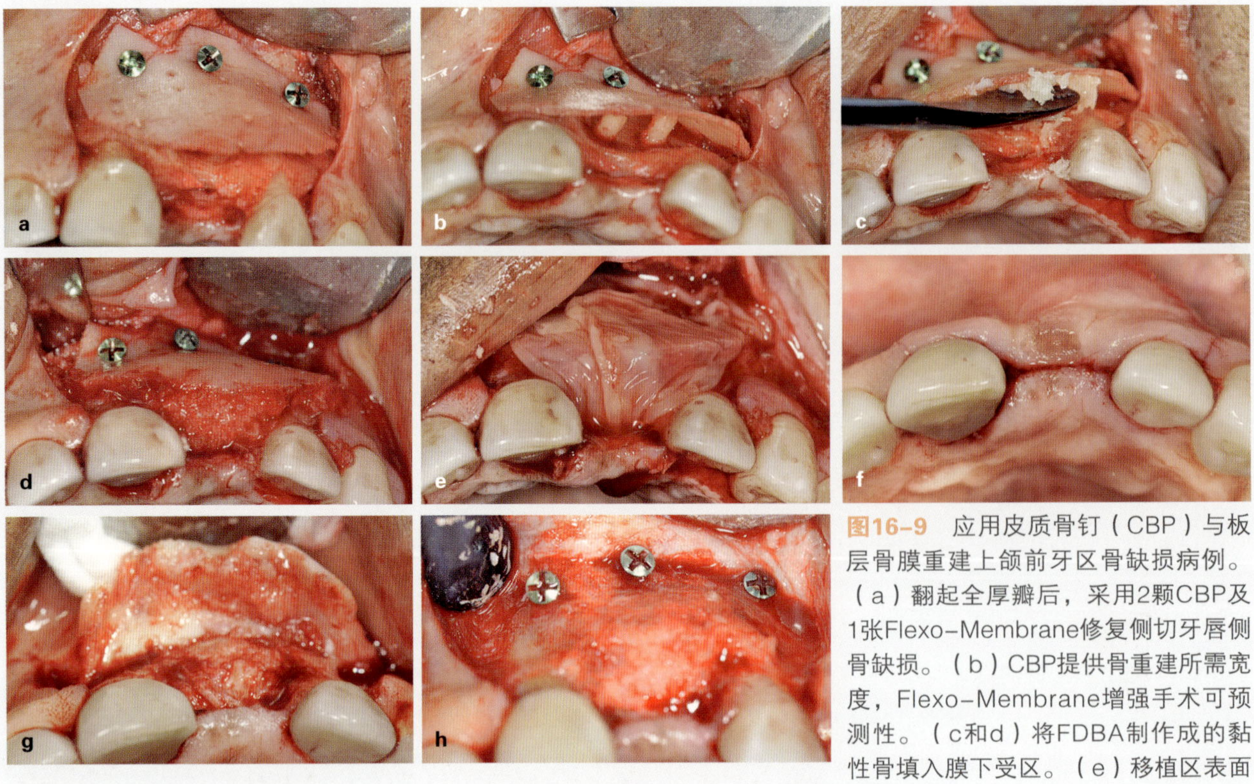

图16-9 应用皮质骨钉（CBP）与板层骨膜重建上颌前牙区骨缺损病例。（a）翻起全厚瓣后，采用2颗CBP及1张Flexo-Membrane修复侧切牙唇侧骨缺损。（b）CBP提供骨重建所需宽度，Flexo-Membrane增强手术可预测性。（c和d）将FDBA制作成的黏性骨填入膜下受区。（e）移植区表面覆盖数层PRP膜，以促进软组织愈合。（f）愈合期后种植体植入前再生牙槽嵴的临床视图。（g）为取出固定螺钉并植入种植体，在邻牙做沟内切口，在缺牙区做牙槽嵴顶正中切口，并于11和22近中龈乳头底部分别做垂直松弛切口，并向根方延伸至膜龈联合。轻柔翻起全厚瓣，小心分离新生骨表面骨膜直至暴露螺钉。（h）唇侧骨板成功重建后，可轻松移除螺钉并植入种植体。

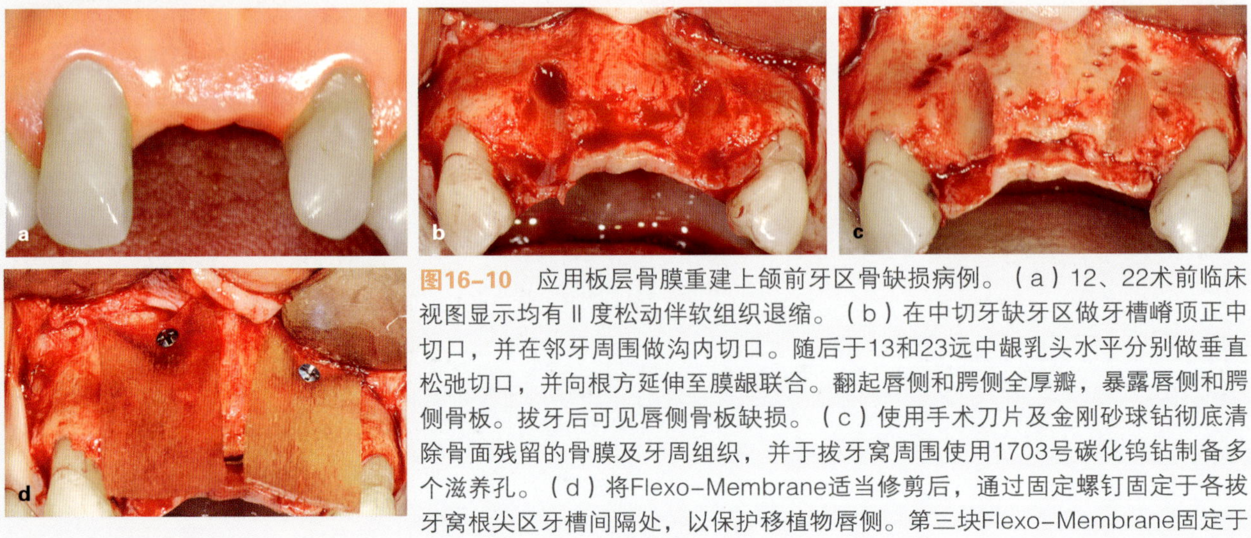

图16-10 应用板层骨膜重建上颌前牙区骨缺损病例。（a）12、22术前临床视图显示均有Ⅱ度松动伴软组织退缩。（b）在中切牙缺牙区做牙槽嵴顶正中切口，并在邻牙周围做沟内切口。随后于13和23远中龈乳头水平分别做垂直松弛切口，并向根方延伸至膜龈联合。翻起唇侧和腭侧全厚瓣，暴露唇侧和腭侧骨板。拔牙后可见唇侧骨板缺损。（c）使用手术刀片及金刚砂球钻彻底清除骨面残留的骨膜及牙周组织，并于拔牙窝周围使用1703号碳化钨钻制备多个滋养孔。（d）将Flexo-Membrane适当修剪后，通过固定螺钉固定于各拔牙窝根尖区牙槽间隔处，以保护移植物唇侧。第三块Flexo-Membrane固定于腭侧骨板，保护移植物腭侧。 →

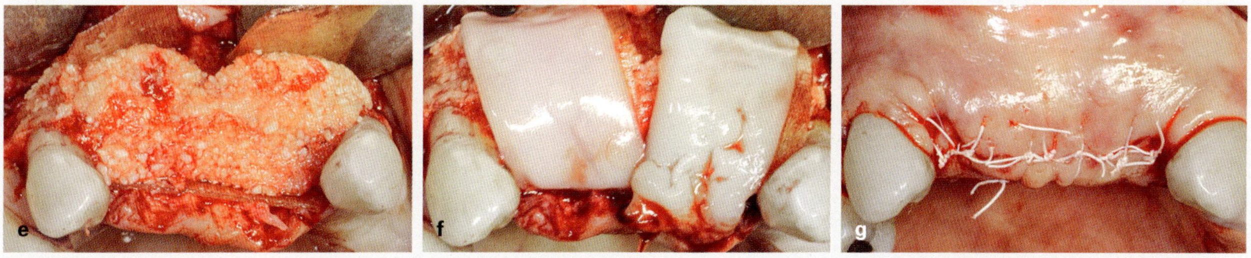

图16-10（续） （e）将同种异体冻干骨制备的黏性骨填入拔牙窝，并用于增厚腭侧拔牙窝骨壁。（f）将唇侧骨板冠方边缘贴合覆盖拔牙窝，移植区表面覆盖数层PRP膜，以促进软组织愈合。（g）切开唇侧瓣的骨膜并冠向拉伸，以保证创口一期关闭，并于牙槽嵴水平及松弛切口处行无张力的单纯间断缝合联合水平褥式缝合复位组织瓣。

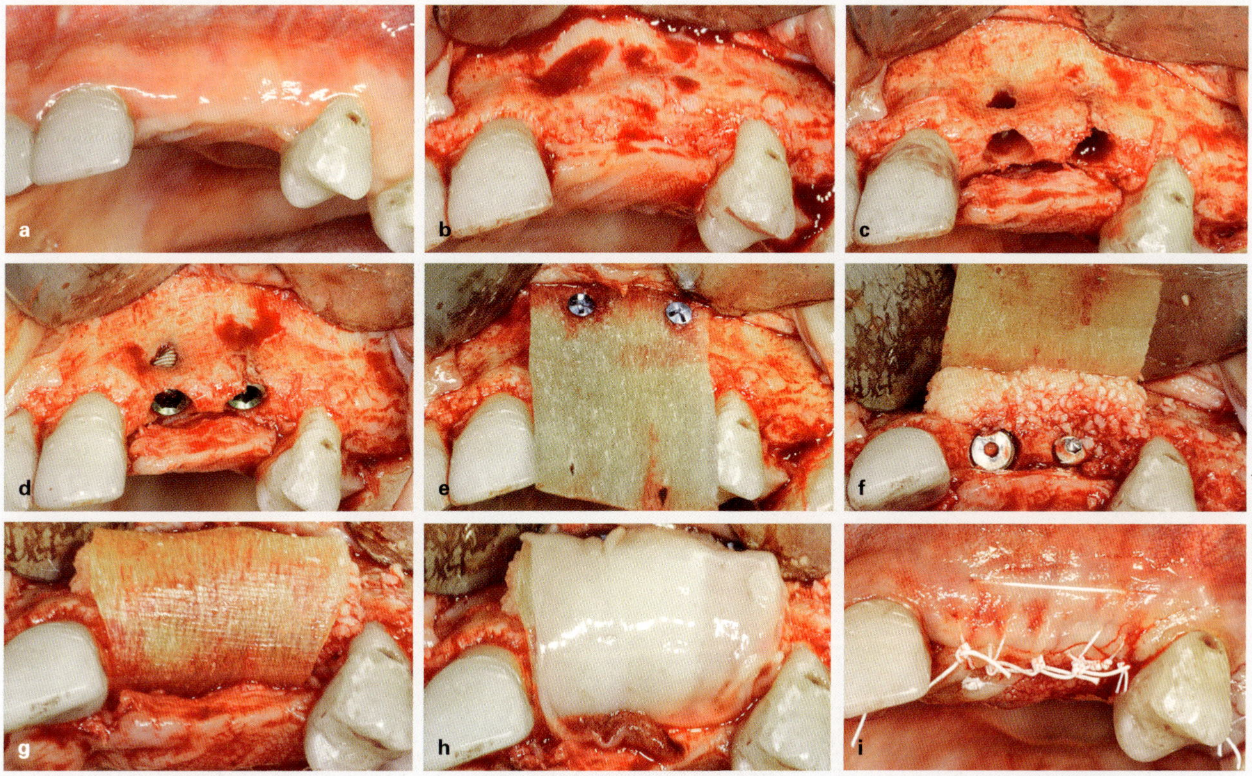

图16-11 应用板层骨膜重建上颌前牙区骨缺损病例。（a）上颌左侧缺牙区术前临床视图。（b）在缺牙区做牙槽嵴顶正中切口，并在邻牙周围做沟内切口。随后于26远中龈乳头水平做垂直松弛切口，并向根方延伸至膜龈联合。翻起唇侧和腭侧全厚瓣，暴露唇侧和腭侧骨板。（c）首先使用手术刀片，随后用金刚砂球钻彻底清除残留的骨膜及牙周软组织，并按标准流程预备22和23种植窝洞。（d和e）为纠正22种植窝洞骨开窗并增加种植体冠方唇侧骨板厚度，将Flexo-Membrane修剪后通过2颗固定螺钉固定于种植体根尖区骨面。（f）将FDBA制备的黏性骨覆盖骨开窗区域并增厚种植体唇侧骨板。（g）将唇侧骨板冠方边缘向腭侧塑形，并用另1颗螺钉固定。（h）移植物表面覆盖数层PRP膜，以促进软组织愈合。（i）切开唇侧瓣的骨膜并冠向拉伸，以保证创口一期关闭，并于牙槽嵴及龈乳头处行无张力的单纯间断缝合联合水平褥式缝合复位组织瓣。

总结

重建萎缩的上颌骨以容纳种植体可能具有挑战性。据报道，各种技术可用于重建缺损区。本章描述了一种创新技术，避免了与其他报道技术相关的某些潜在并发症，并提供了高质量的骨组织，适合种植体植入。

17

用于骨再生的钛网

Titanium Mesh for Bone Regeneration

几十年来，钛网因其生物相容性和独特的机械特性在各种临床环境中得到了有效应用。在这些情况下，临床变量包括所选择的骨移植类型、钛网的配置（包括术前计算机化的成型），以及生物表面处理。临床医生必须了解钛网的独特特性，以便在为种植体准备的骨移植手术中有效使用钛网，包括钛网与其他移植材料和技术的比较，在各种不同临床病例中的典型应用方式（包括术前程序和并发症管理），以及未来应用的潜力。

使用钛网进行骨移植的适应证

理想情况下，为了实现初始稳定性并促进周围牙龈组织的美学和功能恢复，种植体应植入质量和数量最佳的牙槽骨中[1-3]。当牙槽嵴因缺牙、拔牙、创伤、牙周炎或龋齿引发的感染导致高度或宽度（或二者都有）受到损害时，种植体的治疗计划可能需要通过牙槽嵴劈开术、牵引成骨术、骨片/骨钉、外置法骨移植或引导骨再生术等手术来恢复牙槽骨的体积[4-5]。钛网为口腔种植医生进行的骨移植提供了足够的刚性，能够防止软组织收缩引起的骨移植吸收，同时，它也是一种简单、易于规划和执行的骨修复方案，且对患者来说相对经济可行[2]。

一旦在受损的骨周围准备好骨移植支架，可以使用具备生物兼容性的可吸收或不可吸收屏障膜，创建一个隔离空间，以防止上皮和结缔组织细胞迁移，但这些屏障膜可能不足以提供足够的刚性来防止软组织收缩引起的骨移植物吸收[6]。此外，这些膜还同时吸引成骨细胞和骨细胞到达受损骨区域，从而促进骨再生。

屏障膜必须具备足够的硬度，或许比其调节细胞迁移到骨缺损处的能力更为重要，不仅能隔离和保持修复区域内的调节空间，还能抵御局部机械力（例如微运动）以及软组织愈合过程中翻瓣收缩的压力影响[7]。一般来说，修复的骨缺损越大，屏障膜应越坚固，以保持骨缺损区的空间需求[8]。由于其物理性能（包括机械刚性和细胞迁移的调节能力），钛网膜在需要进行骨移植修复3颗或更多缺失牙的病例中，尤其是在严重的垂直向/水平向骨缺损的情况下通常是理想的选择[6-12]。通过理解钛网的特性及其与其他屏障膜的比较，外科医生可以为患者提供最佳的骨移植方案，从而促进后续种植体治疗的成功。

钛网的物理性能

50多年来，钛因其优良的机械强度和硬度、低密度/重量以及耐高温和耐腐蚀性，被广泛用于各种外科手术。钛的耐腐蚀性主要来源于其通过钝化作用形成的保护性氧化膜[13-15]。钛网的强度和刚性使其能够在牙槽骨缺损处创建并维持足够的空间以进行骨再生，同时保护骨移植不受周围软组织压力的侵袭[16]。同时，钛网具有足够的可塑性，并且广泛可得不同厚度的钛网（0.01～0.06mm），可以覆盖各种大小和位置的骨缺损[7-8]。膜的厚度（通常为100～200μm，以平衡强度和可塑性，并避免膜暴露）似乎会影响恢复骨量[17-19]，而膜的孔隙率通过血液和骨细胞的自由迁移以及阻止软组织细胞的侵入来影响骨的质量。尽管孔隙似乎还有助于防止膜暴露，但确定钛网中适用于骨再生的细胞迁移/阻塞的最佳孔径尚未明确[2,20-21]。无论种植体是在骨移植时同期植入[22-23]，还是延期植入[9-12]，使用钛网进行引导骨再生术都能可靠地实现水平向和垂直向骨增量。钛网极少因感染导致骨吸收[12,24]。

钛网与屏障膜

用于引导骨再生术的屏障膜分为可吸收和不可吸收两类。每类中最常用的膜分别是可吸收胶原膜和不可吸收的膨体聚四氟乙烯（ePTFE）、钛增强PTFE以及钛网膜[25]。由于其吸收/降解速率，增强型胶原膜通常无法维持骨缺损周围的空间，不能充分防止细胞迁移/阻塞，往往需要骨钉（见第14章）、骨片（见第15章和第16章）、邻近的根突出部、支撑螺钉或钛网（如以下部分所述）来支撑它们[7-8]。因此，与单独使用胶原膜、PTFE或其他膜相比，使用钛网时通常会获得更显著的垂直向骨增量，这归功于其可塑性和保持结构形状的特性相结合[26]（尽管有些研究未发现显著差异[27]）。与可吸收膜和其他不可吸收膜不同，钛网不易导致修复部位感染，这可能是因为其抗菌的密度和表面特性，以及常在其下形成的假骨膜组织层有关，该层可隔离增生的骨组织[28-29]。

钛网的缺点包括，在后续治疗阶段需要移除钛网及其他不可吸收的固定装置，这必然会带来修复/植入部位的额外创伤的可能性。钛的刚性也带来了其他缺点；例如，塑造膜以适应骨缺损可能对临床而言是一种挑战，而膜的锐利边缘可能导致软组织撕裂，并由于膜边缘突出而导致网暴露。然而，这种暴露（尤其是在愈合过程后期发生时）通常不会像PTFE膜那样引发感染，后者需要及时移除。钛网只需在初次手术后的头几周暴露时才需要移除[30-31]。

使用钛网进行骨移植的操作规程

要成功使用钛网进行骨移植，应遵循标准的围术期临床程序。应评估患者的总体状况及手术部位；在术前、术后应遵循抗生素和部位消毒方案，并保持手术区域的无菌条件。应采用外科皮

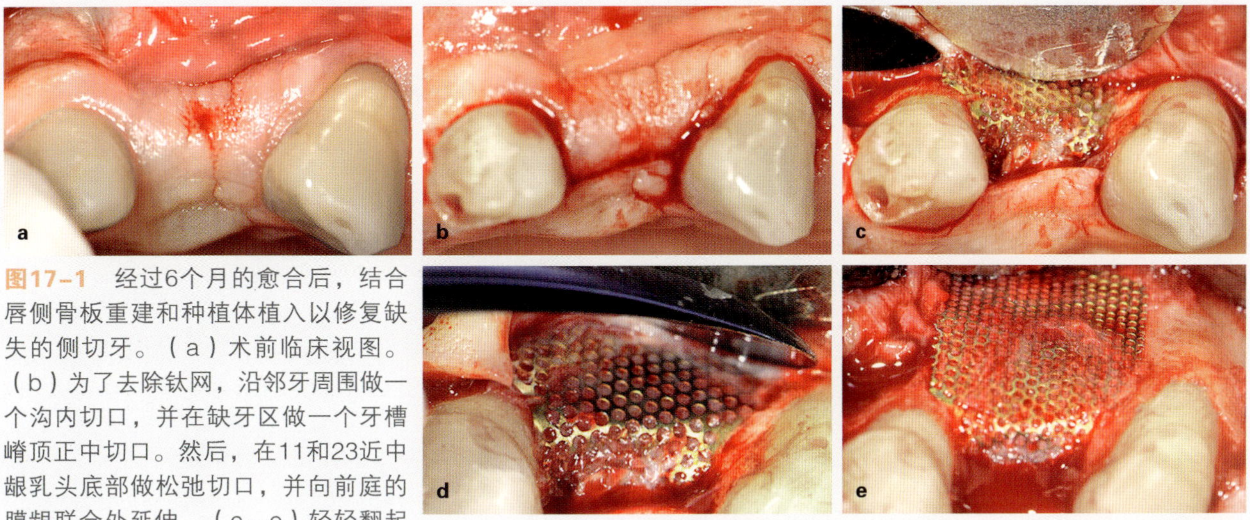

图17-1 经过6个月的愈合后，结合唇侧骨板重建和种植体植入以修复缺失的侧切牙。（a）术前临床视图。（b）为了去除钛网，沿邻牙周围做一个沟内切口，并在缺牙区做一个牙槽嵴顶正中切口。然后，在11和23近中龈乳头底部做松弛切口，并向前庭的膜龈联合处延伸。（c～e）轻轻翻起全厚瓣，并小心地将钛网与下方的骨膜分离。

瓣，以确保足够的血供和适当的创口关闭[32]。

临床医生应通过在钛网边角放置固定螺钉，将其牢牢固定，以保持其支撑的形状，并防止任何移动以及可能导致膜边缘穿透上方软组织并暴露的情况发生[33-35]。在进行唇侧骨膜松弛和无张力创口关闭（使用深层褥式缝合和单纯间断缝合）之前，还应对钛网进行生物活性涂层或覆盖同种异体冻干骨（FDBA）或厚膜[36-37]，以促进骨再生并最大限度地减少上方软组织穿孔。还应为患者提供详细的术后口腔护理说明。

过去25年，钛网在种植手术中的应用包括即刻种植或延期种植时的骨移植或骨再生，通常取决于未来种植位点的水平向或垂直向骨缺损的严重程度[10,38-39]。

即刻种植

将骨移植与钛网结合并进行即刻种植具有许多明显优势，包括避免与二次手术相关的额外时间、成本和创伤，并且与延期种植相比，结果并无显著差异[40]。即刻种植成功的关键在于患者病例的选择（较小的水平向/垂直向缺损以及较小的骨退缩/骨窗）和移植材料的选择（颗粒状自体骨、同种异体冻干骨）。轻度至中度的单向骨缺损似乎能产生最佳的治疗效果[16,26,28-29,41]（图17-1）。

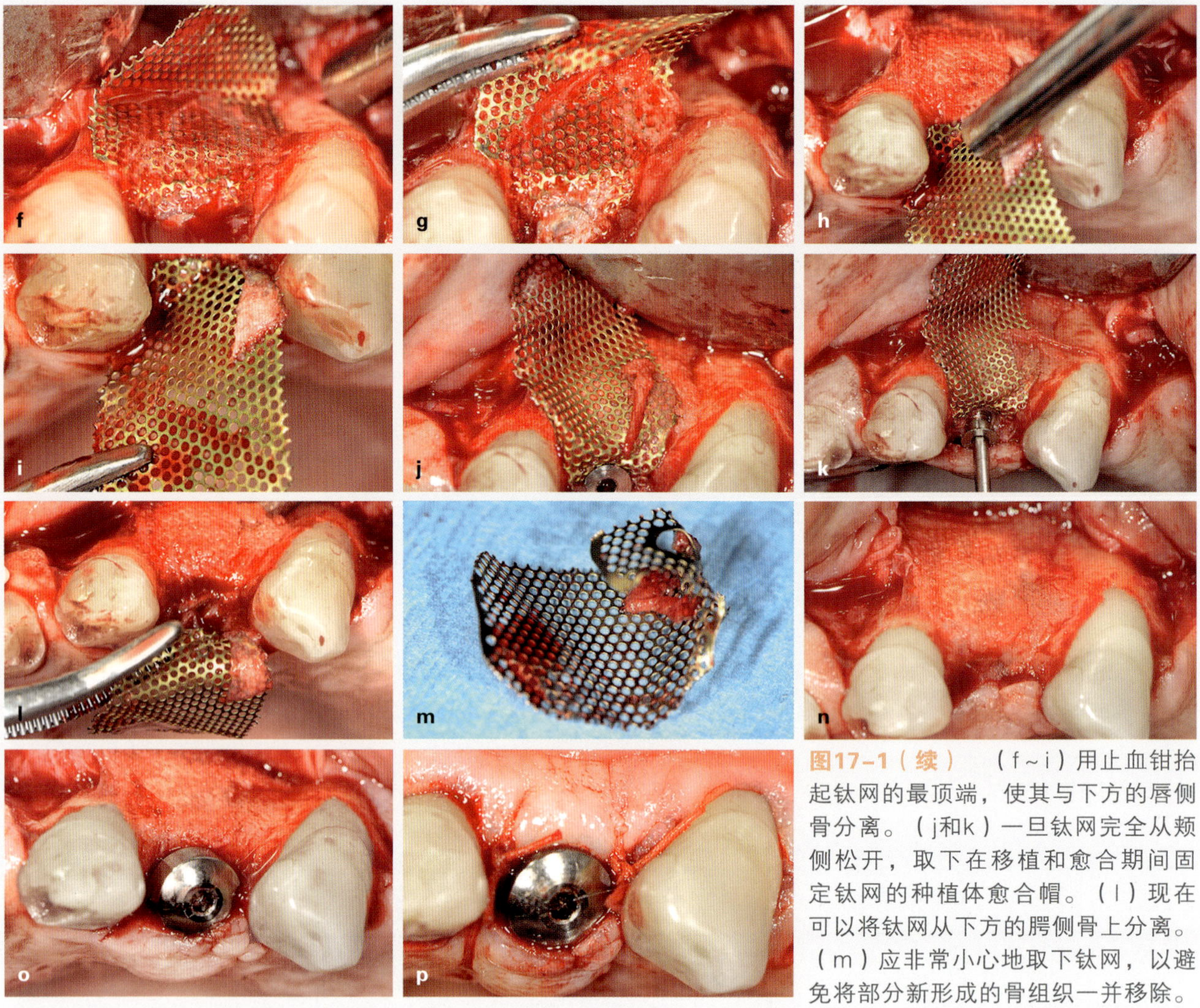

图17-1（续） （f~i）用止血钳抬起钛网的最顶端，使其与下方的唇侧骨分离。（j和k）一旦钛网完全从颊侧松开，取下在移植和愈合期间固定钛网的种植体愈合帽。（l）现在可以将钛网从下方的腭侧骨上分离。（m）应非常小心地取下钛网，以避免将部分新形成的骨组织一并移除。（n）钛网下的缺失唇侧骨板重建完成。（o）再次将愈合帽放置在种植体上。（p）通过无张力的单纯间断缝合将瓣膜复位。

延期种植

延期种植结合骨移植和钛网的方式在骨再生的病例研究中似乎更为常见，主要由于该手术在优化理想种植位置方面的可靠成骨效果，特别是在广泛的单向骨缺损情况下，尽管许多病例中膜暴露的发生率有所增加[12,41–43]。

除了用于牙槽嵴严重骨缺损的垂直向和水平向重建[44]（图17–2），延期种植手术结合骨移植和钛网还可扩展辅助的骨增量手术（例如外置法骨移植术[45–46]）（图17–3）。在此类病例中，结合使用外置法移植自体骨和颗粒状自体骨，以增加垂直向和水平向骨量，然后应用钛网以稳定并保护未来的种植部位。通常，在这种情况下需要较少的自体外置骨移植，显示出骨移植和钛网手术可以在之前的外置法骨移植失败时使用[47–48]。

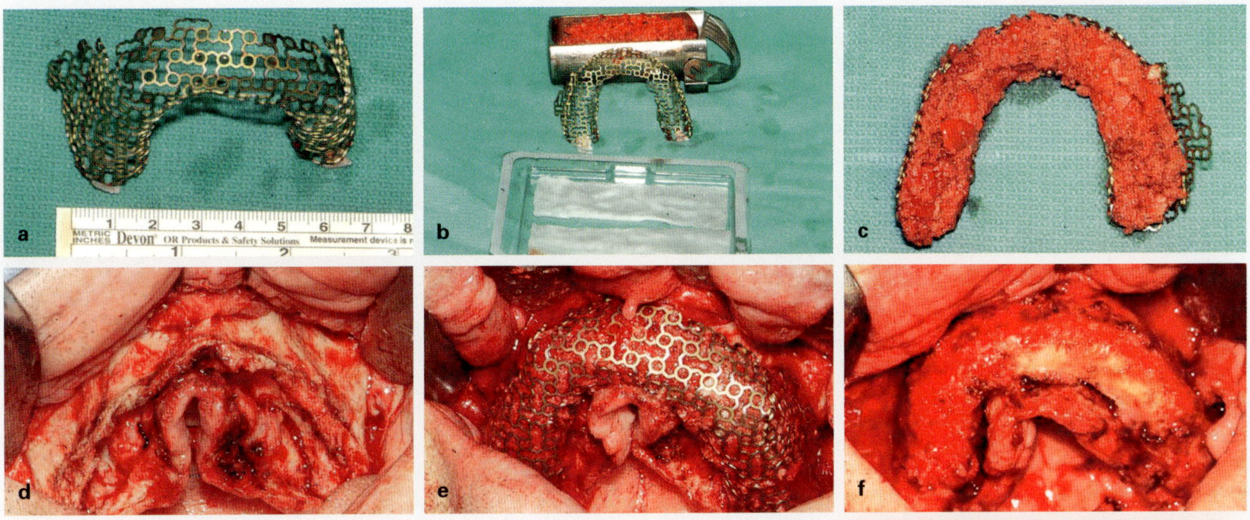

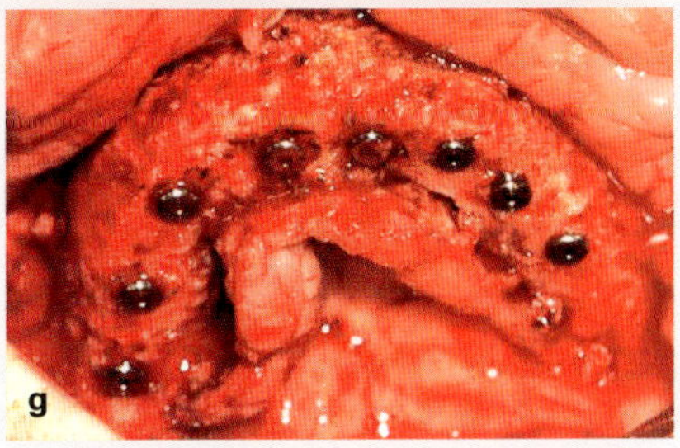

图17-2 严重萎缩上颌骨的水平向重建。（a~c）在填充自体骨和含有重组人骨形态发生蛋白（rhBMP）的胶原膜载体混合物之前，切割并塑形钛网。（d和c）翻起全厚瓣后，在受区进行彻底的软组织清创，并将钛网放置在适当位置，并用几颗钛固定螺钉固定。（f）在愈合期结束时，移除钛网后可见大量新生骨。（g）骨重建使后期可以植入8颗种植体，以实现全牙弓种植体支持式修复体重建。

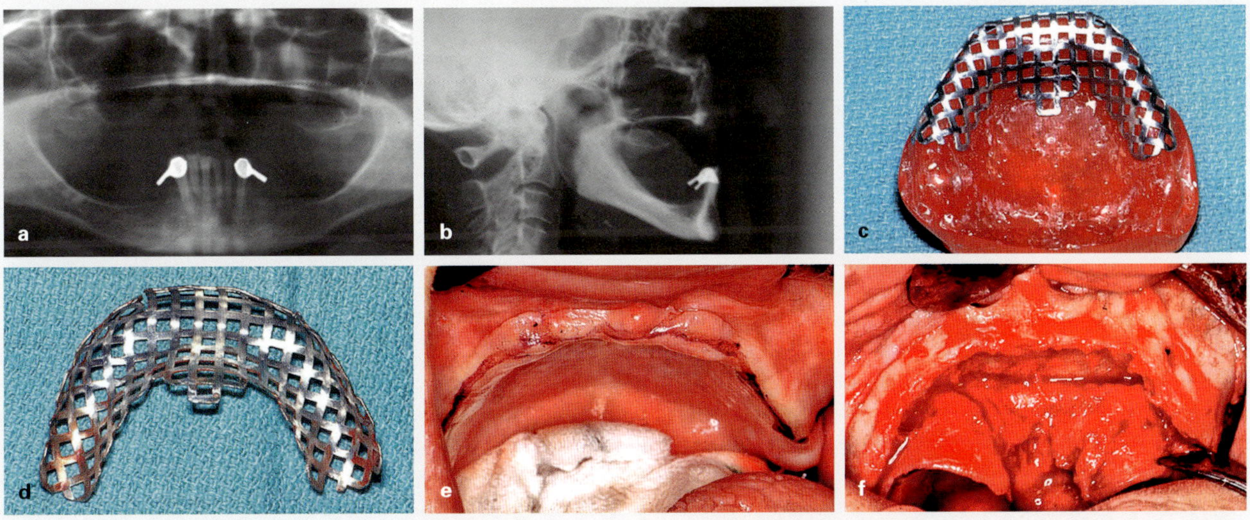

图17-3 垂直向缺损通常需要采用技术敏感性的手术，使用非可吸收钛网支架支持的自体外置法骨移植术。（a和b）术前全景片和侧位片显示上颌骨极度萎缩。（c）取患者上颌印模，并根据理想的颌骨关系将模型加蜡至理想体积。（d）然后将钛网塑形至理想化的上颌模型蜡型上。（e）从右侧至左侧第三磨牙区做一个牙槽嵴顶正中切口，并提升颊侧和腭侧全厚瓣。（f）极度萎缩的上颌骨需要广泛的骨采集手术。

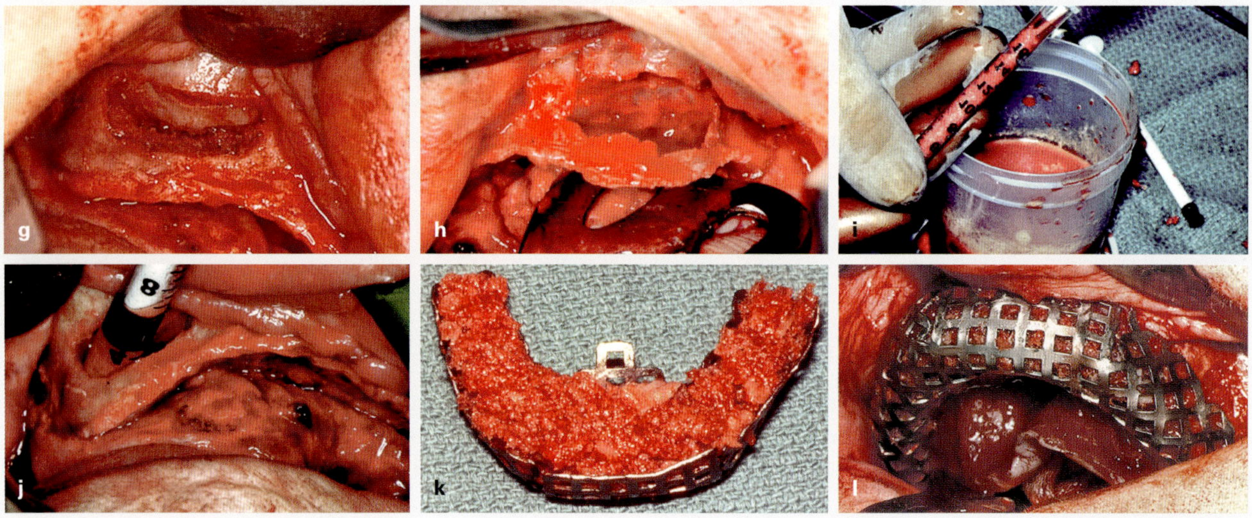

图17-3（续） （g和h）为增加后牙区可用骨的高度，进行了双侧上颌窦骨增量手术。（i～k）双侧上颌窦和钛网均填充了从髋部后方采集的颗粒状自体骨。（l）这种填充了骨骼的钛网用钛固定螺钉固定在受体区。手术过程中需要进行广泛的瓣膜松弛，通常会在后期进行前庭成形术。

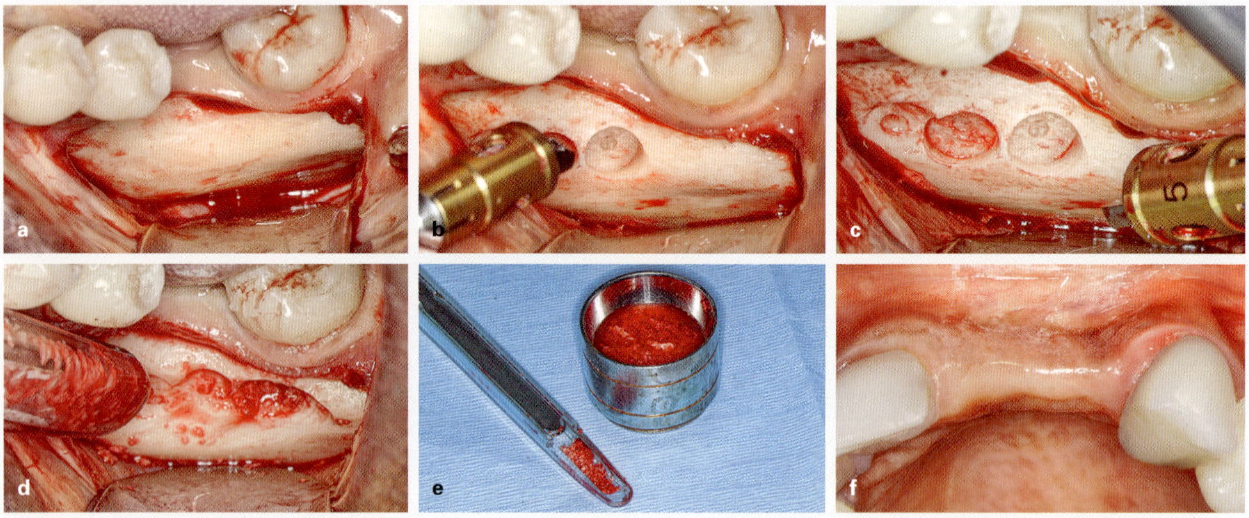

图17-4 上颌唇侧骨板在牙齿缺失后塌陷。（a）左侧下颌供区术前临床视图。切口位于从第三磨牙到第二前磨牙的牙龈缘5mm处。翻起全厚瓣，暴露下颌升支水平的外斜线。（b和c）使用骨钻收集器，收集了一些颗粒状自体骨。（d）使用mx-grafter（Maxilon）进一步收集带状自体骨。（e）两种形式的骨均被放置在骨杯中，加入一些盐水以保持水合，以备后续作为移植材料使用。（f）21、22缺牙间隙的术前临床视图。

使用钛网的骨移植材料

在使用钛网进行引导骨再生术时，骨移植材料通常包括颗粒状自体骨（图17-4）或FDBA，因为这些材料的骨再生特性（骨诱导性和成骨性）可以启动并促进钛网下骨缺损不对称空间的完全填充。尽管颗粒状自体骨仍然被视为骨再生手术的“金标准”[9-12]，但许多临床医生选择使用FDBA或二者结合的材料[9-12,20-21,24,28-29,49-54]（图17-5）。另一种替代自体骨的选择是使用骨诱导性重组人骨形态发生蛋白（rhBMP），该蛋白载于可吸收胶原蛋白海绵（ACS）上，并与自体骨（图17-6）或FDBA结合使用[55-62]（图17-7）。

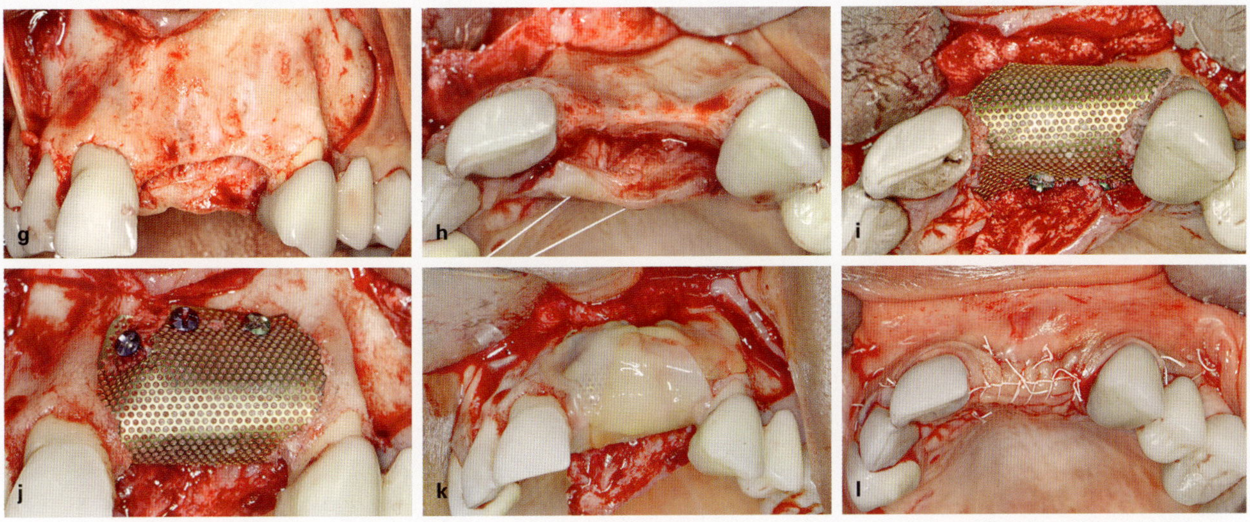

图17-4（续） （g和h）做牙槽嵴顶正中切口，并在邻牙周围做沟内切口。然后，在12和24近中龈乳头底部做松弛切口，向根方延伸至膜龈联合处。翻起唇侧和腭侧全厚瓣。（i）首先使用手术刀片，然后用金刚砂球钻彻底清理骨膜所有软组织残留物。然后，使用1703号硬质合金钻头钻孔作为滋养孔。将一段钛网用两颗固定螺钉固定在腭侧骨板上。自体骨用于重建缺损的唇侧骨板和腭侧骨板，并将钛网调整后贴于唇侧骨移植物上。（j）用3颗固定螺钉将其固定在唇侧骨板上。（k）在钛网表面放置FDBA材料，并用数层富血小板血浆（PRP）膜覆盖，以增加软组织的厚度。（l）切开唇侧瓣膜的骨膜并冠向拉伸，以实现移植物上方的一期关闭。瓣膜通过无张力的单纯间断缝合和连续缝合固定在牙槽嵴、龈乳头和松弛切口的水平上。

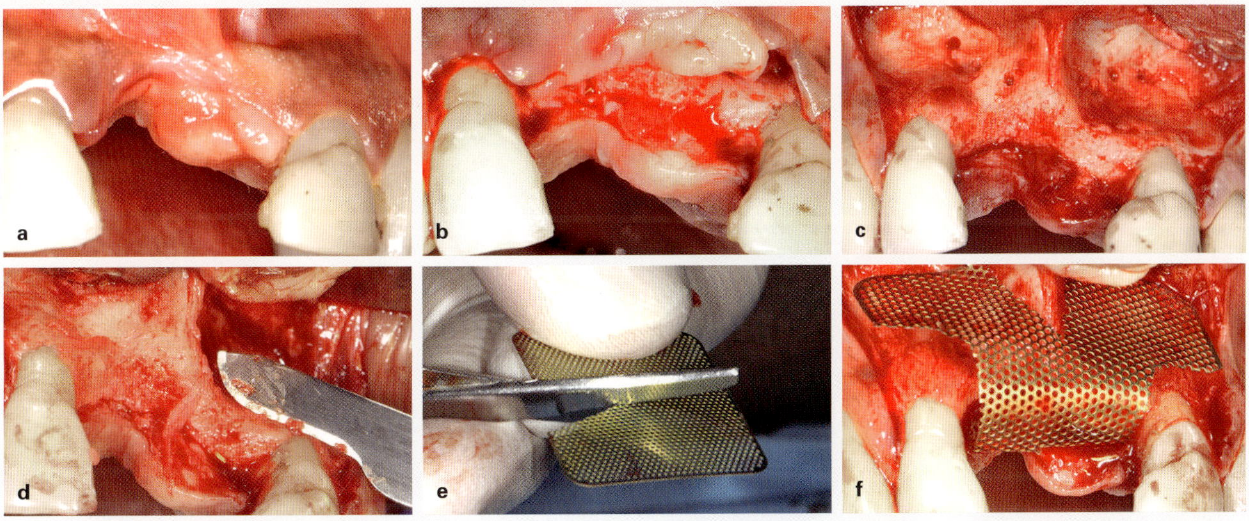

图17-5 上颌唇侧骨板在牙齿缺失后塌陷。（a）11、21、22缺牙间隙的术前临床视图。（b）在邻牙周围做沟内切口，同时在缺牙区做牙槽嵴顶正中切口。然后，在12和23近中龈乳头底部做松弛切口，向根方延伸至膜龈联合处。（c）翻起全厚瓣，暴露整个区域的唇侧骨板。（d）首先使用手术刀片，然后用金刚砂球钻彻底清理骨膜所有软组织残留物。之后，在唇侧骨板上钻孔作为滋养孔。（e和f）使用剪刀修剪钛网，以确保其在重建区域内与周围牙齿保持5mm的距离。

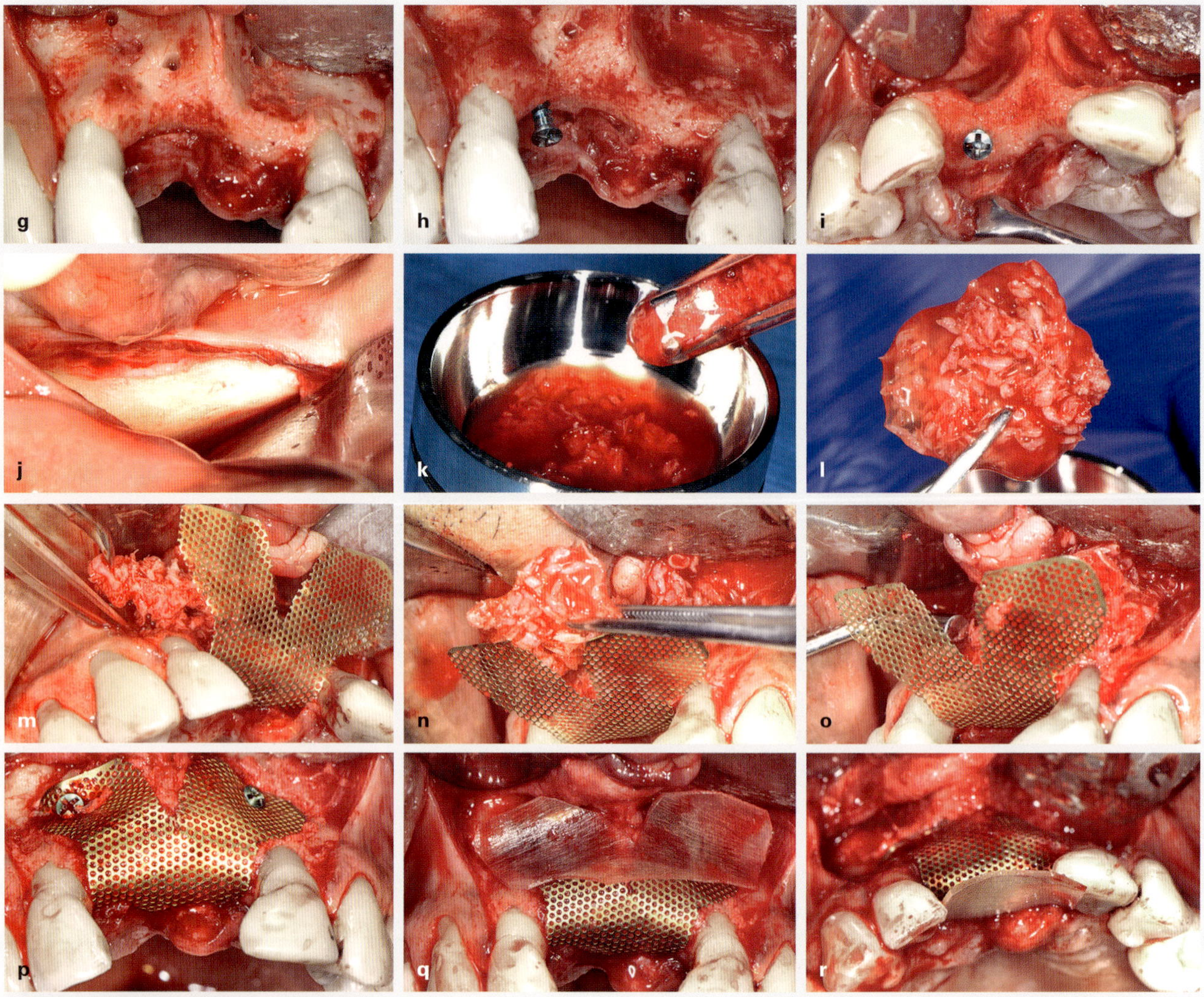

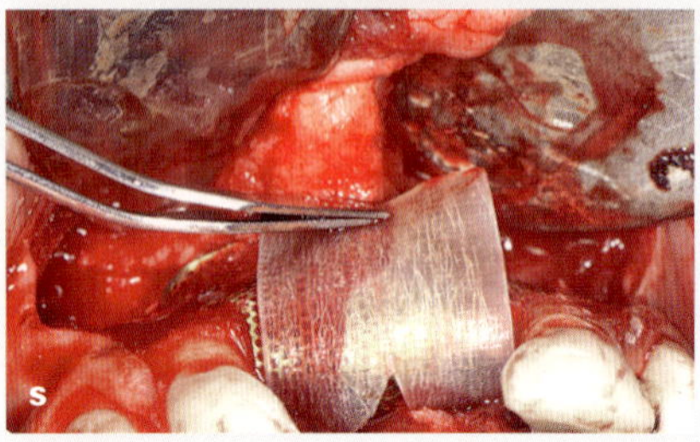

图17-5（续） （g～i）在牙槽嵴最塌陷的部分，剩余牙槽嵴水平放置一颗钛固定螺钉，以帮助保持移植物的高度与相邻原有骨的高度一致。一颗皮质骨钉被一分为二，插入颊侧骨板最塌陷的部分，以帮助保持移植物的宽度与相邻原有骨的宽度一致。然后使用两颗钛固定螺钉将钛网固定在腭侧骨板上。（j）为了采集自体骨，暴露下颌升支水平外斜线。（k和l）使用mx-grafter采集带状自体骨。自体骨与FDBA按等比例混合，加入PRP液体后制成黏性骨。（m～o）将复合移植材料放置在网下，以增加唇侧骨板的厚度到所需宽度。（p）使用另外两颗固定螺钉将网固定在唇侧骨板上。（q～s）将两层Flexo-Membrane（OsteoLife Biomedical）放置在网的表面，以消除其粗糙边缘并增加软组织的厚度。切开瓣膜的骨膜并冠向拉伸，以实现移植物上方的一期关闭。然后，通过无张力的单纯间断缝合和水平褥式缝合，将瓣膜重新定位回牙槽嵴、龈乳头和松弛切口的水平位置。

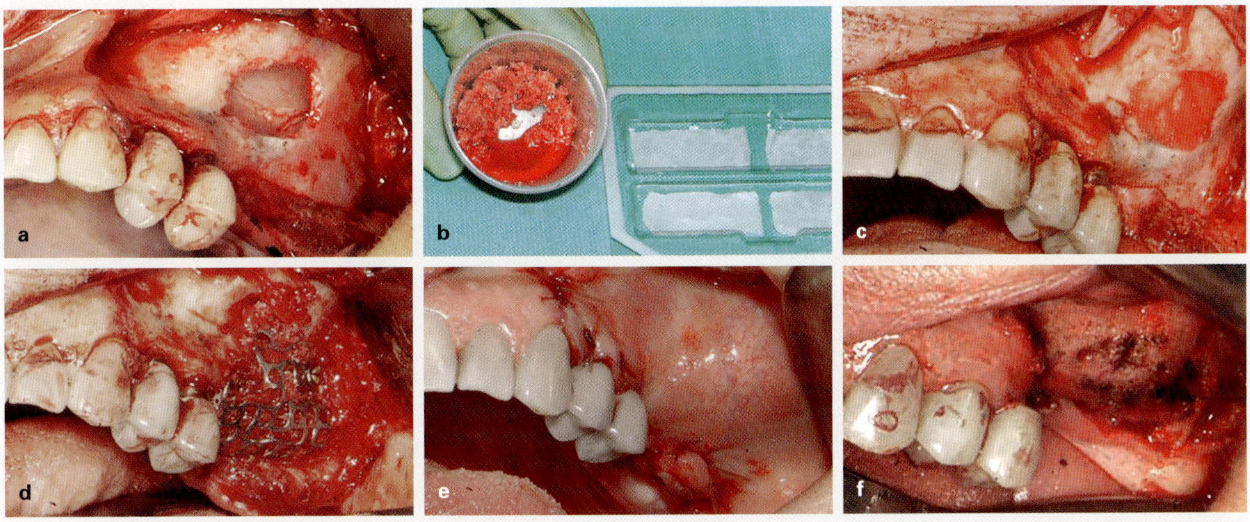

图17-6 上颌窦底提升术与同时进行的颊侧增量术，用于修复严重吸收的上颌骨，为未来的种植体做准备。（a）上颌左侧后牙区的术前临床视图。（b）准备了一种由自体骨和浸有重组人骨形态发生蛋白（rhBMP）的胶原膜片组成的复合移植物。（c）首先在上颌窦底提升术中使用复合移植物。（d）然后将复合移植物用于在钛网支架下重建缺失的颊侧骨板。（e）切开颊侧瓣膜的骨膜并冠向拉伸，以实现钛网的一期关闭。（f）在愈合期结束时，移除钛网。缺损已完全修复，部位已准备好进行种植体植入。

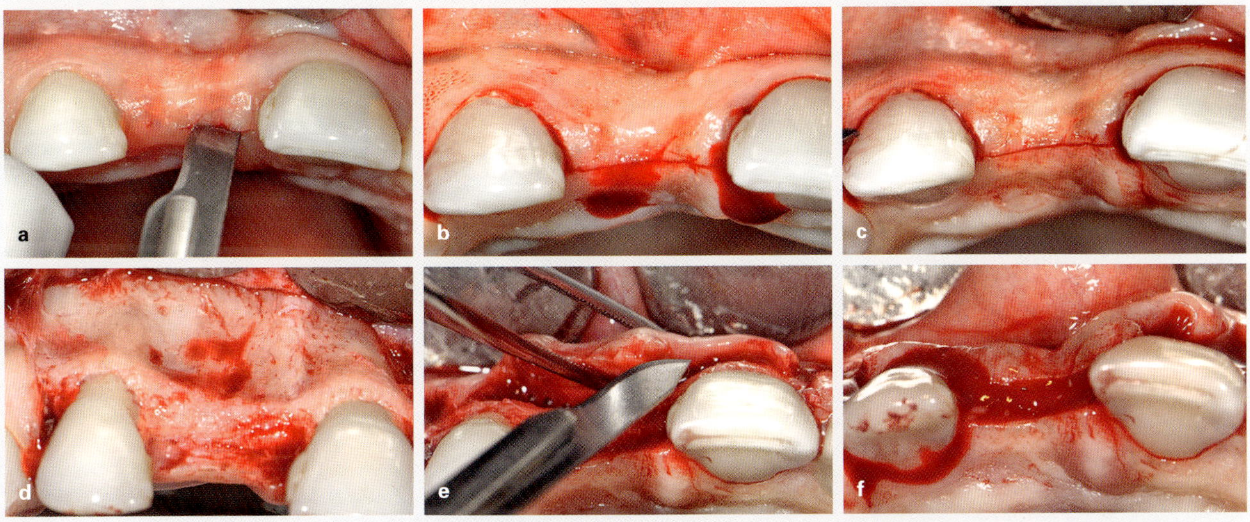

图17-7 上颌唇侧骨板在牙齿缺失后塌陷。（a）术前临床视图显示了11缺损的部位。（b）在邻牙周围做沟内切口，同时在缺牙区做一个牙槽嵴顶正中切口。然后，在12和21近中龈乳头底部做松弛切口，并向根方延伸至前庭膜龈联合处。（c和d）翻起全厚瓣以暴露整个区域的唇侧骨板。（e和f）切开瓣膜的骨膜并冠向拉伸，以确保移植物上方的一期关闭。

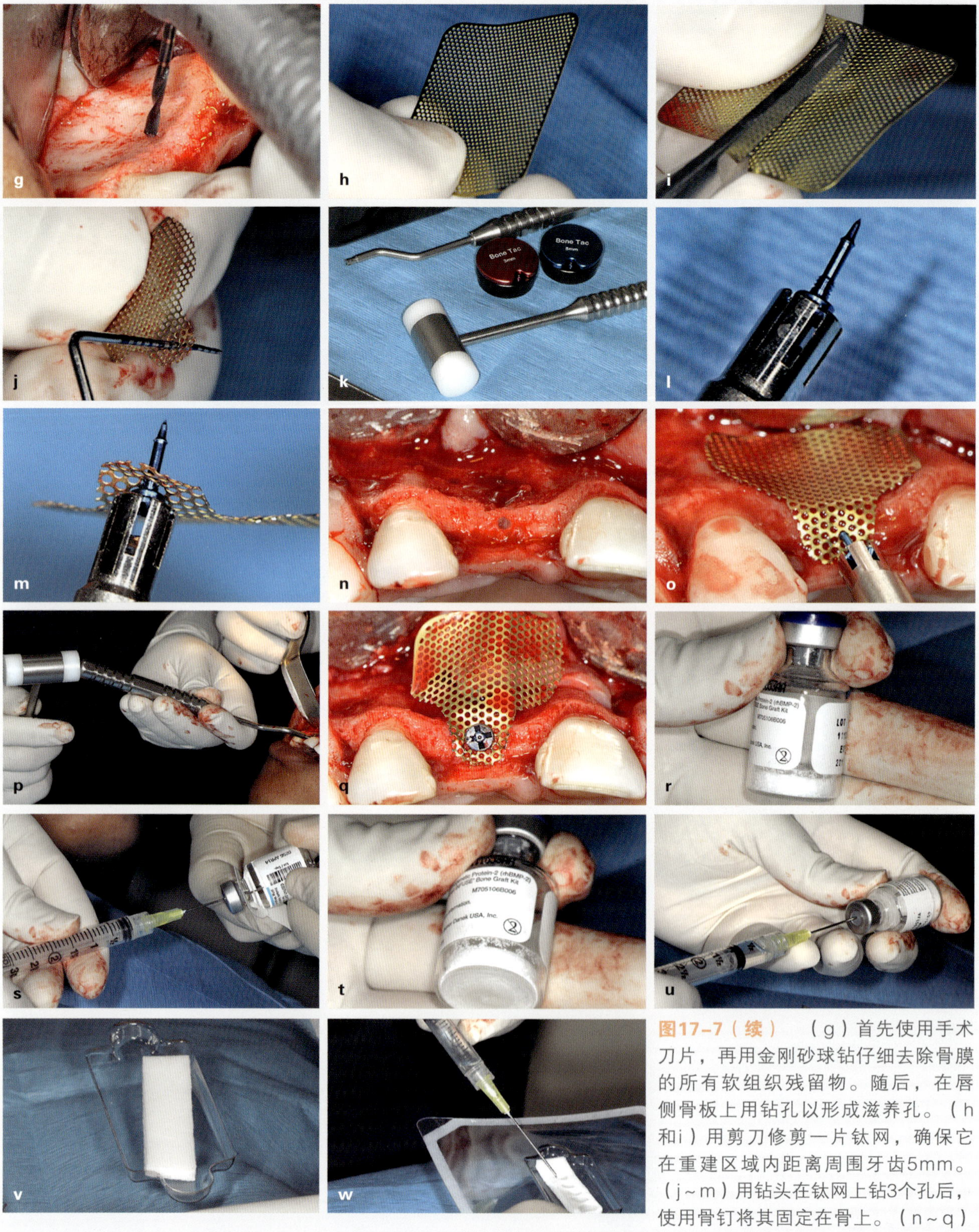

图17-7（续）　（g）首先使用手术刀片，再用金刚砂球钻仔细去除骨膜的所有软组织残留物。随后，在唇侧骨板上用钻孔以形成滋养孔。（h和i）用剪刀修剪一片钛网，确保它在重建区域内距离周围牙齿5mm。（j～m）用钻头在钛网上钻3个孔后，使用骨钉将其固定在骨上。（n～q）第一颗骨钉放置在牙槽嵴的水平处，通过用小锤轻轻敲击将其固定在骨头上。（r～t）将白色粉末形式的rhBMP放入小瓶中，用蒸馏水水合成液态溶液。摇动小瓶，直到形成透明液体。（u～w）使用注射器从小瓶中吸出溶液，并用其浸泡一片胶原膜，这将作为rhBMP的载体。

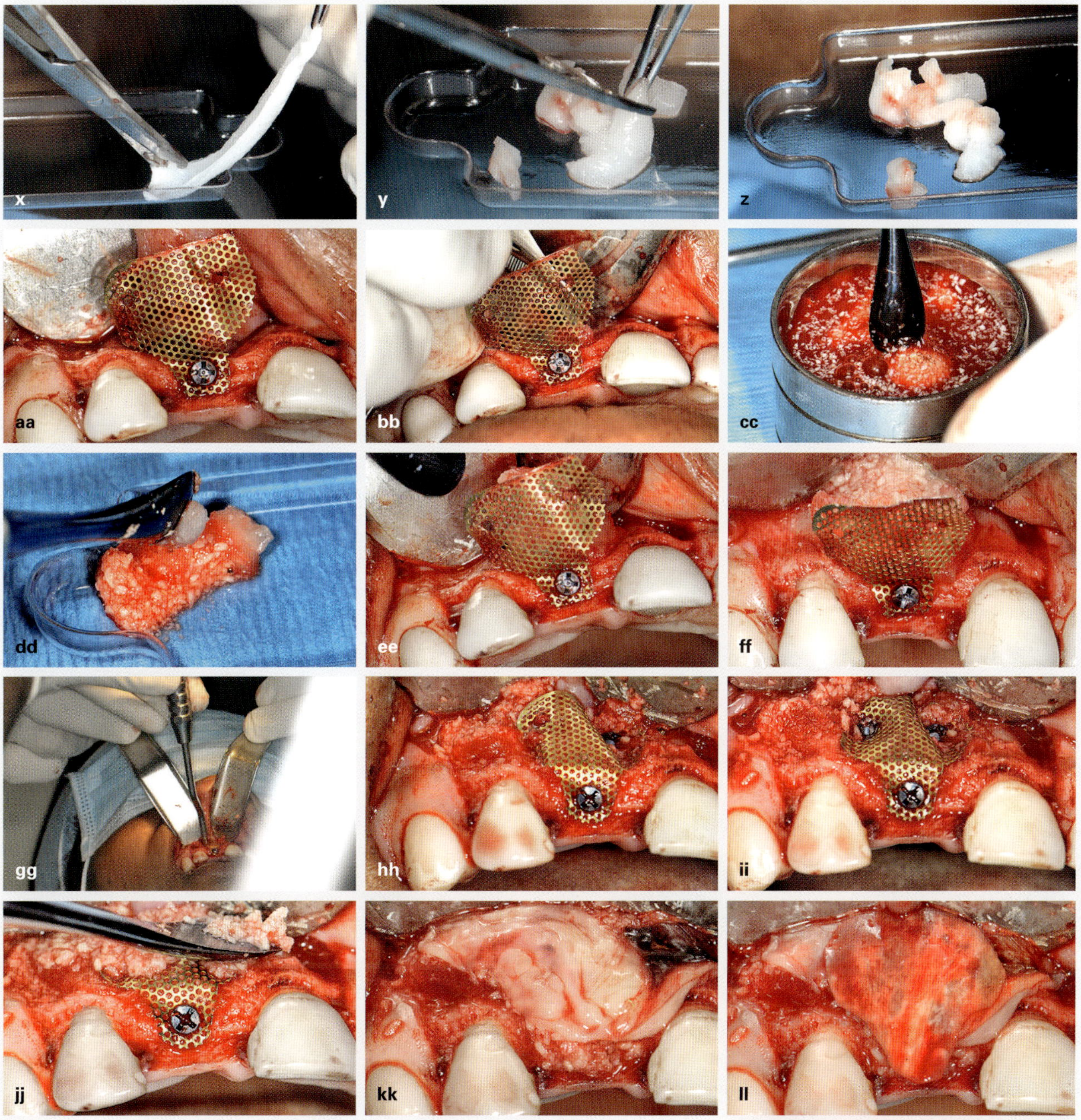

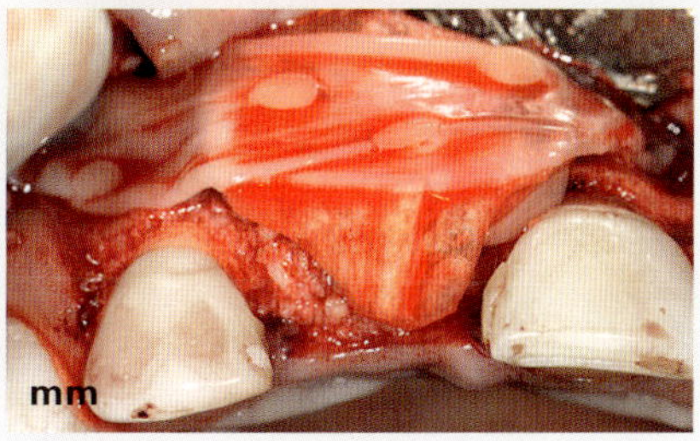

图17-7（续） （x~z）将浸有rhBMP溶液的胶原膜切成小块。（aa和bb）将这些膜片置于钛网下，直接接触缺损的唇侧表面。（cc和dd）将黏性骨形式的FDBA与浸有rhBMP的膜片混合，作为移植材料使用。（ee和ff）这种混合物用于增加唇侧骨板的厚度。（gg~ii）使用另2颗骨钉将网固定在唇侧骨板上。（jj）将黏性骨放置在网的表面，以消除其粗糙边缘并增加软组织的厚度。（kk~mm）在黏性骨上覆盖数层PRP膜，以提供一些促进软组织愈合的生长因子。然后通过无张力的单纯间断缝合和水平褥式缝合，将瓣膜复位在牙槽嵴、龈乳头和松弛切口处。

钛网固定

将钛网牢固地固定在牙槽骨移植物上可以促进血凝块的形成，否则血凝块的形成会受到微运动的不良影响，并相应地干扰愈合细胞的正常迁移。钛网的紧密固定，以及足够数量和适当位置的钛固定螺钉的使用，似乎有助于对结缔组织产生阻挡作用[20-21,63]。

钛固定螺钉仍然是稳定钛网的最佳选择，可以防止其移动并保持帐篷样的形状。然而，根据骨缺损的大小以及种植体是使用即刻还是延期植入方案，可以使用各种方法将钛网固定到受体骨上。方法包括可吸收缝线（单颗牙，即刻种植）[64]，钛螺钉和骨钉（单颗牙/多颗牙，延期种植[56,65]；图17-7），甚至种植体覆盖螺钉[16]（图17-1）。

与钛网相关的愈合并发症

与钛网相关的愈合并发症包括创口开裂和随之而来的钛网暴露（早期和晚期），这主要是由于手动成形的刚性钛膜，其锐利边缘常常刺穿黏膜瓣[7-8]。由于存在纤维组织增生和成骨减少的风险，临床医生应在术后最初几周内移除任何暴露的膜，并为患者进行感染治疗[20-21]。尽管钛网膜的多孔结构下常常形成软组织，但通过在钛网上覆盖可吸收胶原膜来抑制这种生长的尝试已被证明无效[66-67]。然而，在可能的情况下，用黏性骨或水合FDBA覆盖钛网的锐利边缘，显著降低了软组织穿孔的风险。

在术后最初几周，膜暴露的影响不太令人担忧，研究报告显示骨吸收率在可接受范围内，且感染风险有所降低（尽管仍应遵循感染处理规程）[31,68]。膜的粗糙边缘可以进行修整。尽管如此，钛网仍应保留在原位，因为此时在钛网下方已形成了一层假性骨膜，可以防止其引起严重的骨吸收或感染[21,58,69-70]。

未来钛网在引导骨再生术中的应用

除了CBCT成像技术的进步以及这些技术促成的预成型钛网数字化制造的发展之外，临床医生还可以期待在钛网膜表面进行生物活性涂层和类似技术的进一步发展，以促进骨再生过程[71]。钛网膜最广泛使用和研究的辅助疗法是浓缩生长因子，包括富血小板血浆（PRP）膜。当PRP膜被铺设在钛网与缺损区的牙龈组织之间时，可以促进血管化和成纤维细胞的分化（图17-8）。这不仅减少了炎症，加快牙龈组织的愈合，还能够保护钛网及其覆盖的骨移植物[23,31,72-74]。

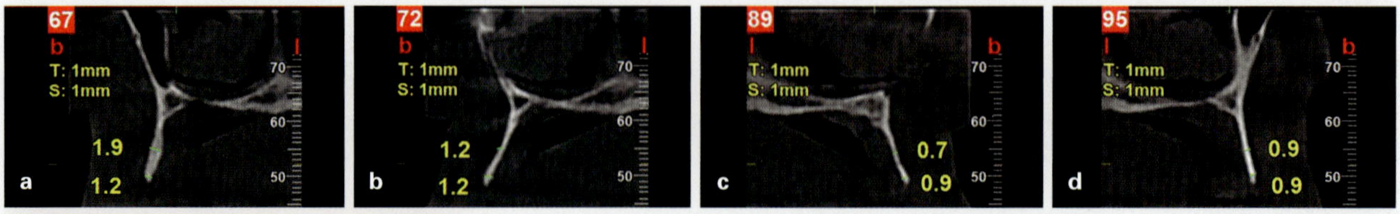

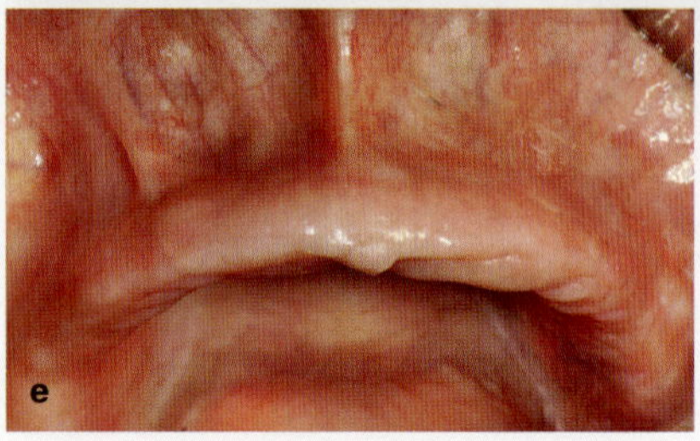

图17-8 上颌牙列缺失伴随颊侧骨板和腭侧骨板塌陷。（a～d）术前CBCT扫描和测量显示，上颌牙槽骨的宽度仅为0.9～1.9mm。（e）术前临床视图。

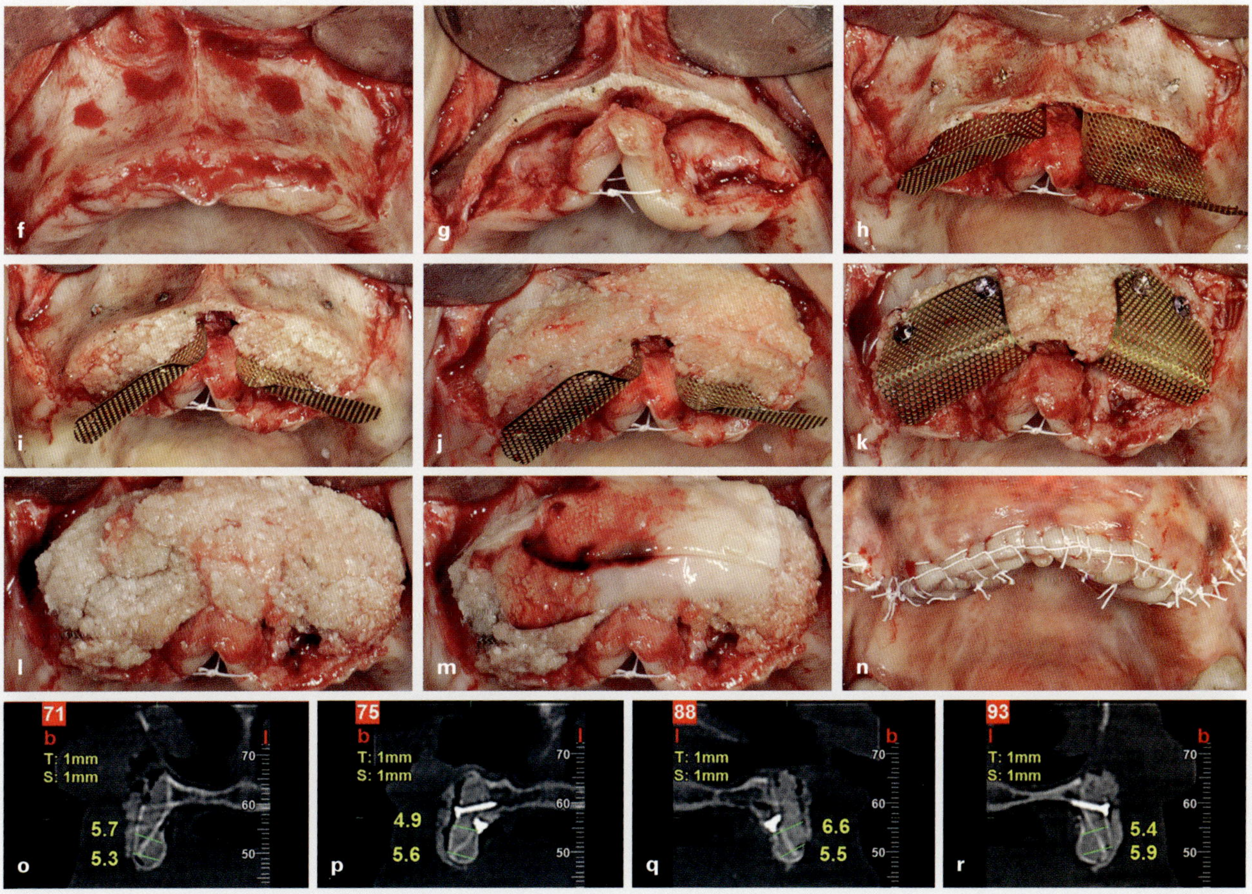

图17-8（续） （f）在15-25处做牙槽嵴顶正中切口。然后，在每端做松弛切口，并向前庭的膜龈联合处延伸。翻起颊侧和腭侧全厚瓣以暴露颊侧骨板及腭侧骨板。（g）先用手术刀片彻底清理骨膜的所有软组织残留物，然后用金刚砂球钻打磨。（h）将一块钛网切成两半，并用剪刀将其边缘修圆。每一半都用2颗钛固定螺钉固定在腭骨上，同时保持鼻腭管不受影响。（i）将黏性骨形式的FDBA放置在腭骨和钛网之间，以重建其适当的厚度。（j）额外的黏性骨被加入在颊侧骨板上以重建颊侧骨板的厚度。（k）向颊侧调整钛网，并用2颗钛螺钉固定，以提供适当的牙槽嵴体积。（l）在钛网的表面上加入更多的黏性骨，以覆盖其粗糙的边缘并增加软组织的厚度。（m）将数层PRP膜覆盖在黏性骨上，以促进软组织的愈合。（n）切开骨膜并冠向拉伸，以实现移植物上方的一期关闭。然后，通过无张力的单纯间断缝合和水平褥式缝合，将瓣膜固定在牙槽嵴和松弛切口处。（o～r）术后CBCT扫描和重建牙槽嵴的测量显示重建后牙槽嵴的厚度现在为4.9～6.6mm。

总结

为了在种植术前有效利用钛网进行骨移植，临床医生必须认识到这些不可吸收“膜”的独特机械特性，它们与屏障膜的完全不同之处，它们的典型临床用途，以及未来的发展方向。由于钛网的生物相容性和机械特性，在各种临床病例中，钛网的有效使用提高了骨移植成功率，外科医生几十年一直依赖钛网来恢复和准备牙槽嵴，作为种植的部位。